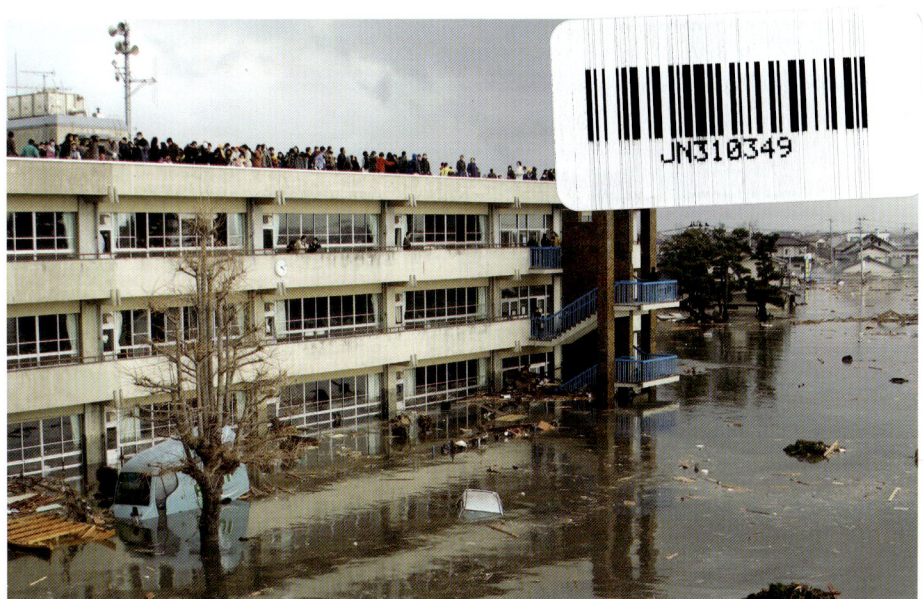

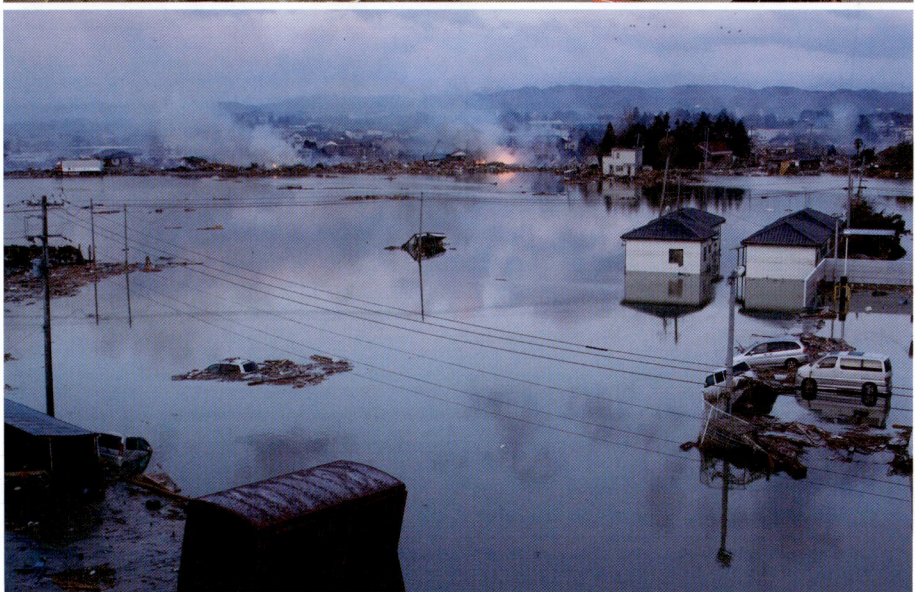

地震・津波・原発事故による未曾有の大災害に対し、看護職はどう行動し、地域の医療を支えたのでしょうか——自らも被災し、悲しみを抱えながらも懸命に医療活動を続けた人、「自分も役に立ちたい」と現地に入り、不眠不休で支援活動を行った人、被災地から避難してきた患者・住民のケアにあたった人など、183人の看護職による多彩な活動報告は、看護の力のすばらしさを改めて感じさせてくれます。

ルポ・そのとき看護は
ナース発
東日本大震災レポート

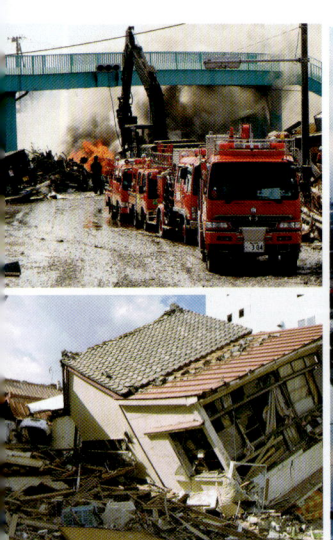
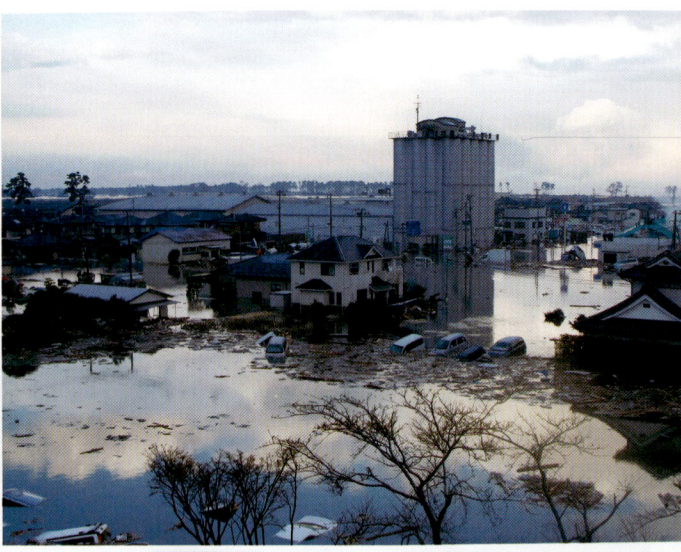
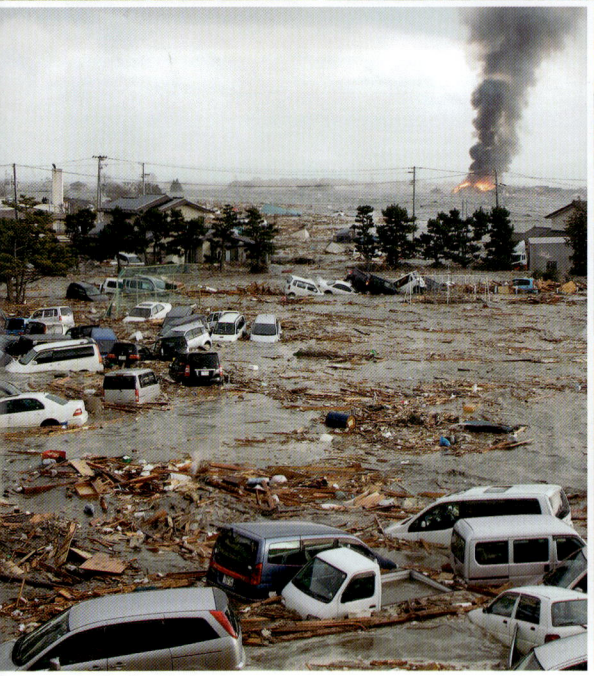
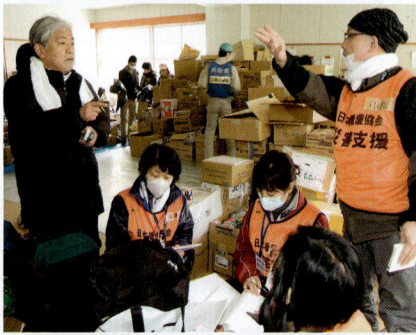
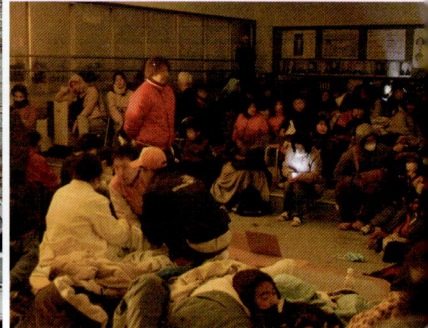

なぜこの震災にあたってしまったのだろうかと思うこともあります。しかしこの震災により、命の重みや1人ひとりの苦悩を感じ、看護職としての原点に返ったような気持ちです。看護は、何もなくても生きてさえいれば、いつでも、どこでも、どんな形でも提供することができます。

「力になりたい、少しでも役に立ちたい」という思いと、「めげている場合ではない。看護師である自分は、いま何ができるのか」を考えました。白衣は不思議な力をもっています。白衣を着ると「しっかりしなさい」と言われているようで、勇気がわいてきました。

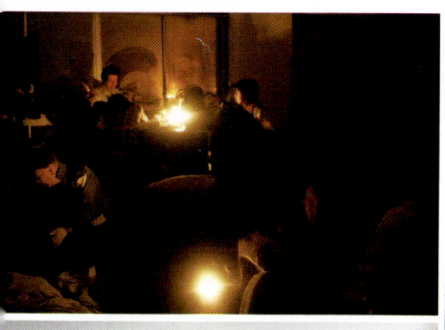

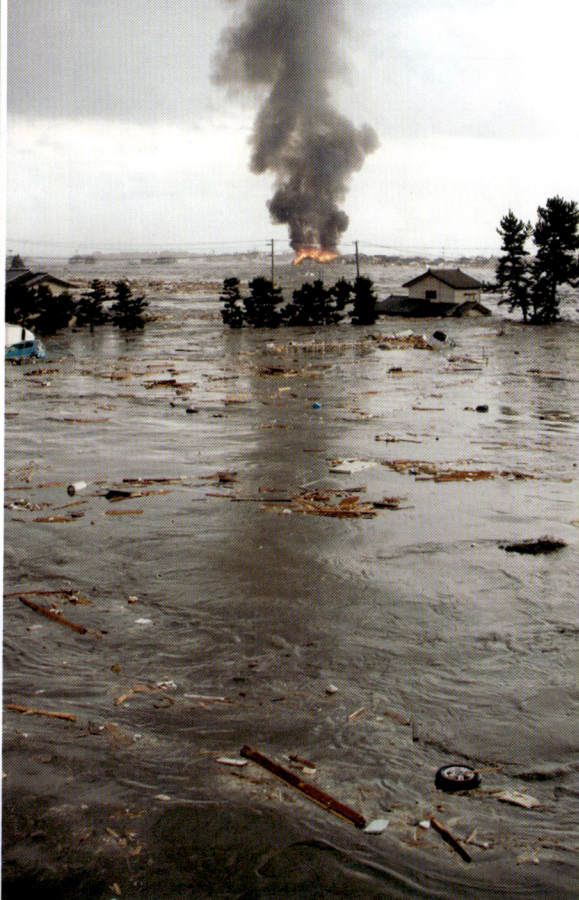

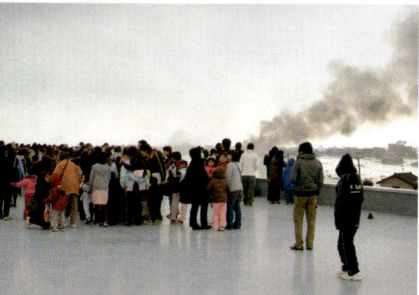

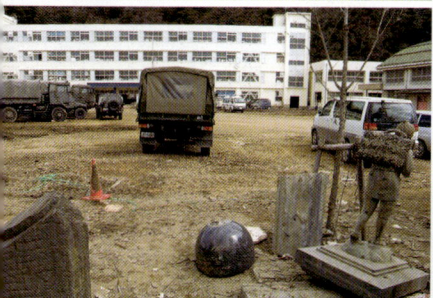

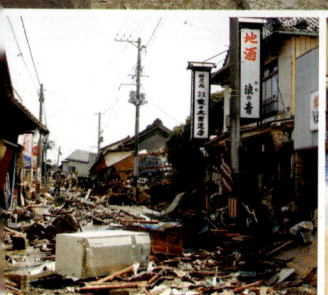

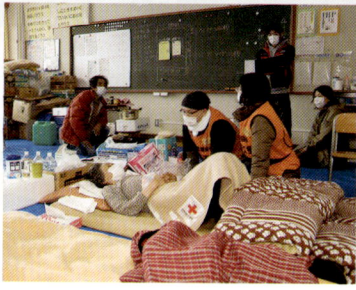

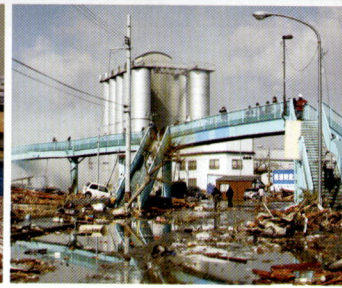

発災後、日本看護協会は直ちに災害対策本部を設置し、被災地に向けて「災害支援ナース」の派遣を開始しました。3月21日から938人、延べ3,770人の災害支援ナースが現地の医療機関、避難所などで活動を行いました。

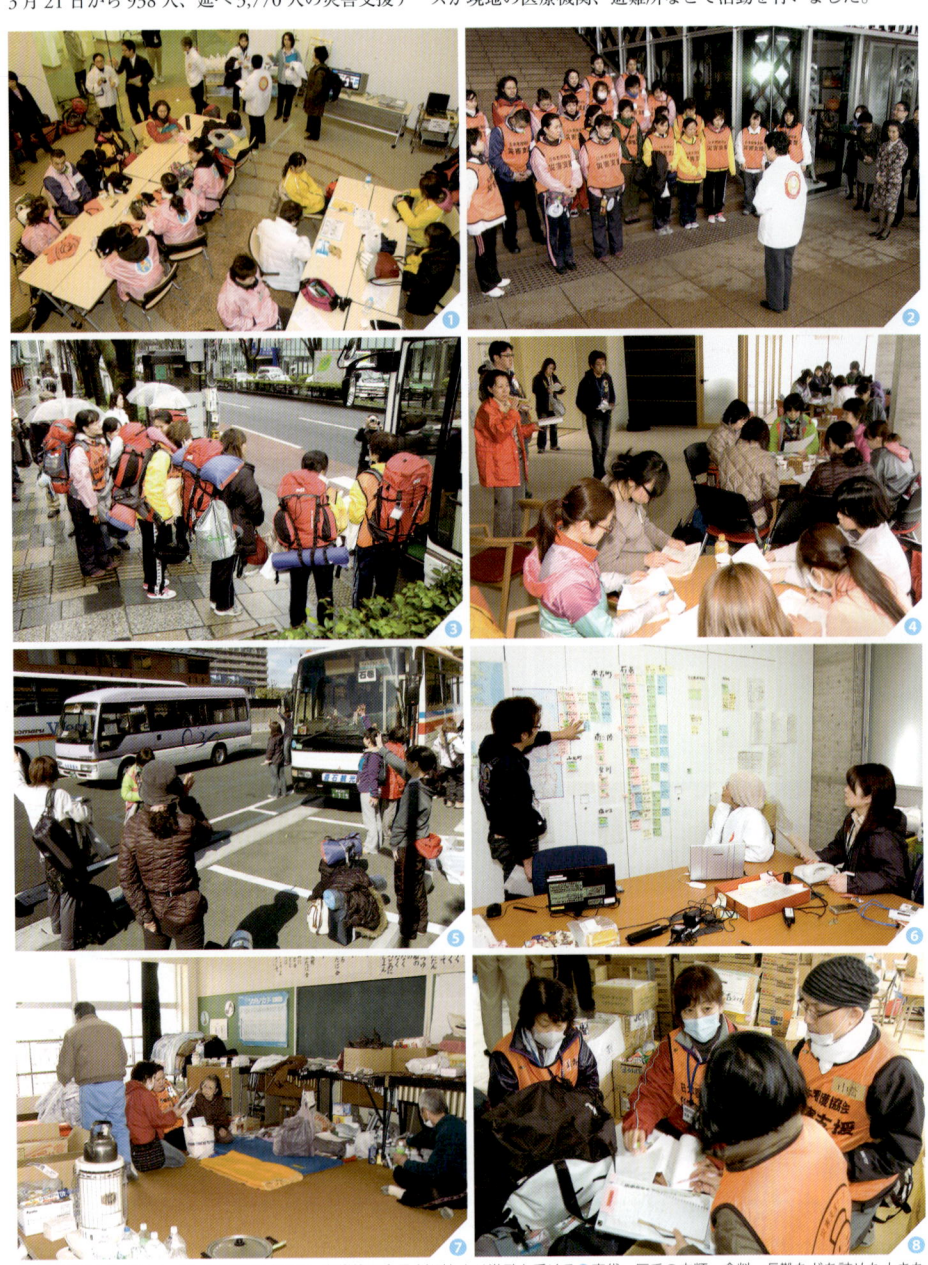

❶出発前のオリエンテーション ❷出発式にて。久常節子会長(当時)より激励を受ける ❸寝袋、厚手の衣類、食料、長靴などを詰めた大きなリュックを背負って被災地へ出発 ❹宮城県看護協会に到着後、支援活動のオリエンテーションを受ける ❺宮城県看護協会の駐車場。ここからそれぞれの活動場所へバスで移動 ❻災害支援ナースのコーディネートにあたる現地対策本部スタッフ ❼❽災害支援ナースが活動した宮城県石巻市の小学校避難所

目次

PART 1 被災地の看護職はそのときどう動いたか

- **File 1** 岩手県看護協会 被災地への支援活動 退職した仲間との活動報告 ● 兼田昭子 …… 2
- **File 2** 県立病院看護職員派遣の調整活動 ● 村山和子 …… 6
- **File 3** 死の恐怖の中での看護活動 岩手県立大槌病院の活動記録 ● 吉田きよみ、菊池智子、千葉よし子、髙橋純子、沼崎榮子、山﨑春美、中村トヨ子、山根真由美 …… 10
- **File 4** 苦難を乗り越えて立ち上がる 岩手県立高田病院の大震災レポート ● 小野寺正子 … 38
- **File 5** 震災の1日を振り返って ● 平澤智子、看護師長補佐会 …… 42
- **File 6** 東日本大震災を経験して 岩手県立大船渡病院の活動記録 ● 熊谷質子、今野康枝、田中房恵、芳賀淑子、佐藤千尋、佐藤誠子、及川淳 …… 47
- **File 7** はじめて災害看護を経験して 岩手県立宮古病院の活動記録 ● 上山純子、佐々木美智穂 …… 72
- **File 8** 東日本大震災後の院内対応と医療支援派遣を経験して 岩手県立中央病院の活動記録 ● 箱石恵子、古舘美佳、寺口恵 …… 79
- **File 9** 「こころのケアチーム」の活動を通して ● 鈴木貴子 …… 90
- **File 10** 避難所での支援を通して見えてきた課題 認定看護師チームの活動から ● 伊藤ゆかり、小石明子、石亀桂子、小笠原千恵 …… 94
- **File 11** 「魔法の白衣」に後押しされて 東日本大震災体験談 ● 佐藤澤満利子、佐々木厚子、鎌田聡、佐々木和子 …… 98
- **File 12** 東北地方に暮らすこころのケアの一員として ● 安保寛明 …… 102
- **File 13** 平成の大震災・大津波を経験して ● 松川久美子、大上有子、中村佳津美 …… 106
- **File 14** 岩手県立大学看護学部 学生ボランティア体験記 ● 小川有希 …… 111
- **File 15** 東日本大震災の体験：保健所保健師として ● 佐藤惠美子 …… 115
- **File 16** 岩手県山田町の行政保健師としての活動 ● 菊池ひろみ、尾無徹 …… 119
- **File 17** 地域の人々に寄り添って 退職した仲間との活動報告 ● 畑中幹子 …… 127
- **File 18** 遠野市助産院「ねっと・ゆりかご」の活動 ● 菊池幸枝 …… 131
- **File 19** 訪問看護師だからできること、訪問看護師にしかできないこと ● 小笠原実智代 …… 135
- **File 20** 震災に遭遇して 訪問看護ステーション経営者の立場から考えたこと ● 齊藤裕基 …… 139
- **File 21** 大震災を経験した在宅看護師の立場から ● 平澤利亳子 …… 143
- **File 22** 必死で利用者を護ったスタッフたち ● 入澤美紀子 …… 147
- **File 23** 認知症高齢者施設での被災を振り返って ● 港洋海 …… 151
- **File 24** 宮城県看護協会 東日本大震災災害支援活動 ● 佃祥子 …… 155
- **File 25** 宮城県看護協会訪問看護ステーション 統括部門と訪問看護ステーションの震災後の活動 ● 門間やす子、千葉孝子 …… 159
- **File 26** 南三陸町100日間の記録 町民に寄り添いながら ● 高橋晶子 …… 165
- **File 27** 被災地域からの患者広域搬送 究極の地域連携 ● 橋本千賀 …… 169

File 28	東日本大震災を経験して ●若生さと子	173
File 29	「患者様にとっていちばんよいこと」を考えて行った透析患者への支援 ●本宮浩子	177
File 30	被災地の「最後の砦」：大学病院の役割 東北大学病院の活動記録 ●高橋葉子、佐々木夫起子	181
File 31	震災時の透析拠点病院としての役割 職員間の「絆」が強まった非常時の対応 ●我妻裕子	189
File 32	3.11と発災直後の避難所での経験 ●菅原よしえ	195
File 33	地域の医療は自分たちが守る 宮城厚生協会 坂総合病院の活動記録 ●松浦誠史、渡邊一也、田村養子、佐藤知佳子	199
File 34	みんなで支え合って乗り越えた大震災 ●斉藤光子	210
File 35	地震後の大津波と原発事故 ●賀村恭子	213
File 36	震災犠牲者の1人 13トリソミーの男の子 ●本田義信	216
File 37	地震と原発に翻弄された日々 太田綜合病院附属太田西ノ内病院の活動記録 ●熊田市子、坂本美佳子、後藤郁子	221
File 38	巨大地震のあった日 ●小石沢ゆかり	232
File 39	病棟責任者代行の日に起こった大地震 ●柳沼純子	236
File 40	津波と原発事故 故郷に踏み留まることを決意させた母子との出会い ●坂本道子	240
File 41	ネットワークが活きたストーマ装具の供給支援と褥瘡ケア ●柴﨑真澄	244
File 42	原発事故からの避難と、その選択へのやるせない思い ●元・福島県域中核病院 看護師	248
File 43	タイムリーに役立った災害看護の院内研修 ●富永昭子	252
File 44	地震・津波・原発事故への対応 福島県立医科大学附属病院の活動記録 ●中嶋由美子、目黒文子、横山美穂子、渡邊佳代子、齋藤美代、上澤紀子、大槻美智子、保坂ルミ、菅沼靖子、佐藤めぐみ	256
File 45	福島県立医科大学看護学部教員の支援活動 ●三浦浅子、鈴木学爾、小平廣子、稲毛映子	286
File 46	福島県立医科大学看護学部 学生ボランティアを体験して ●守家詩織、阿部仁美、松本里帆	301
File 47	青森県看護協会 東日本大震災における取り組み ●相馬儀子	311
File 48	地震後の救急外来を振り返って ●小田桐綾子	315
File 49	茨城県看護協会 東日本大震災災害支援活動 ●太布和子	319
File 50	2011年3月11日の震災 ●川又光子	323
File 51	3.11 そのときケアの現場では ●根本美貴	327
File 52	自施設が被災しながらも被災患者の受け入れを行う ●黒田梨絵、内田里実	331
File 53	千葉県旭市の震災被害と国保旭中央病院の対応 ●景山順子、山田利幸、加瀬多恵子	335
〈解説〉	東日本大震災の被害の特質 ●室崎益輝	339

PART 2 災害急性期の医療支援——DMATの活動

File 54 東京DMAT 看護師活動の記録 ●佐藤香代子 …… 344
File 55 東京DMAT 現場活動報告 ●小川咲子 …… 348
File 56 福島県でのDMAT活動を振り返って 八戸市立市民病院DMAT隊の活動記録
　　　　●西川健、加藤洋明 …… 352
File 57 事前準備の大切さ ●新井喜洋 …… 360
(解説) ロジスティックス（業務調整員）の役割 ●大山太 …… 364
(解説) 災害犠牲者が家族の元へ戻るまで 遺体の検視・検案活動 ●長崎靖 …… 368

PART 3 看護協会、行政、学会、大学、各種団体、個人の支援活動

File 58 東日本大震災での日本看護協会災害支援ナースの活動 ●石井美恵子 …… 372
File 59 秋田県看護協会 そのとき看護はどう動いたか ●烏トキヱ …… 378
File 60 山形県看護協会 東日本大震災に対する取り組みと活動内容
　　　　●川村良子、濱口菊枝、大竹久子 …… 382
File 61 東京都看護協会 東日本大震災災害派遣の取り組み ●廣岡幹子 …… 386
File 62 神奈川県看護協会 東日本大震災災害支援ナース派遣実施報告 ●深谷真智子 …… 392
File 63 宮崎県看護協会 災害支援ナースをはじめて派遣して ●林チヱ子 …… 396
File 64 派遣保健師の後方支援と被災地の保健活動を経験して思うこと
　　　　●林公子 …… 400
File 65 東日本大震災における全国訪問看護事業協会の活動 ●上野桂子 …… 404
File 66 被災地訪問と支援を行い、訪問看護師として感じたこと
　　　　日本訪問看護振興財団と災害支援ナースの活動を通して ●松井美嘉子 …… 409
File 67 日本赤十字社救護班の支援活動 ●板垣知佳子 …… 414
File 68 日本災害看護学会 災害時における連携の重要性 ●渡邊智恵 …… 418
File 69 日本褥瘡学会 産学協同で被災地に送り届けた体圧分散寝具と薬剤、
　　　　テープ類 ●田中秀子 …… 423
File 70 東日本大震災におけるストーマ医療の問題点 関連学会との協同支援を通して
　　　　●大村裕子 …… 427
File 71 日本腎不全看護学会 被災地への透析療法ボランティア派遣活動 ●佐藤久光 …… 432
File 72 宮城大学看護学部における災害支援活動 ●佐藤ゆか、佐々木久美子 …… 436
File 73 岩手県大槌町民への訪問調査を通しての復興に関する提言
　　　　●鈴木るり子、村嶋幸代 …… 443
File 74 JMATの一員として支援活動に参加して ●佐藤和美 …… 447
File 75 災害看護支援機構 NPO団体としての被災地への看護師派遣 ●山﨑達枝 …… 451
File 76 外部地域からの看護ボランティア派遣の調整役の活動 ●黒田裕子 …… 456
File 77 HuMA先遣隊での医療支援活動を通して ●反保太一 …… 459
File 78 「キャンナス」による被災地支援活動 ●菅原由美 …… 463
File 79 個人ボランティア活動を行って ●大山太 …… 467

PART 4　避難所で暮らす地域住民への医療提供と健康維持支援

- File 80　避難所の衛生管理と感染対策 ●森下幸子 ………… 472
- File 81　災害時に必要とされた皮膚・排泄ケア ●中川ひろみ ………… 476
- File 82　日本看護協会災害支援ナースに参加して ●山﨑英雄 ………… 481
- File 83　災害支援ナースとして被災地へ 避難所活動を振り返って ●小松裕保 ………… 485
- File 84　被災地ボランティアを経験して 京都府看護協会災害支援ナースの活動
　　　　　●河原宣子 ………… 489
- File 85　避難所で生活する被災者への支援 兵庫県看護協会災害支援ナースの活動
　　　　　●神崎初美 ………… 493
- File 86　私の想い――災害支援ナースの活動を振り返って ●山川桂子 ………… 497
- File 87　石巻市の避難所での支援活動 石川県医療救護班に参加して ●大月真由美、廣川由美子 ………… 500
- File 88　一般ボランティアと看護師ボランティアとしての活動 ●板垣喜代子 ………… 506
- File 89　東日本大震災：TMATでの活動を通して ●高橋淳 ………… 510
- File 90　看護師による被災地支援の市民活動 ●川上嘉明 ………… 515
- File 91　福祉避難所での活動を経験して ●根岸京子 ………… 519
- File 92　東日本大震災リハビリテーション支援関連10団体 石巻市の福祉避難所での
　　　　　リハビリテーション支援活動 ●嶋亜希 ………… 523
- File 93　故郷である宮城県の避難所でのアロママッサージの実施 ●土手内利佳 ………… 527
- File 94　被災者にも支援者にも必要とされる精神的支援 ●宇佐美しおり ………… 531
- File 95　子どもたちが「日常」を取り戻すための支援を ●塩飽仁 ………… 536
- File 96　福井大学学生の被災地でのボランティア活動 ●酒井明子、浦山幸子、大竹口友香、井上いぶき ………… 540
- File 97　日本赤十字看護大学学生の被災地でのボランティア活動 ●小原真理子、湯田明日香 ………… 548
- File 98　避難所で暮らす被災者への支援活動 海外からの医療者支援の立場から
　　　　　●原田奈穂子 ………… 557
- File 99　海外からの個人ボランティアの避難所における看護支援 ●城川絵理子 ………… 563
- File 100　災害後1か月経過した2か所の異なる避難所での医療支援
　　　　　海外から日本に駆けつけての個人ボランティア活動 ●小山幸子 ………… 567
- 〔解説〕　地域保健の観点からみた課題と今後の展望について ●國井修 ………… 572
- 〔解説〕　災害時のこころのケアについて ●中島聡美 ………… 576

PART 5　被災地で暮らす住民への支援活動

- File 101　特別養護老人ホームにおける看護支援ボランティアを体験して
　　　　　●小野幸子 ………… 582
- File 102　原発30km圏内、放射線で閉ざされた町の苦悩 ●鉦打健 ………… 587
- File 103　気仙沼巡回療養支援隊での活動報告 ●渡辺光子、菅井亜由美 ………… 591

File 104 セカンドハウス「よりどころ」の活動拠点、"ここさこらんしょ" in 福島
を開設 ●村松静子 ………………………………………………………… 599
File 105 アロマセラピーの実践を通した震災ボランティア活動 ●小山めぐみ ……… 603

PART 6　放射線被ばくに対する医療支援

File 106 緊急被ばく医療支援チームでの看護職の活動を通して ●根里明子、
　　　　工藤紀子、安東佳子、丸山恭子 …………………………………………… 608
File 107 緊急被ばく医療を通して学んだこと ●吉田浩二 ………………………… 612
〔解説〕地域住民等の放射線被ばくに対する不安に看護職はどう対応すべきか
　　　　●草間朋子 ……………………………………………………………… 616

PART 7　他県に避難されてきた住民・患者への支援

File 108 埼玉県看護協会 被災地から埼玉県下に避難された住民への支援活動
　　　　●向田良子 ……………………………………………………………… 622
File 109 東京里帰りプロジェクトの取り組み ●宗 祥子 ………………………… 626
File 110 震災直後の南相馬市・介護施設利用者の受け入れ ●松村政子 ………… 629
File 111 被災地から透析患者を受け入れて ●中村久美子、北村裕貴 …………… 635
File 112 被災地から精神科疾患をもつ患者を受け入れて ●佐藤ふみえ ………… 639
File 113 東京都の被災者緊急受け入れにおける看護支援 ●又木満理 …………… 645

PART 8　計画停電の影響

File 114 計画停電の影響と対応 ●佐藤久美子 …………………………………… 650
File 115 手術室における計画停電の影響 ●渡辺亜希子、藤原恵美、金沢千恵子 …… 654
File 116 突然の計画停電 看護部と手術室の対応を振り返って ●中田悦世、齋藤由利子 …… 658

PART 9　救援者のこころのケア

File 117 救援者にもこころのケアを ●山﨑達枝 ………………………………… 664
〔解説〕救援者のストレスとこころのケア ●重村 淳 ………………………… 668
〔コラム〕東京都看護協会「災害派遣ナース交流会」レポート ………………… 673

〔特別寄稿〕震災の記録 医療を維持するか、患者を移すか──
　　　　原発事故に翻弄された南相馬市立総合病院の10日間 ●太田圭祐 ……… 675

＊執筆者の所属・職位等は執筆時点のものです。

編集協力

本書の制作にあたり、以下の
方々に多大なご協力をいただきました。
心よりお礼申し上げます。

山﨑達枝 氏
荒川唱子 氏
石井美恵子 氏
上野桂子 氏
田中秀子 氏
柴﨑真澄 氏
高橋葉子 氏
菅原よしえ 氏
三浦まゆみ 氏
福島裕子 氏
村山和子 氏
(順不同)

Special Thanks

秋冨慎司 氏　　上野正博 氏
(株)教文堂　　金 愛子 氏
小山めぐみ 氏　佐々木隆徳 氏
鈴木靖子 氏　　千葉 大 氏
日本看護連盟　　長谷川和子 氏
宮内清子 氏　　吉川紙商事(株)
(50音順)

被災地の看護職は
そのときどう動いたか

PART 1

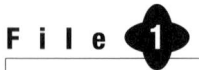

岩手県

岩手県看護協会
被災地への支援活動
退職した仲間との活動報告

兼田 昭子 岩手県看護協会 会長

災害看護対策本部の設置

　2011年3月11日14時46分、M9.0の東北地方太平洋沖地震が発生しました。そのとき岩手県看護協会では平成23年度の事業実施について検討を行っておりましたが、かつて経験したことがない大きな揺れと突然の停電に大災害の発生を直感しました。地震発生後は停電や電話の不通により情報の収集はラジオに頼るしかなく、大津波警報の発表、そして「○○市、△△町は津波により壊滅状態」などの放送を聞きながら、どのような状況か想像するしかありませんでしたが、津波による被害は甚大だということだけは容易に理解できました。直ちに当日の18時から予定していた常任・特別委員長会議の開催を中止するとともに、当協会内に協会長を本部長とする災害看護対策本部を設置しました。

岩手県行政への働きかけ

　3月14日、岩手県総務部総合防災室と保健福祉部医療推進課に対して被災者の健康管理と被災看護職の業務負担軽減を目的とした「災害支援ナース」の派遣要請に応える準備があることを伝えるとともに、各訪問看護事業所へのガソリンの確保について要望しました。3月16日に岩手県保健福祉部長から「東北地方太平洋沖地震災害に立ち向かうための協力要請」を受けて、日本看護協会に災害支援ナースの派遣を要請しました。さらに県主催の「いわて災害医療支援ネットワーク会議」に協

会長と専務理事が参画し、被災地の医療機関等の情報や他団体の活動状況等を把握しながら、災害支援ナースの派遣場所を選定しました。

日本看護協会との連携、「災害支援ナース」活動

　岩手県の医療機関の特徴は、県立の病院20か所と診療センター5か所があることです。被災地に所在する7か所の県立病院のうち、津波で3病院、地震で1病院が機能しなくなりました。当初、県立病院は県立病院間で互助するということでした。しかし、被災地でも被災を免れ、多くの患者さんを引き受けている県立病院においても被災看護職の業務負担軽減が行われるべきである旨を「いわて災害医療支援ネットワーク会議」で強く発言し、これらの県立病院にも日本看護協会災害支援ナースを派遣することになりました。

　日本看護協会派遣の災害支援ナースは、当初、日本看護協会から当協会まで大型バスで移動し、当協会に1泊して状況把握と準備を整えた後に被災地で支援活動を行う計画であったため、当協会では実習室を宿泊場所として準備するとともに、当協会職員の宿直対応や被災地までの交通手段の確保について準備していました。しかし、当協会から被災地までの距離が長く、被災地到着までに相当の時間を要することから、日本看護協会と協議を行い、仙台からそれぞれの被災地まで直接マイクロバスで移動することとなりました。これにより、実質的に災害支援ナースの活動日数を多く確保できました。日本看護協会災害対策本部との連絡調整は専務理事が行い、最終的に3月21日〜4月29日まで、33都道府県、262人の方に日本看護協会の災害支援ナースとして、医療施設5か所、避難所4か所で支援活動をしていただきました。

　3月24日に日本看護協会の小川常任理事と中田研修学校教員にご来訪いただき、小川理事には被災地・大船渡市の状況視察を、中田教員には筆者とともにいわて災害医療支援ネットワーク会議への出席をお願いして、被災地の状況を把握していただきました。4月7日には井伊常任理事にご来訪いただき、5月以降の災害支援ナースの派遣について協議するとともに、日本看護協会が会員の被災状況調査を被災3県合同で

実施すること等について意見交換をしました。翌日、前夜の震度5強の余震により県内全域が停電している中、災害支援ナースが活動している避難所を筆者とともに訪問していただきました。

岩手県看護協会の支援活動

　岩手県看護協会では、OB会員と職員の総勢4人を、支援活動の第1陣として3月18日から釜石市の民間病院にタクシーを借り上げて派遣しました。また同日、被災病院から患者を引き受けていた内陸部の県立病院に2人を派遣しました。その後も避難所1か所に支援を続けました。日本看護協会災害支援ナース派遣は4月末日までの期限だったことから、5月以降の当協会の災害支援ナース派遣先を選定するため、4月21日、災害支援ナースが活動している5か所の避難所へ専務理事を派遣しました。被災により機能していない県立病院の看護職員が避難所で懸命に被災者の健康管理に携わっている現状や、現地で支援活動を行っている介護福祉士協会の方から避難所の状況等について情報を収集し、5月以降の当協会の災害支援ナース派遣先を山田町の避難所1か所にすることを決定しました。そして、当協会のOB会員や当協会へ直接協力を申し出てくださった都道府県看護協会の会員の皆さまの協力を得て、支援活動を行いました。

　当協会は10の地区支部を組織しており、そのうち4地区支部が津波による被害を受けました。平成22年度の会員数7,115人のうち、被災地区の会員数は1,248人（図1）、また5月末日時点で亡くなられた会員は8人、依然として行方不明の方が1人となっています。協会長である筆者と山本副会長は、日本看護協会からの支援物資を持参して、3月29日、30日および4月11日に被災地の災害対策本部や会員施設を訪問しました。被災地のがれきの山に愕然とし、海が穏やかであればあるほど悲しみが深く、言葉もありませんでした。被災地では、自らの命をかけて患者さんを守った医療者がそのまま避難所で被災者の健康管理をしたこと、家族や自宅の状況もわからないまま職場に泊まり込み、救命救助活動や被災者の健康管理に尽力したこと、職員が炊き出しをし

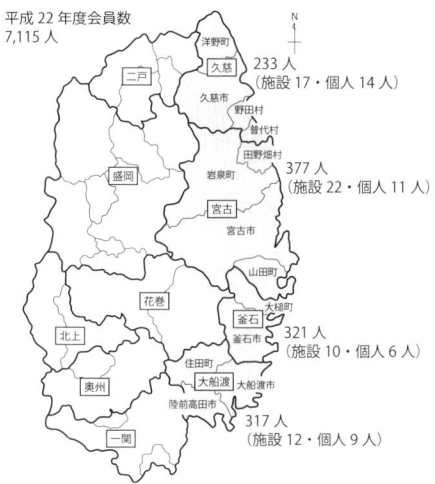

○図1：東日本大震災被災地区会員数 1,248 人
（施設 61・個人 40 人）

たこと等のお話を聞くことができました。皆さんが災害支援ナースのおかげで休養できることに感謝されていました。看護職の力に感服するとともに、日本看護協会の組織力の偉大さに感謝しています。

東日本大震災への復興計画等への提言

　岩手県では「岩手県東日本大震災津波復興委員会」が設置され、復興に向けた具体的な取り組みが開始されています。岩手県看護協会長として岩手県医療審議会や岩手県復興に向けた医療分野専門家会議等に出席し、①県・市町村の復興計画に沿った被災地の医療体制の構築と職場の確保、また高齢者等のサポート拠点として、今回被災した訪問看護ステーションや居宅支援事業所が仮設住宅に優先的に開設できる措置、②在宅療養者が安心して療養できるように訪問看護車両が優先給油できる体制の整備、③今回の大震災で大奮闘している保健師の増員ならびに地位の向上、について提言しています。

＊

　最後に、今回の大震災において皆さまから災害支援ナースの派遣をはじめとする多くのご支援をいただいたことに深く感謝いたします。

File 2

岩手県

県立病院看護職員派遣の調整活動

村山 和子 岩手県医療局業務支援課 看護指導監

沿岸部の県立病院が大きな被害を受ける

　グラグラと大きな揺れ！ 平成23年度定期人事異動内示が該当者に通知されている最中の長く激しい揺れに、思わず庁舎の外に出ました。やがてまわりの信号機の電気が消えました……。

　岩手県には、3月11日の大地震・大津波の被害を受けた沿岸部に7つの県立病院があります。高田病院と大槌病院は壊滅状態になり、山田病院は2階は残ったものの、1階が浸水し、ライフラインも途絶え、病院機能としての継続が難しい状況になりました。残りの4つの基幹病院のうち、釜石病院は耐震工事を行う矢先の震災で、壁のひび割れ等で本来の入院機能を維持できない状況になり、縮小した形で入院を受け入れていました。

　すぐに県庁4階に県の災害対策本部、5階に医療局災害対策本部が設置されました。地震発生直後は、内陸部の病院もすべて停電となったため、自家発電での医療の継続や、患者さんと職員の安全状況の確認を各部署の職員全員で行いました。停電が続いていた間、各病院の職員は自院の患者さんの安全確保に奔走していましたが、内陸部の病院に対して沿岸部の病院への看護職員派遣を要請、開始しました。

　岩手県は広い県土を有しています。二次医療圏はもとより、県立病院一丸となった派遣となりました。大船渡病院には磐井、南光、胆沢、千厩、大東の看護職員を、釜石病院には中部、東和、胆沢の看護職員を、

宮古病院には中央、一戸の看護職員を、山田病院には二戸の看護職員を、高田病院には中央の看護職員を派遣しました。遠野病院、江刺病院等、内陸部の病院では、沿岸部からたくさんの入院患者を受け入れていました。

　業務支援課の看護職員1人も大船渡病院に派遣し、下着・衛生用品が不足との情報から、手分けしてかき集め、沿岸部の被災病院に届けました。当面の派遣調整が一段落した3月20日からは、山田、宮古、大船渡、釜石病院に出向きました。山田病院の周囲は一変し、家屋はなくなり、自家用車があちこちに散乱していました。停電が続く2階で外来診療にあたっていた看護師たちは、私の顔を見るなり泣き出し、2階から見えた津波の押し寄せてくる様子や、「逃げて！」と大声で叫んだけれども住民が流されてしまったこと、病院の非常口近くにはどこから流れてきたかわからない2階建ての家があり、海水につかっていた住民を助けたことなどを一気に話しました。

県立病院間での看護職員派遣の調整にあたって

　沿岸部の被災病院の看護職員は、家族の安否がわからないまま、家屋が全壊・半壊しながらも病院に寝泊まりして勤務に就いている状況で、たくさんの救急患者の受け入れや搬送等に対応している看護職員を休ませなくては、と思いました。各県立病院間の協力の下、派遣した看護職員は4月30日までで延べ427人になりました。

　この派遣調整にあたっては、窓口を1つにしたことで結果的にスムーズにいきました。現地に出向いた事務職員等から毎日いろいろな情報が報告され、被災した病院の医師や事務局などから「看護職員の応援をどんどんほしい」「看護師たちが大変だから、もっともっと派遣を」という声がある一方、同じく被災した病院の総看護師長からは「いまはそんなに来られても困る」「6人くらいでいい」「事前に聞いていない派遣で調整ができない」等の声もあり、困惑しました。そのため、看護科に関する窓口を1つとし、各病院の総看護師長とその都度、確認しながら必要な人数を派遣するという旨を会議で話し、各病院にも伝えました。

日本看護協会災害支援ナースの派遣要請

　県立病院間の看護職員派遣と同時に、日本看護協会災害支援ナースを派遣要請しました。県立病院間の看護職員派遣は、最初は中部病院に依頼しました。中部病院では釜石病院への看護職員の応援を行っている一方で、自施設にも沿岸部からの入院患者や救急患者の搬送が多くなっていましたが、この派遣要請に迅速に対応していただきました。3月18日からは、県内の総合水沢病院をはじめ、秋田県看護協会、福岡県看護協会からも切れ目なく災害支援ナースを派遣していただきました。その後、大船渡病院、宮古病院、山田病院にも派遣要請をしました。

　災害支援ナース派遣の調整は、県医療推進課、県看護協会との連絡を毎日行い、派遣人数や到着時間、名簿等を派遣先の病院に随時連絡しました。通信機能がままならない大船渡病院、山田病院への連絡は、衛星電話の空きに入り込むのが大変でした。

　災害支援ナースを受け入れた病院の総看護師長からは、「長時間のバス移動にもかかわらず、どの配置場所でも快く業務にあたっていただきました」「職員に励ましの言葉をかけていただきました」「応援に来ていただくことで、自分たちが前向きになりました」等の感謝の声が届きました。

　さらに、「災害支援ナースの方の姿勢に感銘を受けた」との報告がありました。大きな余震があった後のことです。災害支援ナースが確認したことが「また余震があったら自分たちはどこに避難すればよいですか」ではなく、「どこの部署に応援に行けばよいですか」だったということです。さらに「この分野しか経験がありません」ではなく、「できることはなんでもしますので指示してください」と言ってくれたことがとてもうれしかったそうで、「今後、自分たちが支援に行く機会があったら、その姿勢を見習おう」と職員同士で話していた、ということでした。

　日本看護協会の災害対策本部では、全国からの災害支援ナースの派遣調整に大変なご苦労があったと思います。本当に感謝しています。

認定看護師の活躍

　岩手災害医療支援ネットワークを通して、「被災されたオストメイトの方の相談窓口を設置したい」との要請がありました。そこで、皮膚・排泄ケア認定看護師等の協力を得て、大船渡病院、宮古病院、釜石病院の各外科外来で4月15日～5月31日の間、対応可能ということを県民向けに発信していただきました。

　また、感染管理認定看護師も感染対策支援チームの一員として、医師、薬剤師、臨床検査技師と一緒に避難所等の衛生状態を把握し、感染症の蔓延防止に活躍しています。認定看護師として専門分野の能力を発揮している様子を頼もしいと感じました。

＊

　今回の大震災では、県立病院が20という日本一多い岩手県の県立病院間のネットワークの心強さ、迅速な対応をしていただいた日本看護協会災害支援ナースの組織力、看護職としてのすばらしさ、全国から応援チームとして支援していただいた医師・看護師等の医療関係者の使命感、絆など、語り尽くせないほど貴重な贈り物をいただきました。この「支援の輪」が形を変えながらも尽きることなく、復興に向けての力になるよう願うとともに、私自身もこの役割を精一杯果たしていきたいと思っています。

File 3

岩手県

死の恐怖の中での看護活動
岩手県立大槌病院の活動記録

吉田 きよみ、菊池 智子、千葉 よし子、高橋 純子、沼崎 榮子、
山﨑 春美、中村 トヨ子、山根 真由美[*] 岩手県立大槌病院、[*]現・岩手県立宮古病院

生活が一変した東日本大震災

　2011年3月11日、岩手県立病院では定期人事異動の内示がある日で、職員は朝からその話題で、普段とは違いソワソワとした様子でした。9時頃、私が処置室で有給休暇や超過勤務簿の整理をしていると、当直をしていたMさんが「師長さん、帰ります」と笑顔で挨拶に来ました。私は「お疲れさま」と声をかけ、見送りました。退勤時のいつもの挨拶がMさんとの最後の別れになりました。

❶地震発生——やがて津波が

　14時30分頃、廊下では内示を受けた職員と外来看護師がその話題でざわめいていました。

　14時46分、突然グラグラと建物が揺れ始め、その揺れはだんだんと強くなりました。尋常ではない揺れに、処置室にいた私は机の下に潜り込み、机の脚につかまりながら「ああ、ついに起きたか」と感じました。30年以内に発生する可能性が高いとされていた宮城県沖地震が起きたと思ったのです。揺れは予測をはるかに超えるもので、「このまま建物につぶされてしまうのか」と緊張が高まりました。長い揺れがおさまり、まわりを確認しましたが、3階建の1階部分にいた私の周囲では、棚から物が落下したものの、大きな変化は見られませんでした。

　この日、外来は午後の診療がない日でした。誰が声をかけたわけでもありませんが、外来職員（この日出勤していた看護師は12人）が廊下

に集まり、私はそれぞれが担当する科を見回るように指示しました。各自、速やかに各科を見回り、「異常なし」と報告を受けました。

　津波警報が発令されていることを知り、私たち外来看護師は津波に備えて持ち出す物を急ぎ相談し、内視鏡カメラを持ち出すことに決めました。内視鏡を1本ずつ納めたケースを各自が持ち、3階へ上がりました。3階では、避難準備のためナースステーションや廊下の階段入口まで入院患者が椅子や車椅子に座っていたため、奥まで入ることは容易でないと判断し、2階の外来に置くことにしました。「まさか2階まで津波は来ないだろう」——しかし、この判断は間違っていました。

　15時10分頃、行政の防災無線から「大津波警報」の放送が聞こえました。津波警報から大津波警報へ変更になっていると知り、1階に残っていた職員や内科外来前にいた5人ほどの患者さんに、大声で上の階へ上がるよう呼びかけました。そして1階を見回り、残っている人がいないことを確認して、私も3階へ上がりました。

❷屋上からまわりを見ると、津波による信じられない被害の光景が

　3階の窓から堤防を見ると、車が渋滞していました。このときです。病院の脇を流れる川の河口から、波しぶきを立て津波が押し寄せてきました。「津波だ！　患者さんを屋上に！」一斉に大声で叫びました。このとき、渋滞の車が津波にのみ込まれてしまったという絶命の声が聞こえました。自立している患者さんを誘導し、歩行困難の患者さんはシーツに包み、屋上につながる狭い階段を4～5人で次々と担ぎ上げました。階段から見下ろすと、3階への上り口の踊り場は黒い波が渦を巻いていました。

　入院患者53人全員を屋上に避難させた後、まわりを見ると、家や車をのみ込んだ水面が広がっていました（写真1、2）。冷たい風が吹き、皆は震えながら患者さんを風から守るためにシートやシーツを張りましたが、風にあおられてしまい固定することができませんでした。津波は徐々に引いていきましたが、病院の周囲では水面のがれきから火が上がっていました。時々「パーン」というプロパンガスが爆発する音があちこちに起こり、風にあおられて火は勢いを増していきました。

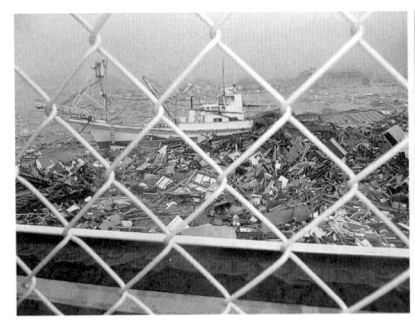 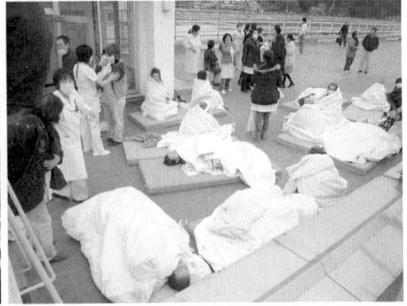

○写真1：津波被害の様子（屋上から撮影）　○写真2：避難後の屋上の様子

❸余震と寒さと食料がない中、患者に寄り添ってともに過ごす

　17時、薄暗くなり、小雪がちらついていました。津波が落ち着いたという判断で、自立している患者さんは3階に戻し、いつ避難しなければならない状況になってもいいようにベッドを片づけ、男女別にマットレスの上に休んでいただきました。「自分の病室ではない」「バスタオルがない」——この状況を説明しても理解できない認知症の患者さんが遅くまで騒いでいました。

　寝たきり状態の患者さんは、オムツ交換や喀痰吸引がしやすいように屋上のサンルームに工夫して配置しました。喀痰吸引は、注射器にネラトンカテーテルを付けて吸引しました。看護師のシフトは2時間交代として、3階は外来看護師が、サンルームは病棟看護師が担当しました。非常用や処置用の懐中電灯は6〜7本ありましたが、それでは足りず、互いに貸し借りをしながら使用しなければなりませんでした。

　病院の外は、消火をする術もない状況で、火災は山火事に広がり、山に避難している住民を想うと心が痛みました。また、外から避難してきた住民に寝具を十分に提供することができませんでしたが、その気遣いをする余裕すらありませんでした。私服を置いているロッカーも水没してしまい、職員は着るものがなく、病衣を重ね着して、残った寝具と病室から外してきたカーテンを体に巻いて寒さを凌ぎました。

　この夜は強い余震に何度も怯え、病院に火が延焼するのではないか、津波がまた来るのではないかという不安の中で一夜を過ごしました。

翌日の朝、浸水した2階の栄養管理室から非常用のお粥が見つかり、患者さんと職員に小さなカップに少しずつ配られました。昼食も同様でした。病院としての機能が麻痺している状況でしたが、「薬が流されてしまった。出してほしい」と言って、外から薬を求める人が何人もやって来ました。病院の薬局も流されてしまって、処方ができない中で、真剣な顔で看護師にかけ合う姿は気の毒で、いつまでも心に残りました。

　3月12日朝、被災を受けていない職員2人が炊き出しを申し出て、17km離れた自宅まで歩く覚悟で出かけました。午後にこの炊き出しが届き、温かいおにぎりに感謝しながらいただきました。職員の車や病院の公用車はすべてが流され、携帯電話はつながらず、外の状況を知る手だてはありませんでした。災害時の食料の備蓄のあり方や、外への通信の手段が課題と感じました。

❹震災を振り返って

　今回の震災を振り返り、私は自分が管理していた帳簿類を持ち出さなかったことが失敗だったと思いました。そのことを悔いていると、皆に「命が助かったからいいじゃないの」と励まされました。

　また、病院の駐車場の車の中から3人の遺体が見つかったことを聞き、上の階へ避難するよう声をかけた患者さんが、きちんと避難したかどうかを確認すべきだったと思いました。在宅で人工呼吸器を装着している住民が避難に来ていたため、津波の直前に外来スタッフが酸素ボンベや携帯用の人工呼吸器を取りに1階の急患室に戻ったと後で知らされたときは、このスタッフが無事で本当によかったと思いました。というのも、後日、今回の津波では、貴重品や薬を取りに戻り、命を落とした住民が大勢いたことを知ったからです。

＊

　職員は家族の安否を気遣いながらも、外からの急患の受け入れに対応し、入院患者を病院や老人保健施設などに搬送するまでの6日間を、使命感をもって看護しました。

　3月16日、病院は一時解散となり、それぞれ用意された車に乗り合わせ、自宅へ向かいました。普段の通勤路の変わり果てた光景を目の当

たりにし、覚めない悪夢を見ている気持ちになりました。私も含め、家を失った職員や家族や身内を失った職員もたくさんいました。今後は職員のこころのケアも課題になると考えます。　　（副総看護師長　吉田きよみ）

大震災から6日間の日々

❶大地震発生——病院に津波が襲いかかり、やがて目の前で火事が

　3月11日、勤務中に大震災を経験しました。私は3階病棟のエレベーター前で地震にあい、手すりにつかまり立っているのがやっとで、エレベーターから降りてきた人に「動かないでつかまっていてください」と声をかけるのが精一杯でした。院内はすぐ停電になり、エレベーターが止まりました。「大津波警報が発令です」と病棟看護師長の叫ぶ声が聞こえたので、入院患者が心配になり、3階の病棟に向かいました。入院患者で歩ける人、車椅子に乗れる人は病棟のナースステーションに集まってもらい、寝たきりの患者さんでも可能な人は車椅子に乗せて廊下に移動させ、いつでも避難できるように準備していました。

　津波の状況が気になりすぐそばを流れている大槌川を見ると、津波が大槌川の堤防を越え氾濫してきたのが見えました。「大変だ！ 津波が堤防を超えた。屋上に上がれ！」と誰かが叫びました。皆が一斉に患者さんのところに行き、寝ている患者さんをシーツに包み、狭い階段を通って屋上に上げました。階段を上がるときに、津波が2階の階段まで音を立てて来ているのを感じ、3階まで上がってくるのではないかと心配しました。屋上に着いてひと息つき、周囲を見回すと、町は変わり果て、一面津波で覆われ、家や材木が流れ、目の前の流失した家跡から火事が発生し、大きな爆発音とともに青い炎が噴き飛びました。今度はこの病院に火の手が回るのではないか、と恐怖感に襲われました（写真3）。

　夕方になると風が強く吹き、雪が降り始め、かなり寒くなりました。屋上にあるガラス張りの物干し場（サンルーム）にマットを敷き、寝たきりの患者さんを並べて休ませました（写真4）。また、3階まで津波が来ないことを確認後、歩ける患者さんは3階病室に男女別に分かれ

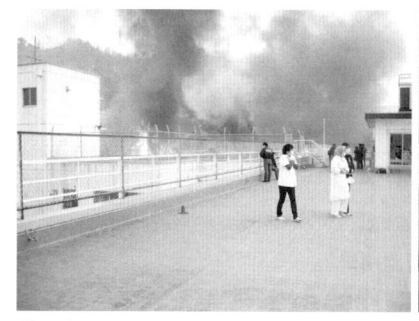
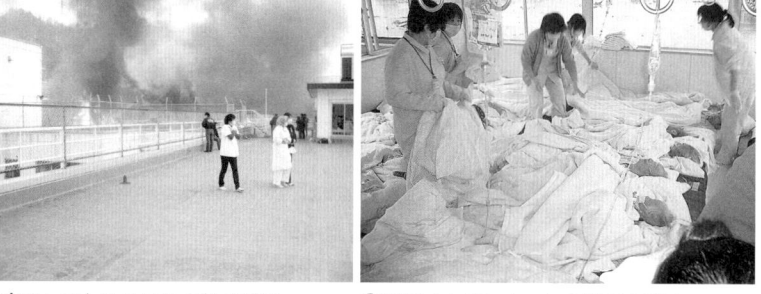

▲写真3：屋上から見た火災の状況　▲写真4：サンルームの患者の様子

て休んでもらいました。3階病室の患者さんの看護は外来看護師が、サンルームの患者さんは病棟看護師が担当するように分担しました。

　サンルームは風を避けることはできましたが、寒さが厳しく、院内にある掛け物をかき集めて患者さんに掛け、看護師は病衣を着用して患者さんの間に挟まり、寄り添うように座って見守りを続けました。しかし寒さに耐えられず、2時間半ほどで交代するシフトに変更しました。3階西側の窓からは、建物が燃え続ける炎が明かりの代わりとなるとともに、暖かい空気が伝わってくるようでした。

　翌朝、窓から外を見ると、津波が引いてがれきだらけの景色に変わっていました。外部との連絡手段がない状況の中、「家族は大丈夫だろうか」と不安を抱きながら、患者さんの看護を続けていました。午後になり、がれきをかき分けながらなんとか病院にたどり着いてくださった自衛隊の方に現状を伝え、支援物資の依頼をすることができました。

❷患者と職員全員が近くの避難所へ避難

　3月13日14時、休憩中にラジオから「3日以内に震度7の地震が来る確率は70％」という情報が流れ、上司に伝えました。院長、局長、他職員と検討し、明るいうちに近くの避難所の県立大槌高校に患者さんを避難させることを決めました。直ちに職員全員で寝たきりの患者さんを車椅子に乗せて毛布に包み、ピストン搬送を始めました。3階非常口の外階段より、1人の患者さんを職員3～4人で下ろし、坂道のある2kmの道を移動しました。途中、行き交う人や高校生たちから「大変

ですね、ご苦労さまです」と声援を受けました。

　最後の患者さんを3階から下ろした後に津波注意報が発令され、残った職員は屋上に避難しました。まもなく自衛隊のヘリコプターが到来し、体調不良の看護師、女性職員を優先的に搬送し、17時30分、大槌高校に全員無事に避難することができました。

　大槌高校には多くの人（約1,000人）が避難し、体育館と教室で過ごしていました。1階と2階の教室を2部屋ずつ借り、1階は患者さんの休む場所と薬品の収容場所、2階は職員が休む場所とし、教室にマットレスを敷いて患者さんを休ませました。高校に避難できたことで、病院で地震と津波の不安に襲われている状況から開放され、職員全員にホッとした安堵の表情が見られました。看護師は18時から3～4人で4時間交代のシフトを組み、看護にあたりました。

❸避難所で外来診察を開始

　3月14日、大槌病院の医師、看護師が来ているとの情報が大槌高校の避難者に伝わり、具合が悪いと訴える人がやって来たため、隣の教室で診察を始めました。患者さんの多くは津波で薬をなくし、心臓や血圧の薬を希望する方、かぜ症状を訴える方、恐怖心で眠れない方がほとんどでした。薬の数が足りず、病棟に残っていた薬と入院患者の薬などで対応しました。おくすり手帳も流され、自分の飲んでいる薬をおぼえていない人も多く、医師は対応に大変苦慮していました。記録に関しては、メモ用紙がカルテ代わりでした。

　14時頃、3か月の女児Hちゃんが母親に抱っこされ、祖母に付き添われ診察を受けに来ました。母親は「この子は3月11日に避難場所で私が抱っこしているときに津波にのまれ、私から一瞬離れましたが、必死に腕をつかんで抱き寄せました。顔を見ると紫色になっていたので、背中を叩いて水を吐かせたら顔色がよくなり、ミルクも飲んでいました。今日になったらミルクを少ししか飲まないので、心配で連れてきました」「2歳のお兄ちゃんは津波のとき一緒でしたが、下の子どもをつかんで救い出すのが精一杯で、お兄ちゃんは目の前で津波に流されてしまいました」と言って涙ぐみました。私は話を聞いて思わず涙が込み上げてき

ました。Hちゃんは診察後、救急車の到着を2時間待って、小児科のある県立釜石病院に救急車で搬送となりました。

　大槌高校に残された当院の28人の入院患者の受け入れについて、町内の施設、国立病院機構釜石病院、盛岡赤十字病院と交渉してそれぞれ搬送先が決まり、14日と15日にDMAT隊、大阪市救急隊の協力で全員搬送することができました。最後の搬送担当看護師が22時に戻ってきたときは、職員全員が心から安心感にひたることができました。

　3月16日、避難者の受け入れのため、当院が大槌高校に間借りしていた教室を空けることになりました。医療材料などを保健室に移動し、大槌病院の外来診察も保健室で行うことになりました。以降の大槌病院の外来診療は、応援医療チームと被災していない大槌病院スタッフが交代で3月22日まで続けることになり、私も一員として加わりました。

　災害後からの外来患者数は、3月13日4人、14日39人、15日60人、16日121人、17日108人、18日125人、19日172人、20日73人、21日121人、22日187人でした。

＊

　現在、大槌病院は仮設診療所を設置し、大槌病院職員と町内開業医の方々の協力を得て、地域医療に携わっています。今回の震災で当院の建物は使用が不可能となり、当面の間は仮の診療所体制をとることになりました。そのため、看護職の同僚18人に、他の県立病院との兼務発令が出されました。同僚たちは慣れない環境で一生懸命働いていると思います。いつの日か大槌病院が再建され、その同僚たちと一緒に働ける日が来るように願い、がんばっています。

（主任看護師　菊池　智子）

「患者の命を救う」という使命感で行動した震災後の日々

❶震災当日のこと

　3月11日14時46分、地震が起きたとき、私は人工呼吸器を装着している患者さんの病室にいました。建物が大きく揺れ、ベッド、人工呼吸器、床頭台が動き、立っていることも大変な状態でしたが、1人の看

護師が人工呼吸器を、私はベッドを必死に押さえ続けました。大きな地震で揺れがなかなかおさまらず、この病棟は耐震性のない建物だということを聞いていたので、「建物が壊れないだろうか。早くおさまってくれればいいのに」という恐怖の中にいました。そのうち停電となり、自家発電に切り替わりましたが、地震が続く中を立っていられたのは「患者の命を救う」という使命感にほかならなかったと思います。

　「津波が来るのでは」と川に目をやったところ、一気に黒色の水が溢れ出しました。廊下から「大津波警報が出た。患者を屋上に上げろ！」という絶叫がしました。勤務していた職員が全員3階に上り、患者さんをシーツに包み車椅子で屋上に上げました。人工呼吸器装着中の患者さんは、携帯用の酸素ボンベに加圧バッグをつなげ、それを押しながらの作業でした。屋上には洗濯物を干すサンルームがあり、そこに患者さんを全員避難させて周囲を見回すと、病院は2階の上まで浸水していて、まわりは海の中でした。「自分は生きて帰れるのか」——「死」ということを意識しました。病院の仲間がいて、患者さんを助けなければということが第一で、家族は無事なのか、病院の近くにある自分の家の被害はなかったのか、頭をよぎりましたが、自分たちのことは二の次でした。ただ患者さんを助けるという1つの目標に向かって皆が1つになり、そのことだけに集中したのだと思います。

　夜になると寒くなり、患者さんに病院にあった布団を掛けましたが、それでもガラス張りのサンルームは寒く、浸水していなかった3階からカーテンを外して布団の上に掛けました。また、自分たちの寒さに対しては、病院にあった病衣を2枚重ねて着たり、ビニールのエプロンをつけて患者さんに寄り添い、夜を過ごしました。

　時々爆発音があちらこちらで聞こえ、炎が燃え上がるのを目の当たりにしました。ボイラー技士から、「午前中に重油を満タンにしており、もし火がついたらここもダメだ」という話を聞かされ、この場所から避難することもできず、不安と恐怖との向かい合わせの夜でした。人工呼吸器を外した患者さんには、看護師が交代で一晩中注射器で痰を吸引し、加圧バッグをずっと押し続けました。携帯酸素ボンベは3本しかなく、

サチュレーションは徐々に50％まで下がっていきました。

　波が引いた後、患者さんはそのまま屋上のサンルームに滞在させ、スタッフは3階に下りて、システムを決めて交代で患者さんの看護にあたりました。こうして、震災後1日目の夜が明けました。屋上の表面を覆うくらいに雪が積もっていました。

❷孤立した病院──避難所への移動

　翌12日、日中1機のヘリコプターが飛んできました。透析患者を運ぶために来たということでしたが、当院には透析患者はおらず、外来に来ていた重症患者の搬送となりました。

　波も引き、屋上では寒いので、患者さんを3階に移動させました。人工呼吸器を外した患者さんは、残念ながら亡くなりました。自力で体動が困難な患者さんが「なんでご飯が出ないんだ！」と怒った口調で言うので、車椅子に乗せて病院の周囲を見てもらったところ、納得した様子で、落ち着いた表情に戻りました。ライフラインも止まり、トイレ使用時は排便、排尿の使い分けをしました。

　消防署の職員が、某施設にいる大槌町内の開業医より頼まれたと、手紙を持って薬をもらいに来ました。そのとき私は、入院患者のうちの3人がその施設から入院してきたことを思い出し、その3人を某施設に入所できるようにはかれないかと思い、総看護師長に提案しました。医師が交渉した結果、そのうちの2人が施設に入所することができました。

　そんな中で頻回に地震があり、2階まで浸水した病院がいつ倒壊するかわからないという不安の中で、震災後2日目の夜を迎えました。「今日も患者さん2人だけしか移動できなかった。どうにかならないだろうか……」。医療局と連絡のとれないもどかしさ、不安と焦りの中、1日が終わりました。

　震災後3日目、午前中はなんの進展もありませんでした。スタッフが「患者さんを倒壊のおそれのあるこの場所から、近くの避難所の大槌高校に避難させたい」と上司に提案し、昼過ぎに患者さんを車椅子や担架に乗せ、大槌高校まで約2kmの坂道のある道のりを、がれきをかき分け、歩いて搬送しました。その後、町内の施設に院長とスタッフが患

者受け入れの交渉に行き、2人を受け入れてもらうことができました。大槌高校に移動してからは、スタッフは津波、倒壊という不安から解放され、安心して患者さんの看護に交代であたることができました。

　震災後4日目、患者さん数名の国立病院機構釜石病院への搬送の際に、千葉DMATが他の患者さんの受け入れ先を探してくださり、残っていた50人全員を他病院・施設に移送することが可能になりました。その間、私たち看護職は「患者の安全」ということを第一に考え、行動しました。皆の心が1つになっていたからこそ、できたことだと思います。

❸震災を振り返って

　私たちスタッフは、まだ家族の安否がわからないときに、仕事を投げ出さずに続けることはつらいことでしたが、自分たちの使命を認識していたからこそ、できたことと思います。

　この病院に転勤して4年目になりますが、以前、津波が来たときのシミュレーションをしており、3階までは来ないと聞いていました。しかし地震発生時、津波発生時の対応策はなく、その場限りの行動でした。それでも、今回の震災が直接の原因で亡くなった患者さんはおらず、全員救出できたことに安堵しました。けれども、自分たちが被災していることを外に向けて伝える手段がなく、焦りの毎日でした。

　当院では1年に2回火災訓練を行っていますが、地震、津波の災害発生時の対応策について考えていなければならなかったと思います。

　被災した病院は使用できなくなり、今後しばらくは新しく立つユニット仮設診療所での診療となりますが、「非常時の備え」を常日頃より実践していくことが大切だと考えます。

（主任看護師　千葉　よし子）

東日本大震災を経験して──看護を振り返る

❶震災当日のこと

　3月11日14時46分、大きな地震が起き、病院は激しく揺れました。私は入院患者の問診を聴取し終わり、抗生剤点滴時の観察を始めているところでした。病室には「看護婦さん、怖い、助けて、どうしたらいい

の！」というパニックになった患者さんの叫び声が響きわたりました。患者さんの手を握りながら、「落ち着いて。私たちが安全に誘導します。大丈夫ですよ」と、自分自身も恐怖でいっぱいでしたが、何度も声をかけ続けました。町からの防災無線では一声だけ「大津波警報」と流れ、師長からは「患者を詰所に集めなさい。安全を確認しなさい」と指示がありました。周囲は騒然とした状態でした。チームの患者さんが部屋に残されていないか確認し、廊下に出たとたん、誰かの大きな叫び声が聞こえました。「何をしているんだ。津波が来ているぞ、早く患者を屋上に上げろ！」。振り向くと、3階に立つ自分の目線に真っ黒な波が迫ってくるのが見えました。そこからは無我夢中でした。寝たきりの患者さんを毛布に包み、狭く急な階段を何度も往復しました。

　災害時の医療訓練では、当院は二次救急病院として、搬送されてくる患者さんをトリアージする救急医療の提供者でした。ところが一瞬にして、被災病院の立場となり、ライフラインが寸断された中で孤立した状態となりました。その中に取り残された患者さんと医療者——「自分たち看護師にはいったい何ができるのか」という思いになりました。その思いが一掃できたのは、患者さんの「看護婦さん、看護婦さん」と問いかける声でした。患者さんにとっては、日常の世話をし、常に身近にいる私たちこそが頼りなのだと思えたからです。以後は、患者さんの話を聴き、排泄の介助、体位交換と身の回りの世話を中心に、こういう状況の中でも安心して過ごせるように、できる限りの看護を提供しました。しかし、中にはこの状況と対応に不安と不満を訴える患者さんもいて、どうにもできない現状をどう説明し、理解してもらえばよいのか、ほかにできる最善の対策はないのか、心が締めつけられる思いでした。

❷脳梗塞既往で発語がうまくできない患者の搬送に付き添って

　震災後3日目、高台にある避難所の高校に患者さんを避難させ、そこで食事を提供することができました。看護師が2人1組となり、患者さんを起き上がらせて誤嚥しないように体勢を整え、ゆっくり摂取させました。いままで嚥下食を拒否していた患者さんが上手に飲み込み、震災の状況を忘れてしまいそうなうれしい場面もありました。

4日目、患者さんの受け入れ先を交渉して回り、5日目に全患者を搬送できました。私は、脳梗塞の既往があり、意思疎通ははかれるけれども発語がうまくできない、肺炎で入院したFさんの救急病院への搬送を担当しました。そのときの出来事で忘れられないことがあります。

　余震が続く中、がれきだらけの道を約3時間かけて慎重に移動しました。救急車内では、Fさんに状況を説明しながら、具合が悪くないか何度も声をかけました。搬送先に着き、担当看護師に状況を説明しました。その看護師がFさんの名前を呼びましたが、Fさんはじっとその看護師の顔を見つめたまま反応を示しません。「意思疎通できない患者ですね」と言われ、思わず私は「看護師の話すことはわかります。理解もできるし、反応も示すことができます」と返しました。それに対し、「あなたにはわかっても、ほかの者に示さなければ、意思疎通できないってことでしょ」と言われました。専門的見識からいえばそうかもしれません。だけど私は、「震災で恐怖を体験し、不安とともに遠くの知らない病院に来た患者に、ほかにかける言葉はないのか」と、すごく悔しい気持ちになりました。

　その後、入院病棟まで移動する途中のことです。Fさんは涙を浮かべながら、自分の手を私に差し伸べました。私は差し伸べられた手をギュッと握り締めながら「遠い道のり、疲れたね。ご苦労さまでした。大丈夫だよ、安心して治療してきてね。よくなって大槌に帰ってきてね。奥さんには必ず伝えるからね」と声をかけました。不安でいっぱいな患者さんの心はどのようなものか、想像もしかねる現状に胸が熱くなり、涙が出てきました。震災を体験して、患者さんの心に寄り添える看護師になりたいと、さらに思いを強くしました。

❸看護師として、母親として

　このほかに、苦しんだ思いもあります。私は看護師である前に、2児の母親です。いつも頭の中には「子どもたちはどうしているだろう。一刻も早く帰りたい」という思いがあり、眠ることもできませんでした。ほかのスタッフは交代で家族の安否確認をしていましたが、私は目の前でともにがんばっている患者さんを置いていく訳にもいかず、現場を抜

けることはできませんでした。

　震災後5日目に、家族のほうから私に会いに来てくれ、6日目にやっと帰宅することができました。帰宅といっても、地元は大きな津波の被害を受けて変わり果てていました。自分の家はありませんでした。「子どもたちは親戚の家にいるのだろうか、避難所だろうか」と思いながら、避難所である小学校に行きました。着いて間もなく、子どもたちの学校の副校長先生が声をかけてくれました。「すみません。すぐに子どもたちのところに来たかったのですが、そうすることができませんでした」。私の言葉に先生は、肩を叩きながら一緒に泣いてくれました。看護師として第一線で患者さんを守った誇りとは裏腹に、子どもたちに大きな不安を与えてしまったという複雑な気持ちでいっぱいでした。

　その夜は、避難所の体育館で、自分の両脇に子どもたちを抱えて眠ることができました。長女は津波のときの状況を「怖かった。校庭からお家が流れていくのが見えた。ばあちゃんが流されてしまったと思った。その後、ばあちゃんが長靴履いて走ってきてホッとした。知ちゃん（弟）もすごく泣いてた」と興奮して話しました。そばにずっといてあげなければいけないという思いになりました。しかし次の日からは、避難所の救護班として声がかかりました。やっぱり私は、看護師の一面からは逃れることができませんでした。

　医者がいない避難所、薬が手元になく不安だと訴える高齢者たち。不安な気持ちや症状を聞きながら、日常内服している薬と状況を判断して、専門的見解で対応していくしかありませんでした。それでも皆、話し終わった後は安心した様子で、「何かあったらまた相談に来るからね」と言って自分の場所へ戻って行きました。状況によっては、すぐに病院への受診が必要だと本部役員へ申し出もしました。

　娘は私の姿を見て、看護師にはなりたくないと言います。看護師のすばらしさを私が伝えきっていないからかもしれません。今回の震災で、医師と同じくらいに看護師の果たした役割は大きかったと感じます。命を守ることは第一ですが、患者さんの心を癒す大事な動きをしました。それを多くの人々に知っていただきたいと願います。

もう1つ伝えたいこと、それは災害時の救援システムの検討です。ライフラインが寸断された中で、いち早くどのような動きをとるのか。「衛星電話がつながらなかったから、救援が遅れた」「それは言い訳ではないのか」の言い合いでは、どうしようもないのです。災害時の被災者の命をどう守っていくのか、各方面で今回の震災を教訓に考えていただきたいと思いました。

　最後に、笑顔って大事です。「看護師が笑うと患者も笑う」と言われました。この大惨事を笑顔と明るさで乗りきり、元のような地域医療の展開ができるようにがんばりたいと思います。　　　（主任看護師　髙橋 純子）

東日本大震災後の夜間往診介助

❶全壊に等しい病院から脱出し、近くの高校へ避難

　3月11日、想像を絶する大災害に遭遇し、生きるため無我夢中で数日間を過ごしました。患者さんを見守りながら、全職員が全壊に等しい病院から脱出し、近くの県立大槌高校に避難しました。その後、余震は続いてはいましたが、津波の心配がない避難所に来てからは、安堵の気持ちに包まれたことをいまでも忘れられません。

　避難した大槌高校には、既に1,000人を超える避難住民が収容されていました。病院からともに避難してきた患者さんを看ながら、到着した時点から避難所にいる体調不良者への対応も始めました。避難所での診療は建物内の診療に留まらず、避難所まで連れてくることが困難な患者さんの自宅への往診依頼もありました。

❷往診した安渡小学校避難所の様子

　夜中2時、大槌高校より約5km離れた安渡小学校避難所より職員が車でやって来て、「嘔吐・下痢症状の2人（うち子ども1人）の往診をしてほしい」との依頼がありました。医師と看護師が必要とする物品を準備して、小学校避難所職員の車に乗り、安渡小学校に向かいました。道中は明かりが全くなく、漆黒の闇の中を車のライトだけを頼りに、やっと通れる道を進みました。照らし出された道は雪が降り、積雪となって

いました。安渡小学校の校庭にたどり着くと、たくさんの小テントが所狭しと張られ、雪に埋もれていました。また、車中で寝ている人もいて、車のエンジン音が静かに聞こえてきました。この寒さの中、テントの避難暮らしの過酷な環境に心が痛みました。

嘔吐・下痢症状の子どもは6歳くらいで、小学校の校庭内にある校長先生の公舎となっている1室に寝せられ、母親が付き添っていました。薄暗いため顔色がわかりませんでしたが、子どもがぐったりしているのはすぐに察しました。医師が診察し、看護師が点滴を行う際、懐中電灯の明かりでは血管が見えづらく、数回刺してやっと点滴を始めることができました。もう1人は高齢の男性で、小学校の体育館に寝ていました。広い体育館には反射式ストーブが1つ設置されただけで、寒いところに多くの人がひしめき合って寝ていました。ドアの近くに寝ていたこの男性の周囲の毛布や床などには嘔吐物が見られ、自分では処理できずにそのままの状態でした。体には夏の薄い羽毛上掛け布団と毛布1枚が掛けてあるだけで、触れた腕は冷たくなっており、「こんなに寒い環境では低体温症になるのは時間の問題では」と不安がよぎりました。こんな悲惨な状況の中、高齢者だけではなく多くの避難住民が身を寄せ合って、息を潜めて寝ているのが暗闇の中で感じられました。

診察後、点滴を行い、2時間後に再度、処方された薬を持参して点滴を抜きに来ることを伝え、その場を去りました。職員と思われる人に、点滴部分が痛いとか腫れているようであれば点滴を止めておくように説明し、また症状は感染性の下痢で、嘔吐の可能性もあることから、嘔吐時の対応や処理の方法を伝え、今後、避難している人たちの手指消毒の必要性を話しました。帰りは車で大槌高校まで送っていただき、医師が準備した内服薬をそばに置いて、点滴抜去の時間まで横になって休むだけのつもりでしたが、いつの間にか眠っていました。

❸早朝、再び安渡小学校へ

早朝4時頃、安渡小学校の職員が来て、まわりの寝ている人に気遣いながら、私を静かに呼んでいる声に気がつき、目が覚めました。すぐに迎えに来た車に飛び乗り、点滴抜去に向かいました。

点滴は漏れることなく続いていましたが、まだ点滴の残りがあったため、30分後に抜針することにしました。「少しよくなったかな?」と子どもに問うと、ゆっくりと頭を下げうなずき、そばにいた母親に笑顔がこぼれました。脱水に注意することや、吐き気があるときは無理に飲ませず、白湯やスポーツドリンクなどが手に入るようだったら、少しずつこまめに与えるよう母親に伝え、内服薬を渡し、その場を離れました。母親に笑みが見られ、ホッとした姿がいまでも印象に残ります。
　高齢男性も点滴が漏れることなく終わり、先程の子どもと同じ内容を説明しました。そして「心配ないよ」「大丈夫だからね」と体をさすりながら、この方だけに語りかけるのではなく、多くの人たちへ、そして自分にも語りかけるように何度も声かけをしました。
　安渡小学校の避難所は、大槌地域でも支援物資がなかなか行き届かず、水や食料もわずかの量を少しずつ皆で分け合い飢えを凌いだ時期もあると聞きました。一刻も早く救援の手が差し伸べられることを願いながら、暗くて寒い夜の往診の道を帰りました。

＊

　津波による大災害は、そのときだけでなく、その後の苛酷な生活環境により二次災害をもたらす危険があるため、速やかな救援活動が必須です。今日まで自衛隊や全国の支援者からの救援を受け、多くの避難者が助かりました。道路が寸断され通信網が途絶えた被災地は、救援活動が遅れがちです。待つだけでは間に合わないと感じることもあります。被災直後の数日を生き残るため、常日頃から安全な場所に救援活動が届くまで持ちこたえられるだけの非常用の備蓄をしておくなどの対策も、地域に求められる今後の課題かと考えさせられました。　　(看護師長　沼崎榮子)

▍職員が一丸となって進めた地域医療回復への道

❶我が街に戻り、目にした惨状

　3月11日──この日、息子の引っ越しのため盛岡市に出かけていました。帰路に就き、昼食を摂ろうとした矢先の出来事でした。あまりに

も激しい揺れに屋外へ飛び出し、恐ろしさのあまり、ただただあ然とし、身動きがとれませんでした。駐車場に止めていた車は地面からタイヤが左右に浮き上がり、まるで鍋のお湯がグラグラと沸騰しているかのごとくでした。道路には多くの車が立往生し、車から降りて不安そうにあたりを見回している人もいました。沿岸に住んでいる人たちにとっては、「地震イコール津波」と誰もがわかっているのですが、このようなすべての物が一瞬のうちになくなるくらいの災害は、予想すらしていなかったと思います。私も津波のことが頭をよぎり、「とにかく早く家に帰ろう」と自宅へ向かいました。地震直後より停電し、携帯電話が不通となり、メールがやっとつながるという状況でした。「家は大丈夫だろうか？ 娘の職場は大丈夫だろうか？ 病院はどうなっているだろうか？」と様々なことが頭を駆けめぐり、気持ちに焦りが出てきました。息子から「4ｍ以上の津波だって。無理しないで」というメールが届いたからです。しかし、当地方は10ｍを超える大津波に襲われていました。

　宮古市に着いたときにあたりは薄暗くなり、近道と思って通った道も渋滞が続き、真っ暗で、雪が降ってますます寒さも強くなり、焦りと不安が交錯していました。自宅までおよそ6kmの地点にさしかかったときに、事の重大さに息をのみました。津波が来るはずのないところまで水が上がったらしく、通ろうと思った山道にはロープが張りめぐらされ、それ以上進むことができませんでした。舗装道路は濡れて、道には海草が流れ着き、津波の威力を物語っていました。「えっ？ まさかここまで？」と思いながら引き返し、別の道を行きました。道路は真っ暗でしたが、あちこちから津波に対する不安の声が聞こえていました。道路は寸断され、線路は流され、あたり一面がれき状態で、誰もが途方にくれ、行き場を失っていました。

　私もどうしたらよいのかわからず、でもどうにかして帰る手だてを考えなくてはなりませんでした。近くの道路に車を止め、どうにかこうにか山田道路の坂道をよじ登ると、1人の高齢者がいました。「地震直後に妻を病院へ迎えに行く途中、防波堤から波が見えたので引き返したものの、帰る術がなく、どうしたらよいか困っている」と言うのです。帰

る方向が一緒だったので、その高齢者と行動をともにしました。真っ暗で雪の降りしきる中、ただただ歩きました。高齢者は「自分は心臓が悪いので、急いで歩くことはできない。自分の調子に合わせて歩くので、どうか先に行ってほしい」と言いました。私は先に行くことにしましたが、その方はとても不安そうに見えました。そこに運よく1台の車が通りかかり、車を止めてくれました。1人だったら乗せられるということで、その方を乗せてもらうことにしました。このような状況の中、声をかけてくださったことに心から感謝しました。

　歩きながら「まわりはどんな状況になっているだろう？」と不安で仕方がありませんでした。橋の上にさしかかったとき、そこから見る光景はこの世のものとは思えず、茫然としてしまいました。あたり一面、街が火の海でした。あちらこちらから「ボーン、ボーン」とガスボンベが破裂しながら火花を散らし、燃え上がっていました。空襲も空爆も経験したことはありませんが、これぞまさしくその状況と言っても過言ではないと思いました。ここでさらに、事の重大さに言葉を失いました。

　さらに進んでいくと、向かいの街並みも、山も、火事だったのです。やっとの思いで家にたどり着き、物が散乱している状態を見て、さらに言葉を失いました。その晩は何度も何度も襲いかかる余震と、ますます延焼し続ける山を見て、やり場のない思いで一夜を過ごしました。

❷一夜明け、病院へ

　夜が明けて、流された家、破壊された堤防やがれきの山を目の当たりにして、「病院はどうなっているのだろうか？」と不安と心配な気持ちで、私は病院へ向かいました。途中まで行くと、多くのがれきで道路がふさがり、土手は崩れ、鉄橋は崩落し、どこをどのように歩けばよいのか途方にくれました。トンネルの中を歩くときは、不安と怖さでいっぱいでした。それでも「病院へ行かなくてはならない」と思い、途中で出会った人に道案内をしていただき、がれきや泥の中を歩いてなんとか病院にたどり着きました。

　トンネルを抜けて見えた光景に、やはり言葉はなく、「夢であってほしい」と願いました。病院の玄関はがれきで防がれ、通路はヘドロとが

れきで埋もれ、足の踏み場がありませんでした。がれきをよじ登り、ナースステーションへたどり着いて皆の無事な顔を見たときは、お互い言葉もなく抱き合って泣きました。

❸使命を全うした病院職員たち

当院の職員は、地震、津波、火事の恐怖もありながら、そして、自分たちの命を顧みず、皆が一丸となって患者さんを屋上へ運び上げました。寒い夜を交代で見守り、1人の犠牲者を出すこともなく乗りきったことは、計り知れぬ使命感があってこそだと思います。いち早く家族のそばに行き、安否を確認したいと思いながらも、言葉に出すこともなく、ただひたすら使命を全うしていたのです。

職員の皆が家族の安否を確認し、自宅へ戻ることができたのは震災後6日目のことでした。同僚の中には家や家族を失い、不安のどん底に落とされた人もいます。しかし、それを口にすることもなく働いています。

未だに行方不明の方もおり、その方の家族や亡くなった方の家族へのこころのケアはどのように行っていったらよいものかと、頭を悩ませたりもしています。ある医師はこう言いました。「何も言わなくてもいいんだ。ただ抱きしめるだけでいい。そばにいるだけでいいんだ」。

私自身にも変化がありました。いままでは、パトカーや警察官に会うと、何も悪いことをしていなくてもビクッとしたものですが、いまは安心できます。震災時に警察の方に随分と助けられた経験から「ホッとする」のだと思います。

こころのケアについては、被災されている人はもちろんですが、被災者を支えている人へのケアも忘れてはならないと思います。

❹仮診療所での診療開始──地域医療の再開へ

当地方はもともと医療過疎、医師不足であり、JMAT（日本医師会災害医療チーム）の方々に多くの支援をいただき、現在に至っています。この支援によって、私たちは肉体的にも精神的にも休ませていただくことができました。

当院は、4月25日より仮診療所での診療を開始し、地域医療の再開の第一歩を踏み出しました。地元の保険医療機関が立ち上がり、受け皿

ができれば、医療支援チームは撤退するというのが、災害医療の基本スタンスです。ようやくこの日が迎えられたことに胸をなでおろしているところです。

＊

　このたびの大災害においては、ただただ必死で、何をどのように行い、何が必要だったのか、どうすべきだったのかなどを顧みることもなく、「生き抜こう」という気持ちのみで時が過ぎてしまったというのが私の本音です。いままでも日本中で災害は多々ありました。しかし「自分はどうすべきか、どうあらねばならないか」と考えたことは、正直なところなかったと思います。

　多くの医療チームの方のご支援やボランティアの方のお心遣いが私たちを勇気づけてくださり、地域医療回復のために前向きに進んでいこうという強い意志を抱くことができました。今後自分がどのようにあるべきかを教えられ、微力ながら少しでも役に立てるよう心がけていこうと思っています。多くの皆さまからのご支援に心から感謝いたします。

（看護師長補佐　山﨑 春美）

┃非番の日に起こった大震災——「私にできること」を振り返って

❶その日のこと

　今回の体験は、一生忘れられない出来事になりました。3月11日の勤務は非番でした。自宅は、病院から北方向に2km離れた地点にあります。この日14時過ぎに買い物に出かけ、自宅に戻って荷物を整理していたとき、突然、マグニチュード9.0、震度6強の地震に遭遇しました。地震直後、「すぐ病院へ行かなければ」と思いましたが、揺れが何度か来るため様子を見ていました。しばらくして揺れも落ち着き、病院へ行こうと準備していたところに津波警報が発令されました。それでも「行かなければ」という気持ちがはやりましたが、病院の方向から「津波が来た。すぐ逃げて！」と叫ぶ声が聞こえて、とりあえず避難しなければと思い、高台を目指して車で避難しました。ラジオより「釜石に6m

の津波が到来した」との情報が流れてきました。大槌町に関する情報はありませんでしたが、そばの川の流れを見ると水位の上昇が見られなかったので、帰宅しました。

　幸い自宅の被害は少なく安心しましたが、病院の状況が気になり、途中まで歩いてみると、道路にはがれきが山のようになっていて、通行できない状態でした。住民の方から「行かれないから、戻ったほうがいい」と声をかけられ、あきらめていったん自宅へ戻りました。停電のため暗い部屋で、何度か来る余震と、家族や同僚に関する情報がない中で不安な夜を過ごしました。

❷物資の差し入れ

　翌日、夫が宮古市から山を越えて仕事から戻り、無事であったことに安堵しました。病院の様子が気がかりで、疲れている夫に「なんとしても病院の状況を知りたい」と切願し、夫の運転で病院に向かいました。川を越えた反対側の道路は、車が1台通れるくらいがれきが除去されていたので、なんとか病院にたどり着くことができました。しかし病院の入口はがれきの山になっていて、入れません。そこに事務職員がれきを越えて病院の中から出てきて、「病棟は無事だ。職員も患者さんも大丈夫」と話され、やっと同僚の情報を得ることができ安心しました。しかし、いま病院内に入るのは大変なので、もう少ししてからのほうがよいとのことだったので、いったん自宅へ戻ることにしました。

　このとき「いま私がしなければならないこと、できることはなんだろうか」と自問してみました。まずは、病院内の食料が限られていることが予測され、食料の補給が必要ではないかと脳裏をよぎりました。早速、自宅にあった米でご飯を炊き、水道局からペットボトルに水を分けてもらい、その日の午後に夫と消防隊の援助を受けながら病院の3階病棟に運び込みました。病棟へ入ると、スタッフの全身疲労した様子が見えました。ナースステーションには職員が使用したと思われるマットレスが積み上げられ、廊下にはベッドが置かれていて、そこには疲れきった表情の同僚が10人ほど座っていました。ナースステーションのテーブルの上には、皿に小さくちぎったパンや水が入った小さいコップが置い

てありました。持ち込んだおにぎりは、人数的には足りる量ではなかったのですが、同僚からは「ありがとう」「心配していた。無事でよかった」という感謝や安堵の言葉が聞かれました。それと同時に「外部の様子はどうなっているか」「情報がない。病院の情報が伝えられていない」という不安の言葉も聞かれました。少しでも不安な気持ちを和らげようと、わかる範囲内で外の状況や情報を伝えました。

院長はじめ職員全員が患者用の病衣やカーテンを羽織って、患者さんの診療、看護を行っていました。同僚から「寒い。着るものが何かほしい」と言われ、外部との連絡と不足している物の差し入れをする役目は私にしかできないと思い、再度自宅に戻りました。物が倒れガラスが部屋に散らばっていて、タンスから衣類を出すこともできず、ハンガーに掛けてあった家族の上着等を袋に詰め込み、病棟へ差し入れました。

病院より帰宅途中、がれきの釘を長靴を通して足裏に刺してしまいました。釘を抜いてどうにか自宅へたどり着きましたが、3日間ほど歩行が困難となり、病院へ行くことも連絡することもできない状況だったので、近所に住んでいる役所の職員の方に病院の状況を伝え、外部に情報を知らせていただくよう協力をお願いしました。しかし、「状況が状況なので、すぐに約束はできない」と言われ、愕然としました。

3月15日には歩くことができるようになり、おにぎりと水などを持って再び病院へ行くと、がれきが一部整理され、正面玄関への通路が確保されていました。病棟へ入ろうとしていると、職員から「大槌高校に全員避難した」と聞き、そのまま大槌高校へ向かいました。大槌高校では4台の大阪府の救急車が正面入口で待機しており、入院患者を転院させる準備をしているところでした。搬送の準備にスタッフは忙しく、昼食も摂れない状況のようでしたので、移動時に食べられるようにと思い、搬送する看護師におにぎりを手渡しました。

❸自宅周辺の消防分団署や避難所への支援

震災直後から、自宅の駐車場は仮の消防分団署（本来の消防分団署は津波にて全壊）になっており、数十人の消防隊員が駐屯していました。私がすべきことは被災した地域住民の対応だと考え、奉仕活動に参加し

ました。雪がちらつく寒い日が続いたため、隊員が暖をとれるようストーブの火（薪）を絶やさず、熱いお湯などを準備しました。

　また、近くの避難所に行くと、体を拭くタオルや毛布などの支援物資が不足している様子が見られたため、近所の方の協力を得ながら、避難所へ物資の差し入れをしました。町内の病院も震災にあったため、避難所には近所の住民たちが内服薬の入手や体調不良で相談に来ていました。必要な方に血圧測定をしたり、薬の内容の確認、避難所の医師への受診を勧めたりなどの対応をさせていただきました。

＊

　未曾有の大震災において、病院では他の職員ががんばっている中で、私は入院患者の看護ができなかったこと、また脇役に徹したはずの行動に対しては、十分できなかったのではないのかと悔いが残ります。

　今回の体験を通して感じたことは、人として、看護師として何ができるか、何をしなくてはいけないのかを、周囲の状況から迅速に判断し、積極的に行動を起こすことが、より多くの人の心の支えになりうるということでした。このことを、今後の業務と活動に活かしていきたいと思います。

（中村 トヨ子）

大震災をともに乗り越えた同僚への思い

❶突然の大地震と大津波

　3月11日14時46分、三陸沖で発生した史上最大級の地震と、その数分後に襲ってきた大津波が人々の命、私たちの生活を奪い去っていきました。2か月が過ぎたいまでも、あのときのことを思い出すと涙がこみ上げてきます。災害は突然に襲ってくることはわかっていたつもりでしたが、このような事態が起こるなど想像もしていませんでした。

　私が勤務していた岩手県立大槌病院は町の中心地に所在し、3階建てで、すぐ傍らを川が流れていました。

　忘れもしないあの時間、病室で患者さんのケアを行っていると、いままでに経験したことのない大きな揺れを感じました。人工呼吸器を装着

している患者さんの病室にいたため、とっさに呼吸器を抱えながらしがみつき、ベッドを押さえ、同時に病室の入口を開けたままにしておくことに必死でした。病室の揺れは激しく、とても長かったです。揺れが落ち着いてから病室を見回りましたが、地震による被害はありませんでした。しばらくして、「患者さんを図書室に避難させるように」という指示があり、自力で歩けたり、車椅子移動ができる患者さんを図書室に誘導しました。そのときはまだ、津波が来るとは思いませんでした。

　安心もつかの間、「大津波警報が出た！」と誰かの叫ぶ声が聞こえました。患者さんたちの搬送は屋上を目指すことになり、歩ける患者さんから順次階段を上りました。誰の指示がなくとも自然に役割分担が決まり、皆で声をかけ合い、自分で歩けない患者さんはおんぶしたり、シーツに包んで搬送したりと、職員一丸となり、人工呼吸器装着の患者さんまで全員屋上に避難させることができました。屋上には洗濯物を干せる屋根つきのスペースがあり、重症の患者さんから、寝返りできないほど狭いスペースに隙間なく並んで休んでもらいました。

　そうこうするうち、津波で見る見るうちに家が流され、3階の窓から大型船や家などが流れてくるのが見えました。3階まで津波が押し迫り、病院の中は異様なにおいが充満し、窓ガラスや物が壊れる音が聞こえました。さっきまで渋滞していた道路も見えず、3階の窓から大型船が間近に迫ってくるのが見えたときは、恐怖で「もう死ぬかもしれない」「子どもは大丈夫だろうか」、そんなことばかり考えていました。

　誰しも目の前にどんどん迫りくる恐怖に怯えて、足もすくんでしまうような状況にもかかわらず、皆が患者さんを守ることに必死でした。地震発生直後より津波到来までの混乱した状況から、自分がいままで培ってきた、経験してきた知識で、いま何をするべきか、何ができるのかと考えて、1人ひとりが行動していたように思います。

❷孤立した病院での3日間

　その後は余震と寒さ、火災の恐怖に怯えながらの時間でした。寒くてどうにもならず、白衣の下に患者さんの病衣を着て、上にも病衣を重ね、ディスポーザブルのエプロンを着けたりしました。その夜は、人工呼吸

器装着の患者さんのアンビューバッグを押し続けたり、オムツ交換をしたり、吸痰が必要な患者さんに適宜注射器とカテーテルを利用して処置を行ったりと、スタッフ全員で交代しながら看護にあたりました。

　どこからともなく聞こえる「バーン」という音と、余震と火事でいつどうなるのだろうという不安と恐怖……。家族の安否が気にかかり、考えるとおかしくなりそうでしたが、同僚たちと励まし合うことで気持ちを落ち着かせていたように思います。

　夜が明けて町を見ると、いままで見たことのない光景が広がっていました。戦争は体験していませんが、空爆の後の焼け野原のようでした。人工呼吸器装着の患者さんは、私たちが交代でアンビューバッグを押したり吸痰したりしましたが、亡くなってしまいました。この災害が起こらなければ、苦しそうに死んでいく患者さんを看取ることもなかったのに、とても悲しく思いました。

　一瞬にして外部との連絡が途絶え、孤立状態となり、いまどのような状況かもわからないままでしたが、入院している患者さんに早く安全な場所に移ってもらいたい一心で救助を待っていました。しかし、救助が来るどころか、次から次へと患者さんが運ばれてきて、スタッフは余震と火事で十分な休息もとれない状況で3日間、病院で過ごしました。スタッフの中にも徐々に、家族の安否がわかった人とわからないままの人が出てきました。安否がわかった人はよかったと思いながらも、私は自分の家族の安否がわからず、家族のことを思うと涙が止まらなくて、「早く家に帰りたい」という気持ちがますます強くなってきました。

　震災から3日目、早く安全な場所に患者さんを避難させたいという思いと、余震のたびに病院が崩れてしまうのではないかという不安が増し、救助が来ないのであれば、早く病院から出て、安全な場所で看護したいと思うようになりました。「このままではいつになっても家に帰ることすらできない」と焦り、「せっかく助かった命でさえ、今後どうなっていくのかわからない」という不安が徐々に強くなっていきました。

　震災から4日目、皆で話し合い、上司に「このまま救助を待っても、いつになるかわからない。安全な避難所に避難したい」と提案しました。

了解を得て、患者さんを皆で避難所まで連れていくことになりました。車椅子に患者さんを乗せて2〜3人ずつのグループをつくり、避難所まで移動しました。移動の途中、走っている車を止めて、車に患者さんを乗せてくださった方もいて、患者さん全員を無事に避難所に避難させることができました。
　その後、数人で病院に荷物を取りに行くと、「津波警報!」という放送がありました。屋上に避難しましたが、もう精神的に皆、限界でした。患者さんを安全な避難所に避難させることができてよかったと思いながら、「自分たちはまた、あの津波を経験してしまうのか」と、津波への恐怖で震えが止まらなかったのをおぼえています。スタッフの中には具合が悪くなる人もいました。そのとき、ちょうど上空を飛んでいたヘリコプターに私たちは発見され、救助してもらうことができました。その後は避難所で過ごすことができ、津波などの心配をすることはなくなりました。避難所に移ってからの2日間で、施設や病院などに患者さん全員を搬送することができました。

❸ようやく家族のもとへ

　次の日から、私は休みをいただきました。家族は皆、無事でしたが、伯父や近所の人たちがこの津波で命を落としました。私の住んでいる町も、変わり果てた光景が広がっていました。
　避難所に子どもを迎えに行き、無事に会えたときは、命の大切さ、重さを強く感じました。「避難所で俺たちだけお母さんもお父さんもいなかった。でも大丈夫だったよ。はじめはお母さん、生きているかなと心配したけど、みんなが大丈夫って言ったから待っていた」と言われました。子どもは子どもながらに不安だったと思います。震災後はじめて一緒に寝た夜は、小学1年生の子どもはずっと吐き続け、私の体から離れることはありませんでした。

❹震災後、それぞれが新しい職場へ

　いままで阪神・淡路大震災や新潟県中越地震など多くの災害が起こりました。東北地方にも津波が来ると言われてはいたものの、こんな大規模の災害が起こるなんて想像もせず、これまで「自分は災害とは無関係」

と思って過ごしていたように思います。

　今回の震災の後、私の勤めていた大槌病院は別の場所で仮設診療を行うことになり、一緒に働いていた多くの看護師は圏域や近くの県立病院での兼務が発令され、それぞれ違う病院で働くことになりました。私にも兼務発令があり、県立宮古病院に配属になりました。新しい環境に慣れることと、早く業務をおぼえることで毎日手一杯ですが、ふとしたときにさびしさを感じてしまいます。あの恐怖心と不安感でいっぱいだった震災を乗り越えられたのは、同じ体験を乗り越えた同僚がいたからです。その同僚と離ればなれになったいま、ふとした瞬間にあのときのことを思い出し、誰かにこの気持ちを共有してほしいと思うことがあります。

　今回の震災を経験して、スタッフ全員が死に直結するような恐怖と、疲労が極限に達した中でも、「患者さんを助けなくては」という強い責任感と仲間同士の協力、同じ状況や立場を共有できた同僚の存在があればこそ、がんばることができたのだと思いました。いまは徐々に気持ちも落ち着き、あの震災を忘れている時間も増えてきました。これからは少しずつでも、自分のできることを考え、復興に向けてがんばっていきたいと思います。

（主任看護師　山根 真由美）

File 4

岩手県

苦難を乗り越えて立ち上がる
岩手県立高田病院の大震災レポート

小野寺 正子 岩手県立高田病院

　3月11日14時46分、突然「ゴゴゴゴゴッ」という地鳴りとともに、激しく病院が揺れ始めた。いままでに経験したことがない激しい揺れだ。急いで人工呼吸器を装着している患者の元へ走る。部屋に入ると、ベッド、人工呼吸器、モニターが下から突き上げられて飛び跳ねているように見える。患者に「大丈夫だからね」と声をかけ、気管切開部と蛇管が外れないよう必死に押さえるが、揺れが激しいため立っていることが難しく、患者に覆いかぶさるようにベッドに倒れ込んだ。「津波が来る！」、そう思った。

　二度目の長い揺れがおさまったところで、病棟内を見回る。51人の入院患者に異状はなかったものの、病室内の天井の点検扉が至る所で落ちそうになっており、病棟内はパニック状態になっていた。

　医師、看護師が集まり作戦会議を開く。津波が来れば1階にある自家発電機は使えなくなり、人工呼吸器は停止する。呼吸器を装着している3人の患者を1つの部屋に集めて管理することに決めた。災害時の必要物品を準備し、患者が動きやすいように点滴ラインを抜針して回った。津波が4階まで来ることは想定していなかった。個室の患者も大部屋に集めようと病室に入ったところ、正面にある海水浴場「松原」の光景に目を疑った。

　黒く長い壁が砂煙を上げながらものすごいスピードで近づいてくる。家や走っている車をのみ込みながら、黒い壁は高さを増していった。「津

波だ、津波が来た、みんな屋上へ逃げろ！」。職員、避難してきた住民が最上階の4階に上がってきた。歩ける患者を屋上に誘導する。患者の9割は寝たきりだ。「ズドーン」と津波が病院にぶつかる。水位がどんどん高くなる。4階の窓ガラスが割れて病室内に濁流が入り込み、足が取られそうになる。身の危険を感じ、屋上に駆け上がる。スタッフが屋上に集まったところで点呼をとる。姿の見えない看護師の身を案じながら、波が引けてからの活動と役割分担を決めた。日没までわずか1時間。それまでに患者、スタッフの安否確認、屋上で避難するための準備をしなければならない。

屋上から陸前高田市内の壊滅的な状況を目の当たりにする。自分の家族は無事なのだろうか、確認する術もなく不安に駆られる。しばらくすると少し水が引けてきて、4階に下りることができた。足の踏み場がないほどベッドや器材、机、割れたガラスが散乱しており、天井には流れてきた松の木が突き刺さり、階段には砂や泥が溜まっていた。準備していた災害時用物品も流されてなくなっていた。廊下や病室、がれきの下に何人かの遺体が見えた。近づいて名前を確認する。津波が来る前はよくわかっていた患者の顔なのに、ひと目見ただけでは性別も名前もよくわからないほど変化している。ネームバンドも波の勢いで外れている。病衣を脱がせ、気管切開の瘻孔、胃瘻チューブ、褥瘡など体の特徴から確認する。遺体が誰なのかわかるように名札を貼り、手を合わせながら4階のベッドに安置した。死亡が確認された患者は12人だった。

人工呼吸器がついていた患者の部屋では、医師が震えながらバッグバルブマスクを押していた。首まで水に浸かりながら押し続けていたのだという。幸いにもエアーマットレスが浮いて、患者は沈まずにいた。逃げ遅れた看護師もカーテンにつかまったり、患者のそばでエアーマットレスとともに浮かんだりして、全員無事だった。しかし、8人の職員が患者誘導の活動中に波に流され命を失った。

助かった患者は39人。避難してきた市民、患者家族、職員で協力して屋上まで何度も移送した。リネン室の病衣、毛布、布団等が半分濡れずに残っていたので、患者の着替えをして、屋上にある機械部屋に隙間

なく寝てもらった。

　患者の確認が終わってから、病棟にある大きなビニール袋、手袋、濡れていないオムツ、ごみ箱、カーテンなど、使えそうなものを回収した。ビニール袋を頭からかぶり、オムツを首や腰に巻き付けた。雪がちらつき冷たい風が吹く屋上で、濡れて冷えきった体の防寒具としてこれらは非常に役に立った。カーテンで仕切ってトイレをつくり、便器の代わりにごみ箱を数個設置した。

　日が暮れ、あたりは真っ暗になった。屋上の機械部屋は非常に狭く、患者以外の人々は立ったまま身動きがとれない状態だ。ペンライトやろうそくの灯でなんとかまわりが見える。幼い子どもが、「暗くて怖い」と泣いている。その向かいに肺がんの末期で疼痛コントロール中の患者が静かに座っていた。呼吸苦痛が強く頻回に薬を内服していたが、苦しいと言わない。おそらく言えなかったのだろう。苦痛を訴えられても薬は流されてしまい、内服してもらうことができない。本当に申し訳なく思った。

　人工呼吸器を使用していた患者のまわりには医師、看護師が座り、交代でバッグバルブマスクを押していた。何かに没頭していたほうが気が紛れた。1分間が何時間にも感じられ、早く夜が明けることを願った。時々、患者の顔をのぞき込んで状態を観察する。呼吸が止まっていることに気づく。夜間に3人の患者が静かに息を引き取った。

　あたりが明るくなった12日の午前5時50分、屋上で職員全員による作戦会議が開かれた。病院内のがれきを撤去して1階までの通路を確保する係、患者の世話をする係、遺体安置の部屋をつくる係、一般市民の待機部屋をつくる係に分かれ、避難している人たちとともに活動を開始した。

　間もなくすると、自衛隊やDMATのヘリコプターが何機も上空を回り始めた。患者の搬送について、ヘリコプターから降りてきた隊員と打ち合わせをする。優先順位、1階までの移送方法、連絡係の配置を決め、搬送が開始された。患者を5～6人の職員で抱きかかえ、がれきの中を通って泥で滑りそうな階段を下りていく。36人の患者全員の搬送が

終了したのは 14 時過ぎだった。その後、一般市民の搬送が始まり、私たち職員が避難所に着いたのは日が暮れる頃だった。

　13 日からは避難所を拠点に医療活動が始まり、被災者でもある職員も交通手段がない中、自分たちができる範囲で活動した。

4
　月 4 日、職員一同が避難所である米崎コミュニティセンターに集合した。3 週間ぶりの再会に感動し、誰もが「高田病院復興」を願い、病院としてのビジョンを話し合った。従来、高田病院は地域に根ざした医療に取り組んできた病院である。今後も医療を必要としているところに赴いて診療を展開していくことを方針とし、避難所訪問、訪問診療を開始した。看護師は陸前高田市全戸の家庭訪問やローラー作戦に保健師の応援として参加し、医療や介護の介入が必要なケースの情報を共有し、地域と連携をはかっている。また、全国の医療チームで構成されている矢作、竹駒、長部、米崎地区の診療所の応援に回っている。

　6 月に入ると、仮設住宅の入居に伴って避難所の閉鎖が相次ぎ、避難所訪問も終了間近になった。訪問診療患者は一時 100 人を超えたが、保険診療に向けて対象者や体制の見直しを始めた。

　7 月には高田病院の仮設診療所が開設する予定である。6 月末に全国からの医療チームが陸前高田市から撤退することになっており、インフラが完全に整備されていない環境の中で、「新 高田病院」が震災前と同様に機能していくことが求められる。

　震災から 3 か月、全国の皆さまに支えられ、苦難を乗り越えて立ち上がった高田病院。大切な仲間とともに「地域医療」の再生に貢献していきたい。(2011 年 6 月 15 日記)

File 5

岩手県

震災の1日を振り返って

平澤 智子*、看護師長補佐会 岩手県立釜石病院 *副総看護師長

　3月11日14時46分、これまで経験したことのない大きな揺れが病院を襲い、建物は倒壊しませんでしたが大きなダメージを受けました。スタッフは約3分間という長い揺れに恐怖を感じながら、患者さんの安全確保にあたり、1人の犠牲者も出すことなく避難することができました。それまでの地震や津波のイメージを遥かに超えた事態にとまどい、家族や友人の生死を考えながらも必死に活動した日々。これほどまでたくさんの方々に支えられて生きていると思えたことはなかった毎日でもありました。

県立釜石病院の被災直後の状況

　県立釜石病院は、数年前の耐震診断で震度6程度の地震で倒壊のおそれがあるとされており、2011年4月から耐震工事が予定されていました。病院は海岸線から約6km内陸部にあるため、今回の地震による津波の直接被害はなかったものの、築30年を超える本館部分は壁が崩れたり、病室内の暖房器具が前方に倒れるなどして、使用できる状況ではなくなりました。被災当日の入院患者は205人（定床272）、外来には受診者や検査予定者、その家族もいました。勤務職員235人中、看護職員は98人の看護師と14人の看護補助者でした。被災直後から停電し、通信基地局の被災により通信手段が断たれ、釜石市はもちろん、周辺地域の情報もほとんどわからない状況でした。

地震後、直ちに病棟では各看護師が担当病室やトイレなどを見回り、患者さんの安否確認と避難準備の説明を行い、看護師長に報告しました。「子どもに靴を履かせて」「外は寒いから上着を着て」「貴重品を持って」「指示があるまで部屋で待機して」と声をかけ、自力で動けない患者さんや人工呼吸器を装着している患者さんのそばに寄り添い、避難指示を待っていました。耐震工事を控えていたこともあり、屋外避難は必須と考えた職員がほとんどであったことが、短時間で避難準備を整える要因となりました。週末で予定手術が少なく、手術中の患者さんは2人で、終了が近かったため無事終えることができました。

避難開始

　被災直後に病院の災害対策本部が立ち上がり、入院患者の屋外（病院正面玄関前駐車場）への避難が決定しました。地震発生の知らせと避難指示があるまで待機との放送は、停電のため途中で切れました。放送設備は使用不能になり、指示を一度に大勢のスタッフに迅速に伝えるツールがなく、DMATメンバーが1～6階まで何度も走って伝えました。

　歩ける患者さん、車椅子で移動できる患者さん、ストレッチャーで移動できる患者さんの順で避難誘導し、人工呼吸器を装着した患者さんは新館の病室で待機させました。他部門コメディカルの協力もあり、行き違うことのできない狭いスロープでの移動も次々に引き継ぐことができました。避難開始は14時58分で、205人の入院患者中、170人を避難するのに要した時間は約40分でした（写真1）。避難中も大きな余震があり、病院倒壊の恐怖を感じながらの避難誘導でした。

　15時30分、災害対策本部のメンバーと各部署のリーダーで、発災後はじめてのミーティングが行われ、患者さんの状態、病院の被害状況、外来患者の受け入れ態勢など、今後の対応等

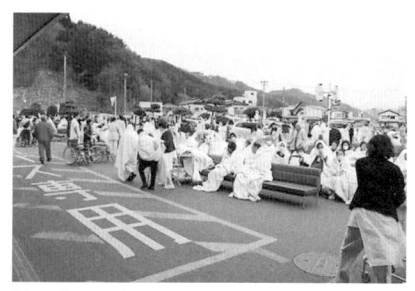

⬥写真1：病院正面での避難の様子

について指示が出されました。一時避難場所での安否確認を確実に行うため、部署ごとにまとまり、以降は患者把握がスムーズになりました。

　この日の最高気温は6℃と低く、毛布に包まった患者さんは、強い余震も続き体も心も震えていました。看護師たちはその患者さんの体を毛布やタオル、携帯カイロで温め、不安を和らげるのに必死でした。屋外での一時避難は1時間を超え、患者さんの体力を考えると限界に近づいていました。

　災害対策本部で院内の被害状況を確認後、本館入院病棟246床は危険と判断され、外来棟の廊下で入院患者の避難を継続することとなりました。16時30分、屋内避難の指示が出され、患者さんを外来棟に移動させました。他部門職員と協力して入院棟よりマットレス、毛布を運び、外来棟の廊下に敷き詰め、患者さんを休ませました。その光景に、野戦病院という言葉が頭に浮かびました。重症者は酸素使用が可能な外来診察室を中心に配置しました。吸引を必要とする患者さんも多く、ポータブルタイプも使用しました。トイレは水を流すことができたため、排泄のための移送が必要な患者さんはトイレ付近に、歩ける患者さんは2階の外来へ配置するなど、患者さんのADLにあわせた工夫を行い、病棟ごとに配置できるようにしました。人工呼吸器を装着している患者さんは酸素・吸引器の使用可能な新館個室での対応とし、患者さんのケアを翌日まで医師と交代で行いました。

　食事やオムツ交換の介助が必要な患者さんも多く、制限された中での対応となりました。配膳された固形栄養補助食品を水や牛乳で軟らかく潰す、敷き詰めたマットレスの間をシーツで覆ってプライバシーを保護するなど、患者さんに必要なことをそれぞれ工夫しました。不安を訴える患者さんや家族に向き合い、優しく語りかけながら夜を明かすこととなりました。

職員の置かれた環境

　患者さんや家族とともに、職員自身も被災しました。外がどんなことになっているか、家族はどうしているか、何もわからない状況で、ただ

ただ夢中で患者さん全員を皆で護るのだという気持ちで1つになっていたように思います。患者さんの屋内避難後、家族の安否確認を希望する職員には帰宅許可が出ましたが、道路が寸断されており、多くの職員は何もわからぬまま病院で一夜を過ごしました。

　夜勤に出てくることができないスタッフが多かったため、途中休憩をとりながら、日中から引き続き患者さんのケアにあたる看護師がほとんどでした。患者さんには笑顔で対応し、同僚と一緒に毅然とケアにあたる職員を支えたのは、看護師というプロ意識、プライドにほかならないと考えます。幸いにも釜石病院の職員は、震災から5日後に全員の無事が確認されましたが、家族や親戚、家屋を失った人は80人を超えています。数日経って家族の無事を知り、泣き出す職員を見ると、連絡手段がなく不安な思いを抱えながら働き続けたことに涙が出てきました。

　情報断絶のような状況で、看護職員も他部門もがんばることができたのは、毎日数回行われた全体ミーティングのおかげでした。いまどのような状況で、何をしなければならないのか、何を求められているのか、院長、事務局長、DMAT、総看護師長などから発信されました。非常時にユーモアを交えた情報交換は、職員の支えの1つでした。また、自宅に戻ることなく働き続ける職員に、栄養科がオリジナルメニューの食事を用意してくれたことは、質素でも大きな励みとなりました（支援物資が増えるたびに工夫が冴え、豪華になっていったように思います）。

反省点と今後に活かしたいこと

　1000年に一度の大震災といっても、今後同じくらいの余震が起こる危険性はまだ高いといわれています。そのとき、今回と同じように患者さんを護ることができるのか、不安は募るばかりです。この震災が発生したのは平日の午後で、職員数も多く、寒さはあったものの雨にあたることはなく屋外避難ができました。また、停電しましたが自家発電で暗闇とはならなかったこと、断水とはならずトイレを使用できたこと、DMAT隊が揃っていたこと、災害対策本部の設置が早かったこと、などの条件が揃い、幸いでした。もしこれが夜間だったら、それも休日で

あったら……考えるたびに背筋が寒くなります。

　震災直後から現在までを振り返り、多くの課題を見出すことができました。災害マニュアルはあるものの、アバウトすぎて個人がどのように行動したらよいかわからず、具体性に欠けています。勤務時間に応じた部署のリーダーは誰で、どのように行動するのか、メンバーの役割は何か、避難時のゾーニングはどのようにするのか、実際の動きが見えるマニュアルの修正が急がれます（現在、看護師長補佐会が中心となり、既存マニュアルの見直しと修正が進行中）。また、災害時にスムーズな連携がとれるよう、部署内外を問わずコミュニケーションを良好に保ち、風通しのよい職場環境を普段から心がけていかなければなりません。

　被災直後から、そのときそのときの看護を大切にしてきましたが、そのことを記録として映像データに残すことが不足していました。目の前にいる患者さんを護ることはもちろんですが、記録に残すことで次に役立つことがたくさんあります。この点も考えていく必要があります。

　現在、耐震設備のある新館個室26室を2人室として使用し、さらに代替病床として1階中央処置室・理学療法室14床で入院患者を受け入れています。震災から3か月が経過し、外来患者も増加しています。震災前とは大きく異なった環境で、病棟・外来の垣根を越えて看護職は協働しています。

　震災翌日から到着した全国各地のDMAT、県内各地からの応援看護師に支えられ、心身を休めながら勤務できる状況になったことに感謝しています。今回の全国各地からの応援を目の当たりにして、災害支援ナースを目指し研修参加を決めている看護師や、被災した各地へのボランティア活動を模索している看護師もいます。8月には本館の耐震工事完了を迎え、釜石・大槌地区の基幹病院としての機能を取り戻し、患者さんや家族が安心して医療を受けられるよう、私たちはいまこのときを有意義に、過ごさなければならないと、心から思っています。

File 6

岩手県

東日本大震災を経験して
岩手県立大船渡病院の活動記録

熊谷 質子、今野 康枝、田中 房恵、芳賀 淑子、
佐藤 千尋、佐藤 誠子、及川 淳 岩手県立大船渡病院

災害拠点病院の看護科コーディネーターとして

❶地震発生から3日間の看護活動

　岩手県立大船渡病院は岩手県沿岸南部に位置し、救命救急センターを併設した489床の広域基幹病院で、災害拠点病院でもあります。このたびの震災では、高台にある当院は建物に大きな被害はなく、県南沿岸部の被災地では唯一、震災前と同様の機能を維持し続けました。

　3月11日は岩手県医療局の平成23年度定期人事異動内示の日で、14時過ぎから総看護師長は、当日病院に不在だった職員に電話連絡を始めました。全員に電話をかけ終わったとき、グラグラッと大きな揺れが襲ってきました。マグニチュード9.0の大地震です。総看護師長は災害対策本部に、私は6階の透析室に走りました。大勢の職員が階段を駆け上っていました。「どこに行けばいいですか？」「6階！ 透析室！ とにかく透析室！」と叫びながら走りました。透析室に着くと、既にそれぞれの患者さんに複数の職員が対応していました。私はその後、6部署を経由し、患者さんと職員の安否確認をしながら災害対策本部に戻りました。停電になり余震が続く中、どの病棟でも看護師は頼もしく、落ち着いた中にも勢いがあり、とっさの判断力と行動力は知識と経験に則り、入院患者300人の安全を守りました。私はこのときまで、この地震がこれほどの大規模な災害となり、多くの尊い命を奪うことになるなど微塵も想像していませんでした。

院内の対応は素早いものでした。トリアージポストと赤・黄・緑・黒のゾーンの設置、職員の配置、医薬品の準備、DMAT隊員の集合。すべて訓練どおり、指示どおりになされました。平日の日中であり、日勤者だけでなく駆けつけてくれた職員が大勢いて、マンパワーも確保できました。震災から3日間は、職員全員が家族の安否や家のことを気にかけながらも、次々と運び込まれる救急患者や入院患者の対応に必死でした。また、自分の所属部署以外の救急外来などで懸命に働きました。

　入院が決定した患者さんは、男性職員が中心となり病棟への搬送を繰り返しました。救急患者の状況から、外は大変なことになっていることが察せられました。当院は日頃から市内一安全な場所と市民に思われており、外来のホールや体育館には大勢の市民が流れるように避難してきました。みぞれ混じりの雪が降り、暖房もなく、提供する毛布は底をつきました。皆の緊迫した顔、顔、顔……。

　震災翌日の朝から、薬を流失した人への対応を行いました。薬処方はこの後、「請薬ゾーン」と名づけられた場所で4月22日まで続きました。長蛇の列と溢れかえるほどの人で、メガホンを使った誘導が必要でした。

　震災後3日目頃から、被災の状況が明らかになり、現実が個々の身に迫ってきました。自宅や家族の様子を確認に行く職員は、なるべく複数で日中に出かけるよう配慮しました。ガソリンがなく出勤できなかった人や、道路が寸断されたり、家族の捜索のために出勤できなかった職員も大勢いましたが、できる人がそれをカバーしました。それぞれの看護師長やスタッフの支えは、がっしりしていました。

　病院職員のうち約100人が家を流され、約20人が家族を失いました。看護科職員全員の安否確認ができたのは、震災後10日目の3月21日でした。「全員無事！」自然と拍手がわき起こりました。

　看護科では、震災当日から18時と8時に看護師長ミーティングを行い、患者数、栄養科への食事数、診療材料と看護備品の不足調査、職員と家族の安否情報と被災状況、看護師の充足状況、被災職員の避難所情報、職員のための院内避難所の利用状況と必要な物資の確認、支援物資の配給、職員の食事の供給状況、災害支援ナースの配置、などの情報を

共有しました。看護師長13人は、このミーティングと毎日17時からの災害対策本部会議に出席し、情報交換をしました。このミーティングが患者さんを守り、職員を守り、そして看護師長たちの連帯感にもつながりました。ミーティングは4月28日まで続けられました。

❷災害支援ナース──窓口は1つ

「この状況はいつまで続くのだろうか？ 私たちだけでこの局面を乗りきれるだろうか？ 被災した職員を休ませたい。行方不明の家族を探してこいと言いたい。不眠不休で働いている職員も疲労が蓄積している。でもこれ以上のスタッフはいない。やるしかない」。

先が見えない状況のとき、岩手県医療局業務支援課から朗報が飛び込んできました。県立病院間による看護師の派遣です。第1陣は胆沢病院から5日間3人の看護師を3クール派遣ということで、3月15日に食料と寝袋、そして支援物資を抱えて来てくれました。その後、千厩病院、大東病院、磐井病院、南光病院と、4月26日まで総人数59人、延べ日数193日間の応援が続きました。

日本看護協会からも災害支援ナース（以下、支援ナース）の派遣がありました。3月26日～4月29日まで、3泊4日で総人数57人、延べ日数228日間です。医療チームの応援は、神奈川県の藤沢市民病院が3月25日～5月31日まで総人数25人、延べ日数139日間、岡山大学病院が3月27日～4月21日まで総人数9人、延べ日数24日間、杏林大学医学部付属病院は4月1日～7日まで2人、14日間、神奈川県立病院機構医療チームが4月21日～5月19日まで、4泊5日で総人数14人、延べ日数70日間と、多くの病院から支援に来ていただきました。

個人のボランティアでは、沖縄県南部病院から地元出身のTさんが3月24日～4月28日まで59日間、病院の後押しもあり、雪の降る頃から桜の咲く頃まで支援活動をしてくださいました。ほかにも、「ふるさとのために、いま自分ができることをしたい」と、数名の方が応援に来てくださいました。

以上のように多くの支援をいただいたのですが、通信が切断されている中、1本の衛星電話だけが頼りでした。受け入れ窓口を業務支援課

1つに絞り、院内で人手をとられなかったことも幸いでした。

　日本看護協会・都道府県看護協会や看護大学での災害看護の取り組みが功を奏し、被災地での支援活動については語らずともわかっている方々が、不自由な生活も覚悟で大きな荷物を背負い、派遣されてきました。オリエンテーションもできない状況でしたが、既に前任者から申し送りされていて、非常に助けられました。

　余震が続いていたので、外部支援者に避難路だけは教えたいと思っていましたが、あるとき「避難路はわかりました。でも大地震のとき、いちばん先にどこの病棟に行けばいいですか」と問われ、その方の使命感と意欲の高さに頭が下がりました。支援ナースたちは「私たちはこの期間しかここでがんばれないんです。休む時間がもったいないです」と言って、寝る間も惜しんで応援してくださいました。現場の看護師長は支援ナースの存在を本当にありがたく思っていましたが、彼ら／彼女らは派遣期間が終わって帰るとき、「なんのお役にも立てませんでした。これからも応援しています」と言い、涙を流されることもたびたびでした。

❸いま振り返って

　今回の震災で、当院は被災地にありながら混乱なく看護活動を継続できました。その背景には看護科職員の士気の高さがあり、私はこのことを誇りに思います。また、外部からの多くの支援により、当院の看護師を休養させることができたこと、津波により損壊した家屋や身内の捜索等に時間をつくってあげることができたこと、各地・各人から届けられた多くの支援物資やお便りにより物心ともに支えられたこと等々、あげればきりがありません。いまでも院内で出会った多くの方々の元気な顔と私たちへのメッセージを思い出し、感謝で胸がいっぱいになります。

　振り返れば、交流の場であった宿泊所や事務室に支援に入ってくださった皆さまが自由に書けるノートを用意しておくべきでした。より伝言を活かしたコーディネートができたかもしれないと思うと残念です。

　震災から3か月が経ち、通勤路の横にはまだ多くのがれきが残っています。そして遠くには穏やかな三陸の海が見えます。これが現実です。

（副総看護師長　熊谷 質子）

災害拠点病院の外来看護師として

❶すべてを変えた大津波

　大船渡市の人口は約4万人、震災による死者数312人、行方不明者数150人。隣の陸前高田市の人口は約2万4,000人、震災による死者数1,500人、行方不明者数668人。二市合わせた避難者数は2,993人（2011年5月29日現在）。3月11日の大津波がすべてを変えました。

　3月11日、外来で勤務していた私は、精神科外来で通院中の患者さんとデイケアに参加していました。午後のレクリエーションが終了し、帰りのミーティング中、14時46分、あの地震が発生しました。マグニチュード9.0、震度6弱の地震が起きたのです。はじめは患者さんの身の安全のため、室内テーブルの下に入り、落ち着くのを待っていました。しかし揺れはますます大きくなり、患者さん7人と職員（臨床心理士1人、作業療法補助者1人および筆者）全員が廊下に避難しました。揺れは断続的に続き、何かにつかまらなければ立っていられないほどで、「次の余震が来たら病院が壊れてしまうのでは」「自分は患者さんを無事に避難させることができるのだろうか」と不安でした。「大丈夫だから。絶対におさまるからね」「皆一緒だからね」と患者さんに声をかけながら、自分自身にも言い聞かせていました。

❷一般市民でいっぱいになった院内体育館

　間もなく緊急医療体制とDMATの招集、災害対策本部を立ち上げる院内放送が流れ、病院の外では市の防災無線による大津波警報が告げられていました。病院の外に出ることのできなかった私たちは、この街が大きな被害を受けていることを知ることができませんでした。上司から院内体育館で待機するよう指示を受け、皆で移動しました。すべての機能が停止し病院全体が混乱している中で、患者さんの恐怖感や不安は計り知れないものがあったと思います。中には、落ち着きのなくなる人やパニック症状が出現した人もいましたが、診察を受け大事に至ることなく帰宅していきました。

　その頃から、体育館は着の身着のまま避難して来た一般市民でいっぱ

いになりました。停電によって暖房が使えなくなった体育館はとても寒く、避難者が多く、備蓄用の毛布が何枚あっても十分な保温ができる状況ではありませんでした。毛布は1人2枚という制限で協力をお願いし、オムツ交換に必要な物品、停電中のトイレに使う懐中電灯、足腰が弱い高齢者の椅子の確保や、哺乳用のお湯の調達などを行いました。そのような中、大きな余震が来るたびに悲鳴が上がり、避難者は出口に移動しようとします。落ち着いて避難用の出口を確保するよう指示しても、1人ひとりが自分のことで精一杯でした。私の声も聞き取ってもらうことができず、拡声器を使って指示しました。いままでにない大勢の方の身の安全を担うことに重圧を感じながら、私自身も必死でした。

❸多くの人が慌ただしく動くイエローゾーン

夕方になって、残った一般市民は市が用意したバスで避難所へ移動となり、私は外来のトリアージポスト（イエローゾーン）へ移ることになりました。人通りの少ないリハビリ室は遺体安置所となり、何人かの方が安置されているのを目にしました。イエローゾーンには、津波にのまれた人や流されてけがをした人など多くの患者さんが搬送され、医師や看護師は慌ただしく動いていました。このとき、大津波によって東北の沿岸地域が壊滅的な被害にあっていることを知りました。「地震だけならばこんな悲惨な状態にはならなかったはず」「何百年に一度の大津波が起きるなんて！」「ここまでひどい目にあわせるのか！」と誰もが大声で叫びたかったし、泣きたい気持ちを堪えていました。3月はじめは暦のうえでは春とはいえ、小雪まじりの寒い日でした。水に濡れた人たちは低体温に命を奪われ、搬送されてくる人たちも寒さに震えていたので、保温用のシートを用意したり、お湯を入れたペットボトルを何本も使って保温するなど、いまできる限りのことを精一杯やっていました。

イエローゾーンでの処置が終わり、帰宅許可が出ても帰る家のない人、「寝たきりの夫をどこに連れて行けばいいの」と訴える妻、たった1人残された高齢者。中央処置室のベッドは、それぞれの理由で帰れない人たちが残っていました。在宅酸素療法を受けている人たちも次々と搬送され、多くの方が入院することになりました。

❹甚大な被害の現実を目の当たりにして

　翌日の土曜日は、外来スタッフを8時間シフトに変更しました。スタッフの中には、家族の安否を気遣いながらも電話も携帯もつながらず、帰宅しようにも道路が寸断されて帰れない人、一か八かの山越えや線路づたいに何時間もかけて帰宅した人もいました。そして、帰宅してはじめて被害の大きさを目の当たりにし、避難所やテント暮らしをしながら出勤し、勤務を続けた看護師もいました。

　私自身の家族や自宅は被災を免れ、通勤途中の景色も津波の前と何1つ変わりませんでした。しかし、国道を右折し病院までの坂道を登り、駐車場に入ると、いつもの駐車場の半分がヘリポートとなり、玄関前にはトリアージのためのテントが設置され、玄関ホール入口のガラス窓に貼られたトリアージタッグや行方不明の家族に宛てた伝言が風に揺れていました。

　院内に入ると、廊下のソファーに寝泊まりする人たちが毛布に包まって眠っていました。日中になると防災ヘリの離発着の音や救急車のサイレンの音、カーキ色の自衛隊車両が出入りし、パトカーの赤色灯が目につきますが音がなく、映画のワンシーンのように思えました。これが現実であり、事の重大さを突きつけられました。

　県内はもちろん、県外からも被災地のために大勢のボランティアが参加している中、被災しなかった自分は「これでいいのか」と自問自答し、何かしなければならない衝動に駆られ、河川敷のがれき撤去のボランティアに参加しました。被災した人も、しない人も、葛藤しながら1日1日が過ぎていきました。

❺地域の中核病院としての役割を果たす

　救急医療態勢ながらも外来診療がスタートしたのは、地震発生から7日目でした。大船渡市、陸前高田市を合わせた気仙地域の医療機関の被害は甚大で、病院、診療所、歯科診療所、薬局が大きなダメージを受ける中、全国からの災害医療支援チームや災害支援ナースによる応援と、郷土出身者のボランティアが救急センターの当直や各病棟、外来業務に協力してくれました。この2か月半、これだけ多くの方が支援してく

ださったことによって、唯一、大きな損壊を免れることができた地域の中核病院としての役割を果たすことができたように思います。

地元の新聞紙上では現在も死者数、行方不明者数、避難者数が掲載されている一方で、通常医療への復興の足取りが3段階で提示され、2〜3年後以降を目指すとされていました。

❻ 地域医療の真価が問われるのはこれから

震災からもうすぐ3か月となります。支援チームは5月いっぱいで撤退し、6月以降が本当の意味で地域医療の真価が問われているのだと思います。はじめは無我夢中だった人たちも、疲労感や喪失感からこころのケアが必要になったり、仮設住宅への入居が進む中、孤立感を深める住民が出てくるなど、地域との連携が重要になるといわれています。市街地のがれきの山を見ると3か月も経っているのに何も変わらないように思えますが、少しずつ整理され、天気のよい日は海の水がキラキラと以前と変わらない輝きを魅せています。

これまでを振り返ると、毎年行っている災害訓練の効果で迅速に対応できた部分や、異常事態の中で皆が団結して処置にあたったこと、月に5回の16時間当直をやったことなどが昨日のように思えます。課題として残されたことも多く、これらを明確にしてシステムを確立し、災害に備え、5年後、10年後、ふるさとが皆を癒して着実に復興してくれることを信じて見届けていきたいと思います。　　（看護師長補佐　今野 康枝）

震災を体験して

❶ 建物倒壊の恐怖を抱きながら患児を支える

突き上げるような突然の揺れ。その揺れは、点滴のチェックリストに○印を書き込めないくらい大きな揺れとなりました。私は小児科病棟のいちばん奥の部屋から、揺れる廊下を手すりにつかまり、「建物が倒壊するのではないか」という恐怖心を抱きながら各部屋を見回りました。付き添っていた家族はそれぞれに子どもを抱きしめ、「落下物には気をつけてください」と呼びかける私の声にうなずくのが精一杯の様子でした。

その後、大きな揺れはおさまったものの余震が次々と起こり、私と同僚のTさんは人工呼吸器を装着している患児の部屋で、揺れる機械と患児を支えていました。

❷家族の無事を信じ、スタッフ全員が業務に就く

　間もなくだったように思います。「大津波警報です。高台に避難してください」と、かすかに聞こえたような気がして外を見ました。すると、病室から見える河川が見たことのない水位で、そして信じられないスピードで海から逆流していきました。その瞬間、「津波だ。聞いていたとおりだ」と思いました。チリ地震津波を経験していた母から、「津波は最初に川を上っていったものだ」と聞いていたからです。私はTさんに「津波だ」とつぶやきました。するとTさんは、「川って（水位が）あんなに高かったですっけか？」と、私のつぶやきは耳に入っていなかったかのように言いました。私はもう一度「Tさん、津波だよ」と彼女に確信をもって言いました。陸地にはどんどん水が押し寄せ、建物が流されていきます。私たちは、それが現実なのかスクリーンの中の出来事なのか、しばし茫然と見ていました。「私の両親、海が目の前にあるところで働いているんです。どうしよう、親孝行もしていないのに……」と涙を流す彼女の言葉にハッと我に返った私は、「大丈夫。きっと避難してる。無事でいることを信じよう」と、自分にも言い聞かせるように彼女をなだめました。私も、両親や子どもたちの安否が心配だったからです。

　少し余震が小さくなったときにナースステーションに戻ると、他のスタッフも家族の安否を心配し、涙を流していました。特に、看護師長の長男と助産師のSさんのご主人は、病院から見下ろせるところで港湾関係の仕事をしています。「うちの旦那さん、あそこにいるんです。あそこで仕事をしているんです」と、涙ながらに岸壁を指さしながら訴えるSさん。「うちの息子、ダメかもしれないな」と肩を落とす師長の姿を見たとき、私は「ただごとではない」と実感しました。普通だったら、取り乱しても不思議ではない状況です。しかし、そこにいたスタッフは全員、気を取り直しそれぞれの業務に就いたのです。

❸一気に増えた子どもの患者

　入院患者の一報。それは溺水の 3 歳の女の子でした。病棟にてすぐに挿管、人工呼吸器管理となりました。処置が終わり、付き添って来た祖父に状況を尋ねました。祖父は突然の出来事にひどく動揺され、児の生年月日を聞いても、経緯を聞いても、答えることができませんでした。祖父を落ち着かせるようにゆっくり 1 つずつ質問していくと、「母親の背中におぶわれて、打ち寄せる波をかぶりながらいた。近くの人が救助し、母親の背中から降ろしたが、そのときはすでに母親の息はなく、2 〜 3 回心臓マッサージをしたが動かなかった」と話してくださいました。「このような子どもたちが次々と運ばれてくるのだろうか」と思うと、悲しくて悲しくてたまりませんでした。しかし、瀕死の状態で運ばれてきたのはその子だけでした。津波を免れたか、巻き込まれたかで、残念ながら明暗を分けたようでした。

　その後、在宅療養で人工呼吸器を装着している S 君がやって来ました。停電となり、電源の確保が困難となったからです。S 君の家から当院までは車で 40 分かかります。話を聞くと、押し寄せる津波を危機一髪で回避し、病院にたどり着いたとのことでした。それからも次々と在宅療養の患児が入院しました。家が流されて帰れなかった子、停電のため HOT が使えなくなった子、道路が寸断されたため、親が支援学校まで迎えに来られなくなった子どもたちで、患児数は 7 人から一気に 19 人へ増えました。

❹冷え込んだ病室での暗くて長い夜

　停電のため、病室内は暗くて暖房もつかず、とても冷え込みました。ベッドに寝ることが恐怖なのか、床に敷布団を敷いて寝ている家族もいました。いつもとは違う雰囲気、幾度となく起こる余震に、子どもたちが夜泣きをするのではないかと思っていましたが、ぐずることもなく皆眠っている様子でした。

　この日の夜は、とても長く感じました。停電のため、情報源はラジオだけでした。しかし、被害があまりにも大きいため、被災情報が伝わっていない様子でした。安否を問いかけるメッセージをアナウンサーはし

きりに読み上げますが、連絡の手段がないため、返事をしたくてもできない状況でした。そんないら立ちを感じながら、一晩を一睡もすることなくナースステーションで過ごしました。

❺家族の安否確認後、再び病院へ

薄暗く夜が明けようとする頃、私は家族の安否確認のため、自宅に戻りました。高台にある病院のまわりは意外に倒壊している家屋がなく、いつもと変わらない風景に見えました。

家に着くと次女は寝ていましたが、長女の姿がありませんでした。父が中学校に迎えに行こうとしたけれども、波によるがれきで道路が寸断されたため、長女はそのまま学校で夜を明かしたとのことでした。家族の無事を確認し、長女の迎えを父に託し、「じゃ、戻るね」と母へ告げると、「どこへ？」と聞かれました。「病院だよ。がれきで道路が寸断されて病院にたどり着けないスタッフがいるから」と言うと、「わかった。子どもたちのことは任せといて」と母から力強い言葉をかけてもらいました。我が家は主人が関東で仕事をしているため、子どもたちを両親に託していくほかなかったのです。

❻行方不明だった患者家族との再会に立ち会う

震災翌日も、重症患児の搬送、患者の受け入れに翻弄されました。停電のためパソコンは使えず、すべてが手作業でしたが、院内のPHSが通じたのは救いでした。食事や自家発電がいつ尽きるかも心配でした。物資が届かず、ミルクやオムツの心配をする患児の母親に、「工夫して凌ぎましょう」とアドバイスするのが精一杯でした。

何よりもつらかったのが、電動車椅子のY君への応対でした。Y君のお母さんが行方不明のため、お父さんが探しに行き、Y君は心配のあまり食事も喉を通らず憔悴しきっていました。「Y君、いまY君にできることはしっかり食べることだよ」と話しかけますが、うなずくだけでした。3日後、Y君のお母さんは道路が寸断され陸の孤島となったところから2時間かけて病院にたどり着きました。そのとき私は、Y君のお母さんとY君が抱き合う前に、Y君と抱き合って泣いていました。

❼自らの体験を風化させることなく

　仕事に没頭していたためか、2か月経ったいまでも、まだまだ現実を実感できずにいます。がれきと化した場所を通るたび、気が滅入りそうになります。震災で亡くなられた方々のご冥福をお祈りするとともに、この体験を風化させることのないよう取り組んでいきたいと思います。そして、私たち看護師が仕事に従事できるよう協力してくださった家族の皆さまにも感謝しながら……。

（田中 房恵）

助産師1年目の立場から考えたこと

❶「大丈夫」と患者さんと自分に言い聞かせる

　3月11日、私は6階東病棟で1日手伝いとして働いていました。その日、救急病棟から6階東病棟に転科してくる患者さんがおり、担当の方と一緒に患者さんを迎えに行きました。担当の方が申し受けしている間、私はベッドに横になっている患者さんと、自動ドアに挟まれた狭い空間に2人でいました。そのとき、突然強い揺れに襲われました。

　はじめはすぐおさまるだろうと思い、患者さんに「大丈夫です。結構大きいですね」と話していましたが、なかなかおさまらず、どんどん強くなる揺れに恐怖を感じ、患者さんの手を握り「大丈夫。大丈夫」と声をかけながらも、自分自身に言い聞かせることで精一杯でした。立っているのもやっとの状態で、救急病棟の入口の自動ドアを開けると、酸素ボンベや点滴スタンドが倒れ、信じられない光景を目の当たりにしました。「ドアを開けて！」とスタッフの叫ぶ声が聞こえ、私は出入口を確保するため、自動ドアが閉まらないようにボタンを押し続けながら、ベッドで横になっている患者さんに声をかけることしかできませんでした。揺れがいったんおさまった後、患者さんを再び救急病棟の病室に移送しました。夢を見ているようで、現実として受け入れられない状態でした。

❷子どもたちと妊婦への働きかけ

　余震が続く中、自分の病棟に戻りました。私の勤めている病棟は、産婦人科、新生児室、小児科病棟が併設してあります。病棟に戻ると、別

の場所への避難に備えて小児科の患者さんの点滴のヘパリンロックが行われており、私もその業務に取りかかりました。小児科用のベッドは高いため、子どもたちはお母さんに抱かれて廊下に腰かけていました。ヘパリンロックをするだけで泣く子どもたちは、地震をどのように捉えているのだろうと思いながら、1人ひとりに声をかけながら行いました。

　産婦人科では、誘発分娩を行っている産婦さんが1人いました。お産はうまく進行してこなかったため、その日は中止の指示が医師から出されました。私にできることは、分娩の不安に加え、地震の恐怖にも耐えなくてはならない産婦さんに声をかけて、少しでも安心してもらえるようにすることだと思い、声をかけ続けました。

❸自分にできることを

　その後間もなく、「津波が来ている！」という声が聞こえてきました。病棟の窓からは、波が建物をのみ込んでいくのが見えました。病院内にトリアージゾーンが設置され、私は先輩とともにイエローゾーンで働くことになりました。普段、私の病棟の患者さんは急変が少なく、緊急時に全く慣れていない、知識も技術も足りない私に何かできることはあるのか不安でした。でも、自分のできることをやるしかないと思い、指示を聞きながら動きました。

　波にのまれ低体温で運ばれた方、がれきにぶつかり裂傷で来院された方、不安やパニックで病院を訪れた精神科疾患疑いの方などの看護を行いました。「波に流されてがれきに引っかかっているところを助けてもらった」「家も何もかも流されてしまった。生きていてもしょうがない。助からなければよかった」などと話す方もいました。このような方に対しては、十分につらい思いを聞き入れ、「○○さんが生きていてよかったと思っている人はたくさんいると思いますよ」と声をかけました。

❹ミルクの不足──こういうときこそ母乳育児を

　11日の夜間帯、イエローゾーンの看護師は3グループに分かれ、当番制で業務が行われました。深夜帯に入り、イエローゾーンに来る患者さんは少なくなりましたが、朝方明るくなってから増えることが予想されました。休憩時間は病棟に戻り、病棟スタッフとナースステーション

で過ごしました。テレビもつかず、外の情報はラジオから取得するだけで、どのような状況になっているか想像もつきませんでした。連絡がとれないスタッフ、家族、友人のことが心配なうえに、おさまらない余震の恐怖で眠れない夜を過ごしました。

　12日、病棟にはミルクを求める方が多く訪れました。病院のミルクにも限りがありましたが、調整しつつお渡ししました。このような状況の中、推奨されるのが母乳です。衛生面が保たれ、栄養もあり、いつでも与えることができるという利点から、入院中のお母さん方にはいつにも増して母乳育児を中心に指導していきました。

　また、家族が面会に来て生存確認ができた方もいれば、全く連絡がとれず、不安な生活をおくっていた方もたくさんいました。病室を訪れるたびに、目を真っ赤にして育児をしているお母さんに声をかけ、一緒に家族の無事を願いました。

　切迫早産や前置胎盤などのハイリスク妊娠で入院している方は、ドクターヘリで搬送されました。その際、DMATの方々が中心となり動いてくださり、その存在の大きさに感激しました。

❺津波で夫を亡くされた患者の強さに元気づけられる

　震災前から化学療法目的で入院していて、私が入院時からかかわらせていただいた患者さんがいました。入院時は、ご主人と一緒に来院されたのをおぼえています。地震から数日後、ご主人は津波で亡くなられたことがわかりました。とても悲しい気持ちでいっぱいになりましたが、ご本人は私よりも何倍もの悲しみを味わったことと思います。しかしその患者さんは、「私は負けない。ご飯も全部食べて力をつけないと。大丈夫だよ」と前向きに話し、彼女の強さに私が元気づけられました。

*

　この震災を振り返り、どんな状況でも冷静に対応し、患者さんの安全を第一に考えること、医療者側は不安や疲れをなるべく患者さんに感じさせないこと、スタッフ間で励まし合い、支え合っていくことが大切だと改めて感じました。私の病棟スタッフにも、ご家族や親戚を亡くされた方、家がなくなった方が何人もいます。その悲しみ・苦しみを感じな

がらも働く姿から、医療者としての責任というものを学びました。また、疲労が溜まってきていても、スタッフと話をすることで「またがんばろう」という気持ちになれました。

「もしこの地震さえなかったら」と思うことが何度もありましたが、この地震があったからこそ学べたことも多々あります。被災地・大船渡市にいて命がある私は、この学びをむだにしないことが私にできる最大限のことだと思います。1000年に一度の大地震に助産師1年目の立場で経験したことをむだにせず、医療に携わっていきたいと思います。

最後になりましたが、全国各地から応援に来てくださった方々に深くお礼申し上げます。また、皆さまからいただいた「がんばれ」の言葉がとても励みになりました。ありがとうございました。　　　　（芳賀　淑子）

東日本大震災で私が得たもの

❶そのとき、私は

2011年3月11日、私にとって生涯忘れることのできない日です。

その日私は、夕方17時からの夜勤に備え、自宅で準備に取りかかろうとしていた矢先でした。14時46分、地響きとともに起こった突然の激しい揺れに、私は立っていられませんでした。頭の中が真っ白になり、裸足のまま階段を下り、とにかく外へ出ました。自宅マンションの駐車場はマンホールが盛り上がり、地面がボコボコになっていました。このとき、尊い命と街を容赦なく奪い去ることになる巨大津波が近づいていることなど、夢にも思いませんでした。

防災無線で大津波警報が発令され、「逃げなくては」と思い、慌てて部屋に戻り、携帯電話、財布、デジタルカメラ、車の鍵だけをバッグに入れて再び外へ出ました。それが6年間住み慣れた自宅を見た最後、そのときに持って逃げた物が後の私の全財産となりました。普段からリュックサックに電灯や飲み物、軍手など常備していましたが、動揺し見向きもしませんでした。車で避難すべきかどうかとても迷いましたが、車に飛び乗り、ひたすら高台へ向かいました。いま思うと、本能的に行

動していたように思います。途中、通帳を持ってくればよかった、コートを着てくればよかったなどと考え、戻ろうかとさえ思いました。幸い、すぐに避難したため渋滞に巻き込まれることもありませんでした。私の住んでいた地域では、多くの方が犠牲となりました。あのとき避難が遅れていたら、私はきっといまここにいません。

　高台からは、津波が街に入って来る様子が見えました。土煙のようなものを上げながら津波が押し寄せて、あっという間に家や車をのみ込んで引いていく様子に体が震えました。理解を超えた光景を前に、茫然とするだけでした。

　自分は夜勤でしたし、病院には負傷した患者さんが運ばれてくると思い、車を高台に置いてとにかく病院へ向かうことにしました。私は、薄手の長袖1枚にジーンズという軽装でした。近くに住んでいたおばあさんが見かねて上着を貸してくれました。何度もお礼を言い、山道を病院に向かって歩きました。携帯電話がつながらない中、離れて暮らす先輩からのメールだけが受信されました。「チッピ、早く逃げて」というメールを見た瞬間、涙が溢れ、泣きながら歩きました。見ず知らずのおばあさんから借りた上着がとても温かく感じられ、ありがたかったことをいまでも思い出します。

❷病院で――あまりの悲惨さに涙を流しながら勤務する

　私の勤務している病院は高台にあり、災害拠点病院に指定されています。病院に着くと、DMATと日勤スタッフによるトリアージが既に始まっていました。私の姿を見つけると何人かの同僚が抱きしめてくれ、「生きててよかった」と言ってくれました。私はこの日のことを一生忘れません。宮城県気仙沼市に住む両親と仙台市に住んでいる妹のことが気がかりでしたが、安否を確認する手段もなく、夜勤に入りました。

　救急センターの病棟には、泥にまみれ海水と灯油が混じったようなにおいのする低体温の患者さんが次から次へと入院してきました。自分の名前が言えない患者さんは番号をつけられ、家族と会うこともなく翌日には内陸の病院へ搬送されていきました。患者さんの前で泣いたことなどありませんでしたが、目の前の現実があまりにも悲惨で、何よりも患

者さんが気の毒で、涙を流しながら働きました。

　大変なことが起きたのだと改めて感じ、自分の家族が心配でなりませんでした。病院は自家発電が機能したため、一部のテレビが映りました。両親がいる気仙沼市は、真っ赤な炎を上げて燃えていました。その地獄絵図のような映像に愕然とし、絶望感に苛まれました。正直仕事など手につかず、繰り返す余震に怯え、不安で眠ることなどできませんでした。私だけでなく、スタッフの多数が家族の安否がわからず、津波で橋が壊れたり、道路が遮断されたりして自宅に戻れずに、不安な日々を過ごしました。想定外の状況下でしたので、変則的に勤務が組まれ、交代で寝起きし、職務を遂行しました。振り返ると、皆が1つになってあの時期を乗りきったように思います。十分な看護が提供できたかは疑問ですが、あの状況下でできる限りのことを行って患者さんに向き合いました。

❸両親の住む気仙沼市へ

　数日が経過し、依然津波注意報が発令されている中、私は両親の住む気仙沼市に行ってみることにしました。いつもならば海沿いを走り40分程度で着くのですが、途中通過する陸前高田市は壊滅的な被害を受けていたため、迂回し山道へ向かいました。見渡す限りがれきの山で、家や車、船や大木が見るも無惨に流れつき、自衛隊員が行方不明者を捜索している様子は、信じたくない異様な光景でした。

　2時間以上かかりようやく気仙沼市に入ると、現実はさらに残酷でした。鼻をつく焼け焦げたにおい、一部の地域は真っ黒に焼けていました。実家は火事は免れましたが、庭まで津波が来た跡がありました。両親の姿はなく、避難所を探し回りました。手がかりがなくその日はあきらめて帰ろうと思い始めたとき、母が自宅に向かって歩いてくる姿が見えました。いつもは顔を合わせると口ゲンカが始まる私と母ですが、このときはお互い駆け寄り、抱き合って命があったことを喜びました。父も妹も無事であることがわかり、私自身も気持ちが楽になりました。

　今回の震災で、自分の命は他人任せでは守れず、自分で守るしかないということを身をもって体験しましたし、家族が元気でいることは本当に幸せなことなんだとつくづく感じました。

❹自宅は水没、家財道具すべてを失う

　再び大船渡市に戻った私は、新たな現実を目の当たりにすることになりました。私の住んでいた建物は3階建てでしたが、津波が3階の天井付近まで来たため、2階にあった私の部屋は完全に水没し、家財道具も流出していました。部屋中泥だらけで、海水と灯油の混じったようなにおいがし、見覚えのない小さなタンスや男性用のブーツなど、とにかく知らない物が部屋の中に流れ着いていました。部屋の中で津波は渦を巻いた様子で、カーペットやコタツなどが浴室の浴槽の中へ移動していました。使えそうな自分の物を拾い、洗ってはみましたがにおいがとれず、金属は錆びてしまいほとんど捨てるしかありませんでした。

　命は助かりましたが、何もかも失ってしまったことに声を出して泣きました。着替えなどありませんでしたし、銀行も店も機能を失っていましたので、まわりからの援助に頼るほかありませんでした。他者からの援助を受けなければ成り立たない生活は惨めで情けなく、まわりに申し訳ない気持ちでいっぱいでした。少しのことで涙が出ましたし、どこか遠くに行って暮らしたい、などと考えたりもしました。

❺多くの人の優しさ、温かさに救われる

　悲観的にしか物事を捉えられなくなっていた中、日を追うごとに気づくことがありました。それは、世の中には優しくて思いやりのある人がとても多いことです。支援物資が病院に届くと真っ先に持ってきてくれた師長、住む場所を譲ってくれた方、衣類や食器を譲ってくれた方、米や生活物資を送ってくれた方、お風呂を提供してくれた方、全壊した部屋の片づけを手伝ってくれた方……数えきれない人たちの善意と優しさに支えられ、私は徐々に元気を取り戻しました。私を助けてくれた皆さんに感謝の気持ちでいっぱいです。

　被災し、つらく悲しい思いもしましたが、人とのつながりの大切さに気づく機会となり、人の温かさ、思いやりを全身で感じました。全国からDMATや各施設からの医療支援チーム、日本看護協会の災害派遣ナースなど、たくさんの方が応援に来てくださり、心強くとてもありがたく思いました。微力ではありますが、私も今後、災害支援ナースに登録さ

せていただき、少しでも被災地のお役に立てたらと考えています。

＊

　最後に、亡くなられた方々へ哀悼の意を表し、不自由な生活を強いられている方々に心からお見舞いを申し上げ、私の体験記とさせていただきます。
（佐藤　千尋）

母親として、看護師として

❶家族を二の次にして、災害医療に携わることができるのか？

　私の勤務する病院は災害拠点病院として指定されており、毎年、大規模な災害を想定した訓練を行っています。私は昨年、県の看護協会で行われた災害医療の研修会に参加しました。「緊急時に少しでも動ければいい」と考えていましたが、終えた後に「私は家族を二の次にして、災害医療に携わることができるのだろうか」という悩みに直面したのをおぼえています。私には3歳と1歳（地震当時）の娘がいます。地方の病院ということもあり、子どもをもちながら夜勤をする母親看護師はたくさんいます。私も子どもが1歳になると同時に、夜勤業務を始めました。病院には保育所が設置されており、0〜5歳までの18人が預けられていました。そのうち、普段から夜勤業務に就く親をもつ子が9人、親が育児時間勤務取得中の子が6人、育児休暇中が3人でした。

　今回執筆の機会をいただき、災害後、余震や停電が続く中で我が子を預け、病院で災害医療に携わった母親看護師たちの複雑な気持ち、保育所で不安を抱えながら過ごした子どもたちの現状を伝えたいと思い、保育所内で親と保育士にアンケートをとることにしました。

❷あの日、私は

　私はあの日、子どもと母親を連れ、気仙沼市にいました。帰路の途中、休憩していたときに、車がホイップするほどの地震が始まりました。周囲の電気や信号が消える中、とにかく子どもたちを守ることで精一杯でした。ラジオは、震度とともに大津波警報発令を報道していました。「とにかく病院に行かなきゃ」と、大混乱の中で車を走らせました。

気仙沼市から大船渡市までは車で約40分。運転中、何度も強い揺れを感じました。陸前高田市に入り、気仙大橋から見た川はすっかり底が見えていて、津波が来るかもしれないと感じました。大船渡市内に入ろうとしたとき、「この先は危険だ。津波が来てる」と止められました。たった数十分の間に、陸前高田市も大船渡市も街が消えていました。病院に患者さんが殺到していると直感しました。道路が寸断された中、なんとか子どもを自宅に連れ帰りました。子どもたちは何が起こったのかわからないけれども、異変を感じ、私から離れようとしません。夫の帰宅を待ち、病院に向かったのは20時過ぎでした。

❸病院の状況

　真っ暗闇の中、自家発電のため唯一明るい病院は、思ったよりも静かでした。災害対策本部は訓練どおりに集まった職員を振り分け、トリアージを行っていました。私の勤務する救急センターはレッドゾーンで、スタッフは3時間ごとに交代しながら勤務しました。研修で学んだ言葉「災害直後に病院に来るのは軽症の患者が多い。重症患者は遅れてくる」はまさにそのとおりで、レッドゾーンが混み始めたのは2日目の朝からでした。大津波警報が継続しており、十分な生存者の搜索ができなかったのでしょう。

　朝3時からのレッドゾーンの勤務を終え、引き続き病棟の日勤業務を行いました。次の勤務が夜中0時からの予定だったので、一度家に戻りました。子どもたちは元気でしたが、余震が起こるたびに上を見上げ、私に抱きついてきました。震災以来一睡もしていませんでしたが、疲れは感じませんでした。

　保育所に子どもを預けていた親たちは、ほとんどが震災時に病院で勤務していました。幸い1人の犠牲者もなく、まわりのスタッフの配慮もあり、その日のうちに子どもと会えた母親看護師が大半でした。一方で、道路や通信手段が寸断され、自宅にいる子どもの安否を確認できる術がないまま、病院に残った母親看護師もいました。

　大津波警報が解除され、搜索が開始されてからの病院は、まさに野戦病院でした。次から次へと運ばれてくる患者さん。患者さんを搬送して

きた顔なじみの消防士と、「生きていた。とにかくがんばろう」と励まし合って働きました。ガソリンがなく2日ほど病院に泊まり込みましたが、夫が「子どもたちが限界だ」とガソリンスタンドに並んでくれたおかげで、家に帰ることができました。

❹保育所に子どもを預けて勤務に就く母親たち

　時間を見つけては子どもに会いに帰ったり、保育所に子どもを預けたまま病院に泊まり込んだり、自宅が被災したため内陸部の実家に子どもを預けたりと、勤務のためにいろいろな工夫をした母親看護師たち。私も含めて、ゆっくり子どもと話したり抱っこできたりしたのは、平均して震災後4日目でした。

　保育士たちは、余震に怯える、地震ごっこをする、泣く子が増えた、食欲がなくなった、皆の輪から離れ1人でいる子がいるなど、子どもの様々な変化を感じ取り、対処してくれていました。また母親看護師たちも、自分から離れなくなった、お利口さんになったなど、子どもなりにがんばっていることを強く感じ取っていました。

　我が家の場合、私が夜勤のときになると子どもたちが「行かないで」と泣くようになりました。子どもをあやしながら、仕事を辞めるべきかとチラッと考えたりもしました。

　アンケートの最後に、今回の震災を経験して感じたことを聞いてみました。

- 医療者として、災害直後から勤務を優先してきたけれども、そうすることで子どもたちの負担は大きかった。
- ずっとそばにいてあげたくてもできない自分が、仕方ないと思っていてもつらい。
- 病院にいる保育士のもとに預けっぱなしだったけれども、少しでも子どもをそばに置いていることで安心できた。
- 子どもの安否が確認できなかったのがいちばんつらかった。

　命を脅かす震災で医療者として働くために、母親としての責任を果たしきれないつらさが強く感じられました。

　今回の大震災で、ほとんどの看護師が母親としての責任より勤務を優

先しました。強制された訳でもなく、人を助けたいという使命感、ただそれだけだったように思われます。しかし命の危険にさらされたとき、母親として子どものそばにいてあげられなかったことがとてもつらかったのは事実です。子どもたちもがんばりましたが、大人たちもがんばったと思います。

＊

　全国の看護師の皆さま、たくさんの医療支援、本当にありがとうございました。まだまだ復興の兆しが見え始めたばかりですが、力を合わせてがんばります。
（佐藤 誠子）

東日本大震災における地域での体験

❶ゆったりとした時間が一転、激しい揺れと津波に翻弄される

　3月11日14時26分、未曾有の大災害、東日本大震災が発生しました。私は、自宅で昼下がりの時間を過ごしていました。ところが、急にいままで体験したことのない強く長い揺れで、ゆったりとした時間もつかの間、心臓の強い鼓動と立ってはいられない激しい揺れに翻弄されていました。揺れがおさまりなんとか落ち着いた頃に、自宅周辺を見渡しました。数々の地割れ、屋根の崩落など、なんともいえぬ光景を目の当たりにしました。そうこうしている間に、防災無線で大津波警報が発令されたことを知りました。

　いつもと全く違う感覚をおぼえた私は、自宅のある高台から海岸の状況を観察しに行きました。自宅周辺には、高台を求めて多くの人々が避難してきました。どのくらい経ったか定かではありませんが、海の色や景色が暗く変化していき、内湾が渦を巻くような光景が見られました。次の瞬間、海は大きな黒い、高い波となって街を襲ってきました。車や人、家がどんどんのみ込まれ、叫んでも嘆いてもおさまる気配はありませんでした。人込みもさらに増して、自宅が流されていく様を見て号泣する人、茫然と立ちすくむ人、肩を抱き合い励まし合う人、写真やビデオ撮影をする人など、おぞましい、恐ろしい、わびしい光景が様々な形

態でうごめいていました。何が起こったのか——ただあ然として、体の震えを感じ、なんとも言えない虚脱感、虚無感をおぼえました。

❷重傷者を自家用車で災害拠点病院へ搬送

　家路に就こうとしていた頃、自宅近くの広場にどんどん人だかりができ始め、高齢者や体が濡れて意識が朦朧としている人、外傷がある人、骨折している人、明らかに亡くなっている人などが、押しかけるように運ばれてきました。

　診療所の医師が駆けつけ、「ここを一時仮設の診療所にするから、毛布、布団、シートをあるだけ持ってきてください」と指令がありました。周辺には自宅を含めて2軒しかないため、私は近くにいた人や車で通る人に声をかけて、自宅の毛布、布団、シートをあるだけ集め、持って行きました。私は看護師であることを伝え、診療所の医師・看護師とともに傷病者の治療やケアにあたりました。

　そのような中、どんどん意識が低下する人、体温低下のためか全身振戦が止まらない人、骨折している人、外傷がある人などが増えてきました。通信手段はとうになく、救急車のあてもなく、医師も違う避難所に行ってしまって不在になり、特に重症と思われる方2人を搬送する手段がありませんでした。私は、地域の災害拠点病院の職員であることを告げ、近くに自分の車があるので傷病者を搬送することを提案し、すぐに車を準備して、傷病者の名前と所属を確認後、重症の2人を車に移送しました。診療所の診療放射線技師の方が「白衣を着用しているので同乗します」と言ってくれました。このことが後に功を奏しました。

　自動車道は通行止めだったため、旧道を走りました。亀裂が走り、しかもカーブの多い悪路でした。酸素、モニター、点滴などはありませんから、呼吸の確認や意識状態の観察程度しかできませんでした。

　街中に入ると案の定大渋滞で、身動きがとれませんでした。そうこうしているうちに、傷病者1人の呼名反応がなくなり、呼吸をわずかにしていることしか確認できなくなりました。そのとき、診療放射線技師の方が交通整理の方と連絡をとってくださり、なんとか渋滞の中をスムーズに通ることができました。「白衣の威力」が発揮されたのです。

ようやく、私の勤務する地域の災害拠点病院に到着しました。トリアージゾーンにはDMATのスタッフがいました。呼名反応がなくなった方の簡単な症状を伝えると、すぐにレッドゾーンへ搬送されました。

　私はその後、すぐに仮設診療所に戻りました。既に夕暮れになっていて、どんな状況になっているのか不安と恐怖で、いつもの道がなんと遠く感じたことでしょうか。時間はどのくらい経過したかわかりません。仮設診療所に到着したところ、既に片づけが始められていました。診療所内には、明らかに亡くなっている状態の高齢の男性と女性が残されていて、係りの人が「この人たちをどうしたらよいのか」と途方に暮れていました。仮設診療所は別の場所に移動されていて、医師も不在でした。医師のいる場所に連れていくしかないと考え、やはり私の車で災害拠点病院に搬送するのがよいと思いました。1人の方は、知っているお店のおじいさんでした。もう1人の方には身内がいたので、その方に車に同乗していただき搬送しました。

　日は暮れて真っ暗で、車のヘッドライトの明かりしかありませんでした。街中は前にも増して大渋滞でした。道中、同乗者の方といろいろ会話を交わしました。この方のご両親はすでに亡くなっていて、祖母と2人暮らしをしていたとのことで、デイサービス中に津波にのまれ、この惨劇にあったそうです。1人になってしまったさびしさを切々と語られ、私は胸を締めつけられて、どう声をかければよいのかわかりませんでした。この現実から逃げ出したい、夢であってほしい、と思いながら聞いていました。かなりの時間が経過し、病院に到着しました。先程と同様、トリアージゾーンにDMATのスタッフがいました。医師が女性を確認し、状態をご家族に伝え、ブラックゾーンに搬送しました。

　私は帰りに所属する病棟に立ち寄って地元の惨状を伝え、すぐ地元に戻りました。混沌としていた広場は既に整理され、何事もなかったかのような状況になっていました。街の明かりはなく漆黒の闇で、異様な静寂のゴーストタウンと化したこの惨状を、否が応でも受け入れなければなりませんでした。この夜は、暗い、寒い、さびしい、わびしい、なんとも言えない、かつて体験したこともないような感覚に襲われ、一睡も

できませんでした。

❸自分が搬送した方との病院での再会

　幾日か経過して、私は三交代制の勤務のため通常勤務をしていました。そんな中、整形外科の病棟がとても忙しい状況が続いているとのことで、応援勤務に行きました。震災の最中は、通常とは全く違う雰囲気の中での勤務でした。普通に振る舞おうとしても、必ずこの大震災で入院している患者さんはどのような体験をしたのかを聞かずにはいられませんでした。点滴のための針の挿入、尿管カテーテルの挿入、内服薬の確認、排泄の介助、HOT患者の対応等々、そのたびに震災における体験を聞いていました。

　あるとき、抗生物質の点滴追加を行っていたところ、見覚えのある名前と毛布を見て、即座に自分があの日、自家用車で搬送した方だと思いました。声をかけたらやはりその方でしたが、「あのときのことはおぼえていないのです」と話されました。意識がなく呼名反応がなかった方でしたから、無理もありません。それでも生きていたことに感謝され、本当によかったとお互いに喜び合いました。ただただ、無事に搬送されて、適切な医療を受けられたことにホッとしました。

　私が自家用車で搬送したもう1人の方は、名前も所属も住所もわかりませんでした。現場周囲の方に聞いても、誰も知る人がいなかったのです。経験したことのない大災害の中では無理もありません。この方は、行方不明者として様々な経緯をたどりました。私も、施設や警察の方の事情聴取を受けました。後に北海道の苫小牧にヘリコプターで搬送され、5月中旬に盛岡の病院に再度搬送され、それから亡くなられたそうです。穏やかなよいお顔で亡くなられたと、後日関係者から伺いました。

*

　この体験の執筆機会を設けていただいたことに感謝しています。言葉だけではなく、記録として残せることをとても光栄に思います。

（看護師長補佐　及川　淳）

File 7

岩手県

はじめて災害看護を経験して
岩手県立宮古病院の活動記録

上山 純子、佐々木 美智穂 岩手県立宮古病院

職員が一丸となって乗りきった大震災

　2011年3月11日、東日本大震災発生。岩手県三陸沿岸地域も大津波により甚大な被害を受けました。私たちの病院は高台にあったので津波の被害からは逃れることができ、震災直後から災害拠点病院として看護を開始しました。

❶ライフラインが寸断された中での活動

　大津波警報が発表されたと同時に病院に向かった職員が3人いました。そのうち2人は津波の被害にあうことなく出勤してきました。休みだった職員や自分たちの家族の安否確認もできないまま、病院への主要道路も寸断され、ライフラインも途絶えてしまいました。

　私たちの不安な気持ちをかき消すように、津波で被害を受けた患者さんが次から次へと入院してきました。病棟は重症室のみ自家発電に切り替わりました。津波の被害を受けた患者さんは低体温で入院してくるので、電気毛布で保温したベッドをつくりました。それだけでは足りず、清拭車でホットパックを加温し、低体温用のベッドを準備しました。電気毛布は3枚しかなく、体温が上がってくるのを見計らって、次の患者さんのベッドの準備に移行しました。

　入院しているのは被災された方だけではありません。災害前より入院している患者さんもいます。災害当日から翌日の夜まで病棟内は停電になり、照明がありませんでした。食事の時間には、歩ける方には自力で、

歩けない方は車椅子で食堂面会ホールに移動していただき、看護師が懐中電灯で照らしながら、冷たい非常食を食べていただきました。

　また、病院の貯水タンクの水がなくなりました。血液透析や救急外来での診療ができなくなる可能性が出てきたので、院内すべての水道が断水になりました。トイレでの排泄後の用水は、1日分ずつ配給されたものだけを工夫して使用しなければなりませんでした。患者さんに事情を説明し、排泄後はそのままにしていただき、連絡を受けた看護師が溜水を汲んで流す作業をしました。患者さんには飲水用の水 500 mL が 1 日 1 本配給されました。飲水に使う方、歯磨き時に使う方と様々でした。吸引用の水も制限せざるえない状態でした。

　看護師も同様です。「飲水することで排泄を促してしまう」と飲水を控える職員もいました。排泄後の手洗い水がなく、速乾性手指消毒剤で手指衛生を行いました。排泄を済ませた後に流水での手洗いが制限されることが、こんなに苦痛に感じるとは思ってもいませんでした。

❷退院後は避難所へ行かざるをえない患者たち

　私の病棟には、1日平均 12 〜 13 人の患者さんが入院してきました。数日後には避難所から二次災害の方が入院してくることが予想されました。災害対策本部から、症状の落ち着いた方には退院していただくようにとの指示があったため、医師と患者さんの病状について話し合い、重症でない限り、入院した翌日または翌々日に退院していただきました。

　ほとんどの患者さんは津波の被害を受けていたため、自宅がありませんでした。また携帯電話も不通だったため、退院するにも家族と連絡をとることができませんでした。家族がどこにいるのかもわからない状況でしたが、自宅のあった地域の避難所を紹介し、保健所が準備した車で送りました。

　災害で入院してきた患者さんは、痛くて寒い、そして怖い体験をしていました。そのような人たちに十分な看護も提供できないまま、退院をお願いするのはとてもつらく切ないことでした。自分が鬼の師長のようにも思いました。しかし患者さんは、「一晩泊めてもらっただけでありがたい」とか、「もっと重症の人が来るんだもんね」などと言ってくだ

さいました。

❸看護師もまた被災者

　岩手県職員防災規定の中に、「大津波警報が発表され、かつ大災害が発生するおそれがあるときは全職員が配置する」とあります。今回、大津波警報が発表になったと同時に、車で病院に向かった職員のうちの1人が津波にのみ込まれました。幸いにも救助され、一晩避難所で過ごし、避難所に来た救急車に同乗させてもらって出勤したそうです。海水をのみ込み、ガソリンを被った状態での出勤でした。

　また、自宅が津波で全壊し、避難していた場所に山火事が迫ってきて、さらに別の避難所に逃げた後、父親を1人避難所に残し、何時間も歩きヒッチハイクをしながら病院に出勤した職員もいました。救急外来に搬送されてきた患者さんが、家族だったという職員もいました。避難所に残してきた家族のこと、災害後から連絡がとれない家族のことなどを心配しながらも、「自分は医療職で、病院にいるのだ」という状況を受け止め、皆、必死に活動しました。

　そんな中、災害から2週間目に日本看護協会から災害支援ナースが来てくださいました。そのおかげでスタッフの人数に余裕ができ、災害にあった職員に自宅や家族の安否確認のための休暇をとらせることができました。大船渡市や陸前高田市に実家がある職員も、ガソリンスタンドに並んでガソリンを入手し、実家まで行くことができました。災害支援ナースの派遣を受けたことで、私たちには全国に看護の仲間がいるのだということを、身をもってありがたく感じました。

❹協力しあった衣食住

　職員は何日も病院にいたため、下着や靴下が汚れてきました。誰からともなく、家にある下着や靴下、生理用品を持ち寄るようになりました。自宅まで帰れる看護師は、食料や水、つくった食事を持ってきました。皆で食べて、がんばって働こうとする意識が伝わってきました。仕事はきつくても、休憩室で皆が顔を合わせて食事をするときが、いちばんホッとする時間でした。

　師長として私がしなければならないことは、看護師の休息の確保でし

た。空いている病室にマットレスを敷き詰め、交代で睡眠をとるように工夫し、数日間の災害体制を乗りきりました。

＊

　体験レポートをまとめるにあたり、災害時の職員の活動内容や1日1日の様子が「記録」されていなかったということに気づきました。私たちの「記憶」として残ることがあっても、「記録」として残さなければ、今回の成功も失敗も次に活かせないと思いました。

　月日が経つにつれて、心を病んでいる職員がいることが課題となっています。様々な課題を残した災害でしたが、事実を事実として受け止め、まだ「記憶」が鮮明なうちに「記録」に残し、災害対策を考える必要があると思いました。

（看護師長　上山 純子）

宮古市における助産師としての支援活動

　岩手県宮古市は本州最東端にあり、浄土ヶ浜を代表とする風光明媚な人口6万人の街です。3月11日の東日本大震災では、震度5強の地震と最大38mの津波の襲来があり、6月現在の死者・行方不明者約800人、全半壊家屋約7,000件と未曾有の大災害となりました。

　岩手県立宮古病院は病床数387床で、医療人口10万人に対する唯一の中核病院です。病院は高台にあり、被災を免れることができました。

❶大地震の発生

　震災のとき私は、院内助産で担当したAさんと赤ちゃんの産後の2週間健診を行っていました。外来のほうほうから大地震を告げる携帯電話の警告音が鳴り響き、天井と床が大きく揺れました。私はとっさに赤ちゃんをバスタオルに包み、Aさんの胸にしっかりと抱っこさせ、防火扉がバタバタと大きな音をたてて閉まり、停電する中で、落下物などの危険の少ない待合室に移動してもらいました。その晩は帰宅できないAさんに、職員に配給された非常食を分け、産婦人科病棟の1室とベビーベッドを提供し休んでいただきました。一晩中余震が続く中、普段は夜泣きをする赤ちゃんが母乳を上手に飲み、よく眠ってくれました。

病院の防災無線は壊れ、衛星電話、携帯電話、一般電話、インターネットも全くつながらず情報が遮断された中で、巨大津波が襲来していたなど想像もつきませんでした。

❷ 震災後に誕生した新しい命

11日の準夜勤務では、高血圧合併妊娠のBさんの3回目の分娩がありました。「国道が壊れ、山道を通ってやっと病院にたどり着きました」と、Bさんは青ざめた表情で話しました。病院に到着してホッとされたのか、急に強くなった陣痛と津波の恐怖から、Bさんの血圧は200 mmHg台まで上昇し、降圧剤や抗けいれん剤を使用しながら、なんとか無事に女の子を出産しました。出産後、Bさんは夫から、自宅が津波ですべて流されたことを知らされました。私は茫然とするBさんのそばに付き添い、Bさんの涙を拭くことしかできませんでした。

12日の明け方には、震災後2人目の新しい命の誕生がありました。初産婦のCさんは東京からの里帰り出産でした。大震災の中、新しい命の誕生に注目した報道記者が次々と病院に駆けつけました。Cさんは、「連絡がとれない夫へ、ぜひ娘の誕生を知らせたい」とインタビューに応じました。翌朝に放送されたテレビを通して、夫はCさんの無事と娘の誕生を知りました。その後Cさん母子は、震災後直ちに立ち上げられたNPO団体の褥婦支援事業を利用し、もう1組の母子とともに、ライフラインの開通した盛岡市のホテルへ一時避難をされました。

❸ "おんぶひも" が母子の命を救う命綱に

12日の夕方からは、次々と患者さんが搬送されてきました。津波災害の特徴は、トリアージが「黒」か「緑」といわれるとおり、搬送された患者さんの多くは「緑」と判定され、低体温に陥っていました。

妊婦のDさんは、1歳の子どもをおんぶして避難する途中で津波に流されました。死にものぐるいで木に登り、その後、救助ボートに救出されたそうです。母子の低体温を回復させるために、カンガルーケアと同じように子どもを直接Dさんの地肌に抱いてもらいました。次第に体温は回復し、子どもは安心して眠りに就きました。

ほかの妊婦さんたちは、「津波に追いかけられながらも走って逃げた」

「靴が脱げて裸足で山に駆け登った」など、命がけで避難された方も多く、幸い全員の無事が確認できました。しかしその一方では、新生児や乳幼児を抱っこして逃げたお母さん方が、津波にのまれて母子ともに亡くなったケースが多くありました。今回の津波では、Dさんのように、日本の伝統である"おんぶひも"が母子の命を救う命綱となったことから、この教訓を今後お母さん方に伝えていきたいと思います。

震災後、当院では限られた医療資源の中で病院機能を維持するために、リスクのある妊産婦は盛岡市の後方支援病院に随時移動していただきました。私たちは従来のケアに加え、妊産褥婦のこころのケアを行うことや、退院後の受け入れ先など震災後に設けられた社会資源についての情報提供を行うことに力を入れました。

❹震災後4日目、ようやく家族に再会

震災時に病院にいた医療スタッフは、情報や道路が寸断された中で、家族の安否を確認できないままに不眠不休で必死に働き続けました。私が家族の安否を確認できたのは、震災後4日目でした。まるで戦争映画のロケスタジオのように変わり果てた街並みに目を伏せながらやっと帰宅し、家族に再会できたときの感動は生涯忘れられません。

❺避難所の女性への支援──女性への性暴力発生防止に力を注ぐ

震災から2週間後にインターネットが開通し、大量のメールが届きました。その中で最も印象的だったのは、震災直後に送信された日本助産師会岩手支部からのメールでした。助産師仲間からの心温まるメッセージとともに、阪神・淡路大震災で問題となった「女性への性暴力の発生防止が必要である」と書かれた内容を見て、大きな衝撃を受けました。避難所では家族を亡くし、家や車も流され仕事も失った女性たちが大勢いました。「希望を失いながらも必死に生きようとしている女性たちをこれ以上苦しめてはいけない」。ウーマンズヘルス・リプロダクティブヘルスの専門家でもある助産師として、地域の女性たちを守っていきたいと強く感じました。

休みの日に、同じ想いを寄せた助産師会のメンバーや、岩手県立大学看護学部の教員、もりおか女性センターの相談員とともに、宮古市の避

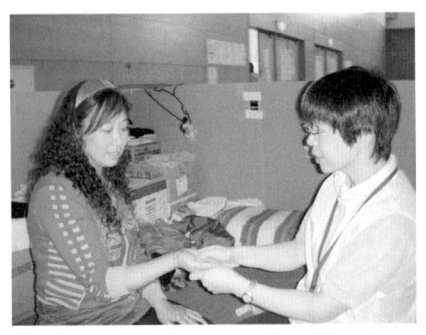

●写真1：避難所でのハンドマッサージ

難所でボランティア活動を始めました。避難所では妊産褥婦の姿はほとんど見られず、宮古市地域外で生活をしていることがわかりました。私たちは支援物資の配布を行いながら、避難所生活をしている女性たちの相談に応じ、自分の心身を守るための啓発活動を行いました。同時に、保健師や避難所管理者へ情報を提供し、連携を深めながら、女性たちを守るための対策を話し合いました。次第に宮古市全域の避難所の女性トイレには、私たちが配布した「女性が健康に過ごすために工夫できること」のチラシが貼られ、防犯ブザーも設置されるようになりました。

　避難所では「助産師です」と自己紹介すると、女性たちは月経のことや更年期のことなど体のことをいろいろと質問してきます。話を聴く中で、震災後、尿漏れをするようになった女性が多いことに気づきました。尿漏れ対策としての生理用ナプキンの使用は尿の吸収効果が乏しいため、尿漏れ用ナプキンが支援物資に必要であることを避難所の管理者に伝え、女性たちから大変喜ばれました。

　また、ハンドマッサージを行うと、つらかった出来事などを涙ながらに次々と語り始めました（写真1）。避難所での支援は、女性たちの声に心を傾け聴いていくことや、狭い環境の中で生理的欲求や安全の欲求が少しでも満たされるようにきめ細やかなアドバイスを行うことなど、助産師の専門性を発揮する場がたくさんありました。

　現在宮古市では、性暴力や性被害についての発生は聞いていません。仮設住宅への入居が始まり個室環境に変化する中で、性暴力やアルコールなどの問題が起こることも十分に予測されます。今後も活動を継続しながら、女性たちのそばに寄り添う助産師として女性たちを支え、復興に向かってともに歩んでいきたいと思います。

（主任看護師 兼 主任助産師　佐々木 美智穂）

File 8

岩手県

東日本大震災後の院内対応と医療支援派遣を経験して
岩手県立中央病院の活動記録

箱石 恵子、古舘 美佳、寺口 恵 　岩手県立中央病院

院内災害担当看護師長としての対応

❶被災状況を淡々粛々と話す沿岸部の友人たち

　岩手県立中央病院は内陸に位置しているため、津波による災害は受けず、三陸沿岸の様相とは全く異なり、震災前と変わらない景観を保っています。実際、沿岸在住の友人が震災1か月後に盛岡を訪れたとき、「盛岡があまりにも普通でびっくりした」と話したくらいです。他の沿岸在住の友人たちの話では、「全く変わっていない盛岡に来ると、自分が普通か普通でないかわからなくなる」「時間が経って記憶が薄れるかと思ったら、ますます鮮明になってくる」「家も車も全部流されて何もないけど、そんなの自分だけでないからね」というような、淡々と話す内容ではないこともなぜか淡々粛々と話しているのです。この様子は、尋常でない、計り知れないことを経験したことがもたらしているのだと察しました。

　その中で「自分が看護師でよかったと本当に思った。こういう状況で、患者さんと同じ気持ちで何かしてあげられることができて……」と、冷静に自分の立場を振り返っている友人もいました。しかしそう話す友人も、自分の家族の安否もわからず、捜索にも行けない状況で業務を続けていたのでした。ほとんどの医療者は、自分の家族のことはさておき、目の前の患者さんのために奔走していたのだと思います。そして、私たちが想像するよりもはるかに困難な状況であったことと思います。

❷県立中央病院の震災後の様子

〔入院患者の上階への移送〕

　内陸にある当院が発災からどのような動きをしたかを振り返ってみます。当院は1年に2回院内災害訓練を行っていたため、大震災発生後すぐに災害対策本部を立ち上げ、各部門からの被災状況の報告もスムーズに行われました。

　当時、私は病棟にいました。病棟内のシーツ交換が終了して間もなく、地震を感じました。揺れが大きかったため、スタッフへ担当病室に入るように指示し、患者さんの状態把握や点滴スタンドの転倒防止などを行いました。病室を順番にラウンドし、「この建物は大丈夫ですからね。動かないでくださいね」と説明し、家族にも点滴スタンドの保持をお願いしました。揺れている最中に病棟16室全室をラウンドできたくらい、地震は長く続いていました。「この建物は大丈夫」と言ったものの、内心は半信半疑でした。後にスタッフが「この建物は大丈夫って聞いて安心して、それから自分も動くことができました」と話していたので、幾分効果はあったと思われます。停電によって停止した機器を除いて、病棟に被災はありませんでした。

　院内の災害対策本部から、予定手術の中止と、広域搬送に備えてICUを空けてほしいという指示があり、看護部の連絡網で各病棟から看護師数名が招集されました。停電でエレベーターが休止したため、担架で上階へ患者搬送を行いました。3階にあるICUから7・8階まで、輸液ポンプを何台も使用している患者さんを搬送するためには7～8人のスタッフを要しました。発災の1か月前に院内の災害訓練で各病棟の担架を使用していたので、少しは要領をつかめていたかもしれません。

　私は60床（心臓血管外科、乳腺・内分泌外科、耳鼻科、がん化学療法科、呼吸器科）の担当でしたが、既に退院が決まっていた患者さんにはできるだけ早期に退院していただくこととし、広域搬送されてくる患者さんの受け入れに備えるという方針をスタッフ、医師と共有しました。

　当院では、震度5強以上の地震時には全職員が登院することになっています。もちろん自身の安全確保が第一ですが、参集してきたスタッ

フから外の様子を聞き、予想以上の被害であることを察知しました。これらのスタッフにも配膳業務等を手伝ってもらい、心強い思いでした。スタッフたちは「1人で家にいるほうがよっぽど怖い」と話していました。

準夜勤務の看護師も遅れることなく出勤してきました。停電のため信号が停止し、踏切の遮断機も下りたままという状況にもかかわらず、事態を予測して出勤しており、頼もしい限りでした。深夜勤務のスタッフは自発的に20時頃に出勤して院内で仮眠をとるなど、余震による影響を予測して行動していました。

〔協力してくださる入院患者も〕

停電や給湯制限のため、入院患者の清潔保持は最小限に留めることになってしまいました。暖房も休止したため、寝具の増加で対応しました。しかし、患者さんから食事や入浴できないことについての不満は発せられず、中には1人分だけでも食事を節約したほうがよいのではないかと、外泊を申し出てくださった患者さんもいました。節電のため、病室の照明は最小限にし、ベッドサイドのテレビは禁止し、病棟の面会室にあるテレビのみとしました。

自宅が沿岸部にあり家族と連絡がとれない患者さんもいましたが、連絡がついたときは涙を流して「安心した」と話し、「心配をかけました」と看護師を気遣っていただきました。「孫が行方不明だったけれど、見つかったと連絡があった。もし見つからなかったら、私が行って探し出すぞと思っていました」と話した患者さんもいました。「自分だけが大変なのではない」という思いを誰もがもっていて、感情を抑制した分のエネルギーで、看護師を支援していただいたように感じました。

〔看護部の業務調整〕

震災翌日は土曜日でしたが、救急の混乱を避けるため、ウォークインの患者さんは救急センターではなく、外来ユニットで診察することになりました。24時間体制で運用することとなり、外来看護師長が急遽、外来看護師の24時間体制シフトを組み、看護師に電話で勤務時間を伝え、対応してもらいました。突然の要請にもかかわらず勤務をしていた

だいたうえ、ガスでご飯を炊いて差し入れをしてくれた看護師がいて、皆でありがたくいただきました。病棟看護師も数時間ずつ外来の手伝いを行い、特定の部署のみの業務量が過剰になる状況を抑えられたのではないかと考えられます。

このような調整は、看護部が定期的なミーティングを計画し、できるだけタイムリーな情報伝達と業務調整を行ったことによります。また業務支援として、燃料不足で自動車通勤が困難となった職員の仮眠室の確保や、近隣の学校の休校に対応し、職員が子どもを連れて出勤できるように、院内に児童用の部屋を準備しました。

❸被災病院への業務応援

院内の業務調整はさておき、被災した沿岸の病院への支援も気になっていたことでした。当院では、看護師2人、医師2人を1組として、2泊3日のサイクルで県立宮古病院と県立高田病院へ業務応援を行いました。津波災害では、がれきの下敷きになって受傷した患者さんは少なく、医療支援は避難所にいる住民や仮設診療所を受診する住民を対象としていました。県立病院のネットワークで支援できたこともありますが、他県のDMAT、医療チーム、日本看護協会災害支援ナース等による支援が継続されており、県民として非常にありがたいと感じました。

今後起こらないとも限らない災害に備え、病院ごと、地域ごとにカウンターパートを決めておけば、行政などの手続きや指示を待つことなく、支援する病院にたどり着くまでの時間が短縮できるのではないか、と考えました。また、全国的な範囲でのカウンターパートが病院や地域ごとにおおまかに決まっていれば、震災前から何かしらの情報交換もできるのではないかと思います。情報伝達がほとんどできない状況で、広範囲な被災地への直接的な支援、後方支援などが混乱なく行われたのは、日常的に医療者が共通する倫理観をもって職務遂行にあたっている証だと感じました。

（看護師長　箱石 恵子）

退院調整看護師としての対応

　私は退院調整看護師5年目で、専従で医療相談室に勤務しています。当院は沿岸部までは車で2時間ほどの盛岡市にある地域中核病院で、病床数685床、平均在院日数は13日前後で推移しており、1日平均60人の患者さんが入退院しています。短い期間で急性期の治療を終え退院するので、地域の病院や在宅のスタッフとの連携に重点をおいています。また、患者さんが退院後も見放され感などを抱くことなく安心して過ごすことができるように、地域のスタッフと必要時に連絡をとり合いながら、病院側の窓口としてサポートしてきました。

❶**大地震当日・翌日の院内の様子**

　2011年3月11日14時46分、私は患者さんからの電話相談に対応中でした。突然の強い揺れで電話を切り、相談室から玄関ホールに出ると、誰もが不安な面持ちで、泣き出す方もいるほどでした。

　盛岡市は震度5強、揺れが約3分間続いたといわれました。揺れがおさまったときには既に停電になっており、外の信号が消え、病院は自家発電に切り替わりました。患者さんに情報を伝えるために玄関ホールのテレビがずっとついていたのですが、やがて沿岸部の津波の映像が流れ、「大変なことが起きた……」と感じました。

　発災後すぐに、院内に災害対策本部が設置されました。テレビやラジオから情報を得ることは少なく、毎朝・夕に行われるミーティングで得られる情報がすべてでした。停電により電話もメールもつながらない状況で、病院職員が実際に現地を視察してわかった被害状況の報告や、病院内のエネルギーの供給については、院内各部門からの報告だけが頼りで、それらをもとに、退院調整看護師としていかに行動すべきかを判断するような状況でした。そのような中で、病院長をはじめ看護部から適切な指示があり、他職種で情報を共有し、方向性を見失うことがなく行動できたのはよかったと思います。

　病院としては、周辺の院外薬局のシステムが動かなくなったことに対して、すぐに当院薬局で対応できるようにしたり、在宅酸素療法中の患

者さんが酸素の供給を受けられるように外来化学療法室を開放したりと、問題が発生するたびに災害対策本部から対応策が提示され、患者さんが安心できるように対処しました。ただ、通信が途絶えたことで、がん終末期の患者さんの安否などを確認する術もなく、退院調整看護師としては来院した患者さんに対応することしかできませんでした。

3月11日は週末であり、検査や手術のための予定入院はキャンセルさせていただく等の対応をとりました。17時の時点で約70床の空床がありましたが、盛岡市周辺の被害があまりなかったため、地震で被災した患者さんの搬送はほとんどありませんでした。

翌日には、ALS等の重症の患者さんがヘリ搬送されたりしましたが、病院として混乱を来たす数ではありませんでした。まだ3月で気温が低かったので、家庭の暖房が十分ではないために介護しきれなくなったお年寄りが救急車で来院するなど、日頃、経済的理由等から介護サービスを利用していなかった方が、搬送者の中に多いように思いました。

❷震災から日が経つにつれ、退院調整が困難に

震災から4日目に、ようやく沿岸地域から複雑骨折の患者さんが数名搬送されました。被災から時間が経過しているため、下肢の切断を余儀なくされた方もいました。また、意識消失発作がありヘリ搬送されたけれども、移送中に症状が落ち着き、検査の結果、入院の必要性がないと判断された事例がありました。その際、地元との連絡方法や帰宅する手段がなく、盛岡市近郊の避難所を紹介するしか方法がない方もおり、現地でのトリアージの難しさについて考えさせられました。

自治体の救済制度で、盛岡市近郊の温泉施設や盛岡市内のビジネスホテルが避難所扱いになりましたが、病状に問題がなくADLが自立している方以外は、病院としては積極的に勧めることはできませんでした。入院治療をし、症状が改善しても地元に帰ることができない方でも、避難所移行後のこころのケアの問題等も考慮すると、避難所に移れる方はごく少数に限られていたと思います。盛岡市内では、特養や老人保健施設などがショートステイの利用者をいったん自宅に帰し、被災者を受け入れる調整をしたようでしたし、在宅酸素療法中や人工呼吸器装着の患

者さんが主として入院できるよう、ベッド調整をした病院もありました。

　震災から日が経つにつれ、急性期病院である当院からの患者さんを積極的に引き受けていた病院や施設も、やがて調整が滞りがちとなり、一般の患者さんが転院する際も普段よりも時間のかかる状況が続くようになりました。また、がん終末期の患者さんの療養の場が限られ、「自宅で」「ホスピスで」という希望に対応することができず、当院で永眠されたり、療養病床への転院を余儀なくされた方もいました。

　被災地では、入院した患者さんが帰る家がないのは当然で、役場や病院、地域包括支援センター等の介護関連の施設が被災していますし、家族さえも、震災の犠牲になっていたり、行方不明の方も多数いました。退院支援を進めるにも手がかりがなく、普段では考えられないような状況でしたが、このようなときだからこそ、限られた資源を活用しながら、個々の事例に対して従来どおり退院支援スクリーニングをし、問題点を抽出して倫理的配慮をしながら、主治医の方針に沿って退院先を検討することが大切であると実感しました。

❸地震後、家族に見守られ、がん終末期だった義父が息を引き取る

　私は、震災のちょうど半月ほど前から、在宅でがん終末期の義父の介護をしていました。地震当日、自宅に帰ったのは21時頃だったと思います。8畳の部屋に置かれた介護用ベッドのまわりに、義母と夫と近所に住む私の母がいました。ランタンを灯した薄暗い部屋の中に石油ストーブが焚かれ（阪神・淡路大震災の後に必要を感じて購入したもので、16年間一度も使用しませんでした）、その上にやかんが置かれ、お湯が沸いていました。義母が「訪問看護師さんが、痛み止めの薬を届けるのに、普段なら30分もかからないのに、信号もつかず渋滞だったそうで、2時間もかけて来てくれて、さっき帰ったよ」と教えてくれました。その晩その薬がなければ、義父は耐え難い痛みに耐えなければならなかったことを思うと、そういう家庭は我が家だけではないでしょうに、見回りも兼ねて訪問してくださった看護師さんの行動に、病人を抱える家族として感謝の気持ちでいっぱいでした。

　その夜から電気が復旧するまで、同じ部屋で5人が暮らしました。夜

になれば、街灯の明かりもなく外は真っ暗、ガソリンも手に入らず車も通っていないけれど、被災地とは比べものにならないくらい恵まれた環境だったからこそ思うのでしょうが、義父の終末期に家族みんなが寄り添うように過ごせたことは、ある意味、幸せな時間でした。義父は沿岸部の大槌町の出身で、電話が通じるようになった際、親戚が津波で亡くなったとの知らせを受け、その翌朝、眠るように亡くなりました。

発災後5日目でしたので、亡くなった方が多くて火葬も1週間以上できず、物流が悪くて花も手に入らない状況での葬儀で、家族としてはさびしい思いがしました。そして、震災で亡くなられた方々の無念さ、悲しみの大きさを思うと、言葉もありませんでした。

＊

震災後の退院調整活動の中で見えてきたことの1つとして、コミュニティのあり方の変化があげられます。核家族化が進み、家と家とのつながりが希薄になりつつあるこの時代に、我が家のような状況があったり、同居家族がいない患者さんには、兄弟、甥、姪、遠い親戚など、それまで疎遠だった方がキーパーソンになることを快く引き受けてくださったりと、従来の連携の範囲を超えて絆が強まったように感じることが多々ありました。

被災地の状況を見ると、課題も多く簡単に「復興」という言葉を口にはできないという思いは当然ありますが、このような状況の中で芽生えてきたものも確実にあることを実感しながら、今後も患者さんや家族が安心して退院できるよう支援していきたいと思います。

（退院調整看護師・看護師長補佐　古舘　美佳）

地域基幹病院からの災害対応派遣としての役割

❶大震災から1か月後、県立病院の医療支援派遣で被災地へ

3月11日の東日本大震災から1か月が経ち、私は地域基幹病院から災害対応派遣の一員として、被災地域にある県立病院の医療支援を目的に被災地へ入りました。

震災の当時、被災地にある病院の医療スタッフは、病院の屋上へ患者さんを搬送し、自らも命をつないだ瞬間から活動を続けたと聞いていました。被災地域に入ると、想像をはるかに超えるほどの甚大な被害状況を目の当たりにしました。大津波は平地に広がる町のすべてをのみ込み、海岸から数kmの位置にあった病院は、建物こそ残っていましたが、周辺の美しい松林や砂浜、近隣の店やホテル、橋や道路の何もかもが失われていました。唯一、建物の土台だけが残り、その場所にあったことを示していました。がれきさえも残っていない海水の残る泥の陸地は、遠く水平に広がる水田のようでした。町は壊滅状態と報じられ、多くの命が失われたことを思うと胸が詰まり、言葉になりませんでした。

　災害から1か月が経ち、災害中期に入った被災地には、地域のコミュニティセンターを拠点とした診療所が設置され、全国から派遣された医療スタッフが集結し、地区ごとの公民館などにも診療室が設置されていました。被災地区の全域を対象とした医療活動は、近隣から訪れる患者さんの診察、高齢者施設や自宅への訪問診療まで積極的に行われていました。遠方から2週間クールで総勢10～20人ほどの医療スタッフを派遣している自治体や大学病院は、この時期に派遣支援の打ち切りを打診し始めており、災害医療は急性期から慢性期へ移行する時期でした。

❷老老介護の家庭への訪問診療

　すべてのカルテは流され、個人名簿、住所録、受診録もなく、どこに健康問題を抱えた人がいるのか、通院していた人は現在どのように過ごされているのかをたどる術もありません。地域に残った施設や病院のスタッフ、患者さん、行政や保健師から情報を得て、地域の現場に一歩ずつ足を踏み入れ、カルテを作成することが最初の仕事でした。

　北九州の病院の災害派遣医療チームの保健師から引き継ぎを受けた訪問診療のケースは95歳と94歳のご夫婦で、妻は認知症のため夫が老老介護をしているので安否確認をしてほしいという内容でした。4月上旬の雨が雪に変わる寒さの中、地図を頼りに近所の人に聞き歩き、やっとご自宅を訪問することができました。大声で呼んでも物音がないため、やむなく2階に上ると、高度の難聴がある老夫婦は布団を被り眠って

いました。自己紹介をしながら血圧測定を試みましたが、認知症のある妻は応じてくれず、しばらく認知症の程度を把握しながら会話を進めることでやっと応じてくれました。医療者に少しずつ慣れてくると「おちゃっこ（お茶）をごちそうする」と言い、1階の居間に私を案内してくれました。階段を1人で下りることができ、けがや病気の様子は見られず、しっかりした歩行の様子を見ることができて安心しました。

　どこからかお茶の道具を持って来ると、「ストーブつけて。お湯を沸かすから」と言いましたが、ストーブの灯油タンクはカラ。あたりを見回し、納戸の前に残りわずかな灯油缶を見つけ、灯油を注ぎました。見つけたマッチはすべて湿気ており、この寒さの中、しばらくストーブは使用された形跡はなく、昼間、暖をとるために風呂に入っているのだと理解しました。テーブルの上には、自宅を訪れた医療者以外のスタッフが安否を気遣う内容の手紙が残されていて、孤立している訳ではないと知りましたが何枚も着込んだセーターは排泄物で汚れていました。着替えや洗濯、衛生状況などが気がかりでした。

　現地ではケアマネジャーや介護支援者はまだ活動できる状況ではなく、水や電気、ガスは復旧の見込みもありませんでした。被災しながらも難を逃れた老老介護の夫婦にとって、生活環境を整えることの難しさを感じました。近所に姪がいるという報告とは異なり、娘は千葉県に在住し、震災後一度来ただけでした。夫は内服薬を切らし困っていたため、医師が希望する薬を処方し、地区の診療所に届ける手配をしました。

❸被災地の病院長とともに避難所訪問

　翌日、被災地の病院長とともに地区の避難所を訪問しました。院長は避難所で暮らす人たちだけでなく、災害対策本部の職員にも血圧計を配り、「あなたたちが体を壊してはいけない」と、疲労した心と体を労り、長くかかるであろう復興までの道のりをともに生きるために、声をかけ続けていらっしゃいました。

　震災から1か月経っていましたが、避難所では院長が無事で診療所を立ち上げたことを知らない方も大勢おり、地区を訪問してはじめて、細かい情報が届いていないことを知りました。院長は「道もない。車も

ない。歩けない。病院になんか来られないから、病院が住んでいる人のところへ行くのだ。院長も生きている。病院は必ず再建する。地域に病院があるから、安心してほしいと伝えることだ」と、私たちに教えてくださいました。情報の伝達手段もない被災地では、自らが歩いて声を出し、情報を発信し続けなければ住民に伝わらず、急性期から慢性期に移行するいま、私たちがその役目をするべきなのだと思いました。

　座位が多い避難所の方たちとともに体操をしながら、「何か心配なことはないですか」と声をかけると、避難所の隣の自宅で老夫婦を介護しているという女性が心配事を打ち明けてくれました。震災の後で体調を崩した高齢者を隣町の病院に連れて行き、肺炎で入院したそうですが、退院時に紹介状と退院証明書を渡され、地域の病院を受診するように医師に言われたとのこと。「おばあちゃんは歩けるから車で診療所までは行けるけど、おじいちゃん歩けないから、どうやって連れて行ったらいいの？ おじいちゃんの薬がもうないのに……」。被災した病院宛の紹介状——避難所を訪問しなければ、声をかけなければ見つけることができなかった紹介状は、ようやく院長の胸ポケットに届けられました。

＊

　外来に通院されていた患者さんの安否情報を細かく書いたメモを見ながら訪問に向かう看護師さん。病院スタッフと暮らす仮宿舎で、仕事の後に全員分の食事を用意する看護師さん。どの看護師さんも生き生きと明るく、きびきびとした姿で働いていました。被災地で私たちができることは、支援というものではなく、「地域の人たちと私たちはともにある」という姿勢を伝えることだけでした。

　被災された皆さんは、食べること、寝ることに必死で毎日を過ごしながら、立ち上がり、自分たちの役割を見つけ、余震に対する不安を抱えながらも、自らを奮い立たせて歩き始めていました。その歩みは一歩一歩力強く、いまも前へ進んでいます。復興に何年かかるかわからない甚大な被害を被った街にとって、必要な支援が必要なときにいつでも届けられるように、私たちはいつでもともにつながっていることを伝え続けていこうと、強く心に刻みました。

（寺口　恵）

File 9

岩手県

「こころのケアチーム」の活動を通して

鈴木 貴子 岩手県立南光病院 看護師長補佐

震災後の当院の状況

　3月11日14時46分、岩手・宮城内陸地震を上回る揺れを経験しました。当院は免震構造でしたので、内陸地震のときはほとんど無傷でしたが、今回の揺れははるかに強く感じました。精神科単科病院である当院の看護師は、揺れと激しい音の中、声を上げる患者さんに対応しながら、隔離室の開錠、拘束患者をはじめとした患者さんの安全確認、電気錠や窓など内部損傷の確認等、病棟内を走り回っていました。電源が確保され、多くの患者さんが声を失って見入るテレビ画面からは、同じ岩手県で起こっていることが信じられないような津波の映像が映し出されていました。

　市内は電気、水道が止まり、ガソリンの供給が足りないために自宅の片づけもままならないまま、病院に泊まり込んで勤務する職員がいました。夜勤などの勤務調整と人員確保をしながら、患者さんの安全確保に努めました。沿岸の被災地域には、全国からDMATをはじめ多くの医療応援が入っていましたが、当院ではこころのケアのニーズが高まる時期までは院内に残る患者さんの安全に努め、沿岸の県立病院への応援派遣などを行っていました。

大槌町での「こころのケアチーム」の活動

　震災後、被害が甚大だった地域には、他県からの「こころのケアチー

ム」が入り始めていましたが、当院に派遣要請が入ったのは、大槌町に入っている神奈川県チームが調整のとれない1週間のフォローでした。医師2人、看護師3人、精神科ソーシャルワーカー2人、臨床心理士と作業療法士各1人で2班に分かれ、活動しました。

❶大槌町の被災状況

大槌町は、町長をはじめ町の幹部のほとんどが津波の犠牲者となり、行政機能が十分に働いておらず、医療機関も県立病院をはじめ、開業医、薬局すべて被災していました。通信手段は、携帯電話docomoの中継拠点があったものの、つながらないところも多く、ほとんど圏外の状態でした。衛星電話の設置も十分とはいえず、各避難所への情報提供と各避難所からの情報の集約ができなかったため、現場対応が中心になっていました。交通手段は、無料バスが1路線しか動いておらず、具合が悪くても患者移送バスを利用して避難所で診療を受けるか、巡回の医療チームが来るのを待っている状態でした。

❷「こころのケアチーム」の活動

大小40か所余りの避難所には、県内外の派遣保健師が常駐または地域巡回しており、避難所の施設担当者とともに支援活動を行っていましたが、支援者でありながら被災者でもある地元の保健師や施設関係者の負担は大きいようでした。このような状況で、心理状態としては災害後のプロセスでいう「ハネムーン期」から移行してきている時期であり、様々なストレス症状が出始めるであろうということが考えられました。

私たち「こころのケアチーム」の活動としては、①町の保健師リーダーとの連携、②避難所の代表者や保健師との連携とこころのケアチームの広報活動、③神奈川県チームからの引き継ぎと継続巡回、訪問していない避難所への巡回、④他のこころのケアチーム医療機関等との連携、⑤診察・処方・相談、を目的とし、スムーズに次のチームへの引き継ぎができるよう活動しました。

1班の活動としては、中心的に活動している地元保健師のリーダーとの連携を行うことから始めました。この地域は津波で避難した後に火災が発生しており、津波からは逃れたものの、火災のために命を落とすか

もしれない、という極限状態を経験しています。地元保健師は援助者として、保健活動はもとより、全体的にも中心になって支援しなければなりません。被災から2週間が過ぎ精神的な疲労もピークに入ってきているため、精神科疾患患者のフォローや避難住民の精神的な面について援助し、今後の保健活動がスムーズに行えるよう状況を伝え、負担の軽減につながれば、と考えました。

避難所の巡回では、避難所代表者との連携を重視し、こころのケアチームの紹介と、災害後のこころのケアについてのリーフレットを配布して回りました。中規模以下の避難所では、メンタル的な部分を含め、「ともにがんばっているので必要ない」との意見をいただくところもありましたが、私たちは問題のある方を探しているのではなく、困ったときの"相談先"として気に留めてもらえればよいこと、援助者の方が疲れたら、"気持ちを吐き出して楽になる場所"にしてもらえればよいこと、を伝えて回りました。

避難所では他のこころのケアチームや医療チームも巡回していましたが、こころのケア活動については互いに連携が必要ではないかと強く感じました。そこで、朝の保健所での保健師ミーティングや、夕方の災害対策本部での医療班ミーティング、日赤の活動拠点などに足を運び、チームの活動範囲の紹介、大槌町を担当する当院と、継続する神奈川県チームの紹介などをしていくことで互いの連絡方法を伝え合い、ネットワークをつくることができました。

2班は、このネットワークにより、他職種チームからの診察依頼や相談、訪問の要請が増えていきました。薬が流されて内服薬のない方、受診する交通手段がなかったり、診療してもらえず困っている方、うつ病が再燃し部屋から出られない自宅避難の方、不眠を訴える方、団体生活に慣れないと不安を訴える方、援助者として子どもの対応がわからないと訴える方など、診察・相談の内容は、精神科の患者さんのみならず多岐にわたっていました。症状に応じた処方や通院までのつなぎ処方、専門医による診察、滞っていた情報を提供して不安の軽減をはかるなど、私たち精神科スタッフは、"安心して話せる場をつくる""寄り添い、そ

ばで話を聴く"ことに努めました。

　学ぶことも多々ありました。ある避難所で処方をしたときのことです。昼と夜の薬を袋に分け、ひと目でわかるように大きくペンで書いたつもりでした。すると、「夜はろうそく1本なんだよな……」と、そばにいた人のひと言。確かに、大きく書いても暗がりにろうそく1本では見えにくいかもしれません。また、薬を確認したときに、残薬数があっていないことがありました。手で触ってわかるように、袋やシートの切り方を変えて安心していただきましたが、災害時にはいかに細かな工夫が必要か考えさせられました。

今後に必要なこころのケア活動

❶援助者のストレス対策

　今回お会いした地元の医療者は、自身も被災者である場合が少なくありませんでした。「いろいろな方が見舞いに来てくれるのはいいが、"がんばれ"と言われるのがつらい」「気持ちを切り替えられない」「自分のことも何もしていないのに……」という訴えが聞かれました。

❷子どものケア

　私たちが訪れた大槌町は、早期に被災した子どもたち自身がボランティアを始めた地区なので、疲労による互いの小さなトラブルが既に出てきていました。避難所で子どもたちと遊んでいたとき、5歳くらいの男の子が「祖母を殺す」という話を淡々としていました。それに対して、高学年の子はなんの反応も示していませんでした。また、「親を探しに行く」と言って、夜になると外に出て行こうとする幼児の話も聞きました。子どもにはていねいにフォローしていく必要があると思います。

＊

　今回の震災では他県から多くの支援をいただき、現在も続けられています。しかし復興にはかなりの時間を必要とします。同時に、被災された方々や援助されている方々への精神的なフォローも、長期にわたって必要とされます。今回は1週間の活動でしたが、今後は地元である私たちが継続してかかわり、ともにがんばっていこうと思います。

File 10

岩手県

避難所での支援を通して見えてきた課題
認定看護師チームの活動から

伊藤 ゆかり[*1]、小石 明子[*2]、石亀 桂子[*3]、小笠原 千恵[*4]
岩手県立中部病院 [*1]緩和ケア認定看護師、[*2]感染管理認定看護師、[*3]皮膚・排泄ケア認定看護師、[*4]摂食・嚥下障害看護認定看護師

　岩手県内陸部に位置する当院は、震災後、地域連携支援活動として、沿岸部の県立病院へ医師や看護師を派遣する急性期診療応援と、被災患者を受け入れる後方支援を行いました。災害支援ナースの募集をきっかけに、当院の認定看護師（緩和ケア、感染管理、皮膚・排泄ケア、摂食・嚥下障害看護）で話し合い、全員が災害支援ナースの登録に賛同し、認定看護師チームを結成することになりました。看護科に、認定看護師の専門領域の知識技術を活かし、避難所の現状にあった支援を行う災害支援ナースとして活動したい旨を申し出、岩手県看護協会に支援希望と経緯を説明し、認定看護師チームでの災害支援ナース活動の要請を受けて現地に向かいました。以下にそれぞれの活動報告をまとめます。

緩和ケア認定看護師

　がん患者さんとそのご家族と向き合う体験を通して、思いを語ることは、正常なストレス反応の回復を促進するうえで大切であると感じていました。被災者の方々の思いに耳を傾ける「聴く」という行為を通して、心の痛みを和らげるような支えがいくらかでもできればと思い、活動に参加しました。
　実際に活動に参加したのは震災から40日余り経過した時期で、訪問した避難所の多くの方々は、震災直後の危機的状況から幾分落ち着きを取り戻し、受け入れ難い現実や慣れない避難所での生活に適応し始めた

状況でした。そこで、「聞き出す」ことにこだわらず、血圧測定の身体援助を通してコミュニケーションをはかり、「体や気持ちの面」で困っていることについて、日常会話を交えながらくみ取るよう努めました。震災当日の壮絶な状況を話され、全財産を失った悔しさ、大切な家族を失った悲しみと、今後に対する不安などを語っていただきました。話を聞くことしかできませんでしたが、その思いを誰かが受け止めることが必要だと、この活動を通じて感じました。

また、医療的処置が必要な精神症状か否かの判断を的確に実施し、専門チームへつないでいける判断力と、継続してかかわれるマンパワーが必要と感じました。避難所ではこころのケアチームの医療団が巡回しており、保健師の判断の下、情報が提供され、医療的治療が必要な方への対応ができている状況でした。今後、仮設住宅への入居とともに個々の生活に戻ったときに、それぞれの孤独感を地域としてどう支えていくかが、継続して取り組んで行くべき課題であると感じました。

感染管理認定看護師

多くの被災者は衛生状態の万全ではない避難所で生活しており、感染症のリスクが高いことは容易に想像できました。避難所に生活している人々を感染から守りたい、そのためには避難所の感染リスクを判断し、支援したいと考え、活動を希望しました。

避難所は人々の生活の場であり、病院で実施している感染対策の常識は適応せず、水や物資、環境等も限られています。いまここでできる最善の方法は何か、現在あるリソースで臨機応変に対応することを心がけて活動しました。活動中に近隣の避難所よりインフルエンザ患者と感染性胃腸炎患者の隔離要請があり、環境整備や患者指導を保健師とともに実施し、感染拡大は見られず経過しました。今回はタイムリーな対応ができましたが、現場の感染管理の主導者である保健師の業務があまりにも多いことがわかり、非常時にも同様に実践できるか危惧されました。

災害から1か月以上が経過していたため、派遣された避難所は自治が機能し、清潔が保たれ、環境の悪化は見られませんでした。災害直後

から時間の経過とともに環境は変化し、感染リスクと必要な支援も変化していきます。現状を的確に判断しつつ、長期的な視点をもち、感染症拡大の予防に向けた活動を行っていく必要があり、その体制づくりが必要と考えます。災害時の最大のリソースは人であり、将来的には、災害時の感染管理を主導する専門的なチームと、その支援体制を確立することが必要であると強く感じました。

皮膚・排泄ケア認定看護師

　避難所での褥瘡発生や、ストーマ保有者の装具が津波で流され困っているという報道に、自分も何か支援ができないかと自問自答しておりました。避難所で生活している避難者に対して、認定看護師として専門的知識が発揮できるのかという不安もありましたが、少しでも支援したいと考え、希望しました。

　初日は、保健師の活動支援や避難者の健康管理などを行いました。3日目に、保健師と摂食・嚥下障害看護認定看護師とともに、在宅で介護を受けている方を数名訪問しました。褥瘡がある方にはその処置方法や予防について、オムツ使用者にはスキンケアの方法やオムツの当て方、選択方法について、介護者に説明しました。避難所でも、排泄介助を必要とする避難者に対して、介護負担軽減を考えたケア方法を説明しました。介護している家族は、震災の疲労と避難所生活でのストレスから、介護放棄する状態にまで達していました。介護負担を軽減するために何をすべきなのかを考えさせられ、短期間の支援では、介護負担を軽減するにはつながらないことも実感しました。

　震災前の地域医療支援が、震災により機能停止している状況の中で、排泄管理やスキンケア、褥瘡予防に対してどのような支援ができるかが課題であると考えます。また、梅雨や夏を迎えるにあたり、スキンケアや入浴ができない避難者への清潔ケアも支援することが必要です。避難所では適切なオムツ選択を指導するスタッフがいないうえ、スキンケアに対しての知識も不足している状況にあります。また、指導を行っても継続的な介入ができない環境であるため、長期的な支援が必要です。

摂食・嚥下障害看護認定看護師

　避難所で肺炎が増加し、その要因として口腔内の清潔が保たれていないということを知り、認定看護師としての知識を活かし、何かできることはないかと思い、活動を希望しました。
　在宅で介護している方とグループホームで生活している避難者を訪問しました。グループホームでは、スタッフが利用者さんに歯磨きを実施しているようでしたが、義歯のケアが十分に行われていない状況で、口が乾燥している方が数名いました。そのため、今後の肺炎予防のために口腔ケアの仕方や唾腺マッサージについて指導しました。家庭訪問では、褥瘡と嚥下障害がある方の自宅を訪問しました。訪問時、その家族の表情と言動から介護の疲労とストレスがあることを感じ、1回だけの訪問で多くのことを指導するのは状況的に困難であると判断し、必要最低限の食事介助の仕方と口腔ケアの方法についてのみ、負担にならない程度に説明しました。
　震災から1か月経った状況としては、多数の災害支援ナースが活動している避難所で生活している方には、タイムリーに支援が行われていました。在宅における支援については、状況が把握されておらず、支援の不足を感じました。今回の支援を通して、ケアが必要と判断しても、家族の置かれている状況を考慮すると、必要最低限のケアしか提供できないつらさを感じました。今後も地域と情報交換しながら、必要な専門分野の支援を継続できるようにしていくことが重要だと考えます。

＊

　今回のような大災害の場合、情報が少ないことから、迅速な支援ができない状況があります。専門的な視点をもって状況を判断し、情報発信と支援要請を行っていくことが重要だと考えます。様々な領域の認定看護師がチームをつくり、現地で活動することで、多角的視点から問題を抽出し、協力して質の高い細やかな支援が可能となったと思います。
　限られた支援ではありましたが、この活動報告から、継続的な支援につながり、被災地の復興に貢献することを願ってやみません。

File 11

岩手県

「魔法の白衣」に後押しされて
東日本大震災体験談

佐藤澤 満利子、佐々木 厚子、鎌田 聡、佐々木 和子*
弘慈会 宮古第一病院 *統括本部長

大震災発生！ そのときスタッフは

　2011年3月11日14時46分、突然の巨大地震が発生し、市内防災無線で沿岸部に大津波警報が発令されたというアナウンスがありました。外来患者様の悲鳴が巻き起こり騒然とした中、職員は階段を使って1階から3階ホールまでの避難誘導を行い、同時に1階ホールに緊急災害対策本部を立ち上げ、情報の共有と連絡網の1本化をはかりました。

　まず、入院患者様と職員の安全と設備等に異常がないことを確認しました。次に津波対策に備え、地下の厨房より食材・物品等を東館2階会議室へ職員がリレー方式で移動させ、仮設厨房としました。これにより、備蓄の飲料水・食材等で食事を提供することができました。

　病院前の市道は浸水が始まり、いろいろな物が流れる光景が目に入ってきました。職員一同にも緊張が走り、さらなる災害対策へと行動を起こしました。すべてのライフラインが不通状態となり、東西病棟の自家発電装置を最低限の電力とすることを余儀なくされました。交通が遮断され勤務に来られない職員、帰りたくても帰れない職員も多く、残った者で148人の入院患者様の安全確保のための体制づくりをはかりました。

　避難所より「薬が流された」「頭が痛い」「かぜ症状がある」「胸が苦しい」などと訴える患者様が当院へ殺到し、暗闇の中、懐中電灯で顔をのぞき込んで対応しました。何人かの職員は着の身着のままで3日間、

外来ホールで過ごしました。患者様への備蓄がもたなくなるという判断から、職員の食事は小さなおにぎり1個だけでした。中身が何もなく塩味だけでしたが、とてもおいしかったのをおぼえています。

　そのうち津波警報から注意報に変わり、21時頃、非番の職員ががれきを避けつつ歩いて病院に駆けつけてくれました。その職員から市内の状況を聞き、愕然としました。「鍬ヶ崎小学校の近くに観光船が乗り上げています。多くの家が倒れ、道路はヘドロのようなにおいがし、長靴で歩くのがやっとでした」。職員も皆、不安で胸が押しつぶされそうになりながら、患者様の不安を和らげるため頻回に病棟を巡視しました。

　3月14日に電気が復旧し、15日以降は食料の支援物資も届き、水道等が復旧し、通常に近い状態に戻りました。24日以降は流通も徐々に改善され、病院自体はほぼ通常の業務ができるようになりました。余震は頻繁に続いていますが、当院に避難した患者様や家族、入院患者様は、体調を崩すこともなく過ごすことができ、安心しています。

被災された方へ私たちができる支援を

　1か月が経過し、病院の業務も落ち着きを取り戻した頃、次に私たちが被災された方々に支援できることはないかと考え、当院の理学療法士、作業療法士とともに、ボランティア活動を始めることにしました。宮古市の避難所19か所の状況を確認する作業から始めました。身体機能低下予防やマッサージ、口腔ケア、また音楽療法士による音楽や会話を通してのこころのケアを行いました。かかわりがもてた方は、「体が楽になった」「足腰の痛いところが軽減した」と話し、スキップをして「こんなに動ける！」と笑顔を見せていました。帰りには手を振り、「また来てくださいね」と感謝の声をいただきました。この笑顔と声は、逆に私たちの励みとなりました（写真1、2）。

　当院では万一の災害を予測し、非常時用にボート6基、救命胴衣330着、土嚢、浸水防止のための堤防の建設等の準備をしていましたが、今回の体験で、予想以上の災害を想定しておかなければならないことを知りました。「災害は忘れた頃にやって来る」を教訓に、あらゆる角度よ

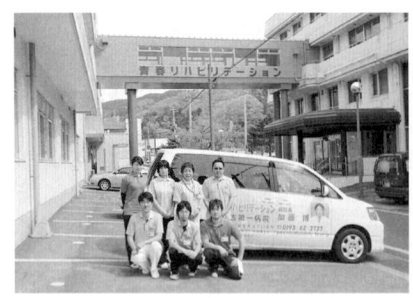

○写真1：災害ボランティア派遣チーム　○写真2：避難所での治療の様子
(総看護師長、PT、OT、社会福祉士、ST、音楽療法士、マッサージ師)

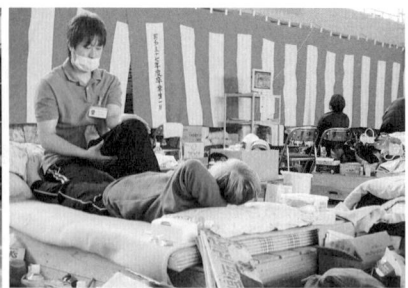

りマニュアルの見直し、環境体制等のあり方を検討していく予定です。

被災現場での体験談

❶白衣の不思議な力

　自分で被害の現状を確認したいと思い、市内の状況を見に行きました。目に映る光景はあまりにも無残で、涙すら出ませんでした。避難所で家族全員の無事を知り、2日間一緒に生活し、職場に戻りました。

　13人の入院患者様の自宅が被災しました。涙を流し訴えてくる家族の力になりたい、少しでも役に立ちたいという思いと、めげている場合ではない、看護師である自分がいま何ができるのかを考えました。白衣は不思議な力をもっています。白衣を着ると「しっかりしなさい」と言われているようで、勇気がわいてきました。　　（回復期リハビリ病棟看護師）

❷甚大な被害を受けた地域で専門職として貢献できたことが誇りに

　公休の日、自宅から30km離れた場所で地震にあいました。「逃げろ」の声と、なんとも言えない音に何が起きているのかわかりませんでしたが、高い場所まで走り、後ろを振り向くと、家が破壊されがれきが道路に押し上げられ、避難した人たちが茫然と海のほうを眺めていました。一瞬の出来事に、「これ何？」と声も出ず立ちすくんでしまいました。

　数分後、私が医療者であることを知っている地域住民から、「水に浸かっていた。早く看てくれ」と、歩行困難の高齢者を引き渡されました。大声で「手伝ってください」と叫ぶと、近隣住民が自宅にその方を入れ、

着替えを貸してくださいました。次に、4か月の子どもが水に浸かり、鼻と口に泥が入っている、と連れて来られました。救急態勢もない状況でしたが、「自分にできることをしよう」と自分自身に気合いを入れました。口の中の砂を指で取り除き、鼻の泥を口で吸うと、泣き声が出たので安心しました。体を温め、マッサージを家族やまわりの人にお願いし、少し泣き声が強くなったので避難所に送り届けました。

　90歳過ぎの女性が「水に浸かっていた。早く看てくれ！」と畳に乗せられて運ばれてきました。体は冷たく呼名反応がありません。口の中には黒い泥が入り、取り除くため入れ歯を外そうとしましたが、寒さで硬くなり開口は困難でした。ボールペンにタオルを巻き、口を開けて土砂を取り除きましたが、入れ歯は外せず、残念ながら息絶えてしまいました。ご家族から「亡くなったのはうちの母さんだけでない。ほかの人は津波に流され、寒いまま亡くなった。母さんは布団の上で亡くなったので、それだけでもよかったと思う」と、感謝の言葉をいただきました。

　また、母親が見つからないご家族を自宅に2日間泊めました。住む家と家族全員の無事が確認できた私は、このご家族にどのような声をかければよいのかとまどいましたが、私自身も親戚を15人亡くしました。

　震災から3日目、がれきをよけながら職場に戻ることができ、患者様と職員全員の安否を確認してホッとしました。それから2か月が過ぎました。いま想うことは、ライフラインが不通となり、職場を案じつつ地域に残り、看護師として貢献できたことに誇りをもっているということです。今後も看護活動を続けていきたいと思っています。

（回復期リハビリ病棟看護師）

＊

　不安で試行錯誤しながら毎日の行動をしているとき、突然、前・岩手県看護協会長と同行の方々が当院に来てくださり、被災者の見舞い、心遣い、激励の言葉をいただきました。このことがどんなに励みとなり、心強かったことでしょうか。1人ではない「輪」「和」があるのだと、感謝の気持ちでいっぱいでした。前・看護協会長の仰った「魔法の白衣」に後押しされながら、最後まで白衣でいようと誓っています。

File 12

岩手県

東北地方に暮らす
こころのケアの一員として

安保 寛明 智徳会 岩手晴和病院 社会復帰支援科長

震災後の病院の状況

　震災発生時、私は職場にいました。岩手晴和病院は400床余りを有する精神科と内科の病院で、10代の方から80歳を優に超えた終末期の方がいます。病院のある盛岡市は災害によるインフラの被害が少なかったため、震災による精神的不調を訴える患者さんはそれほど多くはありませんでした。しかし、津波の被害を受けた沿岸地域にお住まいの方には、震災をきっかけにした精神的不調の訴えが増えてきており、カウンセリングや薬物療法を必要とするケースもあります。

　当院は震災による建物の倒壊などはありませんでしたが、停電のため生命維持関連機器やエレベーターが停止したため、燃料による自家発電で生命維持関連機器を維持し、多くのろうそくと少しの懐中電灯で明かりを灯しました。食事は、看護師も作業療法士も臨床心理士も事務職員も列になって、バケツリレー方式でそれぞれの病棟へ配膳しました。食材が不足していたものの、管理栄養士が必要最小限度のカロリーを確保できるようにメニューを維持するなどして、病院の職員全員が団結し約48時間の停電を乗り越えました。その後もカロリー少なめの食事が続きましたが、診療をほとんど停止することなく、1人の死者も出さずに震災を乗り越えることができました。私は、配膳リレーや対策会議への参加など、病院の一員としての行動に努めました。

　3月下旬以降、私の病院は、岩手県沿岸部で公的業務に従事する方々

の精神的負担に対する支援活動を始めました。公的業務には様々なものがありますが、いずれの職種の方でも精神的負荷が高い状況であることが容易に想像できます。限界も多い仕事ですが、少しでも彼らの精神的負担が少なくなるように努めて行動しています。

中間管理職としての職員への支援

　私が統括する社会復帰支援チームは、看護師、作業療法士、臨床心理士、精神保健福祉士、音楽療法士など15人の多職種チームで構成されています。私の部下たちも、それぞれの場所で様々な事情をもって震災を迎えました。出張中に震災が起こり、6日間も自宅に帰れなかった者、実家が津波で被災して親戚数名が亡くなり、母親が自宅を失った者、実家が福島第一原子力発電所から遠くない場所にあり、家族の避難に尽力した者、娘の職場が津波で流されて、数日後に安否が確認された者など、職員自身の命は助かったものの、精神的負担の大きな状況でした。

　病院全体でも休暇への配慮通知がなされ、私の部署では震災後2週間以内に連休がとれるように勤務表を組み直すとともに、休養をとることと互いに休養について配慮することを申し送りで推奨しました。また、被災地の病院から当院へ着任予定だった職員がいたため、すぐに安否を確認し、就職の意思確認をしたところ、「被災地での復興支援をしてから着任したい」との申し出があったため、当院への着任を遅らせました。このように、自分の部署の職員たちには、1人ひとりが直面している状況を軽視せず、時々家族の状況を聞くようにしました。

地域で暮らす精神障がい者のアウトリーチ

　職場は地震から2日後の3月13日に停電から回復しました。携帯電話の電源が確保でき、メールが受信できるようになると、30通を超えるメールが届きました。友人や仲間からのメールにうれしさがじわりとわき、同じように自分も沿岸部の方々の応援をしたいと思うようになりました。そこで、昨年（2010年）12月に研修で招聘してもらっていた宮古市の障害者支援センターに応援に行くことにしました。

宮古市の人口はおよそ5万8,000人でしたが、今回の震災により死者356人、行方不明者1,301人、家屋倒壊4,675棟にも及びました（2011年3月29日現在、岩手県災害対策本部）。3月中に多くの病院は診療再開ができたものの、精神障がい者のグループホーム17軒のうち4軒が津波で流され、他のグループホームでも世話人が被災して、食事が出ない、水が出ない等の被害を受けました。

　震災から2週間後のある日、私は宮古市の障害者支援センターの職員と合同でアウトリーチ（訪問活動）を行い、宮古市と山田町で自宅にいると思われる精神障がい者のお宅と避難所を回りました。保育園、小学校、中学校、お寺などが避難所になっていて、体育館などのスペースにたくさんの人が寝泊まりしていました。声が聞こえやすい環境なので、明るい声が響いているように感じますが、よく見ると1点を見つめて横になっている人が何人もいました。体や心が疲労してきている人がいることを感じ取りました。

　まずすぐにできることからと思い、支援センターの職員を通じて効果的な支援物資の調査をしたところ、サイズの大きい/小さい衣類や靴などが不足していることがわかったので、4月上旬にリクエストの高かった支援物資を送りました。その後、私の支援は徐々にこころのケアの具体的なプログラムに移行し、6月からは「こころの元気サロン」という名称で、心の元気を増進するためのイベントを月1回開催しています。

被災地域に住む人たちへのこころのケア

❶「誰かが休むために自分が支援する」と考える

　震災以降、被災地では少ない医療資源に患者さんが集中し、多くの病院や公的機関で人手不足が発生しています。外部地域から支援に行く人は、自分ではこころのケアをしている実感がないかもしれませんが、支援者のおかげで休養できる誰かがいるかもしれません。「自分がこころのケアの担い手になる」と意気込んで、技術面で無理をしないでほしいと思います。「誰かが休める」というくらいの貢献でも、行動することの意味は十分に大きいのです。

❷相手の自尊心を守るケアを

　被災地でのかかわりでは、「助ける」という情緒的関与はかえって悪影響である場合があります。「助ける」という行為を受けると、助けられた人は「自分は人に助けられなければならない人間なんだ」と自覚せざるを得ません。そのような心理過程を相手に負わせてしまったときには、助ける行為は自信を奪う行為になりえます。

　誰かを支援する場合、当事者の主体性を奪わないことが重要ですが、支援する相手が頼られることに生きがいや価値観をおく人であればあるほど、このことの重要性が高くなります。今回の主な被災地である沿岸地域では、漁師や消防士など、頼られることや力強いことに価値をおく文化的背景をもつ方が多くいます。そのような人たちを支援する場合は、1人になれる時間をつくる、彼らが主体になって行動できる機会をつくるなど、自尊心を保持できるような工夫が必要です。

❸支援者を通じて支援のリレーを

　私が被災地でしてきたことは、被災者への直接的な支援というよりは、支援者に対する支援でした。また、私は複数の友人や知人から、激励のメールや支援物資など多様な支援を受けました。つまり、私は支援を受けた人でもあり、支援をした人でもあります。

　このような支援のリレーはとても意義深いものだと思います。なぜなら、被災地から縁が遠い人が直接的な支援をしようとしても、その地域や人のもつ文化的背景に合わせたケアをすることは難しいからです。もし被災地から遠い地域の方が、何か行動を起こそうと考えているのでしたら、被災者への直接的な支援だけではなく、被災地にいる人たちに近い誰かが声をかけてくれるようにはかるなどの、間接的な支援を考えてみてはいかがでしょうか。

　東北地方では、震災以前から保健師も看護師も助産師も、人手とその人手を支える財源が不足していました。いま私や私の周囲の人々は、人を助けることの本質に迫る経験を多くしています。皆さんも東北地方へ足を運んだり、身近な東北地方の人々を応援してください。私たちは皆さんをお待ちしています。

File 13

岩手県

平成の大震災・大津波を経験して

松川久美子[*1]、大上 有子[*2]、中村 佳津美[*2]
岩手県立大学看護学部環境・保健看護学講座 講師[*1]、岩手県野田村住民福祉課[*2]

　岩手県三陸沿岸部は過去にも大津波に見舞われ、野田村では「地震があったら、高台を目指して逃げろ」と申し合わせて毎年避難訓練を行ってきました。東日本大震災・大津波では、まさか高い防潮堤を越えて巨大津波が襲来し、自分たちの街がなくなるとは誰も予測できませんでした。災害から3か月を振り返り、野田村の保健師が経験したこと、今後の復興に向けて考えていることを報告します。

〔地域の概況〕
　野田村は岩手県北東部の沿岸に位置し、東側には三陸海岸が広がり、西方には北上山地が連なる。人口4,632人、65歳以上の人口30.2％、年間出生数28人（平成22年人口動態統計）。保健師数2人、看護師1人。
　被災状況は、用途地域（村の人口の8割が居住）の約9割が浸水。死者数28人、行方不明者なし。建築物の全壊308棟、大規模半壊135棟、半壊33棟、一部破損26棟。避難所11か所、避難者数777人。

発災から3日目まで

　3月11日14時46分、野田村の2人の保健師は別々の場所にいました。
　大上保健師は、二戸保健所で開催された地域リハビリテーション研修会に参加していて、自身の活動報告を始めた直後に、大きな揺れに見舞われました。大津波警報が発令され、主催者は研修を即刻中止し、参加者は各々の地元に引き返しました。1時間かけて久慈市まで戻ると、川

岸に残る泥から、津波が遡上し引いた後だということがわかりました。さらに、通り慣れたトンネルを抜けて野田村に向かいましたが、そのトンネルは、第2波、第3波の津波で不通になったことを後で知りました。

野田村に戻ると、地区の消防団から「それ以上進むと危険だ」と街に入る手前で引き止められました。海側の住宅が流れ着き、屋根の一部が見えても、しばらく何が起こっているのか状況がのみ込めませんでした。なんとしても役場に戻りたいと思いましたが、「役場があるかさえわからない。死ぬつもりなら行けばいい」とまで言われ、その日のうちに役場に行くのは断念しました。街灯や自販機など一切の明かりが消え、車の往来がないと本当に真っ暗になり、職場や家族の誰にも連絡がとれず、世の中にたった1人という感覚にさえなりました。幸い近くに実家があったので1泊し、翌朝7時に出勤しました。役場の前の光景は、家や車のがれきが広がり、これまで見えなかった遠くの海が見えていました。気を取り直し、事務所に入り最初に申請書類が無事であることを確認して、血圧計など保健師の7つ道具をカバンに準備しました。災害対策本部の村長に前日の状況を報告し、その後、役場内の避難所で消防に協力して避難者のバイタルサインと問診をとり、必要な人を医療機関に搬送させるなどの救護に追われました。災害から5日目にやっと家族と連絡がつき、自宅に戻れたのは9日目でした。

一方、中村保健師は、職場でパソコンに向かっていました。突然、一斉に携帯電話の緊急地震速報が鳴り響き、続いて大きな揺れが起こり、とっさに保育所担当者と総括主査の3人で野田村保育所に向かいました。保育所の職員や園児と避難ルートの途上で合流し、所定の避難場所に全園児を誘導しました。地震から30分ぐらいして、海沿いの松林の上に白く泡立つものが見え、「まさか？」と津波の襲来に目を疑いつつも、大津波警報から現実の津波であることがわかりました。第2波、第3波の津波が家を壊しながら避難場所近くまで押し寄せてきたので、さらに山側の中学校（避難所）に歩いて避難誘導しました。保育園は全壊しましたが、園児は全員無事に保護者のもとに帰すことができました。

16時過ぎ頃から、中学校には約200人の住民が着の身着のまま避難

してきました。まず学校から用紙をもらい、地区別に避難者名簿を作成しました。次第に収容人数を超えてきたので、高齢者と子どもは優先して国民宿舎（避難所）に割り振り入所させました。20時過ぎに、野田村役場から毛布、水、乾パンが届き、翌日には学校周辺の住民からおにぎりや味噌汁の炊き出しがあり、家族単位に分配しました。また、安否確認に訪れた家族への対応や、津波で負傷した人の救急搬送等の連絡調整を行いました。安否確認、安全確保、食料など必要物品の調達などに追われ、自宅は近くでしたが避難所に2泊しました。

　3日目の朝、職場に保健師と看護師が揃いました。3人が共通してあげた避難所の健康課題は、ワーファリンやインスリンなど継続治療の必要な人が薬を津波に流されて服用できないことでした。早速、事務職と看護職がペアになり、どこの避難所にどんな問題をもった人がいるかの情報を把握しました。この避難者情報は、派遣医療チームが到着後、具合の悪い人をすぐに必要な診療科につなぐことに大いに役立ちました。

　村内の避難所には、両親の安否を心配して帰省した小野寺純子保健師（二戸市）がいて、妊婦をはじめとして避難者の状況把握をボランティアで行っていました。途中から災害派遣に切り替えて、3月末まで野田村の保健師と同様の仕事をしてくれました。

派遣医療チームとの連携

　震災翌日から3月末まで、日本全国から派遣されたDMATや医療チームが野田村に入りました。村に唯一の診療所が流され、薬局も被災したので、4日目に運動公園野球場の放送室に救護所が設営されました。慢性疾患患者の治療継続が課題でしたが、薬不足のため服用分の処方で急場をつなぎ、次の医療チームが必要分の薬を持参してくれました。

　村の保健師は、医療チームに同行して避難者の健康観察をしながら話を聞き診療につなぎました。おくすり手帳を流された方も多かったので、問診では避難者が「スロイツッチャナツブフタッツドォ、アガイノヲヒトッツドォ、コナガアッタッタ」と言うのを、「白い小さな錠剤2錠、赤い錠剤1錠、粉薬だそうです」と医療チームに伝えました。

衣食住などの生活に関する情報は災害本部にもち帰り、次の行政対応の情報にしました。被災者のニーズは日ごとに変化し、4日目になると下着を替えたい、入浴したい、歯を磨きたい、爪を切りたいなど、医療に加えて生活の細々した要望が出始めました。災害本部に伝えたところ、入浴施設へのバス輸送が始まり、必需品の提供につながりました。
　2週目を過ぎた頃には服薬の問題も落ち着き、精神科領域の支援が始まりました。リストにあげていた精神面のハイリスク者を診察してもらい、必要に応じて入院医療につなぎました。2004年から久慈地域ではメンタルヘルスサポートネットワークが機能していたので、緊急でも医療機関とは円滑に連携できました。4月20日から毎週水曜日に「こころの健康相談センター」を開設し、住民や必要に応じて被災者でもある職員も対象として相談を行っています。

派遣保健師との連携

　発災直後から管轄する岩手県久慈保健所が調整を行い、近隣の保健所と市町村から1日4人の保健師・栄養士の応援がありました。派遣保健師への依頼内容は、浸水地域で建物の流失を免れて自宅で生活している住民の健康状態の把握でした。地図や記録の準備と訪問後のデータ整理は、土地勘のある小野寺保健師が担当しました。浸水区域は住宅地図を水色に塗り、避難している世帯は避難所別に色分けして、誰がどこに避難しているかひと目でわかるように整理しました。派遣保健師は、はじめての土地でも地図を見て家庭訪問を行い、定時には情報を得て戻ってきました。このミツバチのような保健師の働きには驚嘆しました。

野田村保健師の活動

　野田村保健師の活動は、朝7時半からの災害本部会議に始まり、8時に村内保健師・看護師の打ち合わせ、8時半に久慈保健所等からの応援保健師等との連絡調整、9時半に医療チームとの連絡調整、10時半から16時まで巡回相談等の活動、16時に関係者が一堂に会して活動報告、17時半以降に記録の整理と翌日の準備を行いました。また、日中の不

在者には、必要に応じて避難所に訪問することもあり、職場で夕食を摂ると、帰宅は21時頃になりました。

　災害時の相談は、精神・身体・知的などの障害、ひきこもり、アルコール、果ては保健以外まで多様な問題が一気に表面化されます。今日はどんな新しいことが要求されるだろうかと不安と緊張の毎日ですが、困難事例が舞い込んだとしても、多職種の支援があるので職場に行けばなんとかなるという安心感があります。災害時は平時と比べて150％ぐらいのがんばりが必要とされ、疲れが抜けずに体が重いこともありますが、住民の話を聞き、暮らしを見て、住民の代弁者としてニーズを行政につなげる役割こそ、保健師ができることと実感しています。

日常を取り戻す保健活動に向けて

　合同慰霊祭が終わった後、通常の役場機能を回復するよう村長から指示があり、年間の保健活動計画を見直しました。事業は基本事業に制限し、各事業ではメンタルヘルスの課題に取り組むこととしました。地区活動は、津波被害の程度を3段階に分けて、「強」（仮設住宅）、「中」（浸水区域で自宅生活可能）、「弱」（津波なし）と重みづけて行うこととしました。今後、「強」地域には、仮設住宅の公民館を中心として、住民の絆を再構築していく保健活動や、全村民を対象にした震災後の健康チェックができる機会をつくりたいと思います。

　最も重要と思っていることは、心身のケアと安心安全な生活再建に向けた活動に、住民自身が参画して村を再興していくことです。その足がかりとして、ボランティアや民生委員、保健推進員、当事者などで構成する「たんぽぽの会」をスタートしたところです。

　私たちの世代が1000年に一度の襲来といわれる大震災・大津波に遭遇してしまいました。津波災害時の保健活動では、日頃の保健活動で得た住民との信頼感や地域のネットワーク資源が最重要だと実感しています。今回改めて、保健師の仕事は住民の生活を守ることと原点を確認し、これまでと同様に、住民や関係者とともに方向性を確認して進めば間違いなく復興できると思います。保健師になってよかったと思います。

File 14

岩手県

岩手県立大学看護学部
学生ボランティア体験記

小川 有希　岩手県立大学看護学部看護学科 4 学年

　私は岩手県釜石市にて東日本大震災にあいました。新聞やテレビ等、主要な情報ルートやライフラインを断たれ、自身が置かれている状況がわからない中、避難者受け入れ施設として機能し始め、人員不足にあった老人福祉施設にて、看護学生という立場を少しでも活かせるのならばと考え、看護師の手伝いを始めました。ボランティアを通して、たくさんの被災者の方々や災害の中での看護師の働きを実際に目の当たりにしてきました。そして、その経験は、災害医療における看護師の役割について考える契機となりました。

老人福祉施設でのボランティア体験

　震災直後の釜石市の主要な病院では、どこに行っても看護師がバタバタと忙しく動き回り、震災によってけがをした方の手当てや救急の病気の方の処置をしたりと、災害看護における救命救急の側面を目にすることが多くありました。震災直後は救命救急が優先され、病院以外の避難所、さらには在宅の被災者の方々への生活までケアを広げるための人員や交通など物理的な側面における難しさを感じました。

　老人福祉施設では、ボランティアとして、震災から数週間後に避難所から移動されてきたくさんの方のお世話をしました。強く印象に残っているのは、避難所に避難してから数十日後に施設に移って来られた高齢の女性で、震災以前は自力で立ったり、歩いたりできていた方でした。

この方は、施設に来たときには、左大腿部の強い痛みから自力で立つことや歩くことができなくなっていました。狭く硬い床の上で過ごす避難所生活によってADLが低下したのです。彼女は、少しの振動でも強い痛みを感じる中、数日もの間、寝返りを打つこともできない狭い避難所のスペースで我慢していたのです。

　そこで私が感じたのは、避難所において看護師が早期に介入し、専門的なケアを行うことができていたら、ADLの一時的な低下や彼女が痛みを我慢する日数を少しでも減らすことができたのではないか、という可能性でした。避難したその日から、救命救急看護だけでなく、生活やこころのケアも開始していくことが大切だと感じました。そのことにより、彼女のような被災者が、震災後数十日経ってから増加することを少しでも防げるのではないかと考えます。

看護職としてできるケアの可能性

　女性警察官の方々が各避難所を巡回して、こころのケアとして話を聞くなどの活動を行っていることを知り、私は様々な職種の方々による支援の広がりを感じるとともに、同じこころのケア活動であっても、看護師であればこころのケアに身体面から入っていくことができるのではないかと考えました。体の不調をなかなか自ら申し出ることができない人にとって、看護者のほうから手を差し伸べることが大切だと考えます。

　糖尿病などのように慢性疾患を抱えている人たちの健康管理における薬や、震災後の生活についてなど、看護職としてもちうる専門的な知識の提供も、大きな支援の1つになると考えます。特に、避難生活をしている人の食事管理については、食事内容に平時とは大きな偏りがあり、不安を感じました。届けられる物資によって賄われる食事は、塩分が高めなインスタント食品であることが多く、野菜の摂取が難しく、食事管理が厳密にできるような環境ではありませんでした。

　看護師による巡回健康調査等の活動によって、看護の視点から見た避難所生活のアセスメント結果を医師等の他職種につなぎ、今後の医療の方針を仰いだり、健康生活のために知識・物資において何が必要なのか

をまわりに伝えたり、また疾患をもつ本人にも注意を促したりしていくなどの看護援助を提供するだけでなく、まわりにどのような支援が必要なのかを看護の視点から発信することの大切さを感じました。災害看護とは、目の前の生命への看護だけではなく、その生命の今後の健康生活をも見越した看護を提供することだと私は考えます。

　被災地の看護師だけでは、もともと看護師が常駐しているような病院や福祉施設を越えて、地域に早期から介入することは難しいと思われます。そのため、被災地外からの迅速な人員の供給が不可欠であり、また、災害看護における救護と看護を同時にあらゆる場所で行っていくこと、そして救命救急と身体面から介入するこころのケアを迅速に、病院・施設の場を越えて提供することが大切だと感じました。

復興とともに変化していく心と体

　人は、災害反応の経過として「衝撃期」や「ハネムーン期」「幻滅期」といった反応をとります。私の身近な人々も、震災直後から皆が復興に向けてがんばり続けていました。その反面、将来に不安を感じ始め、暗い気持ちになっていく人や体調を崩す人もいました。実際、震災から約1か月後には、活発に動き回っていた人が急に急性胃腸炎で倒れるという事態が起き始めていました。

　少しずつ進められていく復興に伴って、人々の関心対象の変化や体の疲労の出現を肌で感じました。被災してはじめて私は、時間の経過とともに人は心身ともに変化していくということを実感したのです。周囲の人が復興に向けてがんばっているときに沈みがちになる自身の心の変化にとまどったり、いまもとまどい続けている人がいます。震災を経験し、私自身の中でも希望や絶望といった感情が表れました。ボランティアを通して様々な人とかかわったこと、また自身の感情の変化に触れる経験をしたことから、一見健康そうで活動的な人々においても、こころのケアや身体的ケアをしていくことの大切さを、いままで以上に強く感じました。被災者はどのような心の反応過程を経ていくのかということや、時間の経過とともに様々な健康問題が新たに生じてきたりするという知

識を、看護職者はしっかりと身につけておく必要があると感じました。どのような健康問題が将来起こりうるのか、目の前に広がる現状にあわせて、自身の専門的な知識で総合的に判断することが必要だと考えます。けがをした人や、病気になった・病気をもっている人だけではなく、活動的に動いている人たちにも目を向けていくことで、人々の健康生活を早期から支援することができるのではないかと感じました。

*

　ボランティア活動を通して、災害看護の対象者や期間、知識、技術の幅の広さを改めて考えさせられました。岩手県の沿岸地域は人口の高齢化が進んでおり、災害看護の対象者の高齢化が起きています。高齢者は、若い人と比べて足腰が弱かったり、普段からたくさんの薬を服用しているために医療問題が生じるなど、高齢化に伴う様々な問題や障害を有しています。今後は、災害時要援護者と呼ばれる人々の増加も視野に入れた災害看護の知識や技術の蓄積も大切だと考えます。

　さらに、看護支援を待つ人は、病院や避難所、施設だけではなく、個々人の家にも多く存在します。災害看護では他職種との協働が謳われていますが、医療職の枠を超えて、様々な職種やボランティアの人々とも連携し、災害支援の人員確保などの問題をあらゆる角度から解決しながら、隅々まで看護支援を行きわたらせることが大切だと思います。災害看護において、看護の視点に立った支援を支持・指示していくためには、幅広い知識・技術を扱うことが大切なのだと感じました。

File 15

岩手県

東日本大震災の体験：
保健所保健師として

佐藤 惠美子 岩手県大船渡保健所 上席保健師

震災当日

　2011年3月11日（金）は、岩手県職員定期人事異動内示の日で、大船渡地区合同庁舎2階の保健所事務室内には約30人の職員がおりました。14時46分頃、突然、激しい揺れに襲われ、事務室内は騒然としました。書類戸棚の扉や机の引き出しが開き、床に書類が散らばり、書類戸棚を押さえて立っているのがやっとでした。「やばい！」という男性職員の声が聞こえ、一時おさまったように感じましたが、再び強い揺れ。一瞬「建物が倒壊するのでは」という不安に襲われました。激しい揺れがおさまった後、外の駐車場に避難するよう指示があり、私は救急箱と血圧計を持って避難しました。14時50分頃、職員がラジオをつけたところ、「大津波警報」の情報が入りました。保健所は海から約4km離れており、津波の心配はないと思いました。

　15時頃に職員の所在確認を行った際、保健師3人のうち、新任保健師1人が14～15時に陸前高田市に家庭訪問に行っていることに気づきました。電話もメールもつながらない状況で安否確認ができず、無事の確認ができたのは翌日でした。強い余震が何度も続く中、自宅に帰宅する職員と夜間待機する職員が割り振りされ、保健師は私1人が待機することになりました。庁舎内は停電していたため、非常灯が数か所点灯していました。貯水槽の水もいつなくなるか不安な状況でした。水、食料、トイレ、寝る場所の確保が必要になり、職員が食料の買い出しに

行きました。

　夕方になって、合同庁舎には、余震を心配して赤ちゃんを抱っこしたお母さんや妊婦さん、津波から逃げてきた中国人研修生、高校生、帰宅困難となった人など、避難してくる人が徐々に増えてきました。赤ちゃんを連れて避難してきたお母さんに、「ミルクやオムツの替えを持ってきましたか」と聞くと、「怖くて、何も持たないで逃げてきました」ということでした。そこでアパートに一緒に戻り、私が赤ちゃんを抱っこして外の安全な場所で待機し、お母さんにミルクやオムツの替えなどを持ってきてもらいました。

　保健所で災害用に備えてあった畳、絨毯、毛布などを出して、1階と4階に応急的な避難場所を確保しました。避難してきた方の中に、脳梗塞の後遺症で右半身麻痺の方がおり、保健所の診察用ベッドを運んで休んでいただきました。また、避難してきた約30人の方の健康状態を確認して回りました。トイレは、水の使用を最小限にして、大便は紙オムツを使用するよう全員に周知しました。

　20時頃、特別養護老人ホームの職員が来所し、「津波で施設も入所者も半数以上流され、宿泊施設に避難しているので何もありません。入所者の受け入れ先を探してください」との依頼がありました。消毒薬やマスクなどをお渡しして、保健所の職員が受け入れ先を調整することになりました。市内は津波被害で大混乱で、交通手段がなく、情報伝達も自転車か歩きで行う状況でした。

震災2日目

　3月12日（土）、朝から合同庁舎の避難者の健康相談を実施しました。皆さんお疲れの様子で、「血圧の薬がないので心配です」「昨夜は眠れなかった」などの訴えがあり、「昨夜からお腹が張って痛い」と訴える妊婦さんには職員が同行し、受診してもらいました。

　合同庁舎の避難者は、帰宅する人や大船渡市の避難所に移る人がいました。私は引き続き、近くの大船渡市の避難所に行き、約50人の健康相談を行いました。

震災 3 日目

　3月13日（日）、徐々に被害状況が明らかになりました。津波のため陸前高田市が甚大な被害を受け、9人の保健師のうち6人が死亡・行方不明で、すぐに保健師の支援が必要という情報が入りましたが、悲しみを受け止める余裕もありませんでした。当保健所には、県内から県央保健所の所長と保健師1人、事務職1人と、精神保健福祉センターから保健師1人、心理職1人が支援に駆けつけてきました。

　県央保健所長から「保健所保健師の役割は、全国から支援に来る保健師チームの活動拠点を開拓すること」との話があり、混乱の中にあった私たちに活動の方向性を示していただきました。

　午後から、ありったけの消毒薬、マスク、防護服などを公用車に詰め込み、県内の支援者4人とともに、当所保健課長、保健師2人、事務職員で陸前高田市の支援に入りました。陸前高田市役所は津波のため壊滅的な被害を受け、職員も4分の1が死亡・行方不明という状況でした。対策本部には人が溢れ、職員はその対応に追われていました。健康推進課長から、「気仙町長部地区へは、道路が寸断され片道1時間半かかるので、市の職員は支援に回れません。広田・小友地区も同様です」との話があり、当保健所は遠い地区の支援を依頼されました。

　市立高田第一中学校の避難所には約1,100人が避難されており、混乱状態でした。津波からなんとか逃れた市の若い保健師が学校の保健室で避難者の健康管理にあたっていました。そこで、活動拠点をつくるため、県央保健所の保健師と事務職を配置し、支援することとしました。

　私たち大船渡保健所職員は気仙町長部地区に向かいましたが、途中で津波警報が出されたため引き返しました。

震災 4 日目以降

　3月14日（月）、詳しい被災情報が入り始め（管内の避難所約120か所、避難者約1万8,000人）、具体的な支援活動が開始できたのは災害から4日目以降でした。

私は14日に、事務職1人とともに気仙町長部地区に向かいました。もう1人の保健師は、広田・小友地区の支援に入りました。津波で国道45号線が寸断されていたため、長部地区までは片道約2時間かかり、支援者は山の中でトイレを済ませなければならない状況でした。長部地区漁村センターと長部小学校には約400人が避難しており、支援物資も不足し混乱の最中で、食事は地域の皆で材料を持ち寄り、調理していました。

　陸前高田市の職員は、自らも被災し、不眠不休で被災者の支援と連絡調整に追われていましたので、避難所に保健師の支援チームを受け入れることの協力を得ることができました。避難所では、すでに地元の看護職がボランティアとして活動しているところもありました。

　大船渡市と陸前高田市は、3月15日～5月31日までに県内外の約40か所から約7,500人の保健支援チームとこころのケアチームの支援を受けました。支援チームの活動は現在も続いています。保健所保健師は、災害から1週間経過した頃から、大船渡市と陸前高田市の担当地区を分けて対応しました。連日、関係機関との連絡調整を行いながら、全国から支援に入った保健支援チームの活動拠点づくりに追われる状況でした。徐々に支援体制が整ってきました。

　災害前の管内人口は約7万1,000人、5月31日現在の死者・行方不明者は約2,700人です。

今回の災害時に役立ったこと

　当保健所では、平成19年度から、地域の看護職が発災直後から活動できることを目的に、岩手県立大学看護学部の支援により開催した気仙地域災害看護研修会で学んだことが、今回の災害時に役立ちました。また、『災害時における看護・保健活動の手引』を作成し、災害に備えていたことが、保健活動の大きな力になったと思います。

＊

　全国から駆けつけて支援をしてくださった皆さまに、心から感謝申し上げます。

File 16

岩手県

岩手県山田町の
行政保健師としての活動

菊池 ひろみ、尾無 徹　岩手県山田町健康福祉課

東日本大震災での保健活動

❶地震、そして大津波が

　2011年3月11日14時46分に発生した東日本大震災。岩手県山田町では死者584人、行方不明者137人（2011年7月3日現在）、倒壊家屋は3,000棟以上（全家屋の5割以上）というすさまじい惨事となりました。

　地震発生時、私は保健センターの2階で療育教室のミーティングが終わり、片づけを行っている最中でした。いままで経験したことのない地面全体の横揺れが長く続き、建物が壊れるのではないかと思い、外に出ました。

　地震直後、電気が消え、水道が止まり、電話も寸断され、情報が全くなくなりました。保健センターに隣接する役場庁舎に戻ると、「津波が来る」との情報がありました。これまでは津波が来ても50cm程度で、大きくてもせいぜい1m程度だろうと考えていました。しかし、役場も危険なので高い所に移動するよう総務課職員が大声で誘導しており、半信半疑で近くの八幡宮に避難しました。

　津波の第2波は15時20分頃に来ましたが、そのときは津波が役場のすぐ下まで来て、煙を巻きながら家を壊していき、これが現実の出来事とは受け止められませんでした。さらに、役場から数百m離れたところから煙が上がり始めました。

❷避難所に次々と負傷者が運ばれてくる

　その後、役場周辺の避難所に住民が押し寄せ、保健師が手分けして救急箱や血圧計等を用意しました。外勤している保健師や消防団活動に行った保健師の安否もわからないまま、避難者の受け入れ対応を行っていました。

　夕方になり、役場周辺の住民が道端で倒れている人を運んできましたが、その人は既に死亡していました。死亡者の一時的な安置場所をどこにするか協議し、庁舎1階の会議室に収容しました。その後も2人が運ばれました。運ばれた方々は顔見知りであり、家族や近所の人の証言で個人を特定し、名札を張りました。

　日が暮れると、避難所にけが人が次々と運ばれてきました。同時に、町の中心部が火事になり、爆発音が響き、なんともいえない不安な気持ちでいっぱいになりました。避難所では、全身ずぶ濡れで低体温の人、頭部外傷の人、在宅酸素療法中で酸素がなくなりそうな人などが運び込まれ、懐中電灯やろうそくをつけて5人の保健師が応急処置に追われました。また、寝たきりの方も多く運ばれ、避難所内のスペースの確保も困難になってきました。避難所内の廊下を歩いていると、「保健師さん、保健師さん」と次々に住民から声をかけられ、体調面だけでなく、防寒対策等を訴えられました。

　このように混乱した状態の中、救急車の要請をしましたが、地元の県立山田病院が被災したうえ、道路ががれきなどで阻まれ、県立宮古病院まで搬送することが困難な状況となっていました。救急隊員から、救急車は2台までしか動けないので搬送者の優先順位をつけるよう言われ、保健師間で優先順位を決めて、救急搬送しました。寝たきりの方たちは、特別養護老人ホーム平安荘に社会福祉協議会の患者輸送車で搬送となりました。

❸避難所での医療活動

　その間に、役場近くまで火の海となり、役場周辺施設に避難している住民の安全も不安となってきました。そのため、夜中11時頃に、被災していない豊間根地区の公共施設への移動が始まりました。役場地下に

あった公用車は津波に流され、少ない公用車と個人の車に乗り合わせて移動しました。

　7人の保健師が豊間根地区の避難所に分散し、数日間対応しました。町内には40か所近い数の避難所が設置され、約6,000人が避難しました。豊間根、大沢地区以外の避難所は保健師が配置されていなかったため、私を含め3人の保健師は、その他の地区の大規模避難所に移動しました。

　その中の1つの山田南小学校避難所では、地元開業医の医師たちが集結し、震災当初から救急医療を行っていました。私も3月13日からその避難所で医師たちと一緒に活動しました。そこには、町内の薬剤師たちが詰め、薬局も機能していました。けが人や人工透析患者も多数避難しており、開業医の病院で働く看護師も24時間体制で看護していました。3月13日には日赤医療チームが大沢地区や船越地区に、3月16日には国立病院機構等の医療チームが山田南小学校に応援に来てくださり、本格的な本部救護所の運営が始まりました。

　私は地域包括支援センターで介護支援専門員として仕事をし、昨年4月に4年ぶりに地域保健の仕事に戻ってきました。そのため、災害に備えて学習しなければならないと思い、「災害看護」の研修を2回受講したばかりの出来事でした。

　今回の震災でいちばん困ったことは、通信手段が寸断されたままで活動しなければならず、情報把握ができなかったことです。いままで地震が発生したときは、防災無線で町内に情報が流れ、ラジオやテレビで情報把握ができました。今回のように、災害の状況や町内の避難所の情報が全く入らないことは想定外のことでした。このような状況の中、限られた職員で早急に判断し、対応できるかとても不安でした。

　山田南小学校避難所が医療の拠点となり、応援医療チームと地元医師が協力しあって、救急対応、そして慢性疾患の対応を行いました。毎日、医療調整会議が山田南小学校で開かれましたが、地元の医師たちの存在がとても心強く、私たち保健師との信頼関係が深まったと実感しています。

震災当初から、避難所には要援護者（要介護者、精神障がい者、人工透析患者、糖尿病患者、心疾患患者等）が多く避難しており、保健師が排泄介助（トイレ誘導、オムツ交換）等を不眠不休で行わなければならない状態でした。介護ボランティアが入るまでは手が回らず、毎日、目の前の対応に追われていました。また避難所では、インフルエンザやノロウイルス等の感染症予防対策を保健師チームの支援で行うことができました。

❹これまでを振り返って

　山田町には20代の保健師が4人勤務しており、ライフラインが途絶えた中、避難所でおのおの自立した活動を行わなければなりませんでした。50歳の私でさえも精神的につらいと感じましたので、若い後輩たちがいかに大変だったか想像がつくと思います。

　この震災の保健活動を通して、保健師が医師、薬剤師、看護師、介護職、歯科医師、事務職等、多くの職種とかかわって仕事をしていることを実感しました。自分自身の力量不足を感じながらも、保健師はコーディネートの役割を担う立場にあると思いました。実際、地域包括支援センターと連携し、早期に避難所の要介護者の実態調査を行い、福祉避難所の開設に結びつけたり、医療と保健だけでなく福祉の分野までトータル的に調整していく必要性を感じました。

　6月に入って、被災者の仮設住宅への入居が始まりました。住民の心の健康、介護予防、そして孤独死防止等、関係機関と連携し、長期的に支援していかなければなりません。そのためには、私たち保健師がリフレッシュでき、心身ともに健康で元気に過ごせるようにできればと思います。

（菊池 ひろみ）

ボクは保健師

　岩手県沿岸中部に位置する人口約1万9,000人の山田町。豊かな海と山に囲まれ、温かい雰囲気に包まれるこの町に、初の男性保健師として就職したのは1年前のことでした。人情味溢れる町民と職場に見守られ、

充実した日々を過ごしていたのもつかの間、3月11日を機にこの町が一変しました。人口の約1割が犠牲となり、避難者は3か月経った現在も2,000人を超え、未だ厳しい状況が続いています。あの日から現在まで、私が行ってきた活動をここで振り返りたいと思います。

❶災害の初期対応

　大津波警報とともに通信手段が途絶え、町全体は大混乱に陥りました。その中、私は消防団員として水門を閉め、町民を高台や避難所へ誘導しました。危機一髪のところで津波から免れた後は、逃げ遅れた方々の救助活動と応急処置、看病に追われ、この活動が数日続きました。

　この状況では、臨床経験のない1年目の保健師でも、目の前の命を守る、頼られる存在なのだと痛感しました。「保健師さん、こっちにも来て‼」という声が飛び交い、そのたびに「怖い、逃げ出したい」と思う反面、「自分がやらなければならない」と夢中に活動していたことを思い出します。毎日が判断と決断の連続でした。

❷搬送トリアージ

　その活動と並行して、町の避難所に火事が近づいてきたため、住民を離れた避難所へ移動させる活動が始まりました。移動には被災から免れた数台の車を使用しました。車に乗る人の優先順位を決めるのは保健師の役割でした。救急搬送の優先順位を決めるのももちろん保健師です。町民の顔や事情をわかっていること、逆に相手からも「保健師」とわかってもらえていることが功を奏し、比較的スムーズに行うことができたのではないかと思います。

❸準備の大切さ

　このような救助活動の後に直面したのは、住民の医療を受けられないことにより起こる問題と不安への対応でした。胃瘻や導尿、在宅酸素、臨月を迎えた妊婦など、物品や薬がない状況で、どのように対応してよいのかとまどう事例が続出しました。この経験で強く感じた課題は「準備」です。様々な状況を想定した訓練やシステムづくりを含めた「準備」をすることが必要だと感じました。

❹生活の援助

災害時には町民の生活の支援も重要な役割だと感じています。電気、ガス、水道などのライフラインが途絶えている中、決まった食事をその方が食べやすい形に変える、どの方でも排泄ができるように環境を工夫する、援助する。こうした生活の支援は、途切れることなく1か月以上、24時間体制で行われました。3か月経った現在は、仮設住宅に住む方や地域に住む方の生活の援助へと広がっています。

❺医療者の使命

私は4日間の災害初期対応を終え、最終的に診療拠点になっている小学校に常駐することになりました。そこには、不眠不休で医療活動を行う地域の医療者の姿がありました。同じ被災者でありながらも、自分のことは後回しにして働く姿や、それぞれの境遇と葛藤を目の当たりにし、多くを考えさせられました。震災直後から活動し続けるこの底力が、町民の命を守ったと言っても過言ではないと思っています。

❻保健師に求められるコーディネート力

震災から数日後、医療支援チームが続々と到着しました。全国各地から集まり、一見急造チームのように見えますが、すぐに地元医療者や他チームとの関係や医療提供システムを構築し、チーム医療を展開しています。具体的には、保健師チームがポピュレーションアプローチを行い、必要なケアやサービス、環境、物などを抽出し、ケアが必要であれば看護師や理学療法士が、治療が必要であれば医師や薬剤師が、というように、それぞれが特性を活かし、疾患への対応、生活の支援、感染症などの予防が行われています。

この状況を見て、町の保健師の重要な役割に「コーディネート」があると感じました。我々は、これまでの流れと全体を把握し、各チームと連絡調整を行うことで、必要な医療やサービスを提供できるよう努力しています。どんなに優れたチームの支援を受けていても、こちらがうまくつなぐことができなければ、せっかくの厚意をむだにしかねません。町の保健師が外部からの医療支援チームと顔の見える関係を構築し、それぞれのチームが機能できるようコーディネートする必要性を感じてい

ます。

❼保健師の特性を活かした活動

　避難所や仮設住宅で起きるトラブル解決や、住民からの様々な相談にのることも、保健師が行うことが多い作業です。日常から生活の支援や健康チェックで顔を合わせ、コミュニケーションをとっていたことで、「保健師さんが言うなら」と様々な事例を解決することができました。対象者にとっていちばん近い存在であり、なんでも相談できるということが保健師にとって最大の財産だと感じています。

❽こころのケア

　この震災で私が最大の課題だと感じているのは、心の健康です。震災の影響や避難所生活の長期化で、多くの方に心の変化が見られています。私もその1人でした。震災の夢を繰り返し見たり、嘔吐したりと、日常では考えられない症状が多々起こりました。このような様々な症状は、人的・物的被害がなかった方にも同様に見られています。「命があっただけいい」──確かにそうだと思います。しかし、この言葉は励ましの言葉のようで、決して被災地の方にそぐう言葉ではないと私は思っています。故郷をなくした方、仕事をなくした方、希望をなくした方など、1人ひとりなくしたものは違います。第三者が大小を決められるものではありません。置かれる立場によって温度差があるのも事実です。私たちは様々なことを考慮したうえで1人ひとりと向き合い、その「想い」に寄り添うことが必要なのだと思います。

　このことから、誰にでもこころのケアが必要だと感じています。支援者についても同様です。安心できる心の拠り所として、長期的な支援の必要性を感じています。しかし、こころのケアに対して多くの方が抵抗感をもっていることも、また事実です。このハードルを下げ、身体反応が出ているのが異常でなく、むしろ正常なことだという雰囲気をつくることも、私たちの役割だと考えています。

❾これからの山田町

　このような日々を過ごす中で、先を見据えた町の医療、健康づくりのあり方について考えることも必要だと思います。災害前と災害後は状況

が違うため、元の形に戻すというのは少し違うのかもしれません。この状況下で様々なニーズが生まれ、必要なことが変化していますし、町民の方々の価値観も変化しているように感じます。そのため、町民の方と一緒に医療や健康について考え、これからの山田町にあった形をつくっていければと思っています。

*

　最後に、支援してくださっている皆さま、本当にありがとうございます。皆さんとの出会いが宝物となっています。皆さまから本当に多くのことを学ばせていただきました。

　私は震災後、なくなったものばかりに気をとられていた気がします。なくなったものを数え、新しくつくり出そうと焦り、日々迷っていました。しかし、どのような状況でも消えることのない、強い「絆」があることに気づかせていただきました。大きいことを言うようですが、世界中がつながっているような感じがしています。この「絆」があることを忘れず、この経験を様々な人に伝えていければと思います。

　保健師としても人間としても未熟な私は、多くの迷惑をかけ失敗ばかりでした。それでも、いつか頼られる存在に成長するために、この町の復興とともに歩んでいきたいと思います。

（尾無 徹）

File 17

岩手県

地域の人々に寄り添って
退職した仲間との活動報告

畑中 幹子 けせん・まちの保健室 代表理事

　想像を絶する今回の東日本大震災にあたって、国内外を問わず多くの方々の励ましとご支援をいただいておりますことに、被災地住民の1人として厚く御礼申し上げます。拙い私たちの活動ですが、今回皆さまに報告することで、災害時における看護活動を考えるうえで何かお役に立つことがあれば幸いです。

　特定非営利活動（NPO）法人 けせん・まちの保健室は、2002年に医療職を退職した看護師、管理栄養士が中心となって、地域住民の健康づくり支援を目的に任意団体として設立しました。2006年にNPO法人として承認を受け、地域の保健、医療、福祉分野と連携をはかりながら活動しています。現会員は25人（管理栄養士1人、保健師1人、看護師23人）です。設立当初から行政との連携をはかってきた関係から、気仙地域で行う大規模な災害訓練への参加と、大船渡保健所が平成19年度から年間2～5回のプログラムで開催している気仙地域災害看護研修会を受講してきました。当法人の会員は、ここで学び、意識を高めていたことが、今回の活動に役立ったと感じています。

そのとき私は

　2011年3月11日14時46分、突然突き上げるような地鳴りを伴った大きな揺れに襲われました。家がいまにも崩れそうで、思わずガラス戸を開けてスリッパのまま外に飛び出していました。同時に、近所に住

む1人暮らしの84歳のTさんの顔がハタと思い浮かびました。Tさんは幸いショッピングセンターにいて、近くの公園に無事避難していました。

我が家に戻って身支度を整え、常備の避難用ザックと一緒に救護用具一式を持ちました。近くの空地に近所の高齢者4人（80～90歳）を集め、車の中で待機させました。川の水が引いているとの情報に、「ただごとではない」と直感しました。

避難所は高台にある小学校です。高齢者は避難所まで歩いていくことができないので、公民館役員に「高齢者を車で避難所まで連れて行ってほしい」と頼みました。私が歩いて避難所に向かう途中には、歩けなくなって座り込んでいる人たちがいました。元気な人たちに声をかけ、協力して、歩けない人たちに肩を貸しながら避難所に向かいました。

避難所では、要介護レベルの人たち15～20人を和室に、保育園の子どもたちをいちばん端の教室2つに集めました。幸いトイレは近くにありました。日が落ち、寒さが増してきた時刻には、避難者の数は300～500人くらいになりました。真っ暗な玄関ホールに地域ごとに集まった人たちは、恐怖と不安で異様なざわめきの中にいました。

そのうち、避難所内にろうそくが灯され、玄関前に発電機が設置されて、足元が見えるようになりました。毛布が配られたので、高齢者を中心に暖がとれるよう居場所づくりをしました。床に座ったり横になったりできない高齢者は、椅子に腰掛けています。車の中にいる人もいます。

20時を過ぎた頃、炊き出しのおにぎり1個とペットボトル1本が配られました。皆、トイレが心配で水分摂取を控えている様子がわかりました。水分をこまめに取ることと、時々足踏みをするよう声をかけて回りました。

翌日（12日）、市の担当保健師が、体調の悪い人、薬のない人を病院に連れて行きました。保健師はほかにも連絡・調整の任務に追われ、個々の救護まで手が届いていませんでした。私は市の保健師と相談して、玄関ホールに長テーブル1台を置き、「救護所」と明示しました。

高齢者が「おにぎりが硬くて食べられない」と言ってきます。よく噛

んで少しでも食べるよう話しました。そうしているうちに「おじいちゃんの様子が……」という声が聞こえます。横にして血圧を測定し、食事・水分の摂取状態や睡眠の状態を家族から聞き、家族と一緒に手足をさすりました。

「救護所」と明示したことで、救護に限らずいろいろな人が来ました。家族を探してくる人、避難所内の居場所を尋ねる人、どの人も緊迫した表情で不安を抱えています。夜になると不安から過換気になる人がいて、「救護の人、ちょっと来て！」と叫ぶ声が聞こえます。

震災から3日目、大船渡病院からこの避難所に、「家が全壊流出した産後の母親と新生児のための居場所をつくってほしい」と連絡が入ったことを聞きました。大船渡病院の産科は医師不足もあり、以前から広範囲の地域をカバーしていたため、対応しきれなくなったようです。そこで急遽、衛生的な保健室に親子4家族分の居場所を整えることにしました。災害用物資の中からできるだけ清潔なもの、色彩のあるものなどを使って、お互いに知恵とアイデアを出しながらの作業でした。

母児の世話とアドバイスなどをするために会員の助産師と連絡をとりたいのですが、携帯電話が通じません。ガソリンもありません。道路がどうなっているのかもわかりません。避難者で車を出せる人にお願いして、やっと助産師と連絡をとることができました。助産師の送迎は市の災害車両が行い、母児の家族がアパートを確保するまでの4日間の対応でした。

15時頃、地域の民生委員さんから「高齢者が落ち着かない」と相談を受けました。和室にいる高齢者は比較的落ち着いていましたが、部屋の換気が悪いことがすぐにわかりました。外が寒いので窓を開けることもなく、狭い部屋で布団に包まってじっとしていたのです。血圧測定をしながら、排便、排尿、睡眠状態、食事や水分摂取、運動状態をチェックして、定期的な換気と手足を動かす体操をするようお願いしました。

また、非該当・要支援レベルの高齢者数人に、軽い認知症やうつ症状が見えていました。「このままでは症状が進む。どうしたら……？」。思い悩んでいたとき、介護施設を運営している方から「自分の介護施設を

使ってください。避難者として受け入れます」という朗報が入りました。早速、民生委員に伝え、その日の夕方には地域公民館役員と協力して、対象の6人を施設に移しました。

　震災から4日目にようやく幹線道路が通れるようになり、救援物資、医療支援などが入るようになりました。被災した診療所の医師が避難所内に来てくれて、また看護職の協力を呼びかけたところ現職を離れた5人が手を上げて手伝ってくださったことで、避難所内に診療所を開くことができました。「娘のお産の手伝いに来ていて災害にあった。私も何かできれば……」と言って協力してくださった布施さん（山形中央病院を退職された看護師さん）には、改めて感謝いたします。

そして……いま

　あの日からまもなく3か月が経ちます。がれきの山は少しずつ片づいてきています。会員は全員無事でしたが、家族を亡くした人や未だに避難所生活の人がいます。会員は、それぞれの避難所で過酷な状況の中でも救護活動をしていたことを聞き、涙がこぼれます。

　当法人は4月から、毎週土曜日にショッピングセンターで従来の出前保健室事業を再開しました。同じ被災者としてつらい痛みを共有しながら語る場となっています。

　また、新たに大船渡市の委託を受けて、福祉避難所の管理・運営にあたっています。介護ヘルパーを有償ボランティアとしてお願いして、24時間体制で約3か月間対応する予定です。看護の現場を離れても、看護職のモチベーションを高くもって活動に参加している仲間を誇らしく思います。

File 18

岩手県

遠野市助産院「ねっと・ゆりかご」の活動

菊池 幸枝 遠野市助産院「ねっと・ゆりかご」

　季節は変わり、桜の青葉が風にそよぐ6月を迎えました。3月11日14時46分、低い地響きに続き、いままで経験したことのない揺れ、次々と来る大きな余震。すべての電気が止まり、雪が降り風が吹き始め、日が暮れていきます。明かりはつく気配もなく、「津波が来たらしい」「火事が起きているらしい」という情報が次々と入ってきます。それが本当にいま起きている事実なのか、自分の目で確認できないことに不安を感じながら、地震当日の夜を過ごしました。

　遠野市は大きな被害を受けた岩手県沿岸の大船渡市、陸前高田市、釜石市、大槌町、山田町へ陸路で約1時間の立地環境にあります。3年前より、「地震・津波災害における後方支援拠点施設整備構想」を進めていた関係もあり、地震発生直後から、自衛隊、警察、消防関係者が全国より集結し、沿岸部への支援が始まりました。3か月経過したいまも多くのボランティアが加わり、被災地支援を続けています。

　遠野市助産院「ねっと・ゆりかご」は、2007年12月、分娩施設がない市内の妊産婦の不安・負担軽減のために開設された公立の助産院です。2011年3月時点で、助産師2人、非常勤看護師1人（2011年4月より助産師2人）が勤務し、母子手帳交付、新生児訪問など地域母子保健活動を保健師とともに担当する一方、岩手県内13医療機関と連携し、モバイル胎児心拍転送装置や電子カルテを使用して妊婦健診と妊産婦支援を行っています（分娩の取り扱いはなし）。

震災後の助産院活動

3月11日の震災直後からの助産院の活動を表1にまとめました。

被災地から市内へ避難してきた妊婦は、助産院を受診し、母体・胎児の健康状態を確認し、数日のうちに県内外の親戚・知人宅へ移動していきました。「何も持ち出すことができなかった」「津波でみんな流されました」と話す母親のさびしそうな顔が忘れられません。超音波で赤ちゃんの元気な様子を写真に撮り、再発行した母子手帳に「赤ちゃんは元気です。一緒にがんばりましょう」と記入することしか、私たちにはできませんでした。

岩手県では、周産期医療情報ネットワーク「いーはとーぶ」を運用しています。これは、県のサーバーに妊婦健診・分娩・産後の記録を入力

| 表1 | 遠野市助産院の活動

日付	活動内容
3月11日（金）	地震により市内全地域が停電。電話は不通。携帯メールも徐々に不通に。市内に避難所（9か所）設置。保健師とともに市民避難者の健康管理に対応
3月12日（土）	岩手県全域停電。電話・携帯電話不通のため、市内妊産褥婦と連絡がとれない状況が続く。被災地からの避難者受け入れが始まり、前日同様、避難者の健康管理に対応
3月13日（日）	市内一部地域で電気が復旧。携帯電話は不通であるが、インターネット等、通信環境が回復。電話相談が対応可能となり、助産院利用者、出産間近の妊婦の安否と健康状態を確認
3月14日（月）	被災地にある釜石病院、大船渡病院と連絡がとれない状況が続く。市内妊婦が体調不良や切迫症状を訴え来院。市内避難所および親類宅に避難してきた市外妊婦からの相談あり 被災地および市内妊産婦より、ミルク・オムツ・生理用ナプキンの問い合わせが寄せられる。市内の店舗ではミルク・オムツ等が売り切れ、防災無線によりミルクの寄付を市民に呼びかけ、数日分ずつ配布
3月15日（火）	ガソリン等の流通がストップしたため、定期妊婦健診に行けない妊婦が助産院に来所（ガソリンが供給されるまで1週間ほど続く）

＊3月11日～31日まで市内妊産婦の健診および健康相談は90件。被災地妊産婦の健診および健康相談は25件。うち、切迫早産での入院3人、分娩受け入れ不可能による転院3人、緊急搬送時の救急車同乗1件。

してデータを蓄積し、妊産婦の緊急搬送や安心安全な妊娠・出産・育児を市町村と医療機関が連携して支援していくシステムです。沿岸部においては先駆的に活用されていました。母子手帳再発行時に「いーはとーぶ」に入力されていた妊婦健診結果を書き写して渡すことができ、「思い出が残っていた」と喜ぶ母親もいました。

　ガソリン等の流通が止まったことにより、市内の妊産婦から「定期妊婦健診に行けない」、特に出産を控えた妊婦とその家族から「出産に向かう1回分のガソリンしかない」という相談が多く寄せられました。緊急時には救急車などで病院まで搬送することを約束し、ガソリンスタンドに並んでもらう努力をお願いするしかありませんでした。

　震災後、助産院に来所したほとんどの妊婦にタンパク尿（+）の所見がありました。限られた食料品（インスタント食品、保存食など）しか手に入らなかったためだと思われます。

　予定日間近の妊婦が4人いましたが、うち3人が転院しました。転院後、無事出産した褥婦が、「転院した病院ではよくしてもらった。でも本当は、通院していた病院で産みたかった。産後とても不安になることがある」と話しており、転院による精神的負担は大きかったように思われます。震災後、新生児訪問した褥婦のエジンバラ産後うつ病質問票を見ると高得点が多く、再訪問や相談などフォローが必要なケースが増えているのも事実でした。

震災で影響を受けた大勢の妊婦たち

　震災10日目に、妊婦の緊急搬送がありました。「釜石でガソリンを入れるのに5時間かかり、ちょっと買い出しのつもりで母子手帳も持たずに遠野に来てしまいました。まだ生まれないだろう、と油断していました」とのこと。付き添っていた小学校低学年の姉は、「今日、地震後はじめてお風呂に入る予定だったの。赤ちゃんもお風呂入りたかったのかなぁ」と言って、お母さんの手を握りしめていました。

　「ひと匙でもいいのでミルクをください」――ギリギリのガソリンで大槌町から来た母親は、私の顔を見るなりそう言いました。また、子ど

もが通っていた保育園が流されるのを見て、「我が子の死を覚悟した」という母親もいました。「きっと生きている」――祖父はそう信じ、山を越え、3日目に孫を探しあてたそうです。

母子手帳の再交付時、海水と泥で濡れた母子手帳を1ページ1ページ破けないように開くと、妊婦健診や出産、乳児健診、予防接種の記録や、日々の出来事、思い出が書かれていました。すべて大切な記録であることに改めて気づかされました。そして、「地震と津波で怖かったけど、あなたが生まれてうれしかった」と書き込まれた母子手帳。新しい家族が加わり、みんなで前に進もうとする姿を感じました。

*

私たちはここ遠野市助産院で、「お腹の赤ちゃんは元気だよ」「足りないものは準備するから」「ちゃんと病院まで連れて行くから」と、新しい命を産もうとする母親たちを励まし、安心してもらうために支援を続けました。地震と、何もかものみ込んだ津波への恐怖、そしてこれからどうなるのかという不安の中にいる妊婦に、まずは自分の体とお腹の中の赤ちゃんが元気だと伝え、安心してもらうことが必要だと思ったからです。災害の大きさを考えれば、私たちにできたのは非常に限られたことだけでした。しかし、それぞれが被災した人たちのために、被災者の話に耳を傾け、支援物資を届け、炊き出しのおにぎりを握る。そのとき、その場所で自分にできる支援を続けました。

たくさんの命が失われた中、生まれてきた命。これから生まれる命はまさに希望です。安心して生活できるまで、安心して子どもを産み育てることができるよう、今後も支援を続けたいと思っています。

最後に、市内にミルクがないと聞きつけ、ミルクとオムツを届けてくださった消防団の若い父親、遠方から不足物資を調達してくださった方々、迅速に緊急搬送・転院の対応をしていただいた連携医療機関のスタッフの皆さまをはじめ、多くの方に助けていただきました。この場をお借りして感謝申し上げます。

File 19

岩手県

訪問看護師だからできること、訪問看護師にしかできないこと

小笠原 実智代 ふれあいおおつち訪問看護ステーション 所長

　3月11日14時46分、町にサイレンが鳴り響き、声高に避難勧告の放送が繰り返されていました。「未曾有」「想定外」などの言葉で表現されたマグニチュード9.0の地震によって津波が起こり、尊いたくさんの大切な命が奪われてしまいました。私たちは海の町で生まれ、海からのたくさんの恩恵を受けて育ちました。しかしながら、あの日、いつもと同じ朝で目覚めたのに、いつもと同じ夜は来ませんでした。

　当ステーションでは、津波で12人、その後の関連死で4人の利用者様がお亡くなりになりました。必死で生きる術を施し、どんなにか怖い思いをされたであろうと考えると、ご本人とご家族様の叫び声が聞こえてくるような気がします。

　いままでたくさんの《死》と向き合ってきました。やはり永遠のお別れはつらく悲しいものです。しかし、心の準備ができていない突然のお別れは、つらいとか悲しいなどと表現できることではないことを知りました。震災から3か月が過ぎ、たくさんの支援によってがれきが撤去され、道に迷わずに訪問ができるようになりました。「確かこのあたりが○○さんの家があったところ？」と思いを馳せることがあります。「もう一度会いたい……」と願ってしまいます。

よかった、生きていた、訪問看護スタッフ全員！

　当ステーションの4人のスタッフは、被災の瞬間まで、山方面、町

方面、次の訪問準備のためステーションでなど、それぞれの行動をとっていました。携帯電話を持参していましたが、地震後すぐに利用者様の安全確保や安全確認をしているうちに使用できなくなりました。「災害時は公衆電話が使用できたっけ？」と考えましたが、そのうちスタッフの安否確認も自分が無事であることも誰にも伝えられなくなってしまいました。とにかくステーションに帰ることを考え、車を走らせたものの、車から見る景色の異様さ──川が逆流し、がれきが……船が……。津波の水によってステーションに帰ることもできなくなり、私は避難所で一夜を過ごすことになりました。避難所に避難していた方が、薪でご飯を炊き、温かいおにぎりをつくって、皆に配ってくださいました。「山の方々は《生きる》力がすごい！」そう思いました。しかし私はその同時刻、町方では人や建物、車すべてが流され、町が炎に包まれて大惨事になっていることなど知る由もありませんでした。

翌日、水が引けて、帰れることになりました。しかし「大槌の町はなぐなったぞ」と言われ、現実を目にしたときには涙が止まりませんでした。あの日、どの道を走り、何を見たのか、どの道を通ってステーションに戻ったのか、あまり思い出せないけれども、町に色がなくて、昔の戦争映画のロケ地のようなベールがかかっていたような気がします。ステーションに戻り、スタッフの無事な顔を見て、心から安堵しました。

その日──被災者対応に奔走

私たちの訪問看護ステーションは、「医療法人 ケアプラザ おおつち」という介護老人保健施設の中にあるため、震災当初は最大600人の方が避難されていました。デイケアの利用者様なども帰ることができず、足止め状態でした。避難されている方の中には妊婦さんもいらっしゃいました。

私たちは、医療対象の方をヘリコプターで同行搬送もしました。津波肺、糖尿病、高血圧、褥瘡の方の治療……、大槌病院が浸水してしまい病院が機能しないことから、次々と患者様も搬送されてきました。さながら、野戦病院のようでした。薬がない、インスリンキットがない、ス

トーマ装具の交換ができない、義歯が流されご飯が食べられない、杖がなくて歩けない、寒いけど毛布がない……、まだまだいろいろな方がいました。

　老健施設が備蓄していた薬剤やオムツ、そして栄養課が備蓄していた食材で当座を過ごし、その後は自衛隊をはじめたくさんの方から支援を受けました。DMATをはじめとした大勢の医療チームにも感謝の気持ちでいっぱいです。

　利用者様の安否確認としては、震災後3日目にお1人を訪問しました。緊急通行車両確認標章の手配がなかなかつかず、ガソリン不足もあって、訪問車両の運転ができなかったのです。日は経ってしまいましたが、利用者様の安否や状況を知ることができ、私たちが元気であることも伝えられ、笑顔で再開できたときの喜びは忘れることができません。

使命か避難か──難しい選択

　県のまとめによると、今回の震災で岩手県では消防団の方80人が死亡し、36人が行方不明とのことです。大槌町でも7人が亡くなり、1人はいま現在も見つかっていません。生き延びた方も、仲間が目の前で亡くなったことに心を痛めているという話を聞きました。

　消防団は民間の団体です。自分の命と引き換えにたくさんの命を救ったこの方たちに胸が痛みます。危険を承知で水門を閉め、危険を承知で海岸に向かい、黒い波を背にしながら最後まで避難誘導したのだと聞きました。津波から誰しもが助かる方法は《逃げること》と知りつつ、津波に向かって行った尊い命がありました。私たち訪問看護師も、もし訪問先で津波と遭遇していたら、人としてできる限りのことはすると思います。しかし、使命か避難か──難しい選択です。

　岩手には「津波……てんでんこ」という言葉があります。1人ひとりが生きるために、生きて逃げることで、それぞれ家族が生きて必ず再会できる。逃げていることをそれぞれが信じててんでに逃げる……、という意味だそうです。

これから

　突然の地震、そして津波。私も大事な友人を亡くしました。つらいです。津波によって、家や物的財産はもちろんのこと、アルバムや思い出の品などもたくさん失ってしまいました。故郷を離れる決断をした人もたくさんいらっしゃいます。

　震災から3か月が過ぎて、町の災害本部が発表した資料によると、大槌町の死者は778人、行方不明者は827人とのことです。6月18日、震災から100日目を迎えました。「心の区切りとして」と言われるけれど、まだまだ癒えるには時間が必要です。私の姉は家を流されました。すべてを失い、気丈に振る舞いつつも「あのとき死んでしまえばよかった。なぜ生きたんだろう」と泣かれ、一緒に涙するしかありませんでした。地域の皆さんは、津波によって苦しくつらい経験をしました。

　訪問看護師だからできること、訪問看護師にしかできないこと……。きっとあるはずです。地域の方々のために寄り添い、小さな笑顔を積み重ねていきたいと思います。

　4月、桜の花が咲きました。5月、がれきの横に小さな緑を見つけました。6月、紫陽花の花が咲きました。どんなに悲しい状況の中でも、自然が心に優しさを運んでくれます。

　私たちのステーションでは、災害バッグを利用者様にお配りしながら、災害の話をしたり、家族の皆さんに災害時の対応についての意識づけや、災害時のステーションの動きなどをお話しています。私たちは今回の経験を踏まえ、地域の連携、安否確認方法の周知、災害に備えた対策などを検討しています。

File 20

岩手県

震災に遭遇して
訪問看護ステーション経営者の立場から考えたこと

齊藤 裕基 ㈱ウェルファー 代表取締役、あゆみ訪問看護ステーション・あゆみ居宅介護支援事業所 所長

目の前の光景に茫然と立ち尽くす

　処置が終わり、ROM訓練を行っていたところ、轟音とともに利用者様宅の茶だんすから物が落ち、ストーブにかけてあったやかんが落ちて畳一面にお湯がこぼれ、利用者様は大きな奇声をあげました。天井の隙間からほこりが部屋中に舞い散り、私は気がつくと利用者様の頭部を抱いていました。2011年3月11日14時46分、大きな地震とともに状況が一変した瞬間です。

　長かった地震がようやくおさまり、15～20分経過してから屋外に出ると、住民はパニック状態で、我先にと高台へ避難していました。何が起きたのか理解できず、車を少し走らせて高台の訪問先から下っていくと、海の向こうの空には土ぼこりが舞っていました。目の前の道路はがれきで通れず、流された車のクラクションは鳴り響き、プロパンガスが噴き出る音がして、まわりはガスのにおいが立ち込めていました。近くの小学校の体育館から水が溢れ出ており、はじめて津波が来たことを理解できました。市内が一望できる高台に登り、下を見渡すと、陸前高田市内が一面海と化し、引き波の中に市役所やホテルなどが顔を出していて、市内の地理的な状況がわからないほどでした。

　私は茫然と立ち尽くし、「目の前の光景が嘘であってほしい」と何度も思いました。釜石の事務所は……、山田のステーションは……。何を考えてもまとまらずボーッとしていると、近くの女性の「前を向いてい

くしかない」という小さな声が耳に入りました。同時にふと我に返り、「スタッフと利用者様の安否確認を行わなくては」と思い直し、まず本社に戻ることにしました。しかし停電のため、日が落ちてまわりが暗くなるとどこを走っているのかがわからなくなり、どのように釜石に戻ってきたのか、よくおぼえていないのです。

市民として、そして看護師として、どのように動くべきか

　震災に遭遇し、市民として、コミュニティの一員として、家族の大黒柱として、そして看護師として、どのように動いたらよいのだろうかと考えました。幸いにして、昨年度、岩手県立大学での公開講座「災害時の看護」を聴講したことが大いに役に立ちました。その聴講を振り返りながら、自分にできること、自分にしかできないことを、積極的に、様々な場面で情報を共有しながら調和をもって支援させていただこうと思い、①生命の安全を確保すること、②全人的なかかわりをもって支援すること、③職能者としての視点をもち、かかわること、の3つの柱を基軸において行動しようと考えました。

　震災翌日、情報を集めるために、保健センターとその隣り合わせの避難所に行きました。待っていたのは約500人の避難者と、右往左往している町内会役員と市関係者の方々で、何をどこからどのように確保し準備していけばよいのか、わからない様子でした。「何かできることはありますか？」と尋ねたところ、「薬を調達してほしい」とのことでした。市内で被害にあわなかった薬局薬店にお願いし、市販薬をかき集めて避難所に届け、在宅診療クリニックの医師の指示にて薬の処方支援と配薬を行い、患者様には必要最小限の服薬にご協力いただきました。

　食料の確保も大変でした。近隣のスーパーより乾物類（パン・お菓子類等）のご支援はあったものの、主食が確保ができなかったため、炊き出しを提案し、食材や調理器具の調達まで行いました。また、保健師とともに数時間かけて避難所を回り、ライフラインや避難者の状況（要援護者のリストアップ）、物資の過不足等を確認したりもしました。

　震災から3日目あたりから、避難所における様々な状態が見え始め

ました。不穏、徘徊、異臭（失禁）、摂取困難、歩行困難、心因性失語、脱水などです。これは、高齢者が身体的・精神的に不慮の状態に急に陥ったために見られる行動や状態と思われました。水分を摂るにも、「飲みたくない」「水を取りに行くのが大変だ」「トイレまで歩くのがひと苦労」などの理由で飲水を控える一方、室内はストーブがついているので暖かく、結果的に脱水に陥るケースが多いようでした。また、便秘による体調不良を訴える方も増え始めていました。さらに、不穏や徘徊、失禁など認知症傾向の方が目につくようになり、避難者同士でのいざこざが多く見受けられ始めたのです。

　市内の介護関係業者数社が、老老介護や独居高齢者の方をはじめ、避難所で受け入れ困難な認知症の方への対応も行う福祉避難所を立ち上げ、一時的なショートステイを始めました。当事業所からも、スタッフの派遣と物資の支援を行いました。また、特別養護老人ホームを運営する社会福祉法人から、「状態が悪化した利用者様を近隣の基幹病院が受け入れてくれない」等の相談が当事業所にもち込まれました。トリアージ管理を説明し、理解を求めると同時に、当事業所の訪問看護ステーションから訪問看護師が出向いて対応しました。

　当事業所では、訪問時に利用者様の状況を把握するのはもちろんですが、「現在、当事業所は○○のような状況です。今後は△△のようにしていきます。利用者様への訪問は××のような形でいたします」などと具体的に説明しました。利用者様は、このような震災時に、訪問看護師はどう対応してくれるのか、不安でいっぱいなのです。ある程度の状況を説明することで、幾ばくかの安心感が得られたことと思います。

訪問看護師としての特性を活かした対応・実践を

　私はこの震災で多くのことを学びました。特に、当事業所の訪問看護ステーションがボランティアとして行政機関に参加支援させていただいたことで、行政機関との連携により、震災後の市内の状況、市内各避難所の状況、医療機関の状況等が把握できたこと、そして要援護者から医療依存度の高い方、自宅や避難所で動けなくなった方などに市保健師と

ともに対応させていただいたことは、貴重な経験となりました。行政機関および地域住民との連携が必要不可欠な状況にあって、訪問看護師としての特性を活かした対応・実践を心がけ、メッセンジャーの役割から避難所の運営、そして看護ケアと、様々なことを市民の1人として、職能者の1人としてかかわりました。津波で車が流失し不足している行政機関に弊社事業所の車両を貸与したことなども、訪問看護事業者としてできることの1つだったと思います。

　災害時には、訪問看護師の職能域内のかかわりだけではなく、幅広い領域の方と多岐にわたり対応することが求められます。訪問看護師でもできること、訪問看護師でなければできないことが混在していますが、その状況にどのように対応するのかのクライシスコントロールが必要です。そして、自分の安全を守りながら、「くれない症候群」に陥ることなく、「自助努力なくして共助なし、共助なくして公助なし」といわれるように、積極的に調和をもって自助努力を行うことが大切だと思います。

　通信機器が使用できない環境下では、情報の存在が大きく状況を変化させます。情報収集は、足で歩いてするしか手段がありません。そして、集めた情報は誰かに伝達しなければなりません。情報の仲介や媒介が大きな役割となるのです。もし大きな情報を真実かどうか確認せずに、避難者や避難所運営関係者に公表してしまったら、その情報が誤りだった場合、大きな波紋となり、情報を得た方々は大きく影響されてしまいます。情報は大きな力にもなれば、逆に多くの人々を振り回すことにもなります。このように、情報の選択と共有には大きなリスクが存在することを理解しなければならないと思います。

　災害時には、訪問看護師はケアにあたるだけではなく、社会での役割を認識することにより、行動が変わり、能動的な活動の場ができるのではないでしょうか。訪問看護師にとっては、地域における行政機関やコミュニティとの連携と、情報管理が重要だと考えます。1つの事業所だけでは何もできないことを自覚し、より多くの方々と手を組み連携することが、利用者様の安全を確保し、災害を軽減できる手段ではないかと思うのです。

File 21

岩手県

大震災を経験した在宅看護師の立場から

平澤 利恵子
療養通所介護事業所「かえん」所長/総合花巻病院訪問看護ステーション、訪問看護認定看護師

　私たちのステーションは、岩手県の花巻市にあります。内陸にある花巻市は、沿岸地域のような津波の被害はありませんでしたが、3日間にわたる停電、収束する気配のない余震の中で在宅看護を続けました。また、沿岸地域の医療活動にもボランティアとして参加してきました。「誰も経験したことがない」という大震災を通して、在宅看護師としての私が経験したこと、感じたことをお伝えすることで、各地でこれからも起こりうる災害に備えてほしいと思います。そして、まだまだ続く復興の道に、皆さまのお力をお借りしたいと思っています。

地震直後の訪問看護ステーション・療養通所介護事業所

　総合花巻病院訪問看護ステーションは、1998年に、地域における訪問看護の先駆けとして、財団法人 総合花巻病院が設立したステーションです。現在170人の方にご利用いただいています。2007年には療養通所介護事業所を開設し、デイサービスとして人工呼吸器を装着するなど、医療依存度の高い方の受け入れを行っています。

　あの日、ステーションのスタッフは様々な場所で地震に遭遇しました。ある者は利用者さん宅で、ある者は訪問先に向かう路上で、そしてステーションや療養通所室内で……。地震発生時は建物が大きく揺れ、戸棚の物が散乱し、直後に蛍光灯が消えました。療養通所室内では立っていることができず、ストレッチャーにしがみつきながら揺れがおさまるのを

待ちました。

　私はステーション内のスタッフと通所中の利用者さんの無事を確認し、訪問中のスタッフの安否確認を行いました。しかし、固定電話も携帯電話も、災害伝言ダイヤルさえもつながりません。なんとかメールが通じることがわかりましたが、極端に遅延し、届いたのかもわからない状態でした。安否確認ができないスタッフもいましたが、無事であることを祈りながら、利用者さんの安否確認の準備を始めました。

　安否確認は、2人ペアで直接訪問するという形をとりました。地震への恐怖はありましたが、「直接安否を確認したい。顔を見せて安心してもらいたい」という気持ちに、スタッフ全員がなっていました。訪問先のルートは予め決めていたため、混乱なく行動することができました。しかしいま思えば、かなりのリスクがある行動だったと思います。停電で信号も消えている中での運転、道路の地割れや崩壊もあり、余震は断続的に続いていました。幸い何事もなく利用者さんの安否確認ができたことは、本当に不幸中の幸いだったと思います。

　療養通所には、人工呼吸器を装着した方が通っていました。通所室は自家発電により医療機器の電源確保はできましたが、利用者さん宅は停電のままでした。すぐに母体病院に連絡しましたが、満床に近かったことや、今後の被災者対応があるために、入院することは不可能でした。通所室に泊まっていただくしかないと判断し、急遽、宿泊体制をとることにしました。スタッフ自身が被災者であるにもかかわらず、率先してシフトに入り、なんとか利用者さんの命をつなぐことができました。

見えてきた問題

　今回の災害で浮かび上がった問題を、3点あげたいと思います。
❶各事業者と連携した在宅利用者の安否確認への取り組み
　1つ目は、地震直後の在宅利用者の安否確認に関する問題です。在宅療養は、複数の事業所がかかわって支えられています。今回の地震では、それぞれの事業者が、個々に安否確認のために訪問していました。実際に、利用者さん宅でケアマネジャーやヘルパーと鉢合わせしたこともあ

りました。極度にガソリンが不足する状態が続いた中、とても非効率であったと思います。地域や利用者像を分析し、効率的にできるようにしておく必要性を感じました。解決するべき問題は多くありますが、利用者さんの安否確認、スタッフの二次災害防止、ガソリン節約ばかりでなく、地域が連携することにもつながるため、改善に向けて取り組んでいきたいと考えています。

❷行政との連携

2つ目は、行政との関係の希薄さの問題です。今回、訪問看護における緊急通行車両確認標章の申請と、療養通所介護事業所が福祉避難所指定を受けられるようにするための申請を、行政に対して行いました。緊急通行車両確認標章は、重度の方にさえ訪問ができなくなることを防止するために必要な措置でした。福祉避難所指定は、療養通所介護事業所に宿泊した料金を、利用者負担にならないようにするための申請でした。どちらも早急の決断をしてほしかったのですが、申請が通るまでかなりの時間を要しました。特に福祉避難所指定申請では、行政の方に「電気が必要な方だったら、近くに体育館という避難所があったじゃないですか」と言われ、行政に対する説明や情報提供が不足していたと実感しました。訪問看護、療養通所介護ともに、普段から自分たちが地域でどのようなサービスを展開し、どのような役割を担っているのか、行政に理解してもらえるような努力をしていきたいと思います。

❸被災地への訪問看護師の派遣制度

3つ目は、被災地に対して訪問看護師を派遣する仕組みがないという問題です。震災発生から10日後に、沿岸地域で開設している訪問看護ステーションの所長さんと連絡がとれました。ステーションを流されてしまった所長さんは、様々な出来事に苦悩しながらも、住民と病院をつなぎ、行政との橋渡しをしていました。

「訪問看護師の力を借りたい」という所長さんの依頼を受け、岩手県看護協会、訪問看護連絡協議会、行政に相談しました。しかし、県内の訪問看護師のほとんどが看護協会員になっていないことから、災害支援ナースとして派遣することができませんでした。また、小規模で事業展

開しているステーションが多いため、長期間の派遣を行えるステーションもありませんでした。

　災害初期から、医療と一緒に在宅看護も提供されるべきだと思います。しかし、これは地域の訪問看護師だけで解決できることでは到底なく、全国の皆さんの知恵をお借りしながら、解決に向けて努力したいと考えています。

＊

　全国から、たくさんの皆さんが被災地の応援に駆けつけてくれました。自衛隊によるがれきの撤去をはじめ、ライフラインの復旧や交通整理にかかわる警察官などの車両のほとんどが他県ナンバーでした。私がボランティアとして活動した港町では、自身も被災したにもかかわらず、住民のために身を粉にして働く保健師さんとの出会いがありました。震災直後から現地に入り、時間が経つごとに変化していくご遺体を復元し続ける納棺師さんとの出会いもありました。本当に本当に、ありがたいと思いました。

　私たちがこれからできることは、たくさんの出会いをむだにせず、つながり続けることだと思います。問題意識をもち続け、これからも起こりうる災害に対して、在宅看護を提供するために努力をし続けることです。今回の災害で、たくさんの命や生活をなくしてしまいました。その悲しみを忘れず、共有し、被災地域の方々の笑顔が戻るまで、寄り添い続けたいと思っています。

File 22

岩手県

必死で利用者を護ったスタッフたち

入澤 美紀子 介護老人保健施設 松原苑 看護部長

入所者264人を無事に外に搬送

　2011年3月11日14時46分――生涯忘れることのできない日となりました。そのとき私は、当施設のケアマネジャーと2人で4月開所予定の小規模多機能型居宅介護事業所「玉山」の挨拶回りを市内でしていました。市役所近くのふれあいセンターで車から降りた途端、これまでに体験したことのない地響きとともに大きな揺れが始まりました。目の前の家の瓦がみるみるうちに音を立てて崩れ落ち、立っていることがやっとで、「このまま地面が割れて沈没してしまうのでは……」と思うほど、ものすごい恐怖を感じました。同時に、絶対に津波が来ると思い、揺れがおさまった時点ですぐに車に乗り込み、海抜35mの高台に位置する松原苑に戻ることにしました。案の定、すぐに「大津波警報発令です！ すぐに避難をしてください！」というけたたましい広報が響きわたりました。しかし、信号機の停電により交差点では車が渋滞し、動くことさえできない状態でした。土地勘のあるケアマネジャーは、「これでは動けない。細い道路を通って行きますよ」と急いで車の向きを変え、信号機のない細い道を通ってくれたおかげで、なんとか戻ることができました。そこに広がっているのは、外壁が至る所で崩れ落ち、窓枠が落ち、窓ガラスが割れた施設の姿でした（写真1）。

　事務長の指示の下、正面庭の芝生の広場への入所者の避難誘導が始まっていました。私も昨年整備したヘルメットを被り、建物の中に入っ

て避難活動に加わりました。3階建て施設の3階フロアは特に被害がひどく、入所者が集まって食事をしたりレクリエーションを楽しむホールは天井が落ち、水道管の損傷で水浸しになっていました。

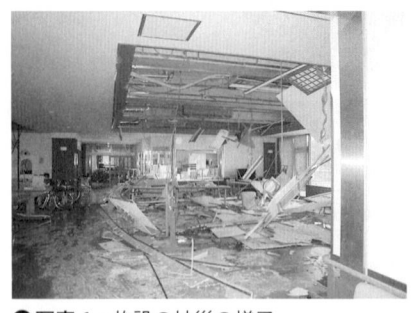

⬤写真1：施設の被災の様子

　当日は老健施設の入所者185人、デイケアセンター50人、併設のクリニック入院19人、透析センター11人、合計264人の利用者さんが施設内にいました。その方々を安全に一刻も早く避難させるため、約90人の職員で背負ったり、用意しておいた竹で簡易担架をつくって、職員同士声をかけ合い、階段を下りながら外へと搬送しました。当苑はクリニックと合わせると常時80人以上の寝たきりの方がおり、当日も84人の方がいました。気がつくと、当苑に避難してきた一般の方が、寝たきりの利用者さんの搬送を手伝ってくれていました。

　必死で搬送しているときです。「あれは何？ 津波じゃないの！」と職員が叫びました。すると、絶景の眺めが当苑の自慢だった高田松原海岸に向かって、二層にも見える黒く高い波がみるみるうちに迫ってきて、あっという間に当施設を跨ぐかのように眼下の街並みをのみ込んでしまいました。信じられないような光景を見て、職員は個々に自宅や家族の心配をしながらも、いま行っている搬送作業を急ぎました。なんとか全員を避難させた後、看護師は部署ごとに利用者さん全員に声をかけながら、状態の変化はないか、けがをしていないかなどの確認に入りました。

　その間に、私はマジックと紙、テープを持って再度施設の中に入り、各部屋を回って、残っている人がいないか確認作業をしました。全員避難済みということを確認し、外に戻り時計を見たら、16時を回ったところでした。約1時間半で264人を無事に避難させることができ、全員の安全が確認できたときには、職員のがんばりに感謝の気持ちでいっぱいでした。

凍える寒さの中、一晩中利用者を見守り続けた職員

　この日は気温が4℃しかなく寒い日で、心配していたとおり雪が降ってきました。「自分で動けない人がこんなにいるのに、どこまでいじめるの……」とやるせない気持ちになりましたが、そんなことは言っていられません。事務長と相談し、居室のカーテンを外す指示を出し、カーテンと探してきた木を細工してタープ状にして、寒さを凌ぎました。そのうちに外は薄暗くなり、「このままでは利用者が低体温になってしまう。なんとか建物の中に入れなくては……」と思いました。近くにある法人内のグループホームと小規模多機能型ホームの建物が無事だという確認がとれた時点で、動ける利用者さんから移動を開始しました。しかし127人の利用者さんは他施設に搬送する術がなく、ガラスの破損しているデイケアセンターに再度移動し、約65人の職員が夜通し見守りました。その日は備蓄のお粥を提供しようとしましたが、ほとんどの利用者さんは疲れてしまったのか眠ってしまい、夕食は提供できませんでした。職員は家族と連絡もとれないまま利用者さんの見守りをし、余震が来るたびに声をかけ合い、なんとか一晩を過ごしました。

　当苑には、近くの住民など一般の方も115人避難しており、玄関ホールを開放し、備蓄用毛布と枕を提供して過ごしていただきました。外で薪を燃やし、外したカーテンを体に巻きつけて暖をとりながら、ラジオの情報を頼りに過ごしました。南隣の気仙沼市の方角の空は明け方まで赤く、火事が多発しているという情報を聞きながら、ただただ眺めているだけでした。

　このような状態で2日間を過ごしました。電気・水が途絶えたのはもちろんのこと、携帯電話もつながりませんでした。地震当日の夜に「場所を貸してください」と入ってきたIBCラジオの中継車を通じて、利用者さんの家族と職員の家族に向けて「全員無事」という報告をすることができました。翌日、それを聞いたという家族が「やっと来れた。ラジオで伝えてくれてありがとう。無事だって聞いて安心したよ」と涙を流しながら、入所していた妻に会いに来てくれました。一般避難者で乳

児がいる方がいたので、ミルクと子ども用の紙オムツがほしいと報道したら、「さっきラジオで聞いた」と言って、すぐに届けてくれた人がいました。本当にラジオの力にどんなに励まされたか知れません。

再開した松原苑

　時間の経過とともに問題になったのが排泄物の処理です。災害看護の研修会で伝授された、不要になったビニール袋に紙オムツを敷いて、便のときはしっかりと口を縛って処理する方法を早速実践しました。しかし一般避難者も多くいたことから、それだけでは不足になり、敷地内の林の中に「青空トイレ」を男女別につくりました（写真2）。排泄後は土をかけることでにおいの問題も解消し、とても重宝しました。今後に備え、4か月経った現在も設置したままにしてあります。

　震災後3日目に、外壁が損傷した建物の状況から、隣市の大船渡市にある同法人の気仙苑への避難が決定しました。4か所の施設に分かれて間借りすることになりましたが、ベッドを搬送する手段がなく、ほとんどの方には床にマットレスの対応をとらざるを得ませんでした。

　震災後4日目に松原苑の建物の検証をした結果、駆体に問題がないことが判明し、早速改修工事が始まりました。並行して、理事長指示の下、早期に透析治療を再開するための行動を開始しました。県への交渉で震災後10日目に電気が復旧し、水は地下水を求めて敷地内でボーリングを開始し、31m掘り下げた地点で水脈をつかみ、ポンプで汲み上げることができました。改修工事は順調に進み、5月18日に利用者さん全員が戻ることができました。「ただいま！」と笑顔で戻って来た利用者さんに職員も元気をもらいながら、今日も少しずつ進んでいます。

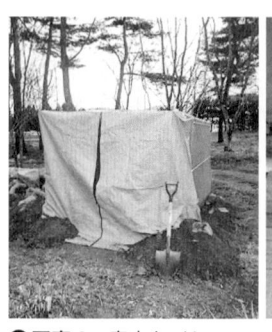

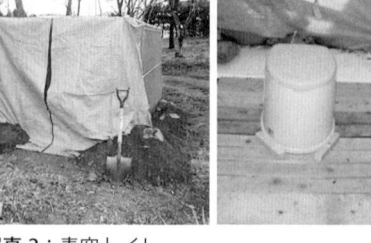

●写真2：青空トイレ

File 23

岩手県

認知症高齢者施設での被災を振り返って

港 洋海 親和会 障がい者支援施設 はまなす学園

　3月11日の大震災発生時、私は小規模多機能型の認知症高齢者施設に勤めていました。その日は30人近くの利用者さんがいました。施設自体は高台にあり津波は免れましたが、大規模な山火事が発生したため、近くの学校へ利用者さんとともに避難しました。その後、近隣の遠野市への移動を余儀なくされ、施設に戻れるまでに約1か月かかりました。以下では、その経験について記します。

地震当日―いったん裏山に避難後、施設に戻り夜を過ごす

　3月11日14時45分。ホールでは利用者さんが集まってレクリエーション活動をしていました。私は利用者さんを病院に連れて行く準備をしており、他のスタッフはデイサービスの利用者さんの送迎の準備をしていました。地震と津波が起きたときのことを、正直、あまりはっきりとはおぼえていません。重いはずの防火扉が、揺れで勝手に動き始めているのが印象的でした。

　とにかく利用者さんの安全を第一に考え、スタッフ同士で声をかけ合い、部屋にいる利用者さんをホールに集めました。外に避難すべきか判断できず、一度は施設外に避難しましたが、施設長の指示で施設内に戻りました。利用者さんの部屋から外を見ていたスタッフに呼ばれ窓の外を見ると、波が川を逆流していました。橋を渡ろうとしていた車がとまどうように停車し、道が渋滞し始めていました。明らかに普通ではない

状況に、もう一度スタッフと相談しようとホールに戻りかけたとき、「逃げて！」という悲鳴に近い声が聞こえ、状況はわかりませんでしたがその必死な声に促され、利用者さんを無我夢中で外に避難させました。

砂利道の坂を車椅子を押して上ることがこんなに大変だとは思いませんでした。逃げることを拒否する利用者さんに、「なんでもいいから逃げて！」と怒鳴り、スタッフだけでは人手が足りず、避難してきた住民の方に「助けてください」「まだ中に人がいるんです」と助けを必死で求めていました。施設の近くの自動車学校に通う学生が、津波にのまれる危険があるかもしれない施設に何度も往復し毛布を運んでくれ、他の職場から避難してきた人たちが利用者さんを背負って山に登ってくれました。近所の人たちはカイロや毛布、上着を貸してくれました。地域の方々には本当に助けられました。この助けがなかったら、利用者さんを全員避難させることは無理だったと、いまでも思います。

利用者さん全員を裏山に避難させてから、はじめて周囲を見渡すことができました。坂の下にあったはずの家もコンビニも学校も、すべてが海に沈んでいました。子どもが通う学校が津波にのまれ、泣いているスタッフもいました。あの「町が海に沈んだ」という現実感のない光景を忘れることができません。「もっと大きい津波が来るかもしれない」「利用者さんの疲労を考えると、施設内に戻ったほうがよい」等、様々な意見が出されましたが、どれがいちばん正しい選択なのか判断できませんでした。「もしかしたら死ぬかもしれない……」——生まれてはじめて、自身の死を身近に感じました。

津波発生から約1時間後、施設長の指示で施設内に戻りましたが、ライフラインは壊滅状態でした。施設が避難所に指定されていたので、住民が避難しに集まってきて、その対応にも追われました。利用者さんにだけ食事や水を提供するのが申し訳なくて、避難者の方にも小さなおにぎりと氷を1つずつ配って回りました。

スタッフと相談し、利用者さん全員をホールに集め、布団を敷いて眠ってもらいました。余震が続く中、利用者さんは状況が把握できなかっただけかもしれませんが、比較的落ち着いていたと思います。暗闇の中、

携帯電話のライトで眠っている利用者さんを見守りました。暗くなると、津波を被ったという人が何人も施設に避難してきました。けがをしている人には、十分な物資も設備もなかったのですが、応急手当てを行いました。

　被災した日のことをいま思い出してみても、自分が何を考え、何をしたのか、はっきり思い出すことはできません。家族の安否もわからず、時々泣きそうになりながら仕事をしていました。ラジオから聞こえる情報だけがすべてで、不安で眠ることもできませんでした。スタッフは飲まず食わずで働き続けていました。緊張状態にあるせいか、疲労も眠気も感じることができない状態でした。

　翌日、明るくなって外を見たら、周囲の風景は一変していました。海水は引き、がれきだけが残っている、そんな無残な状態でした。飲み水は施設の裏の沢水を使わせてもらい、食事は冷凍食品を少しずつ出しました。こんな状態がいつまで続くのか、いつになったら帰れるのか全くわからないまま、仕事に追われていました。施設まで家族を探しに来る人も増えましたが、避難者の名簿をつくる余裕もなく、直接施設に入って探してもらいました。

利用者とともに居場所を転々と移動

　3月13日。外には煙のにおいが……。津波とほぼ同時に山火事が発生していました。「火事がここまで来るかもしれない。どこかに避難したほうがいい」。消防団の人たちにそう言われましたが、30人近くいる利用者さんを受け入れてくれる避難所があるのかわかりません。スタッフと話し合って、廃校になった校舎を使わせてもらうことにしました。スタッフが交渉をしに行っている間、火事が迫ってくるのではないかと不安でした。幸い施設に火がかかることはありませんでしたが、あたりが暗くなるにつれ、炎で空が不気味に赤くなっていました。

　3月14日。このままでは利用者さんの内服薬がなくなり、急変にも対応できないので、内陸部に避難することを考えました。距離的にいちばん近く、被害の少なかった遠野市役所に相談し、遠野上郷地区センター

に受け入れてもらうことになりました。

　また、携帯電話が通じたため、仕事の合間をみて友人や内陸部にいる妹と連絡をとることができました。被災後はじめてテレビを見て、太平洋側沿岸がひどい状態であることを知り、愕然としました。

　遠野市では、多くの方から援助していただきました。心配していた薬も2週間分を処方してもらえ、ガソリンが不足している中、病院にも連れて行っていただきました。遠野市に避難後、私が行ったことは、利用者さんの家族への連絡でした。家族の方も被災しており、連絡がとれない状態が長く続きました。利用者さんは避難生活で体も心も疲れきっており、体調を崩しやすく、精神的にも不安定になっていました。

　ここには、各地から多くのボランティアの方が来ていて、ボランティアが働いている中、休むのは申し訳ないと思いましたが、「皆さんに休んでもらうために来たんです」と言われ、スタッフの疲労も限界に近づいていたので力が抜けました。ボランティアや遠野市職員の方には、本当に感謝しています。

　4月15日、ようやく自施設に利用者さんともども帰ることができました。しかし、震災から約1か月が経っていたものの、ライフラインの復旧はまだ完璧ではなく、医療体制も整っていなかったため、利用者さんに十分な対応をすることはできない状況でした。それでも、利用者さんが皆「やっと帰ってきたね！」と安心したような笑顔で言ったとき、私自身もいろいろな不安を抱えていましたが、ホッとしたのをおぼえています。

＊

　被災して、普段からの避難訓練、避難経路の整備、食料の確保の重要性を痛感しました。私たちスタッフが選択をして行ったことは、未だに正しかったのかどうかはわかりません。もしかしたらもっとよい選択肢があったのではないか、と後悔もあります。

　今回、たくさんの方々に助けていただきました。どのような形で恩返しできるかまだわかりませんが、被災という経験を踏まえて、自分ができることを精一杯行っていきたいと思います。

File 24

宮城県

宮城県看護協会
東日本大震災災害支援活動

佃 祥子　宮城県看護協会 常任理事

　災害から3か月が過ぎた6月14日、宮城県看護協会（以下、本会）災害支援ナースは石巻市桃生町にある福祉避難所から撤収しました。この桃生福祉避難所は、石巻市の郊外にある田園風景の広がるのどかな場所にあり、災害のことを忘れてしまいそうな環境です。支援を必要とする要介護者24人とご家族12人、計36人の方が避難していました。

　同避難所は、日本看護協会災害支援ナースの最後の班の方々が、「元気で笑顔が出る避難所」（写真1）として環境を整えてくださったところです。その後を引き継ぎ、本会災害支援ナース113人、延べ335人が5月8日から支援に入りました。同避難所は、介護の必要量の少ない人（要支援～要介護3程度）を対象とし、ADL低下を予防することを目的としており、また福祉用具の選定等を含め理学療法士・作業療法士も支援に入っていたため、他職種との連携が重要でした。

　「ここは天国だ」。この避難所が5か所目の避難所だというKさんは語りました。Kさんの震災翌日3月12日の食事は、小さい油揚げを10等分した1片だけだったそうです。「トイレも遠くて我慢するしかなかった。ここは硬い床ではなくベッドで休めるし、隣を気にすることもない。体が不自由でも自分でトイレに行ける」。在宅・仮設住宅で自立できることを目的にした避難所の支援が、本会災害支援ナースの役割でした。

地震発生直後

　3月11日14時46分、私は仙台駅に近いホテルで会議に出席していました。尋常でない突然の揺れ、一斉に鳴り出した携帯電話の緊急地震速報。誰かの声で、全員テーブルの下に潜りました。長く激しい、いままでに経験したことのない揺れの中で、家族と本会に「大丈夫？」のメールを送信しました。やっと長い揺れがおさまり、会議は即中止になり、外に出ました。道路には人が溢れ、信号が作動しない車道は車でぎっしりでした。余震のたびに女性の悲鳴が上がり、高いビルが崩れはしないか、ガラスや看板が落下しないかと、抱き合いながら道路に座り込む姿も多く見受けられました。

　15時に本会災害対策本部を設置しました。電気・電話とも不通になりましたが、断水はありませんでした。地域の避難所に指定されていた近くの小学校には、座る隙間がないくらい避難者がおり、本会も住民に救護室を提供しました。本会周辺ではほとんどの家は損壊は避けられましたが、家中の家具が倒れ、ガラス・食器が散乱して足の踏み場がなく、余震が続く家の中にいることは非常に危険な状態でした。断水を免れた本会のトイレを24時間開放して地域住民に提供し、さらに訪れた人たちに温かい飲み物を提供しました（写真2）。職員は24時間体制で支援を行いました。翌日から宮城県・仙台市両医師会との情報交換や、災害支援ナース派遣要請の調整を行い、県内の支援ナースは多数は見込めないことから、日本看護協会に災害支援ナースの派遣依頼をしました。

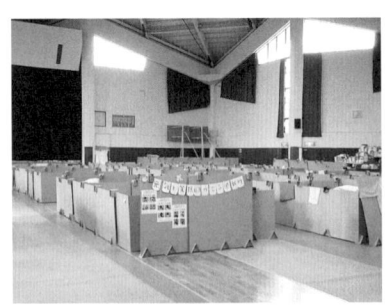

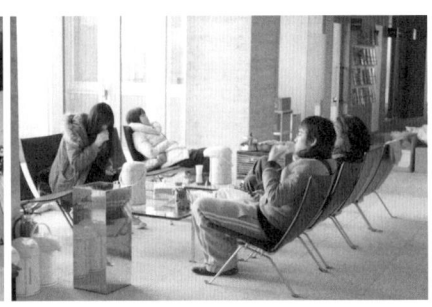

◯写真1：桃生福祉避難所　　◯写真2：住民に温かい飲み物の提供

日本看護協会災害支援ナースとの連携

　3月22日、日本看護協会災害支援ナース第1班22人、洪愛子常任理事、コーディネーター2人が本会に到着しました。日本看護協会災害対策本部現地事務局が本会内に設置され、コーディネーターは24時間体制で常駐し、ここを中継地点として、災害支援ナースは岩手・宮城県の被災地へマイクロバスに乗り換え出発しました。

　本会は、災害対策本部現地事務局のサポートと、本会災害支援ナース（少数でしたが）の調整連絡を24時間体制で行いました。看護協会災害支援ナースの活動は、いろいろな方面で高く評価されています。

　4月7日に震度6弱の余震がありました。無事任務を終えた支援ナースの1人は、「こんな地震ははじめてだった。津波警報もはじめて経験した。ここで自分は死ぬかもしれないと思った」と、東京に帰る前に話してくれました。余震の続く中、支援に向かう全国の災害支援ナースに県看護協会としてできるだけの気持ちを伝えたいと思い、後方支援を行っていきました（写真3）。

宮城県看護協会の活動

　本会災害支援ナースが支援に入った避難所は14か所、延べ366人に上ります（写真4）。災害支援ナースとは別に、10か所の本会立訪問看護ステーションでは、それぞれ地域の行政・個人医院と連携し、在宅療

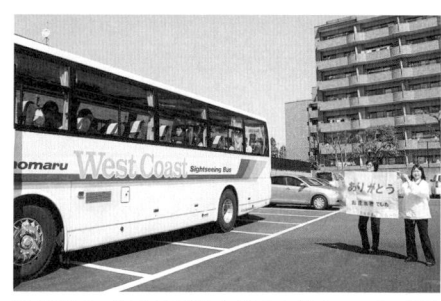

▲写真3：日本看護協会災害支援ナースに感謝　▲写真4：宮城県看護協会災害支援ナースの活動の様子

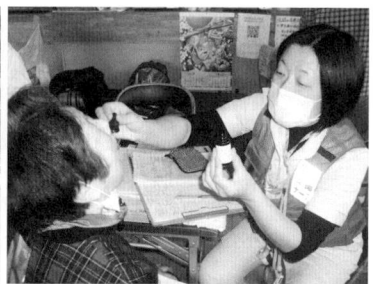

養者・在宅酸素使用者の健康状態観察のための訪問や、避難所での支援を行ってきました。

また、中長期支援活動の一環として、行政、本会、宮城県保健師連絡協議会、全国保健師長会宮城県支部との連携により、被災地の在宅高齢者の健康相談・調査支援を継続的に行っています。この調査においては、5月～6月末日まで、延べ89人の保健師・看護師が活動しました。ナースバンクでは被災看護職28人の就労相談に応じ、震災後の休職登録者59人、求人登録は45施設になっています。6月28日に看護管理者との意見交換の場をもち、課題を明らかにしたところです。

中長期支援に向けて

本会では「東日本大震災」復旧・復興支援検討委員会を立ち上げ、東日本大震災のメッセージを冊子にする予定です。また、会員への復旧復興支援と地域住民への健康支援等──具体的には、①避難所・仮設住宅入居者への中長期的な健康支援、②被災した住民の健康調査、③被災した看護職員の雇用の問題への支援、を検討しています。さらに、各職能においても、健康危機（災害を含む）における保健師の役割に関すること（関係団体との連携強化、ネットワークの推進）、被災地域の助産師ならびに女性や妊産婦とその家族への支援、被災地域の看護師ならびに県民に対する支援を検討中です。本会には12の支部があり、沿岸部支部を中心に、復興フェスタの開催も計画中です。被災した看護職・県民が元気になれるような企画にしたいと考えています。

また、宮城県地域医療復興検討会議に本会からも委員として出席していますので、専門職団体として、中長期に被災者が健康に過ごせるように提言していきたいと思います。

*

全国から延べ2,306人の災害支援ナースの支援と、たくさんの方々からいろいろな形での支援をいただきました。今後この支援をもとに、さらに復興・復旧に力を注ぎ、会員・県民の笑顔・元気が出るように県看護協会も活動したいと思います。ありがとうございました。

File 25

宮城県

宮城県看護協会訪問看護ステーション
統括部門と訪問看護ステーションの震災後の活動

門間 やす子[*1]、千葉 孝子[*2]　[*1]宮城県看護協会訪問看護ステーション室 副室長、[*2]宮城県看護協会桃生訪問看護ステーション 看護係長

宮城県看護協会訪問看護ステーション室の震災後の活動

　宮城県看護協会訪問看護部門には現在、訪問看護ステーション10か所・支所5か所、看護職員は常勤・非常勤合わせて73人、事務職員12人、統括部門である訪問看護ステーション室（以下、ステーション室）には4人が就労しております。

　本稿では、3月11日に発生した東日本大震災後にステーション室が行った活動について紹介します。ステーション室の主な活動は次の3点になります。

　①宮城県看護協会災害対策本部に参加し、運営に協力
　②宮城県看護協会と宮城県訪問看護ステーション連絡協議会等の訪問看護に関係する団体等との連携および連絡調整
　③宮城県看護協会災害対策本部の一員として、看護協会立訪問看護ステーションの被災状況、職員・利用者の安否確認および支援

❶宮城県看護協会災害対策本部への参加

　宮城県看護協会災害対策本部は、2011年3月11日の地震発生直後に設置され、本部長（宮城県看護協会長）の下で運営しています。災害対策本部は震災後3日間は24時間体制で会員および被災の情報収集に努める等、必死の活動を行ってきましたが、通信網をはじめライフラインがストップした状況下、情報把握もままならない状況でした。

　宮城県看護協会会館は昨年9月に改築し、耐震施設でしたので被害

はほとんどありませんでした。隣接の小学校が避難所だった関係上、近隣住民にトイレ使用の協力を行いました。

3月22日に宮城県看護協会会館内に日本看護協会災害対策本部現地事務局が設置されました。ここでは災害支援ナースの受け入れ、避難所への連絡調整、送迎等を24時間体制で行っていたため、本会の災害対策本部もその受け入れのため当直協力体制を行いました。

本会の災害対策本部の1日2回の会議にはステーション室長が出席し、協会立訪問看護ステーションおよび県内訪問看護ステーションの被災状況を報告し、会議の内容や災害対策本部の方針をステーション室職員に伝え、共有化をはかりました。訪問手段である自動車のガソリンが入手できず、各ステーションとも大変な苦労をしていましたので、災害対策本部が仙台市から入手したガソリン給油が可能なスタンドの情報を市内各ステーションに発信し、またステーションの訪問体制確保の相談に応じました。

❷訪問看護に関係する団体等との連携および連絡調整

宮城県看護協会と宮城県訪問看護ステーション連絡協議会とは、日頃から訪問看護に関する様々な場面で協力や連携を行っている関係にあります。震災後、ステーション室は宮城県看護協会ならびに日本看護協会等からの訪問看護ステーションに関する情報を連絡協議会会長に発信し、傘下会員73ステーションに周知していただく等、宮城県看護協会災害対策本部の訪問看護の窓口として連絡調整の役割を担いました。

連絡協議会からは、傘下ステーションの被災状況、職員の被災情報や利用者様の安否確認情報を宮城県看護協会に提供されました。その情報が県内全体の訪問看護ステーション被災状況の把握に役立ち、今後の対応を考える一端になりました。

宮城県看護協会に届けられた日本看護協会、全国訪問看護事業協会はじめ各団体や個人からの支援物資を、被災地の訪問看護ステーションに活用していただくため、筆者とステーション室職員1人、連絡協議会会長が共同行動をとりました。沿岸部の被災地ステーションを訪問し、被災状況を確認しながら、ステーション職員を激励しました。被災した

訪問看護師からは、利用者様を訪問中に津波にあい、一緒に流されたことなどが話され、悲惨な体験をして事務所もすべてなくなった状況でも、訪問看護への情熱と笑顔を失わずにいることに、私たちが逆に勇気づけられ、訪問看護師の底力を大いに感じたところです。

　被災ステーションのニーズも時間の経過とともに変化してきますので、ステーション室では連絡協議会と連携しながら、不足する物資などの取りまとめや搬送等、被災ステーションへの支援を行ってきました。

❸宮城県看護協会立訪問看護ステーションの状況確認・支援

　訪問看護ステーション室は、宮城県看護協会立訪問看護ステーションの統括部署として、各ステーション事業運営の支援を主な役割としています。地震後、通信網が途絶えて各ステーションとの連絡がなかなかとれなかったこともあり、震災後5日目からステーション室職員2人で分担して各ステーションを訪問し、ガソリン確保手続書の連絡、被害状況の確認、職員・利用者様の安否確認、訪問の実施状況の確認を行ってきました。

　職員の被災状況は、津波で自宅が全壊・半壊状態および家族が犠牲となった方等は7人でした。ステーション室で各ステーション職員にお見舞金を募り、被災した職員の避難先や職場を訪問し、お見舞金や支援物資を届け、ステーション室職員全員の激励の気持ちを伝えるなどの取り組みをしました。

（門間　やす子）

訪問看護師としてできること

❶震災直後の対応

　宮城県看護協会桃生（ものう）訪問看護ステーション[*1]では、3月11日の大震災の当日、夕方から「ケアマネジャーとの交流会」を催す予定でした。そのため、フリータイマーの看護師にも訪問をお願いし、通常の訪問時間をすべて繰り上げて訪問していました。スタッフの1人が北上地区

[*1] 桃生訪問看護ステーションは1998年8月、当時の桃生町に開設された。実施地域は旧北上町、旧雄勝町、旧河北町、旧河南町、石巻市、東松島市、松島町であったが、2005年に石巻市と近隣6町が合併し、現在の石巻市となった。広域な実施地域である。

へ急遽訪問することになりましたが、地震で崖崩れがあり引き返してきたため、津波被害にあわずに済みました。

　私は桃生地区の利用者様宅に13時30分から訪問しており、「オムツ交換して後は帰り際に吸引して終わりだ」と思った矢先に、揺れを感じました。「あっ、地震だ！」と思った瞬間、今度はベッド柵につかまっていないと飛ばされそうなほどの強い揺れになりました。利用者様の頭を毛布で囲い、右往左往している介護者の娘さんに、「とにかく利用者様のそばにいてくれませんか」と声をかけ、娘さんをまず落ち着かせました。

　避難経路を確保するため、飛ばされて転ばないよう戸や壁につかまりながら玄関まで行きました。少し揺れが弱くなった瞬間、2階にいた孫が自分の子どもを抱いて1階に下りてきたので、「子どもたちを車へ避難させよう」と声をかけました。その間も揺れは続いていましたが、2人のひ孫を車の中に避難させ、家の中に戻る頃にはだいぶ揺れもおさまっていました。「また強くなったらどうしよう」「家が潰れたらどうしよう」などと考えながら、娘さんと利用者様のそばにいました。余震が続く中、利用者様にズボンを履かせたり、停電で吸引ができなくなったため、口腔ケアをしながら喉にある痰をかき出したり、排痰ケアをして、ひと通り落ち着いてから家を後にしました。

❷利用者の安否確認に奔走

　事務所に戻ってから所長と相談し、桃生町内の日中独居や高齢者世帯の利用者様の安否確認に行きました。桃生地区は津波の被害はあまりなく、皆さん無事でした。その日は、余震も多いため遠出はせず、翌日に職員全員出勤するという予定で解散しましたが、次の日も強い余震が続き、二次災害の心配もあったため、近所に住む同僚と翌々日から2人1組で行動しました。

　雄勝地区へは道路が寸断されていたため交通手段がなく、行けないとの情報が入ったので、河北地区と北上地区の利用者様の安否確認に向かいました。道路脇の斜面には2〜3mの高さに水の痕があり、土砂崩れした手前100mくらいから通行止めで、裏道を通ることにしました。

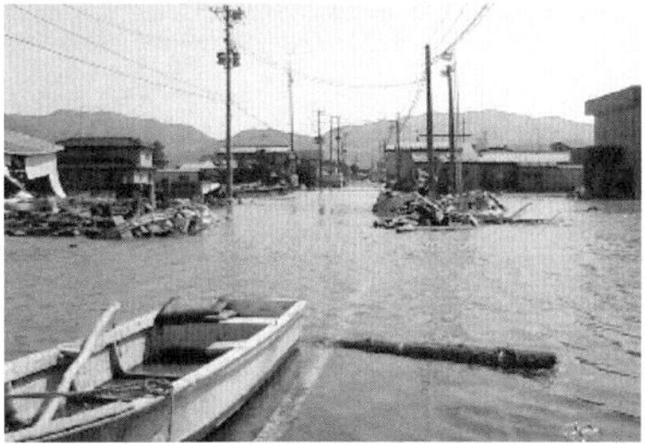

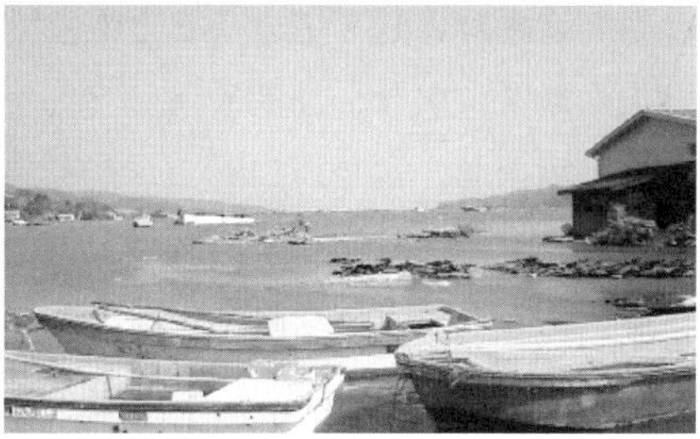

●写真1：水没した桃生訪問看護ステーション北上支所周辺（2011.3.13 撮影）

　車が2台やっとすれ違えるかどうかの狭い道で、道の脇の田んぼには水が残っており、水没した車やがれきが見えました。「とんでもないことが起きた」と実感し、2人で「どうか皆、無事でいますように」と願いながら車を走らせました。

　北上支所までの道は冠水していて全く近づけず、途中に患者様宅が何軒かある通りでしたが、津波に破壊され、家の2階部分だけが残って浮かんでいたり、ほとんどの家が影も形も何も残っていないような状態でした（写真1）。北上中学校が避難所になっていると聞き、行ってみると、ケアマネジャーさんや診療所の先生や看護師さんの姿が見え、2人で駆け寄りました。震災当日、利用者様宅で会う約束をしていたため、「もしかしたら流されてしまったかもしれない」とものすごく心配していたとのことで、お互いの無事を確認することができ、皆で抱き合い号泣しました。

　北上地区の利用様宅には通行止めで行けなかったため、「この人は大丈夫ではなかろうか」「この人はダメじゃないか」という予想程度の情報しか得られませんでした。そこで、とにかく避難所になっている場所を全部回ることにしました。北上中学校には利用者様はおられず、橋浦小学校に行くと、この日訪問しようとしていた利用者様の姿があり、ホッとしました。その利用者様のいるお部屋はほとんどが寝たきりの方でしたので、お部屋の方のバイタルサインチェックをしたり、訴えを聴いたりして回りました。河北地区の避難所には知っている顔はありませんでした。

❸訪問看護師としてできることを

　桃生地区に戻り、訪問看護師としてほかに何かできることはないだろうかと相談し、避難所に行って避難されている方の健康チェック等を行うことにしました。そこにいた保健師さんから、クリニックの医師が1人で桃生の避難所を回って診療していると聞き、何かお手伝いすることがあればと思い、その医師を探し、桃生総合支所でお会いすることができました。医師から「重症の患者様やHOTや透析など電気が必要な患者様をここの2階に収容しているので、そこで看護をしてくれないか」と相談されました。こういう震災状況のため、私たちも十分な訪問ができなかったので、訪問の傍ら、避難所で重傷患者様などへのケアのお手伝いをさせていただくことにしました。

＊

　当ステーションは、事務所内の戸棚などの備品類が散乱し、事務所が使用できないため、一時避難所に机などを移動し、避難所でのボランティアと訪問看護を行ってきました。震災により利用者様は病院や施設に入所されるなど、在宅療養の困難な状態でありますが、私たちは訪問看護師として地域の利用者様のために、今後もがんばっていこうと考えています。

（千葉　孝子）

File 26

宮城県

南三陸町100日間の記録
町民に寄り添いながら

高橋 晶子 宮城県南三陸町地域包括支援センター

南三陸町のそのとき

　2011年3月11日14時46分、突然の大きな地震（いままでとは違う！）。不安な気持ちを抱きながら、訪問バッグを肩にかけ、300 mほど先の高台の志津川小学校へと避難しました。続々と町民が避難し、不安な様子で海のほうを見つめています。地震から40分ぐらい経った頃、遠くのほうに煙が立ち始め、「あっ、津波だ」と思った瞬間、黒い壁のような波が押し寄せ、町はすっぽりのみ込まれてしまいました。逃げ遅れた車のクラクションの音、町が壊れていく様子を眺める町民の悲鳴、前方にはショッピングセンターの青いマークと公立志津川病院の緑色の十字マークだけがくっきりと見える異様な光景となっていました。「町は全滅」——誰もがすぐにその状況を感じ取れるすさまじい光景でした。

避難所となった志津川小学校での救護活動

　余震が続く中、雪が降り始め、「娘は逃げられただろうか。今後町はどうなるのだろうか」と、恐怖と不安が入り乱れた中、救護活動が始まりました。志津川小学校には約800人の町民が避難し、余震が落ち着くのを見計らいながら、体育館へと移動しました。

　避難してきた開業医、歯科医、町の保健師や看護師、ヘルパー、学校の養護教諭等の医療・看護関係者が自然に集まり、体育館の一角に救護のスペースをつくりました。薬はもちろんのこと、電気も水もなく、暗

闇と寒さの中、町民をどのように守っていけるか、不安がなかった訳ではありません。「いま自分にできることをやるしかない」。そう思いながら、町民の声に耳を傾け、声をかけ続けました。

　とても寒い夜でした。毛布もなく、ストーブのまわりにいた方が急に倒れたり、尿閉の高齢者が自己導尿のためのカテーテルを持たずに避難し、苦痛を訴えてきたりと、医療者が揃っているのに何もできないもどかしさを感じながらの救護活動となりました。地域包括支援センター職員やヘルパーなどの協力で、高齢者のトイレ介助など、一晩中切れ間のない介護を行いました。

　震災翌日、町職員が両まぶたを紫色に腫らし、救護所の前に立っていました。最初は状況がわからず、どこから来たのかと問うと、町の防災対策庁舎の屋上から自力で下りてきたとのこと。私は言葉を失ってしまいました。防災対策庁舎の屋上に避難し、多くの職員が犠牲になったことをはじめて知り、この災害が尋常ではなかったことを痛感させられました。彼は大きな外傷はなかったものの、同僚を目の前で失うという大きな心の傷を受けての生還でした。真っ黒になった重油のにおいのする顔や手を拭き、暖かい場所に休ませる――それが、いまここでできる精一杯の看護でした。

　余震の続く中、町民の不安は時間とともに増していくのが伝わってきました。血圧が高くなる方が多くなり、薬を持っている人に呼びかけ、薬を提供していただきました。いつもと立場は逆転です。誰もが手放したくないであろう貴重な薬を、南三陸町の町民は快く提供してくれました。

　避難して3日目。町民の表情が硬く、疲労感が見え始めてきました。ほとんど体育館で座りっきりの状態となっていました。館内の空気も淀んだ状態でした。「この雰囲気で体操などできるだろうか？」。迷いながらではありましたが、換気や水分摂取、軽い散歩等の励行をし、保健師2人でストレッチ体操、脳刺激ゲームを行いました。体育館にいる半分以上の方が参加し、最後には拍手をいただき、和やかな空気が流れ始めたことを実感しました。

孤立化している地域への医療提供

　震災5日目に医療支援チームの第1陣が到着し、孤立化している地域へ一緒に出向くことになりました。変わり果てた町の姿は、想像を絶するものでした。橋が完全に破壊され、通常20分程度の距離が1時間以上もかかったり、道路が壊れているため目の前に民家がありながらも、なかなかたどり着けなかったりと、道なき道を歩いて行きました。

　住民が医師の到着を待ち望んでいたのは、言うまでもありません。在宅酸素利用者の搬送についての相談や、妊婦さんがいることの情報等、道端での相談が続きました。その後も住民の方が軽トラックで追いかけてきたりと、なかなか帰路に就くことができませんでした。医師に町民の診察をお願いしたい一方で、帰りの道のりが心配でした。津波にえぐられた海岸沿いを40分以上歩かなければ、車まで到着できない状況だったからです。しかし、心配は無用でした。別ルートの道を地域の人たちがつくり上げていてくれたからです。軽トラックがやっと通れるほどの細い道。軽トラックの荷台で揺られながら、南三陸町の町民の力強さを強く感じさせられました。

　数日間のうちに、医療支援チームが続々と来町し、きめ細やかに町民の診察、薬の処方が行われました。薬品名もわからずとまどう町民に対して適切な質問をし、次々と薬が処方がされ、町民に少しずつ安堵感が見られてきました。遠方からの医療チームの支援に多くの町民は感謝の気持ちでいっぱいでした。

保健師の支援チームのサポートに感謝

　震災9日目、保健師の支援チームが到着しました。避難所の巡回や地域の悉皆調査が始まりました。町の保健師たちは、皆それぞれの避難所や救護所で身動きがとれず、実際の指揮を執る者も、活動拠点も、事務用品もない。とにかく何もない状況でのスタートでした。

　このような状況下でも、他県チームにより拠点が立ち上げられ、次々と訪問の段取りが整えられ、要援護者の把握が行われました。

震災後、避難所で寝泊まりし、何がなんだかわからないまま夢中で目の前のことだけに対処してきた私にとって、他県の保健師チームのサポートはとても温かく、がちがちになっていた身も心も軽くさせてくれました。自然な形での導きは、保健師たちの技術を感じさせるすばらしいものでした。全国の保健師チームは、現在もがれきの町を駆けめぐっています。

　南三陸町は3か月経ったいまでも水道が復旧できず、町内での買い物も困難で、生活環境が整わない状況にあります。また、家族や同僚など親しい人との別れや、財産や職場を失うなどの大きな喪失感、津波にのまれながらも奇跡の生還を果たすなど、心の傷は想像以上です。その中で、多くの保健師、看護師たちが懸命に、1人ひとりの声に耳を傾け、支えようとしています。町の中では語り合える場も少なく、多くの町民が苦しみの出口を探しているように思います。出口を見つけ出すにはまだまだ時間が必要だと思いますが、一歩一歩前へ進めるよう支援していきたいと思います。

*

　今回の震災で、町内の看護職はそれぞれ大きな力を発揮しています。震災直後、地域で救命活動に従事したり、避難所の運営から衛生管理まで幅広く活動され、南三陸町に小さな看護活動が点在し、町民を支えてきました。そして、それぞれの小さな活動を全国の医療や保健チームがつなぎ、町全体を支えているように思います。

　1000年に一度と言われる未曾有の大震災。なぜこの震災にあたってしまったのだろうかと思うこともあります。しかしこの震災により、命の重みや1人ひとりの苦悩を感じ、看護職としての原点に返ったような気持ちです。看護は、何もなくても生きてさえいれば、いつでも、どこでも、どんな形でも提供することができます。

　最後になりますが、懸命に町民の命を守ろうと殉職された職員のご冥福をお祈りするとともに、彼・彼女たちの思いを胸に、これからの長い道のりを町民に寄り添いながらともに歩んでいきたいと思います。

File 27

宮城県

被災地域からの患者広域搬送
究極の地域連携

橋本 千賀 石巻赤十字病院 地域医療連携室退院支援係長

震災後、野戦病院のような状態に

　「退院支援」「地域連携」などという言葉は、最近では多く聞かれるようになりました。石巻赤十字病院の地域医療連携室では、看護師の私と4人のMSWが退院支援の役割を担っています。3月3日には「在宅医療研修会」を開催し、地域と病院間の意見交換会が行われました。

　私たちの地域でも、地域と病院の連携がスムーズに行えるようになってきた……と思った矢先の3月11日、大震災が起こりました。大津波による被害は甚大で、当院のスタッフだけでなく、地域の病院関係者、往診してくださる開業医の先生、訪問看護師、ケアマネジャーなど多くの方々とつくり上げてきた地域の医療や介護の連携が一気に崩れた瞬間でした。

　震災当日の3月11日、地震直後から院内は災害受け入れ態勢となり、地域医療連携室の5人はそれぞれ違ったエリアで活動することになりました。ライフラインがすべて断ち切られ、地域の多くの病院や診療所、介護施設などが大変な状況にあることは後で知ることになりました。翌日から、被災された方が次々と当院を訪れ、ヘリコプターや救急車で患者さんが運び込まれ、院内の各エリアが人々で埋め尽くされるのにそう時間はかかりませんでした。簡易ベッドはすぐにいっぱいになり、シートと毛布だけが敷かれた玄関ホールや2階廊下には人々が溢れ、想像をはるかに超えた状況になっていました。また、ライフラインが維持で

きていたのは周辺地域では当院だけだったので、避難されてきた人も多かったのだと思います。このままでは、災害拠点病院の機能自体が果たせなくなるギリギリの状態でした。

　そんな状況の3月13日（震災後3日目）の午後、私は看護部長から本来の業務（退院支援）に戻ってほしいと告げられました。患者さんが自宅に帰るための支援をしたいと思って日々仕事をしてきましたが、このときばかりは本当に「どうしよう……」と正直思いました。しかし、院内の食料や医療材料には限界があるため、すべての人に行きわたるのは当然無理で、病院にいても患者さんが少しずつ衰弱するのは目に見えていました。この人たちを、少しでも環境のよいところに、せめて食事のできるところに移してあげたい……。先に地域の連携が一気に崩れた瞬間と言いましたが、ここから究極の連携が始まったのかもしれません。

患者の受け入れ先探しに奔走

　「近隣病院や施設で受け入れができるところはあるのだろうか」。地域医療連携室の課長とMSWが直接内陸の病院へ患者受け入れの依頼に行き、「5名受け入れ可」との返答が得られ、私は各エリアの情報収集に走りました。当院には、南三陸町の病院からも多くの患者さんが搬送されていましたが、その寝衣には病院名、名前、特記事項が書かれた医療用テープがしっかりと貼られていました。寝たきりで経管栄養をしている方が多く、あの震災の日、患者さんを避難させ、大変な状況の中で必要な情報をこのような形で残してくれた尽力に感動しつつ、最初の後方支援が始まりました。

　搬送は大阪DMATが担当し、搬送の帰りに途中の診療所に立ち寄り、DMAT隊員から受け入れのお願いをしてもらい、転院可能な人数を確認しました。そして次の患者さんは、私自身が介護タクシーに同乗して搬送しました。本来であれば考えられないことですが、最初は直接施設に出向いて交渉するしか方法がありませんでした。そして、相手先の皆さんが快くその任務を引き受けてくださり、震災後の連携の第一歩を踏み出せたという感じでした。

宮城県外への患者搬送

　しかし、近隣地域の病院や施設などに転院できたのはほんのひと握りの方で、フロアはまだまだ多くの患者さんで溢れていて、この人たちをどこで受け入れてもらえるか、そしてどのように搬送するのかが大きな問題でした。宮城県災害医療コーディネーターでもある当院の石井医師に呼ばれ、「山形県の病院で患者を引き受けてくれることになったが、どのような患者が何人いる？」と問われましたが、私は即答できませんでした。大勢の患者さんを山形県の病院や施設で引き受けてくれることになり、その調整を山形県立中央病院の森野医師が行ってくださるというありがたいお話でした。

　通信手段は、衛星電話と時々つながる本部用の電子メールのみ。搬送は仙台の民間救急。何十人もの患者さんを遠方に転院させるための調整は、私にとっては大きな使命でした。患者リストを作成するために、各エリアの患者さん1人ひとりの名前、年齢、住所、状態、家族状況の確認が始まりました。多くの患者さんは寝たきりで付き合いもなく、その情報の少なさにあ然としました。住所、年齢、家族状況の欄には「不明」の文字が並びました。

　その間にも患者さんは次々と運び込まれ、確認した患者さんがいつの間にか移動していて、エリア担当者に確認しても目の前のことで精一杯でわからないことも多く、現場は混乱していたとしか言いようがない状況でした。私は1人ひとりの顔をのぞき込み、トリアージタッグや災害カルテを確認し、何度も何度もリストを修正する。搬送調整のために2階にある本部の衛星電話に走る。そんな作業が徹夜で続きました。

　ご家族がいる方には山形県への移送の事情を説明しましたが、最初は困惑されることが多く、「絶対に行きたくない」と言う方もいました。当然だと思います。もし私が同じ立場でも、考えてしまいます。まだご家族がいる方には返事をもらえるものの、本人の返事すら確認できない人を遠くに連れて行ってよいのだろうか……。私自身、ジレンマとの闘いでした。しかし、今回のような大災害で、地域が壊滅的な被害を受け、

機能している病院は当院のみという状況では、地域の垣根を越えた協力がなければ、助かった命を守り続けることもできなかったと思います。つらいと思ったときもありました。ある患者さんの家族が「いつも、走り回ってみんなに説明して、あるときは怒られながら……あなたも大変よね」と言ってくださいました。皆がつらい状況でしたが、救われたひと言でした。

震災を振り返って

　全国から来てくださった医療班の協力、電話で広域搬送の調整をしてくれた森野先生、大雪の日もある中、連日の山形県への搬送を支援してくれた民間救急のスタッフ、遠くの地で少ない情報だけで引き受けてくださった各病院や施設の方々、ライフラインも整わない状況で、「私たちもがんばるから」と患者さんを引き受けてくださった被災地域の医療機関の皆さま……いま思えば、本当に究極の連携だったと思います。

　さて、皆さんの病院や施設では……
* 災害対策マニュアルに後方支援や退院支援が記載されていますか？
* 担当者や役割分担、支援方法が明確になっていますか？
* 大規模な災害において、帰る自宅も病院も施設もなくなってしまったとき、どのように支援しますか？
* 地域で解決できないときはどうしますか？

　今回私たちの行ったことは本当に必要な支援だったと思いますが、マニュアルも経験もなく、難しかったと実感しています。この体験をむだにせずに、災害時の連携の対策を考えていかなければなりません。

　顔なじみの地域の医療者、介護関係者は、皆が九死に一生の体験でこの震災を乗り越え、いまはまた復興のために歩き出しています。大きな被害を受けながらも前進し始めたとき、培われた「連携の絆」はそう簡単には崩れないことを実感しています。むしろ強まったのかもしれません。地域が早く元のような環境になり、避難された皆さまが戻ってこられることを願わずにはいられません。そして、大変な環境の中で協力してくださった方々に感謝、感謝、感謝です。

File 28

宮城県

東日本大震災を経験して

若生 さと子 東北厚生年金病院 看護科長

大地震発生！ そのとき私は

　2011年3月11日、災害対策委員をしていた私は、8時15分からの科長ミーティングで、「ここ数日、震度4～5の地震が数回発生しています。特に夜間は勤務者が少ないので、当直科長は医師、コメディカルと協力して暫定の災害対策本部をつくってください」と注意喚起をしました。まさかこの言葉どおり本当に大地震が起こるとは、誰1人思っていなかったと思います。

　私は当時、精神科（閉鎖）病棟に勤務しており、面会に来ていた患者さんの家族が帰るために閉鎖病棟を施錠解除し、再び施錠したところでした。14時46分、地震発生。「いつもの地震だな」と思っていましたが、揺れがどんどん強くなり、ナースステーションの棚という棚は倒れ、物品はすべて散乱し、電気は消えました。揺れはいままで経験したことがないほど長く感じられ、患者さんよりもスタッフが「キャー、キャー」と叫んでおり、不安と恐怖にもかかわらず、全員が患者さんの元へ走って行きました。

　揺れがおさまってからすぐ、私は避難誘導ができるように閉鎖病棟のドアを開け、スタッフに患者さんやお互いの安否確認を行い、ライフラインの状況と建物の被害状況を確認するように指示をしました。これに数分の時間を要し、PHSで看護局長から「本部に報告に来て」と催促され、1階の暫定災害対策本部へ向かいました。それ以降は悪夢のよう

な時間経過で、私は災害対策本部と病棟を行き来していました。

病院の状況

　暫定の災害対策本部は立ち上がったものの、情報が錯綜しうまく機能しませんでした。その要因として、適正な職員配置やライフライン停止時についてのマニュアルがなかったことが考えられました。

　停電のため医療機器は停止し、井戸水をポンプで汲み上げていたので断水となり、進行中の手術は停止され、雪が降っても暖房はストップしたままです。昼間だというのに院内は薄暗くなり、非常用電源は全く作動せず、ごく一部を除いて、院内は真っ暗闇に包まれました。

　どこの病棟もナースステーションは壊滅的被害を受けました。A・B・Cの3棟6階建ての当院は、屋上にある貯水タンクに被害が発生し、4～6階の廊下には水が漏水し、医師・看護師は自分たちの判断でB・C棟の患者さんをA棟へ移動させました。ベッドは取り払われ、床や食堂に患者さんを臥床させ、まるで野戦病院のようでした。C棟は約20年前に増築した棟でしたので、B棟とC棟の接続部がずれ、隙間から下の階が見えていました。特にC棟6階の被害はひどく、患者さんも医療者も立っていられず、ありとあらゆる物が動き、病棟内には白煙が舞い、どの職員も「怖かった」と口を揃えて話していました。ICUでは、医師とMEが協力して自分たちの車からガソリンを抜き取り、発電機4台に入れて起動させました。手術に関しては、終了間近の手術を除いて閉創しました。

　震災発生から約1時間後、あの予想もしなかった大津波に全職員、耳を疑いました。「大津波だ！」と叫び、近所の住民が避難してきました。通信手段が途絶えていたので、連絡なしで救急車が被災者を搬入しており、玄関ホールで診療を行っていましたが、その頃には、全身濡れた人が低体温で搬入されてきていました。また、けが人も次々と来院していました。大津波警報を聞き、看護次長から本部へ「大津波警報が出ている！」と尋常ではない声で報告があり、玄関ホールの患者さんと避難してきた人たちを2階以上へ避難誘導する指示が本部から出されました。

病院の 200 m ほど先の七北川を真っ黒い津波が逆走しているのを見て、「あの堤防が決壊したらどうしよう」と思った職員がたくさんいました。入院中の患者さんや避難してきた近隣住民のことを考えつつも、自分の家族のことを思い、「もう二度と会えないかもしれない」という恐怖で足がすくんだのをおぼえています。夜、ラジオから流れるニュースではじめて大津波の被害状況を聞き、テレビ画面で想像をはるかに超えた被害の様子を見たときは、体が動きませんでした。

　大津波によって近隣の住民が大量に病院に避難してくることは予想していませんでした。病院近辺の指定避難所である小・中学校は冠水してその機能を果たせず、高層建築である当院に大勢の住民が避難してきたのです。ライフラインが途絶え、入院中の患者さんを守ることさえもままならない状況で、この大勢の人たちをどうするのか、判断を迫られました。しかし「避難場所がない以上、ここにいてもらおう」と本部は判断しました。皆が寝静まってから、暗闇の中、避難者の人数を数えたところ、その数、約 1,000 人！　患者さんと避難者に食事を配布しましたが、この行為が逆に「厚生年金病院に行けば食事がもらえる」との噂を呼び、避難者の数を増やす結果となってしまいました。津波警報が解除されてからは、近くの避難所へ移動していただくよう院長が一斉放送でお願いしましたが、院内から避難者の移動が終了するまでに 5 日ほどかかりました。

　ライフラインのストップした病院は、災害拠点病院でも何の役にも立ちませんでした。入院患者のこと、外来治療はどうするのか、薬の調達はできるのか、検査はできるのか、断水で使用できなくなったトイレのこと、感染対策、燃料不足、作業用電源はいつまでもつのか……、様々な問題が立ちはだかりました。人工呼吸器装着患者、透析治療患者の後方搬送を判断し、MCM 無線（これが唯一の通信手段でした）で受け入れ応需できる病院を探しましたが、なかなか見つからず、大震災から 3 日目、直接交渉のため宮城県災害対策本部へ二度出向きました。「受け入れ応需病院は直接交渉したほうがよい」とアドバイスされ、3 病院を回り直接交渉したところ、約 380 人を転送でき、入院患者は 25 人ま

でに減りました。

　また、この頃にはガソリン不足に直面しました。職員の通勤手段の確保が難しく、様々な工夫をしてやりくりしました。この大震災で被災した看護師も多く（家族が犠牲になった、家が倒壊、子どもと一緒に死体をまたいで避難など）、勤務をしていたほうが気が紛れるのか、自宅待機がいいのか、個々の看護師に寄り添っていちばんよい方法を見出そうと、看護科長たちは勤務表のシフト作成にかなり苦慮しました。

病院の災害対策の見直し

　やや復興の兆しが見え始め、入院患者を増やそうとしていた矢先の4月7日、震度6強の地震に見舞われ、職員全員が意気消沈しました。病院の耐震構造はどうなのかとの不安が強まり、設計事務所による説明会などを設け、C棟の耐震工事をすることでひと安心することができました。

　大震災から2か月が経ち、当院では災害対策の問題点として、指揮命令系統について、ライフラインを含めたハード面について、入院患者の避難方法と対応、地域避難住民の受け入れとその対応、備蓄食品について、などがあげられました。そして、職員1人ひとりの役割が認識できるような災害マニュアルの改訂と、アクションカードの作成を決めました。いままでは災害訓練をしても、参加する職員だけが一生懸命行うという風土が根強かったのですが、この大震災を機に、災害対策委員として訓練のあり方の見直しとともに、職員への災害に関する啓発活動も担う必要があると痛切に感じました。

＊

　最後になりましたが、この大震災で犠牲になられた方々のご冥福をお祈りいたします。

File 29

宮城県

「患者様にとっていちばんよいこと」を考えて行った透析患者への支援

本宮 浩子 気仙沼市立病院 透析センター

震災時、透析室では

　3月11日14時46分の地震発生時、私は準夜勤務で病院に向かう途中でした。当院の透析室は増築の際に耐震式建築にしたため、66台の透析機監視装置は落下せず、透析液供給装置も無事でしたが、停電と余震のため、その日の夜間透析は中止となりました。

　透析室には、看護部スタッフ25人のうち23人と、技師5人、患者様が約30人おりました。透析室の窓から海の方向に砂煙が見え、漁師だった患者様が「津波だ！」と叫びました。黒い水が病院の下まで迫ってきており、火災らしい白い煙が見え、みんな家族と電話がつながらず不安な気持ちでした。

　看護師長から透析室内の患者様を3階病棟の待合室に避難させるように指示があり、1階にある透析室から歩行できる人は階段で移動し、歩行困難な患者様は担架で運びました。それから私たち透析室スタッフは、各病棟の患者様の誘導、ベッド移動などの応援に行きました。透析室に戻ると、救急室に透析患者様が低体温で運ばれたという連絡が入りました。その方は、来院時に車が浸水し、水の中を歩いていたところを救出されたそうです。すぐに保温を兼ねて透析が開始となり、透析終了時は体温も戻りましたが、経過観察のため入院となりました。

トリアージの黒タッグ係を兼務して

　震災当日から透析室の看護師は、隣接する感染病棟にてトリアージの黒タッグ係も兼務しました。私が当番の時間は、50代の消防団の方と30代の警察官が運ばれてきました。消防団の方は心不全で、付き添ってこられた奥さんは茫然としておりましたが、最後に「主人は、いつも人のことばかり優先して考える人だったから、自分の胸が苦しくても後回しにして、救助活動していたんだよね。ありがとう」と涙を流し、私は「立派でしたね」と申し上げるのがやっとでした。若い警察官は、溺死の状態でした。片手を上にあげたままで「早く逃げろー！」とまだ叫び続けているようで、私は「お仕事ご苦労さまでした」という思いを込めて、いまできる範囲でエンゼルケアをていねいにさせていただきました。こういう最期を看取ることに、看護師としての尊い役目を感じました。時計の日付が変わり、外は真っ暗なのに山や空が火災で赤く広がり、雪も降り、身も心も氷つくような寒さでした。

翌日から透析治療が再開に

　翌12日から、約180人の当院の患者様と他施設での透析が困難ということで受け入れた患者様に、平常の半分の時間の2時間透析を実施することを決定しました。自宅が山沿いの私は、明け方にいったん帰宅し、家族の無事を確認すると同時に、自家用車に搭載しているワンセグテレビで津波と火災があったことを知りました。

　午前7時には患者様が来院し、40台の機械で3クール、透析を行いました。患者様が帰る際に、透析継続はできるが連絡手段がないので、予定の日に病院に来てほしいこと、体重増加の原因となる塩分と水分の取り過ぎに注意すること、カリウム高値時の症状やシャント管理等について説明しました。

　その日の夕方、家を流されたスタッフのご主人が、がれきだらけの道や津波にえぐられた箇所を遠回りして、スタッフを迎えに来ました。「いま帰ったら、次は何時に来られるかわからない」と、そのスタッフは帰

宅を躊躇しましたが、師長は帰宅を許可しました。家族の安否がわからないまま病院に泊まり込み働くスタッフもおり、看護している私たちも被災者だと感じました。その夜から、避難所に行けない歩行困難の患者様が透析室に泊まることになり、私たちは交代で待機しました。

　明るくなると、院内は野戦病院のようでした。黄タッグのフロアでは同級生の看護師が奮闘しており、すれ違ったとき、大島の彼女の家は流されたけど、避難所から来た患者様に家族は無事だと伝えられたと聞き、「お互いがんばろうね」と励まし合い、仕事に戻りました。皆、医療者としての使命感で働いていました。翌日、福島県など他施設の透析看護師仲間から「心配している」という内容のメールが届き、他地区の悲惨な被害状況を知り、そこでがんばっている様子に勇気づけられました。

透析患者の他県への移送

　3月14日深夜、別の地域で火災が発生し、病院付近まで火が近づきました。病院から避難命令が出る可能性があり、私たちは患者様の避難準備を行い、緊張しましたが、午前4時過ぎに回避されました。その日、病院には自家発電用の重油は数日分の確保しかなく、ダイアライザー等の透析に必要な資材も不足し、透析の維持が難しい状況となりました。病院に通う交通手段がない患者様もおり、ライフラインの復旧見込みも立たず、食料不足、ストレス、透析不足など、危機的状況が続きました。

　この日から院内では衛星電話が開通し、災害対策本部を通して、当院の透析患者様を他地域に避難させて透析を受けることができる態勢になりました。特に北海道では約80人の患者様を受け入れてもらうことができ、仙台から自衛隊の飛行機による患者様の移送が決まりました。主治医より、透析不足や栄養不足による弊害と、感染症にかかりやすいこと等の説明があり、「患者様にいちばんよいことは何か」を考え、同意が得られた患者様に他県への避難を勧めました。

　3月19日、北海道に避難する患者様は、バスで仙台まで移動し、東北大学病院に数日間入院後、北海道の24施設へ出発しました。患者様から、「北海道ではとてもよい環境で透析と合併症の治療を受けている。

北海道のスタッフにお花見や観光などに連れていってもらい、とてもよくしていただいている」と聞きました。しかし残念ながら、2人の患者様が入院中にお亡くなりになりました。そのうちの1人の患者様のお嫁さんに訃報をお伝えすると、「これも地震の二次被害だと思う」と言い残し、お義母様を迎えに行かれました。後日お嫁さんは、お義母様がいつも笑って面白い話をしていたこと、北海道のスタッフはいつもそばにいてくれ、よくしてもらったことを聞いて、とても感謝しておられました。震災後、気仙沼では土葬が行われていましたが、この方は現地の葬儀社で一晩ゆっくりお別れができ、翌日に火葬をしていただき、また帰るときにそこのスタッフからお弁当と携帯カイロを手渡され、人の優しさが心に沁み、震災後はじめて泣けた、と話してくださいました。その言葉で、私は、遠くの地でたった1人で逝かせてしまったという悲しみがいくらか軽減しました。

　その後、各地より避難の受け入れがありました。また、気仙沼に残った患者様約70人のほぼ全員が、ダイアライザー等の支援物資が届いたこともあり、4時間透析を受けられるようになりました。私たち透析室スタッフは、空いた時間は避難所での栄養の摂り方や体調管理など患者様の指導と、救急室や各病棟の応援に行きました。

　5月26日、北海道からほとんどの患者様が戻られ、「はじめは心配だったけど、北海道の皆さんからとても温かい待遇を受け、安心して過ごせた」という感謝の言葉と、「生まれた土地がいちばんいい。早く帰りたかった。気仙沼がどうなっているのかわからなかった」との不満の声が伝わりました。

　「患者様にとっていちばんよいことは何か」を考え、地域を超えて関係スタッフがともに、被災地に住む患者様と家族の要望を考慮しながら行動したことは、今後の災害医療に必ず活かさなければならないと感じます。災害マニュアルに広域の連携と患者様の心に寄り添うケアの重要性を加えていくことが、被災した私たちの新たな課題だと考えます。

　皆さまから賜りましたご支援に感謝し、早く元に戻れるよう、さらに努力したいと思います。

File 30

宮城県

被災地の「最後の砦」：大学病院の役割
東北大学病院の活動記録

高橋 葉子[*1]、佐々木 夫起子[*2]
東北大学病院 [*1]精神看護専門看護師、[*2]東3階病棟 看護師長

こころのケア——精神看護専門看護師としてできること

❶精神看護専門看護師の仲間に災害時のこころのケアに関する助言を呼びかける

3月11日14時46分、震度6弱の揺れが仙台市中心部を襲いました。当院では地震発生より15分後に災害対策本部が置かれ、トリアージブースで診療を開始しました。病院内は非常用設備が機能していたので電気も水道も大丈夫でしたが、ガスが使えなくなったため暖房がつかず、非常に寒い状態になりました。お湯も出ず、給食もつくれない状況で、入院患者の食事は非常食となり、水とクラッカーが配られました。

震災後の最初の3日間、私は停電のため自宅で酸素を使えなくなった在宅酸素療法中の患者さんのケアにあたったり、機能不全になった県内の透析施設からの患者さんで溢れかえる透析室のヘルプをしたりしていました。私は目の前の仕事をこなしながら、「これから津波被害にあった沿岸地域から、強いストレス反応を抱えた患者さんが次々に運ばれてくる。どう対応していこうか」ということと、「看護師のメンタルヘルスを守らなければ」という2つのことを考えていました。

地震から4日目、インターネットが通じるようになり、私はパソコンに向かいました。私自身、急性ストレス反応で自分の頭がうまく回っていなかったため、まずは「正常に頭が回っている人の知恵を借りよう」と思ったのです。そこでメーリングリストを活用し、全国の精神看護専

門看護師メンバーに災害時のこころのケアについての資料添付と助言を呼びかけました。すぐに次々と返信がきて、一気に 50 件以上の回答が寄せられました。すべてに目を通すことは時間的にも体力的にも無理でしたが、ざっと読んだところ、災害直後には米国国立 PTSD センターらが開発した『サイコロジカル・ファーストエイド（心理的応急処置）』が有用であるとわかりました。また、阪神・淡路大震災のご経験をおもちの兵庫県立大学精神看護の先生からは、震災後に兵庫県で作成された心のケアハンドブックを添付していただきました。まずはそれらの資料に目を通しながら、自分のすべきことを考えました。

❷気仙沼から一時避難してきた透析患者へのこころのケア

そんな折、血液浄化療法部の医師から、「気仙沼の透析患者 79 人を受け入れるので、その患者さんたちのこころのケアをしてほしい」との依頼が来ました。気仙沼からバスで患者さんを当院まで運び、2 泊 3 日で透析をして北海道に搬送するという予定でした。

そこで私は、まず受け入れる側として医療スタッフの心の準備が必要だと思いました。79 人の患者さんは数名ずつ各病棟に入院するという話だったので、病院全体に呼びかける必要があると判断しました。膨大なページ数のある『サイコロジカル・ファーストエイド』を読み、A4 用紙 3 枚に「災害直後の被災者とのコミュニケーションの手引き」として、必要最低限被災者と接するうえで配慮してほしいことをまとめました（後に 3 枚でも多いとわかり、1 枚に改定することになりました）。私が医療スタッフに最も配慮してほしかったことは、「災害直後にむやみに体験を詳細に聞き出すと、トラウマによる傷が深くなる可能性があるので注意すること」でした。また、「家族を亡くされた方へ言ってはいけないこと」も載せました。

透析患者が到着してからは、2 日間かけてほぼ全員のベッドサイドを回りました。患者さんは皆、疲弊していました。津波から逃げた方や避難所で過ごされた方もいて、「やっと布団で寝られる」と言って、昏々と眠り続けている方も多数いらっしゃいました。

私は最初「こころのケアをする看護師です」と自己紹介していたので

すが、そうすると皆、身構えて口を閉ざす傾向にあったので、途中から「気仙沼から来た皆さんのお世話をする看護師です。何か困っていることはありませんか？」と変えました。そうすると、「なんで病院なのに寒いんだ。毛布がほしい」とか、「身1つで逃げたから何も持っていない。何で売店はやっていないんだ。肌着はあるか？」などいろいろな声が聞かれました。

気仙沼の惨状を目の当たりにしてきた患者さんたちは、一見建物の倒壊がほとんどないように見える仙台市中心部は被災していないと思ったようです。私は「すみません。まだガスが出ていないんです」「仙台も地震の影響で、お店はどこもやっていないんですよ」と説明しながら、病院の倉庫にある支援物品を配布して回りました。ある患者さんからは「コップがなくて困っている。紙コップがほしい」と言われました。病棟スタッフに聞くと、紙コップが不足しており、「尿検査で使うコップしかない」と排尿コップを渡されました。尿の出ない透析患者に排尿コップを渡すのは果たしていかがなものだろうかと思いましたが、仕方がないので「すみません。これしかないんです。きれいなんですけど……」と説明すると、「おお、これは上出来だ。北海道まで持っていくよ」と喜んでくださいました。それほど物がなかったのです。

透析患者の中には、家族が亡くなったり、行方不明だったりする方もいらっしゃいました。語る途中でつらくなり口を閉ざす人、「自分だけ生き残って、なんの意味があるのか」「こうやって透析しないと生きていけない。惨めだ」「皆に迷惑をかけて……。自分が津波にのまれればよかった」と複雑な思いを口にする人、透析施設を転々とするストレスで「島流しにあっているようだ。俺たちは社会の邪魔者なんだ」と怒りを表出する人もいました。

❸沿岸部から運ばれてくる患者へのこころのケア

透析患者が北海道に移った後も、沿岸部の病院から肺炎などの患者さんが多数、ヘリコプターや救急車で運ばれてきました。私は病院内をラウンドし、スタッフからのコンサルテーションを受けたり、患者さんやご家族と面談をしたりしました。

患者さんの多くは、病院に運ばれてホッとした反面、ストレス反応が出始める傾向にありました。私の手をギュッと握りながら、津波で車ごと流されて天井まであと数cmというところまで水に浸かった恐怖を語る患者さん。目の前で妻が流されたことを思い出しては「ばあさん、ばあさん」とガタガタ震え出す患者さん。「娘が行方不明なので、早く探しに帰らなきゃいけないんだ」と怒る患者さん。「毎日津波の夢を見るから、夜が怖い」と震える患者さん。住所を聞いただけで家が流されたことを思い出し、パニックになる患者さん……。壮絶な体験をし、体も思うようにならない状態で、患者さんたちは皆、「あのとき」の恐怖と「これから」の不安に怯えていました。私は黙ってそれらの気持ちを受け止めることしかできませんでした。

❹支援する側へのこころのケア──医療者もまた被災者

　一方で、当院の看護師もまた被災者でした。地震で自宅の中はめちゃくちゃになり、ライフラインは途絶え、水や食物を得るためにはスーパーに何時間も並ばなければいけないという状況の中、看護師の多くは病院に泊まり込んで勤務にあたりました。ガソリンも不足していたので、帰りたくても帰れない者や、2時間かけて自転車で通勤する者もいました。津波被害のあった沿岸地域出身の看護師たちの中には、家族や親戚の安否もわからないまま勤務し続けた者もいました。

　私は全病棟の看護師長をラウンドし、看護師たちの様子を聞いて回りました。そこで、急性ストレス反応を抱えた看護師の話を聴いたり、ハイテンションの看護師を休ませるよう看護師長と話し合ったり、沿岸地域出身の看護師への対応の相談にのったりしました。また、兵庫県で作成されたパンフレットを配り、看護師も被災者であることを自覚し、自分自身のストレスマネジメントをするよう注意喚起しました。

　医師も看護師も、その他の職員も皆、非常事態の混乱の中でいろいろな問題に対応し、疲弊していました。前述の透析患者受け入れのほかにも、夜間に肺炎患者が数台のヘリコプターで一気に20人運ばれてきたときもありました。けれども、津波被害のあった地域のことを第一に考え、大学病院であるからには、「最後の砦」として可能な限り患者さん

を引き受けようと、職員全員が使命感をもって行動していました。3月いっぱいは、沿岸地域からの搬送患者は常に院内に200人以上いる状態でした。

＊

あれから3か月が過ぎて災害中期に入り、被災者の心の状態も変化しています。生きることに精一杯だったところを過ぎて、今後の不安が顕在化してきています。家族や家や仕事、故郷の風景という大事なものを失い、それでもなお生きていかなければならない過酷な運命を背負わされた被災者の方々に対して、絶望感にのみ込まれてしまわぬよう、希望を与え続けなければなりません。

私たち精神の専門家も、この未曾有の震災後のこころのケアに関しては手探り状態で試行錯誤しています。しかし、私たちのような地元支援者にとっては、年単位の長期にわたって、被災者の不安や喪失感に寄り添い続け、心の声に耳を傾け続けることが使命であり、責務なのだと思います。

(高橋 葉子)

79名の透析患者の入院受け入れを経験して
―― 北海道への遠隔搬送の中継としての支援

❶地震後の血液浄化療法部の状況

3月11日14時46分、東北大学病院は震度6弱の地震に見舞われました。当院の血液浄化療法部は、病床数12床で、検査・治療・手術目的で入院した他院での維持透析患者や血液透析導入患者の透析、急性血液浄化療法を行っています。地震発生時、3階にある血液浄化療法部では11人が透析治療中でしたが、急遽治療は中断し、身の安全を確保しました。揺れが少し落ち着いても、停電・断水で透析続行が不可能となり、やむなく抜針し止血終了しました。その後、エレベーターが停止したため、各病棟からの応援の人員を確保し、14・15階の病棟まで人力で患者さんを担送しました。全患者退室後、防災無線を使用して他院の被害状況を把握するとともに、翌日以降の患者受け入れ等についてミー

ティングを行い、急患に備えて、医師、看護師、臨床工学技士の数名が病院に待機しました。

血液透析には、水と電気、透析機器や消耗資材（ダイアライザー、透析回路、穿刺針、透析液、生理食塩水、抗凝固剤など）とシャント穿刺や透析機器を操作する医療者が必要です。当院は11日夜間に水道が復旧し、12日朝に電気が復旧、非常用エレベーターも1台のみ稼働できました。そこで、前日の地震で中断した当院の患者さんの透析を施行し、その後、透析治療ができなくなった他施設からの患者さんの受け入れを開始しました。他施設の電気・水道が復旧するまで、連日12床のベッドと透析機器を3～4クールずつ回転させ、1日40人前後の透析を行いました。その間、本来血液浄化療法部に勤務していた4人の看護師は、日勤帯と準夜勤帯に2人ずつ勤務し、他部署の看護師が応援に入りました。しかし、シャント穿刺ができる看護師が少なかったため、病院長の許可を得て、患者さんとともに来院した他施設の看護師に依頼し、穿刺してもらいました。緊急時でのやむを得ない対応でしたが、患者さんにとっては、普段治療を受けている施設の医療者のもとで透析治療ができたことで不安が軽減されたようでした。

❷他施設からの多数透析患者の受け入れ

今回の震災では、一度に大勢の透析患者を受け入れるという経験もしました。宮城県沿岸部の気仙沼市立病院は、震災後、透析できる機能をもっていた被災地の数少ない施設となり、多くの患者さんが集まりました。被災地内での支援透析が1週間以上に及び、医療器材やマンパワーが逼迫し、透析医療の破綻を避けるためには、100人近くの透析患者の域外避難が必要になりました。

当院の医師が主体となり、遠隔搬送のためのコーディネートを行い、北海道透析医会に透析患者さんを受け入れていただくことになりました。そして、患者さんの状態や移送行程を考慮し、3月19日に79人がいったん当院に入院して透析治療と状態のチェックを行い、3月22日に44人、23日に35人が北海道に移動することが決定しました。血液浄化療法部では、医師、看護師、臨床工学技士、病院事務、MSWなど

で医療チームをつくり、患者さんを迎えに行く方法、状態把握のためのチェックリスト作成、入院病棟の調整、透析予定表の作成、災害時透析入院パスの作成、入院カルテの準備、入院食の準備、入院患者の病棟への移送方法、入院カルテの搬送方法、MSWや精神看護専門看護師の介入などについて検討し、入院の受け入れ準備をしました。

　入院当日、医師1人と看護師4人が2台のバスで当院から気仙沼市立病院に迎えに行きました。片道2時間のバスの中で、看護師が体温や血圧など患者さんの状態をチェックし、問診によりトリアージを行う予定でしたが、地震後の道路状況の悪い中で揺れが激しく、患者・看護師ともに車酔いし、体温測定がやっとでした。各避難所ではインフルエンザが流行し始めていた時期であり、感染症の把握が重要でした。体温測定の結果、予想以上に有熱者が多く、当院に到着後、急遽インフルエンザの検査を行いました。インフルエンザ陽性者は出ませんでしたが、37.5℃以上の患者さんについては、一般病棟の多床室に入院可能かどうかを感染管理室の医師が確認した後の入院となりました。震災後の疲労に加え、長い時間バスに揺られて来た患者さんが入院できたのは夜勤帯でした（写真1）。

　夜勤帯に数名の入院患者を受け入れるということは、ほとんどの病棟にとって容易ではありませんでしたが、「被災地の医療を守ろう」という気持ちで、病院が一体になって実現できたことでした。2011年6月17日～19日に開催された第56回日本透析医学会では、「大勢の透析

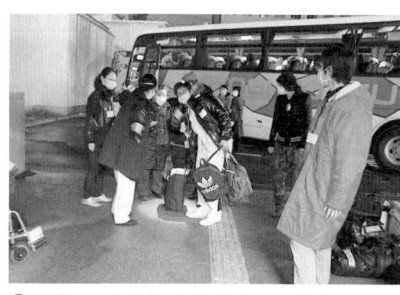

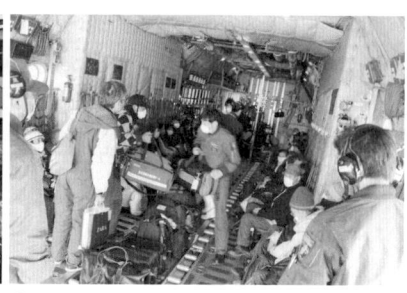

⬤写真1：気仙沼市立病院から当院に到着した透析患者

⬤写真2：北海道へ出発直前の輸送機の中

患者の広域搬送では、情報が錯綜した」と報告されていましたが、今回の当院の広域搬送では窓口を1本化していたため、情報の錯綜はありませんでした。しかし、感染症を視野に入れた入院受け入れフローが不十分であったと反省させられました。

　また、当院に入院された患者さんにとっては、設備が完全復旧できていなかったため、暖房が入らなかったり、お湯が出なかったりと、満足していただける環境ではありませんでした。しかし患者さんから、「温かいお湯でシャンプーしてもらって気持ちよかった」「ベッドで眠れただけでも幸せだった」などと言われ、私たちの気持ちは救われた思いでした。患者さんたちは「飛行機に乗るのははじめて」「北海道のどういう病院なんだろう」「いつになったら帰れるのだろう」など、いろいろな不安を抱えながら、22日と23日に分かれて松島基地から自衛隊の輸送機で北海道に向かいました（写真2）。

　その後、北海道の受け入れ先となった透析施設から当院に、「一時的に入院し透析治療をして移動したため、到着時の全身状態がよかった」との報告を受けました。患者さんたちから「地元に帰りたい」という強い希望があり、被災地はまだまだ完全な復興ではありませんが、5月末には希望者全員が宮城県内に帰ってきたそうです。

＊

　今回、当院が経験した、災害時の被災地外遠隔搬送の中継として、79人の透析患者の入院を1施設で一度に受け入れたという例は、日本の透析医療史上はじめてのことでした。このような大規模災害時、大勢の透析患者を早期に遠隔搬送するということは、被災地の透析患者や医療全体を守る取り組みとして重要であったと思います。

　比較的被害が少なかった当院が、宮城県の被災地の透析医療を支援するための地域連携ができるようにコーディネートしたことは有効であり、チーム医療として多職種で準備し実践できたことでありました。反省する点も含め、今回の経験をもとに災害時透析医療マニュアル作成に活かしたいと考えています。

（佐々木 夫起子）

File 31

宮城県

震災時の透析拠点病院としての役割
職員間の「絆」が強まった非常時の対応

我妻 裕子 仙台社会保険病院 地域医療連携センター

激震

　2011年3月11日14時46分、当地・仙台市は三陸沖を震源とするマグニチュード9.0の国内観測史上最大の地震に見舞われました。立っていられないほどの大きな揺れが5分間ほども続き、大変長い時間に感じられました。私たちは1978年の宮城県沖地震や2008年の岩手・宮城内陸地震も経験していますが、これまでは大きな地震が来ても少し我慢していれば揺れはおさまるし、建物の被害も意外と大したことにはならないと思っていました。しかし、この桁外れの大きな揺れは、院内の棚や書架、コンピューターモニターなどほとんど正立しているものがないほど動かし、揺れがおさまってみると床は散乱物で足の踏み場もなく、壁には縦横に亀裂が入っていました。この地震がただごとでない規模のものであることは直感しましたが、震災直後からの停電でテレビ等からの情報が入らない中で、大津波が来たこと、仙台市内の海岸部の町には200を超える遺体が確認できるが容易に近づけないなどの断片的情報により、未曾有の大災害であることが次第にわかってきました。

　当院は病床数428床の急性期病院で、宮城県における腎疾患の最終拠点病院として、腎・泌尿器科疾患を中心として、特に腎炎・腎不全では診断・予防・治療から、血液透析、腎臓移植、周辺の合併症までの一貫した治療を行っています。全国からも多くの患者さんが来院され、患者さんのQOL向上を目指し、各職種の職員が一丸となって治療に努め

ています。血液透析センターは通常時は63床を2部制で行っており、重症度の高い患者さんには病室への出張透析や、特殊透析も数種類実施しており、県内各透析施設の拠点としての役割を担っています。本稿では、地震後の停電と断水によりほとんどの透析施設が透析不能となる中、透析のセンター病院としての当院の対応について、地域医療連携センターの専従看護師としての経験を述べたいと思います。

震災時の状況

　当院は仙台市内中心部の北5kmの内陸に位置しているため、津波の被害は受けませんでした。本震がおさまると院内の至る所にひび割れが見られ、第2病棟（146床）では壁、床のひび割れが著しく、一部では壁から外が見える部位もありました。余震が断続していましたので、まず全病棟の患者さんを玄関前広場に誘導あるいは担送しました。慢性腎疾患の患者さんの多くが合併症を抱えており、当日の入院288人中、担送・護送が64.5％を占めていました。

　避難が完了し、その後の指示を待っていた夕方16時過ぎ、にわか雪が舞い、気温は5℃以下に下がっていました。看護師の渡すシーツや毛布に包まる患者さんたちは口々に「寒い。これからどうなるのだろう」と声を発し、不安を隠しきれない状況で、その表情、光景がいまでも目に焼きついています。夕暮れ迫る小雪の中、順次、患者さんを元の病棟に戻しましたが、損傷のひどい第2病棟は使用不能と判断し、上層階のない健診センターホール、損傷の少ない第3病棟と透析室に第2病棟の患者さんを移動させました。停電でエレベーターが使えないので、階段を上って5階までシーツ搬送しましたが、足元が暗く、予想以上に厳しいものでした。なんとか安全に患者さん全員の移動が終了したときには、既に日が落ちていました。第2病棟では窓ガラスは割れ、床中にカルテや物品が散乱し、まさに廃墟といっても過言でなく、さらに電気のつかない院内は、職員や患者さんの恐怖によりいっそうの拍車をかけました。

　地震時の透析室の状況は、血液透析患者の7割は既に終了していま

した。残りの3割については、直ちに返血しました。第2病棟が使用不能となったため、一時的に患者さんの移動場所として透析室を使うことが緊急会議で決定され（写真1）、11日の夜間透析は中止となりました（翌日、更衣室などに使っていたスペースに臨時の病室をつくり、透析が可能となりました）。手術室では全身麻酔下でオペ中が3件、外科病棟では1人が人工呼吸器を使用中でしたが、いずれも職員の迅速・的確な対応により、有事には至りませんでした。

　地震直後より仙台市全域で停電・断水となりました。当院は2系統の自家発電装置がありますが、1系統は地震によって故障しました。幸い生き残った1系統が透析室、手術室に配電されており、大いに助かりました。しかし、透析室への配電を優先するため、他の病棟では電力の復旧までの3日間は、ろうそくやランタン、懐中電灯のわずかな明かりを頼りにケアを行わざるを得ませんでした。当初、水不足による透析困難が懸念されましたが、各方面からのご協力により迅速に上水道の復旧がなされました。

県内の透析施設の被災状況と透析拠点病院としての役割

　入院患者の安全確保に追われる中、腎センターのMCA無線によって、県内透析施設の甚大な被害状況が伝わってきました。県内に53施設ある透析施設の約7割が、明朝からの血液透析ができないことが判明しました。地震による施設の破損、津波による浸水、流失もありますが、ほとんどは停電と断水によるものでした。自家発電装置を有していても、透析装置を稼働させうるほどの容量がある施設はなかったのです。

　この状況は、災害の規模からみて簡単に解消されるとは考えられませんでした。県内外の透析を必要とする患者さん全員を受け入れようとの指示が病院長から下されたとき、ほとんどのスタッフが日頃なんらかの形で透析医療に関与していることもあり、当院の役割として「1人でも多くの透析患者を救命しよう」という緊迫した雰囲気が院内に溢れました。MCA無線による連絡は必ずしも万全ではなく、結局、停電下ではバッテリーの問題で十分に機能しなかったため、各透析施設からの連絡

は、最終的には固定電話、あるいは直接当院にスタッフが出向く形で行われました。津波に襲われた多賀城市（当院から15 kmほど）からは、浸水の中、徒歩でスタッフが当院まで駆けつけました。

　私は日常業務としては院内入院患者の退院調整専従看護師として地域医療連携センターに勤務していますが、それ以前は、透析医療の経験年数が通算して16年間あります。管理者から、防災コールセンターにかかってくる電話に、透析医療に関する知識と技術の経験を活かして対応するよう指示されました。このときの私は、自分がその役割を果たすことができるだろうかと不安でした。

　翌12日朝、腎センター長から「仙台社会保険病院は透析治療を24時間受け入れます。この電話にかけて相談してください」と各報道機関へ情報提供の指令が出され、この報道が各ラジオ・テレビ局から流れました。報道関係の呼びかけや新聞報道も相乗し、防災センターの2本の電話が堰を切ったように鳴り出しました。県内外の被災地の患者さん、医療機関、救急隊からかかってくる電話の内容は実に多岐にわたり、涙する者、怒りをあらわにする者など、言葉に出さずにはいられない千差万別の思いが電話口に溢れていました。受け入れ態勢の状況が逐次変化するため、電話対応の内容が1日を通して何度も変更されました。電話の相手の心情を察しながら正確な情報を伝え、個々の状況に応じて対応することにかなりの神経を使いました。いちばんつらかったのは、当院では受け入れ困難な患者さんへの断りの電話、それから安否確認がつかない患者さんやご家族への言葉がけでした。ともに涙しながらのやり取りは、看護師という職業意識に基づくものではなく、1人の人間としてのものであったと感じています。

　報道と同時に多くの透析患者が院内に押し寄せてきたので、外来ホールに臨時透析申し込み受付を数か所設置し、事務職員はその対応や案内に昼夜追われました。大量の患者さんの透析を行うため、通常ならば4時間の透析を2.5時間に短縮し、12日の早朝から約3日間、2.5時間の透析を24時間で8クール連続でやり続けました。これだけの患者数ですから、一時は第1病棟玄関ホールから第3病棟透析室前のホール

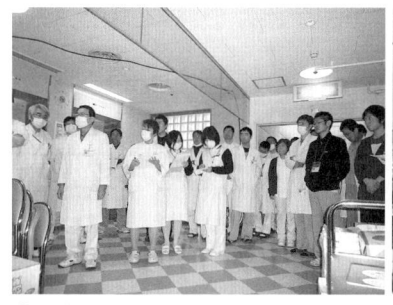

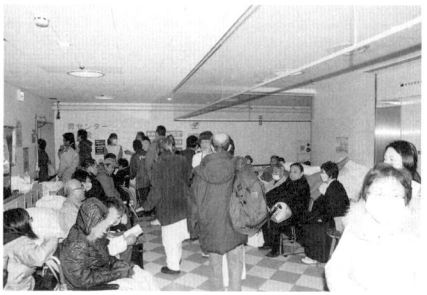

●写真1：震災直後からの基幹職員の　●写真2：透析を待つ患者の列
ミーティング

まで数百人の列ができました（写真2）。

　本来の処理能力を超えた治療が要求される非常事態のため、スムーズに事が運ばない場面もあり、中にはいら立ちを隠しきれない患者さんや家族も見られましたが、多くの方に協力していただきました。まず透析申し込みをして、透析開始時間を予約していったん帰宅後、予定時間の1時間30分前に来院していただくように工夫しました。12日の早朝から約3日間、昼夜を問わず透析治療を続けました（写真3）が、切れ間なく患者さんが並ぶ光景を見た高齢の方が「まるで野戦病院のようだな」と話されていたのが印象深く、心に残っています。

　14日未明に電気が復旧するまで丸3日間、患者さんの「ここに来れば助かる。ありがたい、やっと安心できる」という安堵したような表情と言葉に支えられてがんばれたような気がします。3月12日からの3日間で1日約400人、1週間で宮城県内36施設から延べ1,108人の透析患者を受け入れ、1,973件の透析を実施しました。

この震災で感じたこと

　震災から1日また1日と過ぎていくにつれ、県内透析施設が次第に復旧の兆しを見せ始め、防災コールセンターでの私の業務も収束に向かっていきました。あのとき、鳴り続ける電話への対応や引きも切らない救急車の対応には、本来の職種を離れて、各診療科の医師、看護師の仲間、事務職員が不平の1つも言わずに動いてくれました。24時間の

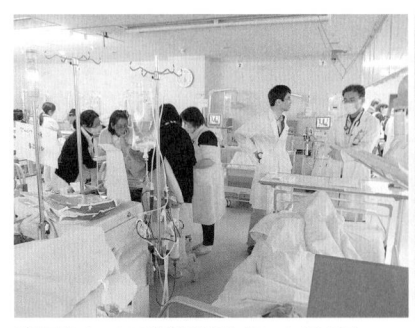

○写真3：24時間透析を行った透析室 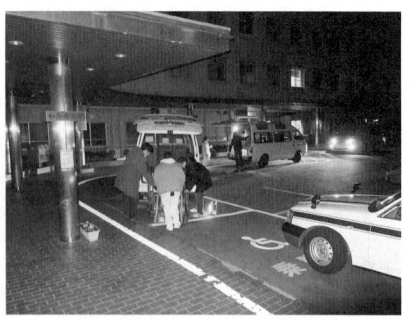　　○写真4：暗闇の中での救急車の対応

　電話対応に追われる中、電話連絡なしで飛び込んでくる救急車の対応には、非常に苦慮したのをおぼえています（写真4）。受け入れ状況を考慮して迅速に判断・行動することが要求される仕事でしたが、そのときは1点に気持ちが集中し、神経が研ぎ澄まされているような不思議な感覚であったのを思い出します。同僚や患者さんにどれだけ励まされたことでしょうか。「私1人だけじゃない。皆が支えてくれる。だからがんばれる」——そう感じながらの業務であったと思いますし、だからこそ対応できたような気がします。

　同時に、私のこれまでの看護師生活の中で、今回ほど院内の異なる職種のスタッフ間とのチームワークやコミュニケーション、院外の地域医療施設スタッフとの連携、言葉で伝え合うことの重要性を強く感じたことはありませんでした。地域の医療は人とのつながりによって機能していて、「人と人とが助け合う気持ち」がいちばん大切であることを再確認できたように思います。

　この震災で宮城県と東北は、確かに多くのモノを失ってしまいました。復元できるモノもあれば、それがかなわないモノもあります。そのような中で、私はこの病院には震災を皆で乗りきったという「連帯感」が生まれ、職員の「絆」がさらに強く深まったと確信しています。腎疾患拠点病院としての役割を限界まで担い、過酷な状況下での全職員の底力、いっそう深まった職員の絆を、今後ぜひとも患者さんに還元し、さらによりよい医療・看護を提供していければ、と改めて感じています。

File 32

宮城県

3.11と発災直後の避難所での経験

菅原 よしえ 宮城大学看護学部 准教授

発災直後の状況

　3月11日の地震は、宮城県の内陸部にある看護大学（職場）で体験しました。震度6の揺れでしたが、職場の書棚や建物に大きな破損はなく、職員にけがもありませんでした。偶然にもこの日は大学内に学生はおらず、教職員の安否確認後、災害対応のため数名の職員が残り、ほかの者は帰宅することになりました。

　宮城県の沿岸部にある石巻市へ帰宅の途中、自家用車のラジオから被害情報が次々と流れてきました。津波の高さが10m、有料道路の閉鎖、通常利用している道路に津波が押し寄せていることなどです。この情報を聞きながら、津波を回避して通常と異なる道路を通って石巻市にたどり着いたのは21時頃でした。しかし、石巻市は広い範囲で浸水し、自宅に近づくことはできませんでした。水をかぶっていない周辺の幹線道路の路肩には多くの自家用車が駐車し、暗くなった空には「今後も、津波は断続的に押し寄せてきます。沿岸部には近寄らないようにしてください」という防災アナウンスが繰り返し響いていました。

　仕方なく内陸部にある親戚宅に避難し、概ね水が引いた地震発生後3日目の3月13日に、沿岸部の高台にある自宅へと到着しました（写真1）。家族が無事であること、家に備蓄してある水や食料で数日の生活が可能であることが確認できました。

　家族の無事に安心したと同時に、大変な被害状況において「何かしな

ければ」という気持ちで、落ち着いていることはできませんでした。多くの方が何も持つことができないまま避難されていることは容易に想像でき、すぐに避難所に向かいました。

避難所の状況

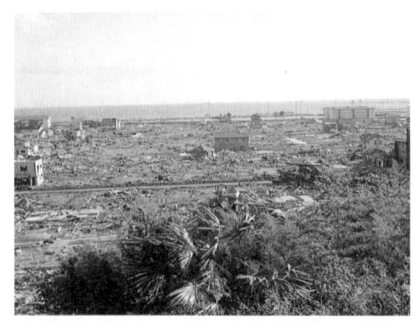

🔺写真1：高台から見た津波後の風景

　自宅のある周囲7kmほどの高台には避難場所となる学校が5か所あり、それぞれ歩いても数分の距離でした。避難所5か所をめぐると、校庭にはびっしりと自家用車が並び、教室や体育館に数えきれない人々が椅子や毛布1枚の上に座りこんでいる状態でした。多くの人々は、やっと命が助かり放心状態にあるように見受けられました。体育館の舞台には避難所本部が立ち上がり、避難者の名簿作成、食事や水の確保と支給、情報掲示板の運用などが行われていました。これらは、避難されてきた人々の中から自主的に申し出たボランティアによって運営されていました。

　最も規模の大きい避難所には、体育館に約300人、各教室を合わせると約1,000人の避難者がいて、その中で高齢者は3割程度でした。私がその避難所でボランティアを申し出たところ、既に3人の看護師が活動をしており、そのグループに合流しました。

医療活動

　3人の看護師は、津波被害地域にあった別々のクリニックの看護師でした。発災直後に避難してきて、看護師であることを自己申告し、その場で急遽、結成された看護チームでした。活動の規則やマニュアルなどはなく、気づいた看護上のことを行っている状態でした。実際に行っていた活動を表1にまとめました。以下に活動の一部を紹介します。

　〈3月13日〉　通信手段はありませんでしたが、救急車や救助ヘリコプターがこちらの要請に関係なく1日2～3回不定期に避難所を訪れ

たので、医療が必要な方の搬送を依頼することができました。また、救急隊から診療可能な医療機関の情報を得ることができました。この日に搬送した方は、低体温、意識状態低下、骨折が疑われる方、透析を必要とする方など6〜7人でした。夕方、近隣の避難所に避難した医師、薬剤師がボランティアに加わり、救護外来開設の準備を行いました。体育館の倉庫を掃除して診察室をつくり、浸水した薬局から使用可能な薬剤が提供されました。

〈3月14日〉 個人的なボランティアながらも、看護師6人、医師4人、薬剤師1人となり、前日までの活動に加えて、救護外来を開始しました。メンバーで役割分担を話し合い、私は救護外来の問診と受付を担当しました。手書きの問診票（氏名、自宅住所、年齢、アレルギー、既往歴、現在の症状）で予診を行い、緊急性や診察の有無の選別を行いました。100人程度の診察が行われ、最も多い主訴は「薬（高血圧、糖尿病、心臓病、コレステロール等）が津波で流され、服用できないので、症状の悪化が心配」というものでした。次に、「眠れない」「腰痛」「便が出ない」でした。服薬中断中の方で、頭重感や嘔気などの自覚症状をもつ方は少なく、最高血圧が150 mmHgを超える方は一部でした。発災後4日目でしたが、避難所の食事はバナナ1/2本や少ない菓子だけでしたので、高血糖よりも血糖降下剤による低血糖の危険が心配される状況でした。私は問診時に「外部からの支援により食事状況が充実するまで服薬を中止してよい」「体調の変化にあわせて薬の調節が必要なため、毎日血圧

| 表1 | 避難所での活動

活動内容

1. 避難者の応急処置
    1-1. 切創・擦過傷の消毒と絆創膏保護
    1-2. 発熱・嘔吐時の保温、冷却、環境調整
2. 高齢者の介護
    2-1. トイレ移動の介助
    2-2. 掛け物による保温の介助
    2-3. オムツ交換の介助
3. 体育館や各教室の巡回健康チェック
    3-1. 血圧、脈、体温、経皮的酸素濃度
    3-2. 単独者の確認
    3-3. 心配な疾患・症状をもつ人、妊娠中
4. 健康相談
5. 重症・要医療の搬送者をピックアップ
6. 要医療・要介護者の避難所エリアの確保と調整
7. 救護外来（3/14〜開始）

測定に来てほしい」「医療装備が十分な災害支援医療班がいずれ来るだろう」ということを伝え、励ましながらの対応となりました。

〈3月15日〉　ボランティアの看護師、医師、薬剤師も被災者です。毎日何人かが入れ替わりましたが、医療関係者は日々増えて、看護師6人、医師6人となりました。毎朝、簡単な情報交換を行い、表1の活動を継続しました。

救護外来では、初日の倍以上の250人程度の診察が行われました。避難所内だけでなく、近隣の住民の受診も多くありました。地域のクリニックが被災したため診療を受けられない状況であり、ニーズはもっとあったのではないかと考えられます。主訴の内容としては、前日と同様に高血圧等の薬の希望が最も多く、また前日にはなかった下痢、嘔吐、発熱、膀胱炎症状の方や、花粉症、甲状腺機能亢進症などの薬がほしいという方が増えてきました。外部から追加で薬剤提供があり、これらのニーズにもなんとか対応することができました。

〈3月16日〉　個人的な活動ではありましたが、市立病院の医療スタッフがボランティアに多く参加してくれました。このことにより、数日後には個人ボランティアが終了し、組織的医療班による救護所の運営に移行できました。様々な支援物資も届き始め、避難者の食事におにぎりやカップ麺が配られるようになりました。

経験から感じたこと

今回の経験では、災害サイクルの急性期の時期から、慢性疾患への対応が必要でした。ストレスが高く眠れない時期だからこそ、慢性疾患への対応が重要になってきます。疾患のコントロール目標は、通常のレベルとは異なると思いますが、災害サイクルにあわせた慢性疾患の優先順位やコントロール目標の明確化が必要だと感じました。また、避難されている当事者にも、慢性疾患管理が通常と災害時では異なることがわかるように説明を行い、安心を確保することが不可欠だと感じました。

File 33

宮城県

地域の医療は自分たちが守る
宮城厚生協会 坂総合病院の活動記録

松浦 誠史[*1]、渡邊 一也[*2]、田村 養子[*3]、佐藤 知佳子[*4]
宮城厚生協会 坂総合病院[*1]集中治療室主任、[*2]同 師長、[*3]外来師長、[*4]健康管理室

当院の災害発生時の対応

　坂総合病院は、宮城県仙台市東部に位置する塩釜市にあります。病床数は350床で、塩釜市を中心とする2市3町(多賀城市、七ヶ浜町、利府町、松島町)および仙台市東部地域の人口約25万人を診療圏とし、2008年に地域災害医療センターに指定されている民間病院です。

　当院は、2005年の某高校の多数傷病者発生事故をきっかけに、年に1回大規模災害多数傷病者発生訓練(トリアージ訓練)をこれまでに6回開催しており、院内災害マニュアルを整備してきていました。この災害マニュアルは、医師、看護師、薬剤師、放射線技師、臨床検査技師、セラピスト、事務員、施設管理者から構成される災害委員会で訓練ごとに追加・修正を行っていました。

❶災害モードに切り替わった診療体制

　2011年3月11日14時46分、三陸沖を震源とするマグニチュード9.0、最大震度7の東北地方太平洋沖地震が発生し、地震により生じた津波や余震により死者約1万5,000人以上、行方不明者9,000人以上(2011年5月現在)を出す未曾有の災害となりました(写真1)。

　私は病院で勤務中に被災しました。発災時には救急室におり、はじめの小さな揺れから大きな揺れになったため、救急室から外部へ出るためドアを開けに向かいました。ドアまで行く途中でも、揺れのため何度か倒れそうになりながら、なんとかドアを開けました。そこから見えた近

くの建物が波打つように揺れ、電線がいまにも切れそうな状態になっていたのを鮮明に記憶しています。揺れの時間は何分だったのかは不明ですが、非常に長く感じました。

　地震で病院建物も大きく揺れ、テーブルの上のパソコンや書類、棚に陳列している輸液などが床に散乱した状態となりました。地震発生直後より地域一帯は停電となり、病院は自家発電に切り替わりました。幸いにも建物自体に損傷はなく、ライフラインも無事で、手術室使用可能、検査科機械損傷なし、放射線科はCT撮影は不可ながらX線は使用可能ということで、災害モードに切り替え、医療活動継続となりました。揺れがおさまった後、災害マニュアルに基づき、すぐに災害本部となる会議室へ急ぎました。会議室には、既に各病棟などから被害状況を伝える職員で溢れていました。

　発災時刻が平日の午後ということもあり、職員が多数勤務していたこと、また、毎年訓練を行っていたことも功を奏し、職員の行動はスムーズで、発災から約10分後には副院長を本部長とする（当時院長不在のため）本部が稼働し、約15分後にはトリアージポストが立ち上がり、各ブースの準備も整いました。私は本部の指示を受けトリアージポストへ行き、医師の介助、およびトランシーバーで各ブースとの調整・連絡を担当しました。

　トリアージポストに到着し、医師と物品などの確認をしていると、救急室（当時赤ブースとしていた）に救急隊からの一報が入りました。「5歳小児のCPA（心肺停止）事例。ショッピングセンターでダクトが落ち、母親とともにその下敷きになったもの」。この情報を耳にしたとき、ふと自分の子どものことが頭をよぎりました。「子どもたちは大丈夫か」「保育所は崩れていないのか」など、これから多数押し寄せるだろう傷病者のことから、自分の身内のことが心配になり始めました。自分の身内の安否がわからないままの業務は、かなりストレスフルな環境でしたが、職場を離れることはできない状況で、そのまま業務を継続するしかありませんでした。

　最初の要請以降、救急隊からの連絡が途絶えました。ところが突然、

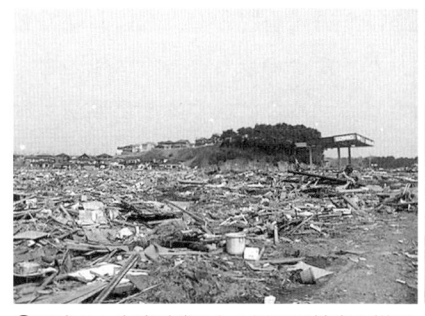

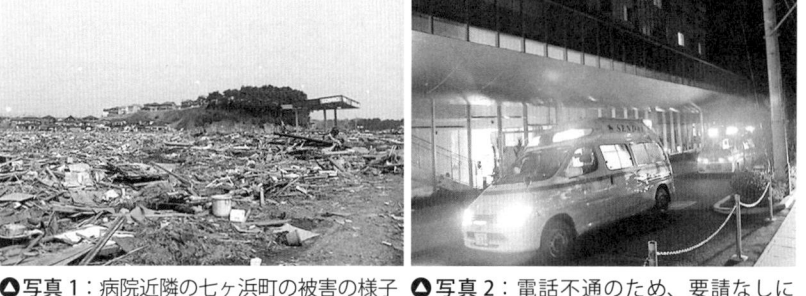

⚪写真1：病院近隣の七ヶ浜町の被害の様子　⚪写真2：電話不通のため、要請なしに次々とやってくる救急車

病院の近くで救急車のサイレンの音がして、病院へ入ってきました。「電話が不通となり連絡がとれないので連れてきた。この先も連絡なしで搬入してもよいか」と救急隊員に言われたため、本部へ連絡し、それから救急隊からの要請連絡なしで搬入することが決定しました（写真2）。直接現場を目にしている救急隊から、市内の状況、大まかな傷病者数などを聞けたので、トランシーバーでその情報を流し、各ブースで共有できるよう努めました。管内救急隊とは日頃から院内での合同カンファレンスなどで、俗に言う「顔の見える関係」を築いていましたので、病院と救急隊間の情報の交換はうまくいったと考えます。

❷病院機能の維持と入院病床の確保

　病院機能の維持として、公休や夜勤明け、夜勤入りなどで病院外にいた職員が自主的に病院に駆けつけ、本部の看護部門責任者である看護部長（または看護副部長）から指示を受け（各ブースや所属病棟へ行き）、どの部署もマンパワー不足を起こすことなく看護業務を継続することができた、と後に報告されました。震災当日は、各病棟約8人で翌日までの業務を行い、翌日からは12時間交代の2交代勤務に切り替えとの指示がありました。病棟スタッフに対しては、休憩時間や休憩場所の確保、さらに炊き出しの提供など、できる限り生理的ニードが満たされるような対応が本部の指示の下になされました。

　医療資源の問題では、今回の震災では石油コンビナートの火災やタンク破損、タンクローリーが津波で流されたこと、さらに、道路が寸断ま

たは通行止めとなった地域も多く、重油が特に不足し、当院においても一時問題となりました。しかし、残りわずかというところで、援助物資として重油が提供され、病院機能を低下させることなく診療を継続することができました。また、DMATによる診療に加え、当院は全日本民主医療機関連合会に加盟しており、全国からの医療支援があったことで、人的・物的物資の需要と供給のアンバランスを最小限にできたことも、病院機能を保つうえで非常に重要だったと思います。

　入院病床確保では、ソファーをベッド代わりに、また個室を2人部屋とするなどして一時的に病床を増やし、急性期を乗りきることができました。しかし、家族の事情や交通機関の麻痺、それに加えて住家が津波で流されたり、家族が犠牲になったりして、すぐに病院に来られない職員もいました。その職員に対しても、「マニュアルに記載してあるとおりになぜ来なかったのか」などと責めるような発言をしないようスタッフへ周知し、出勤できるようになってからは、過度の気遣いをしない対応をするよう指導しました。こうした対応がよかったのかは不明ですが、2か月経過した現在、体調不良を訴えて休業しているスタッフはおりません。

＊

　今回の大震災を受けて病院職員が一体となったことだけでなく、全国からの医療支援、物資支援など、多くの方々に支えられ急性期を乗り越えることができました。医療支援として当院で活動していただいた全国の皆さまに、この場を借りて感謝申し上げます。また、残念ながら今回の震災により犠牲になられた多くの方々に深く哀悼の意を表すとともに、被災されたすべての方、いまなお避難生活をおくっている方々に心からお見舞い申し上げます。

　今回の震災の経験は、医療者としてだけでなく、1人の人間として何をすべきか、減災について多くの方に考えていただきました。今後来ることが予想されている地震発生時には、被害を拡大させない対応を願うばかりです。

（松浦 誠史、渡邊 一也）

外来師長として大震災を経験して

❶大規模災害多数傷病者発生訓練の成果が発揮される

　3月11日14時46分の地震発生時、私は師長会議の最中でした。大きな揺れがありましたが、いったんおさまりかけたため、職場へ急いで戻ろうとする途中で再度大きな揺れが長くありました。正直、10階建てのこの病院が崩れるのではないかと思いました。自分の身の危険も感じるような、いままで体験したことのない地震でした。

　職場に戻ると、既にスタッフが病院内にいる患者様の状況と建物の被害情報などをまとめており、私は報告を受けて、検査待機のみの患者様はご帰宅いただくなど在院外来患者のトリアージを指示し、対策本部に報告に行きました。その後、トリアージブース設置指示があり、赤（重症）・黄（中等度）・緑（軽症）・黒に色分けされた重症度別のブースをつくることになりました。

　はっきりとはおぼえていませんが、地震発生後ここまでの所要時間は30分程度だったと思います。このように災害対策がスムーズに行われたのは、当院がここ数年、近いうちに来ると言われていた宮城県沖地震を想定した大規模災害多数傷病者発生訓練を行ってきたからであり、本年度の訓練を4月に控え、偶然にも1週間前に机上訓練が行われたばかりだったからでしょう。その訓練の成果がこんな未曾有の大災害というときに発揮されるとは思いもしませんでした。

❷地域の医療は自分たちが守る

　地震発生後すぐに停電になり、ライフラインはすべて途絶えましたが、重油使用による非常用電源と地下水の使用により病院機能は維持できました。しかし、電話など外部とをつなぐ手段は一切遮断され、外部の状況が全くわからない状況でした。最初に来た救急車が建物の下敷きになった外傷の方だったことと、地震の大きさから、当初、崩れた建物の下敷きになるなどの外傷系の重症者が赤ブースに多数搬入されるのではないかと思われていました。しかし、実際には救急患者が続々と搬送されてくるまでには間があり、来院患者で多かったのは黄・緑ブース対象

の病態の方でした。これがなぜなのか情報のない私たちにはわからず、「救出に時間がかかっているのかな」と思っていましたが、時間が経つにつれて、ガソリン臭のした水に浸かって低体温になり運ばれてくる患者様が増え、津波があったことを知りました。それでも町がなくなってしまうような津波が襲ったなどとは夢にも思わず、働いていました。

　翌日から救急のホットラインがつながりにくくなり、ダイレクトで来院する救急車のすべてとウォークインの患者様を受け入れ、診療を継続しました。入院が必要な場合は、定床数を大きく超えながらも病棟がスムーズに受け入れてくれました。病院には救急の患者様だけではなく、デイケアに来ていて家に帰れなくなったり、停電のため来院された在宅酸素療法の患者様などが廊下や生理検査室に大勢いました。その方々のケアは介護保険室・生理検査室・手術室メンバーなどが職種を問わずに行いました。病院職員が一丸となって、災害拠点病院として「地域の医療は自分たちが守る」という大きな目標の下に動いていたと思います。

❸ 外来の対応

　外来としては、救急のみでなく、従来の予約患者様の対応として処方外来を開設しました。日を追うごとに、慢性疾患外来の再開など看護師を配置していかなければならない箇所が増え、全国から来てくださった支援者に入っていただき対応しました。しかし、各ブースへのリーダークラスの看護師の配置、夜勤者の確保など、被災し出勤できない職員が多数いる中でシフト作成に苦慮しました。外来は元々パート層が多い部署ですが、今回の震災では職員・パート関係なく協力し、こんなときではありますが、個々の職員が成長したように思います。

　支援の方に業務応援に入っていただく中では、リーダーの業務采配や指導が重要でした。リーダークラスの配置は、訓練であれば1日で終わるので全ブースに欠けることなく配置可能ですが、いつ終わるか見当がつかない状態で続いていると体制的に配置が困難となり、連続勤務では職員の疲労も増していきます。誰でもリーダーを行えるような職員の教育・レベルアップと、各ブースの対応マニュアル作成が今後の課題になると考えています。

❹災害時の職員のケア

　このような災害時の問題として、職員のケアがあげられます。職員は、地震直後から家族と連絡がとれずに心配しながら働いていました。そこで、地震当日は患者様の来院数があまり多くなかったため、地震発生後3時間くらい経ってから、交代で一時帰宅をして家族の安否確認をしてくるようにしました。この間私が考えたことは、医療人としての責任感・使命感で病院に残り働いているけれども、家庭人としての自分たちはどうしたらよいのだろうか、ということでした。職員の気持ちを考えると、もう少し早い段階で一時帰宅を指示したほうがよかったのではないかとも思います。職員の中には、子どものみを自宅に残して仕事に来たり、家族を亡くしながらも仕事をしてくれた者もいます。職員全員が休みの日は、給油・給水や買い物に並んで1日が終わってしまうような生活を続けながら、家庭と仕事を両立していた者もいました。

　職場責任者として、無我夢中で業務を遂行することをクローズアップして見てしまいましたが、被災者でもある職員のケア（精神的・肉体的）をもっと考えなければならなかったと反省しています。トリアージされる側（患者様）のマニュアルとともに、する側（病院職員）のマニュアルも必要ではないかと思います。

❺今後の課題

　今回、多くの方々に支援に来ていただきましたが、配置場所とそのときの患者数などによっては、せっかく来ていただいたのに力を発揮できずにお帰りになった方もいたかもしれません。支援者の方の得手・不得手の分野も踏まえて業務を考慮するなど、受け入れ側として、支援の方に依頼する業務の整理・オリエンテーション資料などをまとめ、マニュアル化することも今後の課題だと考えます。二度とは経験したくない災害でしたが、いつまた起こるかわからないのも現実です。今回の経験をもとに、マニュアルの整備などを早急に行い、不測の事態に備えていきたいと思います。

　最後に、この場をお借りしまして、全国から支援に来ていただいたり、物資をお送りいただいた多くの方々にお礼を申し上げます。　（田村　養子）

避難所訪問支援を担当して感じたこと

❶その日のこと

　震災当日の3月11日、私は子どもの中学校の卒業式で仕事は休みの日でした。お昼頃に中学校を出て、子どもの友人家族と昼食をともにし、塩釜市内の自宅に着いて間もなく最初の揺れを感じ、自宅前の空き地に避難しました。突き上げられるような尋常でない揺れが連続し、ちぎれんばかりに波打つ電線を眼前に恐怖を感じながら、近所の方と一緒にただ立ちすくむしかありませんでした。

　大きい揺れが落ち着いた頃、自宅に大きな損壊がないことを確認後、当院の職員は震度5弱以上の地震時には病院に駆けつけなければならない（大規模災害マニュアル）ため、食器等の散乱には手をつけず、若干の防災荷物を手に、津波注意の防災無線が流れる中、自転車で娘と病院に向かいました。

　病院に到着し、大規模災害対策本部の会場に行って待機していると、職場の状況確認等を終えた同僚も駆けつけ、互いに無事を確認しました。また、次々と駆けつける職員の報告で、幸い病院に大きな被害はなかった様子がわかり、少し安堵したものの、会場で指示を待つ時間が長く感じられました。

　当日は、トリアージブース等の任務になった職員以外は解散し、翌朝の集合となりましたが、停電の中、夜に帰宅するのも不安なため、他の職員とともに病院内で一夜を過ごしました。体を横にする場所はあっても、熟睡できるわけもなく、唯一の情報源であるラジオから津波被害を聞きながら朝を迎えました。

❷トリアージブースのメッセンジャー役、そして緑ブースでの活動

　当院は全日本民主医療機関連合会の全国組織に加盟しており、翌日から、全国より毎日支援の方や物資が続々と到着し、大きな力を得て震災後の診療を行いました。また、2日後の13日からは、避難所を訪問しての医療活動も並行して行っていきました。

　私は通常は健康診断や保健予防業務を行っていますが、翌朝から2日

間はトリアージブースのメッセンジャーとして、その後の約6日間はトリアージ後の緑ブースで、さらにその後の1か月弱は避難所訪問ブースで勤務しました。メッセンジャーのときは、固定電話も使えず、エレベーターが止まっているため、10階まで階段で昇降しなくてはなりませんでしたが、日頃からなるべく階段を使うようにしていたので、なんとか対応できました。主に、受診や入院されている患者さんを訪ねて来られる方への対応や、安否確認の問い合わせへの対応が多く、正確に対応できるよう工夫しました。このような細かいところまでは大規模災害多数傷病者発生訓練ではほとんど行っていないため、担当職員間で相談して、トリアージタッグの活用等、日々改善をはかっていきました。

緑ブースでは、主に問診や診療介助を行いました。診療には全国からの支援医師が入ることも多く、日中は2～3診ですが、小児、内科、外科という区分もないため、薬の種類や量、検査の可否等の問い合わせ確認、調整も必要でした。この頃は雪の降る日もあるまだ寒い時期で、インフルエンザ感染者も毎日のように発生しました。発熱者の待合・診察室を別にして、配薬の場所とは離すような調整も行いました。当院は電子カルテでしたが、震災後の診療記録は1日ごとの紙カルテのため、何回か受診しても前回の情報がすぐにはわからない状況でした。

事務・看護職は基本的に2交代勤務で、メッセンジャーは多職種が担いました。日中は、数日で交代する外部からの支援者も含めて20人を超える職員が緑ブースで働いていました。状況の変化に伴い約束事も人も変わっていく中、何度も情報伝達をしつつ、連携していきました。

❸避難所訪問支援

震災後の数日間は、地域差もありましたが、ライフラインの普及はまだまだで、自宅には寝るために帰っていたようなものでした。食事は病院の炊き出し等に助けられ、勤務していました。交代でなんとか休みをとっても、買い物も入浴も困難な状況でした。

避難所訪問ブース担当になってからは、最初の7日間ほどは各避難所に入り、主に問診や診療介助を行いました（写真3）。避難所で活動しているのはほとんどが全国から集まった医療支援チームでしたので、

場所案内も地元の私たちの大事な役割でした。その後、私は避難所訪問支援の事務局に任命されました。

最初に訪問していた避難所は、多賀城市と塩釜市の2市にある20か所ほどでした。避難所の人数や医療要求度に応じて訪問頻度が異なりましたが、午前、午後、夜間（20時頃まで）を各1単位とすると、1日10〜20単位の訪問で、延べ100人ほどのスタッフで、診察数は200〜300人ぐらいでした。避難所訪問は災害訓練の中にはなく、マニュアル等がない中でスタートしました。支援者はほぼ数日で交代したため、避難所ごとの特徴に慣れた頃に引き継ぎという大変な状況でした。そのような中で、随時関係する病院職員10人弱のワーキンググループで会議を行い、日常的には事務局が中心になり活動しました。

私が事務局に入ってからは、それまで中心になって活動していた医師も通常業務に戻り、事務局員の半数以上も数日で交代する支援者という状況でした。私は主に、事務局内での調整と支援者からの問い合わせの対応をしました。支援者同士で引き継いでいった場合、抽出された問題点が改善されて進んでいく一方、原則的なところが変化していることもあり、その都度、修正していく必要がありました。

また、自治体との連携が必要なことは、保健所や自治体の窓口になっている保健師と連絡・調整をはかっていきました。避難所への医療支援は、塩釜地区地域連絡会議を経て、自治体が支援を希望する場合、保健所に申し出て、保健所の指示で行う形式でした。避難所の避難者数が徐々に減り、医療要求も低下していく時期には、訪問した状況を伝えながら

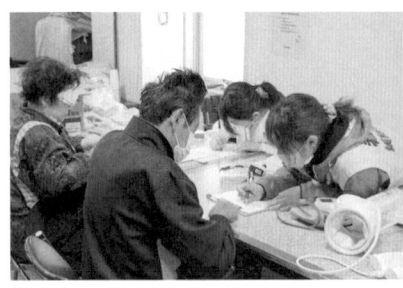

▲写真3：避難所での問診　　　　　▲写真4：足湯の様子

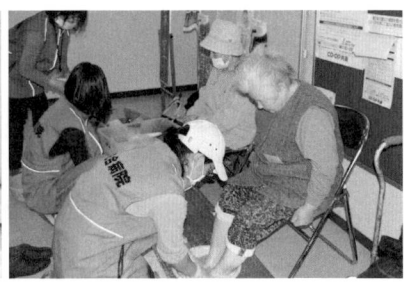

自治体の要望も確認し、訪問時間や頻度等の調整を行っていきました。自治体にも支援者が交代で入っており、双方の支援者同士の情報交換・連携の方法の調整も大事でした。

感染症拡大・発症防止にもつながる避難所の衛生状態や環境の整備、個別ケースにも連携してかかわりました。食事内容の改善など直接連絡だけではなかなか改善しないことについては、自治体へ「要望書」を提出していきました。

医療以外の活動の中で、避難者に特に好評だったのが足湯（足浴；写真4）でした。ライフラインが復旧しない時期から行っていましたが、フットケアだけでなく、癒し効果はもちろん、そこでの会話が、ほかでは言えなかったことを表出できる貴重な場になったり、希望していなかった方の受診につながったりして、その効果は絶大だったと思います。

❹活動を振り返って

振り返ってみると、多くの支援や関係者の方々に接し、私自身もたくさんのことを学ばせていただきました。衛生状態の改善のために医師自らトイレ掃除を行ったり、避難所の引っ越しに際して、情報や支援の手が不十分な状況に対し、避難所本部と交渉しながら医療支援者チームで対策をとったこともありました。一方で、支援の方々は「被災地でなんとかしたい」との思いが強く、「〇〇を解決（改善）するために△△を準備してほしい」とか、「なぜ、前に出された課題がまだ解決しないのか」などと言われたこともありました。その思いを受け止めつつも、十分に応えきれなかったことについては若干つらかったというのが正直なところです。

目の前のことを乗り越えるのが精一杯で、文章に起こすことがなかなか難しく、十分に表現できないジレンマがありますが、今後に少しでも活かせれば幸いです。終息にはまだ相当の時間がかかる状況ですが、全国各地から多くの支援をいただいていることに改めて感謝申し上げるとともに、私もできるところでかかわっていければと思っています。

（佐藤 知佳子）

File 34

福島県

みんなで支え合って乗り越えた大震災

斉藤 光子 磐城済世会 舞子浜病院

大地震と大津波で病院はがれきの山に

　東日本大震災から2か月。無我夢中で過ごしたこの日々を振り返ってみますと、苦しかったこと、つらかったことはたくさんありますが、改めて人と人との絆の深さや団結力のすばらしさを再確認する機会となりました。

　2011年3月11日14時46分までは、福島県の浜通り、舞子浜海岸沿いの同じ敷地内にある財団法人 磐城済世会の病院・施設は、海が一望できる快適な場所でした。しかし、大地震と続く大津波で、一転、病院は崩壊し、がれきの山となり、地盤沈下が起こり、道路は寸断されて多くの自動車が大破し、ライフラインも遮断され、衣食住が脅かされました。さらには原発事故も重なり、病院・施設は大打撃を受けました（写真1）。

職員一丸となり、患者と家族を全員無事に避難させる

　地震当時、舞子浜病院には198人の入院患者と、外来患者、デイケア通所者、面会家族等が総勢200人以上、隣接する同グループの長春館病院には149人、老人保健施設には94人、デイケアには18人と、面会家族等がいました。

　津波の情報が入り、やむなく患者さんを避難させなければならなくなりました。この人たちの命を守るため職員は一丸となり、負傷者を1人

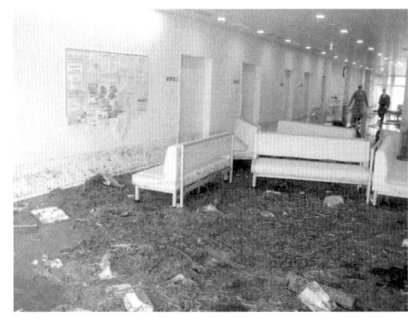

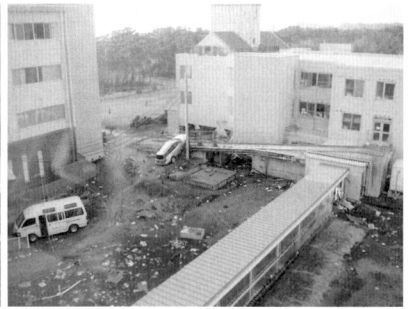

△写真1：大地震・大津波により被害を受けた病院の様子

も出すことなく、無事にそれぞれの病院の上階に移送することができました。中でも、長春館病院は、患者さんのほとんどに担送が必要なため、地震発生直後に搬送チームを組み、階段を使って2階病棟から急いで上階に移送しました。その直後、津波が押し寄せてきたのを目の当たりにした職員は、まさに背筋の凍る思いだったそうです。

　老健施設では、地震で停電したため暗い中を、2階から3階へ、4人1組で車椅子ごと階段を上りました。しかし、津波で建物が壊れ、しかも20時20分に満潮を迎えるので危険だということで、再度100人以上の入居者・利用者を舞子浜病院へ移送することになりました。暗い建物から明るい病院へ移って、皆さんホッとしたと話されていました。

　舞子浜病院には、入院患者のほかに、別館の精神科療養患者、1階管理棟職員、老健施設の利用者全員、厨房職員が集結しており、2～4階のフロアで対応することになりました。20時頃、厨房スタッフががれきの中から備蓄の缶詰をやっと取り出してくれて、おにぎり1個、缶詰1個で夕食をいただくことができました。

　余震が頻回に続く中、職員は病院に泊まり込み、不眠不休で患者さんに寄り添い、話を聞き、不安を軽減しました。

原発事故の影響でスタッフが減っていく

　しかしその後、原発事故の影響のため職員が次々と避難していきました。看護・介護スタッフも減少し、またガソリン不足で人員の確保も困

難となりました。ライフラインが絶たれ、水や食料も不足し、看護を継続することが厳しくなりました。建物も危険な状態であり、病院方針により私たちは患者さんに自宅への避難や他施設への転院を働きかけました。

しかしながら、舞子浜病院には63人の患者さんが残ってしまいました。そこで、残った職員が力を合わせ、支え合いながら、見通しの立たない復旧・復興に向けて、日々がれきを片づけては清掃を行い、安全安心を心がけながら、1人ひとりがもてる力をフルに発揮し、前向きに進んでいきました。それでも、「去ったスタッフはもう戻ってこないのでは」と思うと、心が折れそうになることもありました。しかし幸いにも、徐々に戻ってくる職員も出てきています。

震災を振り返って

いま振り返ると、もし地震が夜間に起こったら、患者さん全員の命を救うことは困難だったと思います。尊い命を救えたことへの感謝の念が蘇ります。また、職員1人ひとりが使命感をもって役割を果たし、力を合わせて苦難を乗り越えられたのも、お互いを尊重し信頼してきたからだと思います。

現在、病院は復興に向けて建物を修繕し、再建への準備を進めています。この困難の中での経験をむだにせず、1日も早く安心・安全な看護を始められるようにしたいと思います。

本稿は、日本看護連盟のブログ「被災地で頑張り続けている看護の仲間を応援しよう 日本看護連盟プロジェクト」(http://gambarekango.seesaa.net/) に掲載されたものを、日本看護連盟様の許可を得て一部改変したものです。

File 35

福島県

地震後の大津波と原発事故

賀村 恭子 元・JA福島厚生連 双葉厚生病院 副看護部長

突然の大きな揺れで、病院は大きく破壊される

　私の勤務していた双葉厚生病院は、病床数260床の規模で、美しい太平洋に面した町にあります。病院も、自宅も、福島第一原子力発電所から5km圏内でした。

　2011年3月11日14時46分、私は病院の退院調整室にいました。突然の大きな揺れ。少し待てば静まるだろうと思っていたら、ますます揺れは激しくなり、物が落ち、本箱が倒れ、歩くことも立っていることもできず、机の下に潜り込みました。揺れがおさまるまでの時間が、途方もなく長く感じられました。

　ようやく廊下に出ると、ほこりが充満し、防火シャッターが閉まり、大会議室は椅子が散乱していました。廊下には亀裂や段差ができ、壁が崩れ、天井や床など、あちこちで水が漏れていました。病院全体が大きく破壊されていました。

患者の避難と救急外来での対応

　地震がおさまってから、職員総出で、2階と3階に入院している患者さんを外に避難させました。外は雪がちらつき大変寒かったので、損傷の少ない外来棟に移動することにしました。ところが、津波が来るという情報が入り、再度移動することになりました。この時点で職員は疲労困憊していましたが、火事場の馬鹿力で、入院と外来の患者さん全員を

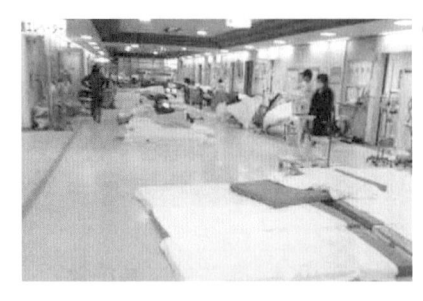

◐写真1：被害が少ない場所で患者の治療を行う

無事避難させることができました（写真1）。

　幸いに津波は病院の敷地内までは届きませんでしたが、全職員が力を合わせ、心を1つにして発揮したチームワークは、私にとって大きな宝物になりました。

　救急外来には、地震や津波にあった人たちが数多く搬送され、医師は救命処置に追われていました。搬送されてきた人は、ずぶ濡れで土砂にまみれ、低体温状態でした。打撲、骨折、海水を飲んでしまった人などがおり、時間の経過とともに人工呼吸器を装着しなければならない人も出てきました。夜になってDMATが到着したときは、ホッとすると同時に、感謝の気持ちでいっぱいでした。

　私たちは、今回の災害で大切な仕事仲間を失いました。26歳の彼女は、産後11日目に赤ちゃんと一緒に津波に巻き込まれ、尊い命を失いました。

原発事故による緊急脱出指示、そして被ばくが判明

　大地震の翌日の3月12日、福島第一原子力発電所の事故による緊急脱出の指示が出されました。自衛隊のヘリコプターで重症患者を避難させるため、近くの県立高校のグラウンドで待機していたところ、突然、これまで経験したことのないような大きな振動と爆音がとどろき、風圧を感じました。前方に、黒煙が立ち上るのが見えました。そのときは被ばくのことなど全く考えておりませんでしたが、翌日、放射線量を測定し、被ばくしていることを知りました。

　緊急脱出だったので、職員の多くは自分のものは何も持たず、患者さ

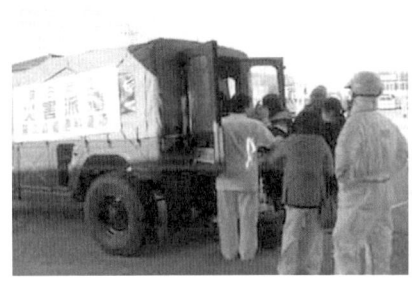

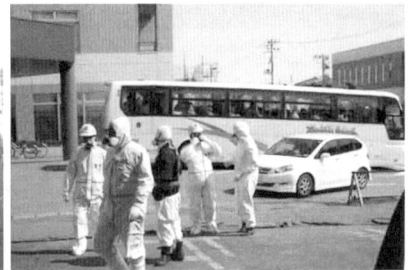

●写真2：原発事故による緊急脱出指示が出たため、患者を避難させているところ

んと一緒に病院を離れました（写真2）。病院は避難指示対象区域だったため、自家用車を取りに戻ることができず、後日ほかの病院で働きたいと思っても通勤手段がなく、あきらめて離職した看護師もいました。

震災後、新たな道を歩み出す

　私の家族にも様々な試練がありました。消防署に勤務している夫は、地震直後に非常招集がかかったのですが、移動中に津波にのみ込まれてしまいました。幸いにも、海水の中で頭上の木につかまったら水面に頭を出すことができて、九死に一生を得たそうです。また、地震時に1人で家にいた義母の安否がわからずにおりました。私たち夫婦が家に戻れず、避難所の名簿が混乱していて確認できずにいたのですが、1週間後に家に留まっているところを発見されました。

　私はこの震災を機に、30年以上勤めた病院を退職し、町の人たちが700人以上いる避難所に入り、看護師としてボランティア活動を始めました。自衛隊員に助けられ避難所に入った高齢者の方が、「今回ほど、看護師さんや自衛隊の皆さんをありがたいと思ったことはありません」と仰っていました。

　私自身、これから何ができるか、考えていきたいと思います。

　本稿は、日本看護連盟のブログ「被災地で頑張り続けている看護の仲間を応援しよう 日本看護連盟プロジェクト」（http://gambarekango.seesaa.net/）に掲載されたものを、日本看護連盟様の許可を得て一部改変したものです。

File 36

福島県

震災犠牲者の1人
13トリソミーの男の子

本田 義信　いわき市立総合磐城共立病院 未熟児新生児科

　2011年3月11日の東日本大震災で、私の住む福島県いわき市も大きな被害を受け、1万5,000軒以上の家が全半壊しました。海岸沿いの地区は津波に襲われ、300人余りの方が亡くなり、5月24日現在、まだ80人近くの方が行方不明です。

　その犠牲者の1人に、私が勤務するNICUで治療した13トリソミー（染色体異常による重度の先天性障がい）の男の子Y君がいます。Y君は生命が危ぶまれる時期もありましたが、1年間のNICUでの入院生活を経て、人工呼吸器を装着し、退院しました。退院後は入院することもなく、家族旅行で沖縄や温泉に行くなどして、充実した生活をおくっていました。今年で6歳を迎え、4月から特別支援学校に入学予定でした。2歳の弟がいます。母親は3番目の子を妊娠しており、Y君の入学式に出席するため、帝王切開の日を少し早めて3月28日を手術予定にしていました。

突然の津波襲来

　いわき市では津波は全く想定しておらず、海沿いの地区でも避難訓練をしたことがなく、防災無線の設置もなく、避難は自己判断だったため、多くの人は津波が襲来してから避難を始めたと聞いています。

　その津波により、Y君と弟、祖母、母親が自宅から流されました。母親は体重10 kg以上の寝たきりのY君と2歳の弟を抱え、妊娠中だっ

たこともあり素早い避難ができず、逃げ遅れたようです。子ども2人を抱きかかえたまま離さず、流されてお亡くなりになりました。祖母は奇跡的に助かりました。2週間後、Y君のご遺体が見つかり荼毘に付したと、父親がNICUに報告に来てくれました。2歳の弟は、さらに2週間後にご遺体が見つかったそうです。目の前で孫2人を抱えた娘が流されていくのを、為す術なく見ているしかなかった祖母の気持ちは、いかばかりだったでしょうか。

母親の選択

　私はその話を父親から聞かされたときに、母親が寝たきりのY君を離して、2歳の弟を抱っこして逃げていれば、2人は助かったのではないかと考えてしまいました。そのように考える私は、きれいごとを言っても、所詮偏見の塊であることを認めなければなりません。母親の愛は、理屈でしか物事の価値を判断できない私のちっぽけな心をはるかに凌駕しています。生まれてきた命にはすべて同じ価値がある——そんなことを言う資格は私にはありません。それは実践された家族のみに許された言葉だと思います。しかし、その家族の気持ちをたくさんの人に伝えることはできます。それが私の使命だと思い、この原稿を書いています。

　何人かの母親にこの話を伝えたところ、「私もその母親と同じことをしたと思う」と何の躊躇いも衒いもなく返答されました。安易に母性という言葉は使いたくありません。私の感性との違いかもしれません。しかし、世の中には尊敬すべき方がたくさんいることを感じました。

障がい児と家庭のもつ意味

　13トリソミーは治療の差し控えを検討されることもある予後不良の疾患で、医療サイドと家族に意識のずれが生じることもあります。しかし、両親は障がいの有無にかかわらず、理屈抜きで我が子に命がけで愛情をもつということを、今回のことで深く知らされました。この親の気持ちを多くの医療関係者に知って感じていただき、両親のこのような気持ちを忖度して障がいを抱えた子どもの親に対応していただきたいと思

います。私はいまも、もし自分が親で同じ立場だったらどうするかと、何度も自問自答しています。

父親は「NICU 入院中はかなり厳しい経過もありましたが、助けていただいてありがとうございました」「生まれた赤ちゃんを見たときは、(両側口唇裂もあったため) 足が震えて、『この子からは、子どもをもった喜びはもらえないのではないか』と感じた」こと、「でも、この子を中心に家族がまとまることができて、健常な赤ちゃんを育てただけでは得られない幸せを感じられた。子どもに感謝している」「この子が生まれたこと、この子を育てることができたことに感謝している」「母親を尊敬している」「障がい者は災害のときは弱者である」ことなどを話されていきました。本当に子煩悩で、妻思いのご主人でした。毎日、仕事帰りに NICU にいらっしゃり、遅くまで 2 人で仲よさそうに面会され、在宅治療にも積極的で、「とにかく早く家に連れて帰りたい」と常々仰っていました。

私が印象に残っているのは、退院する頃、母親に「本田先生、この子は笑うようになるんでしょうか？ 1 年間、一度も笑ったことがないんですが」と尋ねられ、「うーん。家に帰れば、その可能性はあるけどねぇ」とお答えしたことです。退院 1 か月後に、はじけるような笑顔の Y 君の写真（写真 1）を NICU に送ってくれました。添えられた手紙には、「質問したときは『また本田先生が気休めを言っているんじゃないか』と思

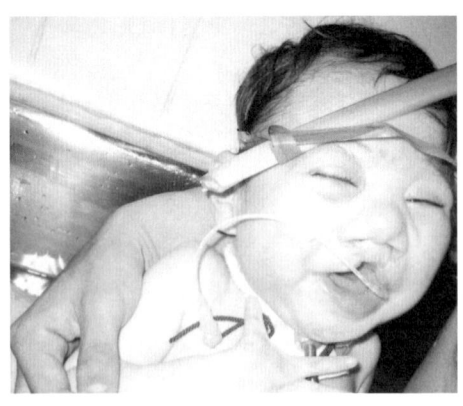

○写真 1：子どもの健康を願う菖蒲湯に入り、菖蒲を頭に巻いている Y 君（両親の了解を得て掲載）

いましたが、家に帰ったら本当に笑うようになりました」と書いてありました。予後不良の赤ちゃんでも、在宅での家族のかかわりで飛躍的に発達を遂げることを学び、病気の子どもにとって病院にいること、家庭にいることの意味を考えさせられました。

表情と発達

　Y君は両側口唇裂があり、口唇裂修復術を施行しています[1]。術後、数年してから、手術をしたことにより愛情がよりわいたこと、外出も気楽にできるようになって、たくさんの人に赤ちゃんを見てもらえるようになり、より喜びを感じることができたこと、写真をたくさん撮り、飾るようになったこと、家族の一員になった実感が強くなったこと、口元の表情がわかり、笑顔もわかりやすく、コミュニケーションがとりやすくなったこと、以前は口唇裂に目が行ってしまい、負い目を感じてしまったが、それがなくなったこと、手術前は、親の自己満足のために赤ちゃんに負担をかけるのではないかと罪悪感を感じたこと、などの話を両親から伺いました。

　外見上の改善は、母親から児への声かけなどの働きかけを促し、そして児が母親の声かけに対してよく反応するようになり、母子相互作用を促進し母親の母性を高め、それが児の発達も促したと感じました。重篤な障がいをもつ赤ちゃんも、ただ受け身の存在なのではなく、母親の母性を高める能動的な存在であることを教えられました。

13 トリソミーの子は社会の財産

　Y君と両親へのかかわりを通して、私たちNICUのスタッフは、予後不良な症例にさらに積極的にかかわるようになりました。多くの医療関係者が感じることだと思いますが、患者さんとのかかわりを通じて、私たちは（医療者としてだけでなく）人として必要なことを学ばせてもらい、多くのことを教えられ、成長させていただいていることをさらに強く実感しました。予後不良な赤ちゃんは庇護されるだけの存在なのではなく、弱い仲間に手を差し伸べる優しさや労りなど、人間本来のもつ

利他性を私たちに教え、私たちを変えてくれるために生まれてくる大切な社会の財産であり、教師なのだと感じました。

おわりに

　以前Y君の自宅を訪問し、両親にお話を伺ったことがあります。そういえば、すぐその先が海でした。今回の震災では3万人近い犠牲者がいます。同様の物語が3万通りあることを、もう一度銘記したいと思います。そして、この困難の中で人間のもつ最も優れた特性である利他性が、東北の地でまだ強く残っていることが各地で証明され、日本・世界に広がっています。この互いを高め合う利他性こそ医療・看護の本質であり、人間の本質なのだと思います。この震災を単なる災害と捉え、震災における健康を守る役割を担うだけでなく、人間の本質を取り戻す再生の場にすることが、今回の震災における医療関係者の大きな役割の1つとなるでしょう。

引用文献
1）本田義信：予後不良症例（13トリソミー）に対する口唇裂修復術の有用性の検討. 未熟児新生児, 21(3)：670, 2009.

File 37

福島県

地震と原発に翻弄された日々
太田綜合病院附属太田西ノ内病院の活動記録

熊田 市子[*1]、坂本 美佳子[*2]、後藤 郁子[*3]
太田綜合病院附属太田西ノ内病院 [*1]看護部長、[*2]安全管理対策室、[*3]外来化学療法室

震災を振り返って──看護管理者の立場から

❶出張先で被災

　2011年3月11日（金）は午後から「福島県看護業務推進連絡会」の会議があり、病院のある郡山市から福島市へ出張していました。会議は福島県庁の近くにある「ふくしま中町会館」の6階で行われ、15時までの予定だったため、そろそろ終了だなと思っていたところ、突然、会議室のどこかから緊急地震速報が鳴り響き、同時に横に揺れ始めました。最初はあまり大きな揺れではなかったため、いつもの地震のように思い、会議を続けていましたが、徐々に大きく揺れ出しました。福島県保健福祉部感染・看護室主幹の方から大きな声で「机の下に潜ってください」という指示が出され、参加していた20人全員が机の下に潜り、地震がおさまるのを待ちました。しかし、強い揺れはなかなかおさまらず、机の上の物はすべて落ちてしまい、机も動くため必死で机の脚を持ち続けました。感覚としては3分くらい経ったころ、突然窓ガラスがパリンガシャン、パリンガシャンと割れ出しました。私は「今度は天井が落ちてくる」と思い、死を覚悟した瞬間でした。とにかく揺れが小さくなってほしい、止まってほしいと、ただ念じているだけでした。

　やっと揺れが小さくなってきたときに警備員が来て、「早く逃げてください。階段を下りてください」と誘導され、急いで階段を下り外に出て、その地域の避難場所であるすぐそばの公園に避難しました。公園に

221

は次々と人々が集まってきて、余震が来るたびに悲鳴が上がっていました。私はそのときはまだ、この地震は福島市中心に起きた強い揺れだと思っていました。しかし郡山市も近いので、私の病院もある程度強い揺れはあったに違いないと思い、携帯電話で病院に連絡をしようと何度もかけましたが、つながりませんでした。

　近くの病院からは患者さんが避難し、ストレッチャーで搬送されてくる人もいました。また、結婚式の最中だったと思われるウエディングドレスとタキシード姿のまま避難してきたカップルもいました。とにかく大変なことが起きていると感じ、3月にしてはめずらしく冷たい風が徐々に強くなってくる中で、むだとは思っても何度も何度も病院に携帯電話をかけましたが、つながりません。会議の主催者から解散の指示が出て、自分は車で来ていたことに気づき、車は大丈夫だろうかと心配しながら駐車場に向かいました。運よく車は無事で、郡山市から会議に参加していたメンバー2人とともに、16時頃駐車場を出発しました。

　出発してすぐ、カーナビのテレビやラジオのスイッチを入れ、情報がないか、福島はどうなっているのか、郡山は大丈夫だったのか確認すると、福島県全体が地震の影響で大変なことになっていること、そして郡山までの主要道路が通行止めになっていることがわかりました。旧国道が唯一郡山に通じている道路であることが判明しましたが、そこまでの道順がわかりません。とにかく大きな道路に出て、道路標識を頼りにするしかないと思って進むと、道路は大渋滞で、おまけに停電で信号がすべて機能していない状態でした。「いつになったら郡山に到着するのだろうか。病院に早く行きたいのに」という思いだけで焦っていました。

　携帯電話が通じないため、帰る途中のコンビニエンスストアの公衆電話を使い、ようやく病院と連絡がとれたのは18時頃でした。そのときにやっと「病院の一部は損壊したところがあるけれども、誰もけがをした人はいないので安心してください」という情報を聞き、気持ちが落ち着きました。普通は1時間もかからない距離ですが、ようやく病院に着いたのは21時になろうとしているときでした。

　看護部長、看護副部長、看護管理師長、看護師長はほぼ全員が院内に

残っていました。一部損壊した建物から避難した入院患者約200人は、廊下や会議室に移動されていました。一様に不安を抱えているようでしたが、とりあえず落ち着いたので夜勤の看護師たちに任せて、22時頃に解散し、帰宅しました。家でテレビを見て、今回の震災の大きさを知り、「これからどうなってしまうのだろう」と思いながら、横になりました。不安でテレビはつけたまま、電気も消すことができませんでした。余震があるたびに目が覚め、逃げる体勢になっている自分がいました。

❷**業務担当看護副部長として指揮を執る**

当院は病床数1,026床で、病棟が24単位の地域の中核病院として急性期医療を担っています。救命救急センターも有していることから、災害拠点病院にもなっています。診療は月〜金曜日と土曜日午前中で、大震災の翌日（3月12日）は土曜日で休みではありませんでした。

当時、私は業務担当看護副部長として、看護部長やその他の副部長とともに災害対策本部に詰めて指揮を執りました。まず、午前中の外来診療は普段どおりに行うことを周知し、次に、廊下や会議室にいる入院患者の部屋の確保について、ライフラインとして電気やガスは大丈夫だったものの断水となったため、水の確保について、今後の救急外来へのスタッフ配置について等を検討し、指示を与えました。

一部損壊した2号館には6つの病棟がありました。退院できる患者さんにはできるだけ退院していただきましたが、それでも約150人の患者さんが廊下や会議室に溢れていました。廊下にいる3つの病棟の入院患者約70人を空いているベッドに移動させ、一時的に病棟がなくなってしまった病棟の配属だった75人の看護師には応援態勢をとるようにしました。余震は続いていたため、皆、「病院が崩れないか」という不安を抱えながら、仕事をしていました。

翌13日は日曜日でしたが、病院長はじめ各部門長は震災対策本部に9時に集合し、打ち合わせを行いました。そのとき、市内の3つの病院（その中の1つは総合病院）が医療提供できない状況であることが知らされました。看護部としては、入院患者の環境を整える意味でも、会議室に移動させた3つの病棟の患者さん約80人の部屋の確保と、病棟の

なくなった看護師たちの配置を検討しました。その結果、2つの病棟の患者さん約50人を空いているベッドがある10の病棟に振り分けて収容し、看護師約50人で応援態勢をとることにしました。

この日の午後、福島第一原発1号機の爆発が起きました。これがどのようなことなのかよくわからないまま、その日は過ぎました。

❸ 福島原発爆発——職員が次々と避難していく

3月14日（月）、一部損壊した2号館の復旧には時間がかかるとの見通しがなされ、長期戦になるのを覚悟しました。この震災を乗りきっていくために病院の方針や情報を共有し、職員全員が一致団結する目的で、毎日1回、医師や看護師、他部門の部門長約80人が一堂に会する話し合いの場を設けました。福島原発の爆発を受けて、避難区域からの患者さんの受け入れ準備を積極的に行う方針が出されました。

看護部では、部門長会で出た情報を約900人の職員にタイムリーに伝えるために、毎日時間を決めて看護師長全員による話し合いの場を設けました。また、看護師長会の前に看護部長、副部長、管理師長でミーティングを行い、看護部独自で決定しなければならない問題などを話し合うことにしました。この日は2号館の病棟1つの使用が許可されたため、稼働に向けて指揮を執りました。さらに看護職員情報として、通勤困難者については、理由も含めて毎日報告することにしました。その中で生じてきた問題が、放射能から避難する看護職員が出てきたことでした。

福島第一原発は郡山市から約60kmの場所にあります。避難区域にされているのは原発から半径20kmで、当院は大丈夫と安心していたので、放射能から避難する職員が出てくるというのはとても意外でした。病院としては、個人の決断に対して止める権利はないという方針であったため、希望があれば避難のための休みを与えるように各看護師長に伝えました。そしてこの日、原発3号機爆発のニュースが流れました。

その後、毎日数人単位で、北は北海道、南は沖縄まで避難していく看護職員が増えていきました。3月22日が最高で、避難者は50人となりました。一方で、避難場所から帰ってくる職員も少しずつ増えてきました。5月6日までに避難した全員が戻ってきましたが、9人の退職者も

出ました。

　病院機能を維持していくためには、職員の確保が重要です。ところが、原発とは別の問題が生じてきました。ガソリン不足による通勤困難者が出てきたのです。車社会の我が地域は、車がないと生活が成り立ちません。ガソリンを入れるために4～5時間も並び、それでも入れられない状況が3月下旬まで続きました。さらに食料不足もありました。日中仕事をしている看護師たちは、スーパーが15時で閉まってしまうため、買い物ができない状況が4月上旬まで続きました。そのような状況でも、看護師たちはほとんど休まず、3交代勤務を続けたのです。これは、看護師という専門職業人としての使命感からなのでしょうか。

❹一歩一歩復旧へ

　当初は病院機能の全面復旧までに数か月かかるといわれていましたが、少しずつ回復し、4月7日には2号館がフル稼働し、4月8日からは震災前とほぼ同じ医療提供ができるようになりました。しかし、震度3以上の余震があるたびにエレベーターが止まります。食事時には、食事をつくっている地下から7階までの病室にお膳を運ぶ作業があるため、職員全員が協力して行うことになりました。何度か続くと、時間になるとどこからともなく職員が集合し、慣れた様子で作業が粛々と進められます。皆で協力して行うという人間のすごさに感動しました。

❺県内最大の避難所での支援活動

　病院が落ち着きを取り戻した4月上旬、県内最大の避難所である「ビッグパレットふくしま」には、津波による被災や原発の避難区域から避難してきた1つの村と1つの町の住民約2,000人がいました。そこでは、自らも被災した医師や看護師、保健師が中心となって活動をしていましたが、疲労が蓄積し、助けを求めているという情報が入りました。早速、担当の保健師に会うために「ビッグパレットふくしま」に行きました。そこで目にした避難所の様子は、段ボールの仕切りさえない、毛布を敷き詰めただけのプライバシーや清潔感などは全くない状況でした。毛布1枚敷いた場所が避難住民の1軒の住まいなのだと理解したのは、病院に戻ってからでした。物が溢れている現代で、このような状態が1か

月も続いていることの不思議さと、どうすることもできない無力さを痛感しました。私たちにできる応援をしようと決め、各病棟から夜勤のボランティア活動をしてくれる看護師を募ったところ22人が集まり、2人ずつ交代で4月末まで夜勤業務の応援を行いました。

　また、私たちの病院も被災病院であったため、兵庫県の西宮市立中央病院と東京の岩井整形外科内科病院の看護師と医師が夜勤の支援に来てくださいました。支援に来てくださった皆さまの一生懸命さは、いまでも忘れることができません。

＊

　いつ収束するかわからない福島原発問題。その影響もどのようになるか、未だにわかりません。その中で看護を続けていく覚悟を決め、日々の看護業務を行っています。大震災から3か月が経ち、改めて地震の恐ろしさ、原子力発電所の恐ろしさを感じています。しかし私たち日本人は、60数年前も原子爆弾による被爆と、そこから見事に復興した経験があります。このような状況がいつまで続くかわかりませんが、私たちはいかなる状況であっても専門職業人として、「看護」を求めている人々へ「看護」を提供し続けていく使命がある、と強く感じています。

（熊田 市子）

震災を振り返って ── 安全管理者の立場から

❶震災後の病院の様子

　3月11日14時46分、私は2号館（1975年竣工、5階建て）1階で同僚と打ち合わせ中でした。大きな横揺れに「この地震はやばい。いつもと違う。怖い」と感じた私たちは、1階の受付ホールに行き、何が起こっているのか確認しようとしました。その間も地震は続いており、建物が大きく横に揺れています。自分の目で何が起きているのか確認するために、2号館を上から下まで行ったり来たりしました。このとき、外には横殴りの雪が激しく降っていました。

　大きな余震が何度も続き、そのたびに病院の壁が崩れ、直径80 cm

ほどの柱にはひびが入り、パソコン、本棚、廊下の額などが音を立てて落ちてきました。1階の透析室前の廊下、3・4階の天井から黄色い水が滝のように流れ、2階は防火扉が倒れて廊下をふさいでいました。水の勢いはおさまらず、地下はあっという間に水浸しになりました。病棟の患者さんたちが廊下に溢れ、ナースステーションの看護師に詰め寄り、「このままここにいていいの？」「早く外に逃げなくていいの？」という声が聞かれました。看護師たちも「確認していますので……」と言いながら、患者・家族、面会者の対応と患者さんの安全確認に病棟の中を走り回っていました。「この建物が崩壊するかもしれない」という恐怖は、大きな余震が断続的に続くことでいっそう増してきました。その後、2号館3階の病棟の患者さんを1階に下ろし、雪の中、避難場所である病院の隣の公園に移動することになりました。車椅子や担架の患者さんの移送には、リハビリ部、薬剤部のスタッフが集まり、エレベーターが使えない状況の中、狭い階段を利用して何回も往復しました。その後、公園に避難した患者さんを本館（1989年竣工）1階ロビーに再移動しました。近隣の住民も病院のロビーに避難してきたため、ロビーの混乱状態が長く続きました。この日、1階のロビーは寒く、職員それぞれが病棟の毛布をかき集め、患者さんに手渡しました。

時間が経過しても現場の混乱はおさまらず、2号館の入院患者224人を本館3階から7階の空いている病室に振り分け、その他の患者さんのために、外来待合室と会議室に簡易ポータブルトイレを設置し、簡易ベッドを組み立て、1つの病棟をつくりました。また、三次救急患者受け入れのため、ベッドの準備と簡易ポータブルトイレの設置を行いました。2号館の患者さん全員が移動し終え、落ち着いたのは、外が暗くなった頃でした。

夜になってもまだ自宅に帰ることができない職員は、病院内の公衆電話に並び、家族の無事を確認していました。夕方過ぎ、職員からの情報で、郡山市は震度6だったという情報がはじめてわかりました。

❷自宅に戻ってみると

夜の11時過ぎに自宅に帰ると、被害は病院よりひどく、窓ガラスは

割れ、テレビや食器は床に散乱し、本箱は倒れ、床中が本や鍋、食器だらけで、足の踏み場もない状態でした。夜中にいつ大きな余震が来ても慌てずすぐに逃げられるように、化粧をしたまま、ダウンコートを着たまま、自分の寝る部分だけを片づけて横になりました。

＊

　震災の当日、私は安全管理者として何もできませんでした。ただ、みんなとオロオロしていた自分がいました。先日、病院の職員 1,799 人に対して、自由記載のアンケート調査を行いました。職員からは、「情報がもっとほしかった」「指示がなかったので動けなかった」「ガソリンがなくて病院に来るのが大変だった」「病院として原発の問題をどう考えているのか」など、様々な声が聞かれました。この声をむだにしないように、今回のアンケート結果を活かしていく必要があります。今後の大規模災害に備え、自分にできることを行動していこうと思っています。

（坂本 美佳子）

大震災中の外来化学療法継続の意味とは

❶地震後の病院の様子

　「この前の地震、怖かったね。これよりすごいのはねぇ……。福島は地盤が固いから大丈夫だよ」。大震災当日の朝、2 日前の震度 4 の地震を思い出して、友人と話していました。まさか、その当日に大地震に襲われるとは……。

　私の勤務する病院は、福島県の中央部、郡山市にあり、海岸や福島原子力発電所からは 50 km 以上離れています。地域の中核病院で、災害拠点病院に指定されています。がん医療にも積極的に取り組み、地域がん診療連携拠点病院でもあります。私の所属は外来化学療法室で、平日と土曜日午前中に年間 3,000 件の化学療法を行っています。がん患者以外にも、クローン病や関節リウマチなどの治療も行っています。

　「何？ 地震？」。ドーンという衝撃の後、縦揺れの後に横揺れ。揺れがおさまるとまた揺れる。大地震なのかもわからないまま、患者さんと

スタッフの安全を確認しました。その後、ECコールがあり、救急外来へ駆けつけました。すでに多数の患者さんが運ばれ、私は心筋梗塞の患者さんの対応にあたりました。絶え間ない余震。患者さんの対応の後、深夜勤に備え迎えに来てくれた両親と19時過ぎに帰宅しました。

自宅はマンションの10階です。家具はすべて倒れ、物が散乱し、ピアノも倒れていました。座る場所もなく、余震の大きさに恐怖を感じました。防寒具と食料を持って車へ避難しましたが、家族で相談し、避難所へ行くことにしました。ところが、避難所に指定されている小学校は満員で、隣の中学校へ入ることになりました。やっと家族4人がまとまって横になれる場所を見つけました。「これからどうなるのだろうね」「みんなが地震にあったのだから、なんとかなるものだよ」「誰も経験したことがないから、わからないね」。時計は22時を回っていました。

その後、救急外来の深夜勤のため、病院へ向かいました。避難所から病院までは徒歩15分の距離でした。救急外来へ着くと、シフト以外の休日のスタッフも懸命に患者さんの対応にあたっていました。私は、救急車で来院した患者さんや直接来院された外傷の患者さんに対応しました。朝方には、喘息発作や持病が悪化した患者さんの来院が増えていました。スタッフ全員が張り詰めた心境の中、深夜勤は終了しました。

❷震災後の生活が安定していない中で、化学療法を行うべきか？

深夜勤が終了した12日（土）は、病院は災害態勢をとっており、外来が運営されていました。5人の患者さんの化学療法の予定が入っていましたが、来院された方が3人、来院できないと連絡をくださった方が2人でした。来院された患者さんには、主治医より緊急事態で化学療法は延期するとの説明があり、患者さんは帰宅されました。

その当時、週明け月曜日からの外来化学療法については、方向性が定まっていませんでした。どの家でも被災後の片づけに追われていて、ほこりの舞う中で、手洗いをする水もなく、店が開かないので食料確保もままならない状態で、生活が安定していませんでした。化学療法を行っても、自宅で療養できるのだろうか。薬剤は確保できるのか。化学療法後、感染症を起こしたときに十分に対応できるのか。安全が確保できな

いのであれば、はじめから患者さんへお断りの電話を入れたほうがよいのではないか——外来化学療法室部長医師、担当薬剤師と話し合いを行いました。医師の間でも、震災の中で化学療法を継続するか、感染症等の副作用対策はできるのか、議論があったそうです。薬剤の供給については、早めに使用薬剤がわかるのであれば可能、と薬剤師より報告があり、来院された患者さんと家族の希望に応じて、できる限り治療を継続する方針となりました。看護師は患者さんの心身の状態把握と感染予防についての確認を行うことになりました。

❸被災された患者さんの言葉

　翌週月曜日の3月14日から、外来は通常診療となりました。外来化学療法も再開です。「まさか治療ができるとは思わなかった。よかった」と患者さんたちは話し、口火を切ったように近況を話されました。「病気だから体が思うように動かなくて。家族を守ることもできない。いざというときに頼りにならないね（60歳代男性）」「治療をして家に着いたら地震だった。その後、熱が出て体を動かせなくて、余震のたびに家の外に逃げられないから、2週間車の中で過ごしたの。家族の邪魔になりたくないからね（50歳代女性）」「水が出なくて洗えないから、お尻（ろう孔）が痛くなって、前倒しで治療に来ました。原発もあるから、これから県外に避難します（30歳代男性）」「夫は仕事を失い、家も半壊。娘のところに身を寄せています。少しでも役に立てるように孫の面倒を見ているけど、心が落ち着かないから、痛みもひどい。痛いと何もできないの（50歳代女性）」。多くの患者さんが涙を流して話をしていました。ほとんどの患者さんは、病気の自分が家族や大切な人の足手まといになっていると感じ、自己価値観が低下している状況でした。

　話を聴きながら、「治療を受けることは、いまより家族と長くいられることになる。何もできないではなく、治療を受け続けることは大切なことだと思う」と伝えました。実際に通院に同行してきた家族からは、「本人に1日でも長く生きてもらいたいので、何を差し置いても治療を中心に考えてもらいます」という言葉が聞かれました。私にとって、改めて患者さんとご家族にとっての病気や治療の意味、病気を抱えながら生

きることの意味を考える機会となりました。患者さんたちはひと通り近況を話すと、治療中はぐっすり眠っていました。「いつもどおりというのは病院だけだね。安心する」。幸い当院の建物は大きな被害はなく、ライフラインも早く復旧しました。震災後 1 か月間で、外来化学療法室では 250 件の化学療法を実施しました。患者数は震災前と変わりません。地震の影響による未来院患者数は 16 人。全員が地震後 1 週間以内での未来院であり、治療は再開されています。

　震災後の診療の維持継続は、病院の建物、治療薬、衛生材料などの物質的な環境をできる範囲で維持することが大切です。そして何より、震災の中で病気を抱えた患者さんが「生きること」に前向きでいられるように、看護師が患者さんとご家族の思いや現状を理解し続ける存在であることが重要と考えます。それは、患者-看護師という関係だけではなく、同じ被災者としても重要なのです。

　自宅は片づけが進み、地震から 1 週間後、家へ戻ることができました。避難所生活は疲れ、「早く帰りたい」といつも思っていました。水道、電気、ガスがあり、久々に炊きたてのご飯を食べることができました。通勤もいつもの道のりです。普通の生活のありがたさを感じ、「いつもどおりは安心する」と話した患者さんの気持ちがよくわかりました。

＊

　震災から 3 か月経ったいまでも、余震があります。震災前はスカートにパンプスの生活でしたが、いまは G パンにスニーカー、バッグには懐中電灯と非常食を入れ、遠出するときにはラジオを持ち歩いています。寝る場所も、家具の下敷きにならない場所へ移動しました。もう地震にはあいたくありません。怖いです。しかし、いまでも避難所で生活している方はたくさんいます。最新の復興計画も大切ですが、早く元の生活に戻れることが復興ではないでしょうか。震災後 1 週間、避難所から通勤した私はそう思います。そして、震災の中でも仕事があること、その仕事も人の役に立つことができる「看護師」であることに、感謝しています。

（後藤 郁子）

File 38

福島県

巨大地震のあった日

小石沢 ゆかり　星総合病院 がん性疼痛看護認定看護師

地震発生、そのとき私は

　2011年3月11日14時46分、私はがん性疼痛看護認定看護師として、コンサルテーションを受けている患者さんとの面談のため、中央棟5階外科病棟へ向かっていました（病棟は6階建て）。階段を上り終わったところで、最初の揺れを感じました。薬剤師とともにすぐにナースステーション入口へ移動しましたが、そのうちおさまると思い、会話を続けていました。しかし揺れは少しずつ強くなり、いつもとは違うと感じ、「危険だ」と思って近くにあった電気ポットを押さえました。目の前の管理棟リハビリ室に続く廊下に患者さんがいないか、次に周囲に患者さんがいないかを確認しました。相対する薬剤師が不安な顔つきになっていましたが、お互い顔を見合わせるのみで、言葉をなくしていました。

　廊下の中央ホールには、面会に来ていた女子高校生が1人で立っていました。長い揺れの中で徐々に、病棟内がざわついてきています。横揺れが強く、自分自身が立っているのに精一杯でした。悲鳴を聞いたようにも感じましたが、落ち着き冷静になろうと、必死に立っていました。ナースステーションの中では、腰をかがめている看護師や、病室へ向かおうとしている看護師の姿が見えました。私は動けず、その場を離れることをためらい、またどこへ向かったらよいのか判断がつかず、地震がおさまるのをひたすら待っていました。

　揺れは長く続き、そのうちに白い粉が舞ってきました。後で気づいた

のですが、この瞬間、管理棟6階の渡り廊下が5階へ崩れ落ちていたのです。私は音にも気づかず、崩壊の瞬間も見ていませんでした。

　地震はまだ続いています。建物全体が横に揺さぶられながらねじれているようで、テレビで見たニュージーランドの地震倒壊の映像が目に浮かび、「こうして人は死ぬんだ。地震に巻き込まれるというのはこういうことか」「こんなにあっけないものなのか」と感じました。病棟内や他のフロアからの悲鳴とざわつきが大きくなっていました。

　地震がおさまったと感じた瞬間、避難の妨げになるテレビカード自販機を端に除け、1人で立っていた高校生をそばにいた看護スタッフへ託し、安全な場所への移動と、離れずにそばにいてくれるよう依頼しました。私は、多くのコンサルテーション患者と、看取り対象の患者さんがいる6階へ移動しましたが、防御シャッターが下りていたため、5階フロアへ戻るしかありませんでした。

患者の避難搬送

　病棟看護師は既に各病室を回っていました。患者さんの重症度などを考えると、やはり6階へ向かったほうがよいと考え、西棟から入ろうと移動しましたが、渡り廊下に亀裂があって危険と判断し、再度中央棟から6階へ上っていきました。防御シャッター脇から病棟内へ入ると、スプリンクラーが作動して廊下は水浸しでした。ナースステーション内にスタッフは不在で、皆、病室へ向かっていました。独歩可能な患者さんと家族はスタッフとともに避難し始め、悲鳴を上げることもなく職員の誘導に従って移動していました。車椅子で避難を始める人もいました。水浸しの状態は避難の妨げになるので、廊下の水を吸い取るためのタオルを置いて回りました。

　病棟師長の「避難！」の声が響きました。「いま？　避難？　どうしたらいいの？」と感じながらも、私も患者さんの避難救助に加わりました。「どこの階段が安全か？」「人の流れは？」「最速に避難するルートは？」などいろいろ考えていたように思いますが、安全に一度に多くの人が通れるルートへ移動することにしました。

独歩可能な患者さんは既に避難していて、護送と担送が必要な患者さんが残っており、人手が必要でした。看取りケア目前で、持続モルヒネ静注を使用中の患者さんの病室へ入ると、病棟看護師3人と家族3人が集まり避難準備をしていました。患者さんへ「大丈夫ですよ」と声をかけましたが、傾眠状態で反応はありません。家族とスタッフへ「いまから避難しましょう。行きましょう」と声をかけ、不安がる娘さんの手を握りました。シーツと毛布を利用してスタッフ6人で移動を開始しました。体格からは想像できないほど、患者さんが重いと感じました。呼吸を妨げずに安全に、かつ早く避難させたいという一心でした。

　中央階段に人が集中し、各階の患者さんも混在してきました。各階からも、職員に抱きかかえられたり背負われたりした患者さんが下りていました。下りていくにしたがって職員の数がどんどん増え、皆、病棟の避難救助に加わってきました。心強く思いながら、私は「まずこの1人を避難させて、次の患者を避難させなければ」と次から次へ思いをめぐらしながら動いていました。移送の途中、誰かが「休ませて」と言うと、皆が無理せず「休もう」と返しました。足並みを揃えることに集中し、焦る言葉を発する人はいませんでした。6階から3階へ下りると、移送メンバーを交代しました。また上の階へ上がり、階段で患者さんをリレーしていく方法が自然発生していました。スタッフの移動時間が少なく、負担も少ないと感じ、次へ次へと進めていきました。

　少し時間が空いたところで、病棟近くまで移動し、あと何人残っているのか、どういう病状の患者さんが残っているのかなどの情報交換を周囲のスタッフとともに行いました。途中でICU前の廊下が崩れたと聞き、数人の職員が確認に向かいましたが、自分はここで患者避難を続けることが最善と思い、中央棟での患者避難を継続しました。

　避難の順番は不明でしたが、「次は〇〇病棟へ」という声とともに動きました。誰も異を唱えず、黙々と動き、「がんばって、もう少し」と、すれ違いざまに声をかけ合いました。途中で私はどうしても腕が痛くなり、患者さんが落ちてしまうと思ったとき、上ってきたスタッフに「お願い、代わって」と言って手を握ったら、素早く代わってもらえました。

安堵感とうれしさで自然と顔がゆるんだのをおぼえています。

　車椅子の患者さんの避難は、患者情報を確認し、安全に階段で移動する方法をそばのスタッフに教えてもらいながら、移送に加わりました。車椅子と担送患者の避難が増えるにつれて、階段で人の流れが止まる回数が増えていきました。そこで、2階外来フロアから東非常階段への別ルートを確保し、車椅子の患者移送を誘導しました。移送人員が不足しているとの情報が入ると、収集を行うなどじっとしていられなかったことをおぼえています。

　施設内の患者移送がほぼ終了した後、患者さんの待機場所へ向かうと、皆じっと静かに、毛布に包まって座っていたり、横になっていたりしました。患者さんや家族が不安にならないよう、事務職員などに声をかけ、患者さんのそばにいてもらうことにしました。患者さんに「寒くないですか」と声をかけたら、「看護師さんのほうが寒そうだよ」と言われ、そのときはじめて寒さを実感しました。

他施設への患者搬送

　15時30分頃、患者さんを転院させるため、当院には救急車が頻繁に出入りしていました。関連施設、近隣施設への転院のため、市バス、トラック、病院車などが何度も往復し、あらゆる手段で患者さんは搬送されていきました。搬送のためのトリアージが実施され、その方の搬送の順番が来るまで病棟看護師がそばに付き添いました。搬送にももちろん看護師が必ず付き添っていきました。患者さんたちは自分の順番が来るまで静かに待っていて、時間が経つほど患者さんのそばにいる職員の人数は増えていきました。

　自宅へ帰る患者さんと迎えに来る家族。病院避難を聞きつけ、患者さんの詳細の問い合わせのために来院された家族など、少しずつ病院内の状況は慌ただしくなってきました。急変を呈した患者さんはなく、職員などの負傷もなく、時間だけが過ぎていきました。

　これがどのような災害だったのかは、その後、テレビを見ることで理解できました。

File 39

福島県

病棟責任者代行の日に起こった大地震

柳沼 純子　湯浅報恩会 寿泉堂香久山病院 看護主任

今日の病棟責任者は……私！

　東日本大震災から3か月が過ぎました。2011年3月11日、病棟責任者が休みだったため、私は代行業務をしていました。14時46分、ナースステーションにいるとき、突然の揺れを感じました。棚が倒れ、増築した接続部分の床が盛り上がり、壁にひびが入るのがわかりました。

　「いま、何が起きているのだろうか」と頭の中が真っ白になり、身動きがとれず、そばにいたスタッフにつかまっていました。揺れている間、「今日の病棟責任者は……私！」「この後、スタッフに出す指示は……」「非常時の持ち出し物は……」「後は？」。私の頭の中は冷静さはなく、不安で上司に助けを求めていました。ただ、揺れている間もスタッフに「落ち着いて」「倒れそうなところには近づかないで」と大きな声で繰り返し、自分自身にも言い聞かせていました。

　揺れがおさまってから、患者さんの安全確認の指示を出し、病棟のスタッフと患者さん全員の無事を確認したときは、ホッとしました。しかし病室を回ると、壁にひびが入り、そこから外の風景が見える状態でした。廊下を歩くと「ミシッ、ミシッ」と音がして、「病院が崩れるのでは？ここは2階で、崩れたら患者さんを助けられない」「病院の耐震強度は大丈夫なのか？」と不安に追い詰められていました。しかし「私が判断しなければ」と思い直し、以前から耐震性があるといわれていた新館の食堂に患者さんを移動させました。その間も余震は続き、ナースステー

ション内のスプリンクラーの配水管が破損して、書類やカルテが水浸しになってしまいました。

　避難のために多くの患者さんは車椅子に乗っていましたが、これからどこで過ごしてもらったらよいか、悩みました。そのときに助けられたのが、リハビリスタッフの「どうぞリハビリ室を使ってください」の一言でした。新館の2つの病室は、4人部屋を6人ずつとし、その他の患者さんはベッドを運んでリハビリ室に入ってもらうことにしました。患者さんの移動に際しても、リハビリスタッフが手伝ってくれたおかげでスムーズにできました。水浸しになったナースステーションの代わりに、食堂を仮のナースステーションとして使用しました。

　地震から数時間後、夜勤の看護師が出勤し、休みだったスタッフも駆けつけてくれたので、ナースステーション内の片づけや書類の整理などを行うことができました。休みを返上して駆けつけた上司に声をかけられたときは、肩の荷が下りたようにホッとしました。このときスタッフから市内の被害状況を聞いて、はじめて大変なことが起きたということを実感しました。

　エレベーターが使用できないため、夕食は職員全員で手渡し配膳をしました。その日は、通常2人夜勤のところを1人増やし、3人で夜勤をしました。余震が繰り返し起きているため、患者さんは落ち着きがなく、不眠になったり、ベッド下に潜り込んでいる人もいました。その晩は、とにかく患者さんのそばにいて、不安を最小限にしようと努めました。一段落して、手伝いに来てくれたスタッフや日勤者が帰ると院内は急に静かになり、再び不安が増してきました。余震のたびに「大きな揺れがきたらどうしよう」「自分はどうしたらいいのだろう」などと考えてしまいました。

　そんなとき、私は家族に今晩夜勤することを伝えていないことに気づき、電話をしました。しかし自宅にはつながらず、家族の安否もわからないままの夜勤となりました。その後は仕事をしていても自宅のことが気になってしまい、他の夜勤者に気を遣わせてしまいました。ようやくつながった電話で、高校を卒業したばかりの娘から「お母さん、がんばっ

てね。お家は大丈夫だから」という声を聞き、胸をなでおろしました。それからは家のことを考えずに仕事をすることができました。

この日を乗り越えられたのは、病院スタッフや家族の協力のおかげだと思い、感謝しています。

ライフラインと物流が途絶えて

また、今回は水の大切さ、ありがたさも実感しました。病院の貯水槽は濁り水が入ってきて使えなくなり、給水車を頼るしかなくなってしまいました。新聞に、郡山市長の「給水車の派遣をお願いしたが、原発より60km離れたところでも断られた」という談話が掲載されていました。「病院の水は本当に大丈夫なのだろうか」との不安が大きくなっていたときに、鳥取市から給水車が来てくれました。そのときの気持ちは言葉では言い表せません。鳥取市の方に本当に感謝しています。ありがとうございました。

ライフラインや物流が途絶えたのは大変なことでした。スタッフのほとんどは自動車通勤だったため、休みの日にはガソリンスタンドに並び、半日から1日がかりで20Lを給油し、通勤の足を確保しなければなりませんでした。

しかしそのような状況でも、スタッフは思いやりを忘れませんでした。家が断水になっていない職員は、ポットやペットボトルに水を入れて持参したり、自宅に帰れず病院に寝泊まりしている人のために食事を多めにつくって持ってきたりしてくれて、とても助かりました。

その後の病院

病院の建物の被災状況を専門家に確認してもらい、問題はなかったため、リハビリ室にいた患者さんたちは地震後5日目に元の病棟に戻ることができました。退院間近な患者さんには、外泊や早目の退院を勧めましたが、「家が被災していて帰れない」という返事がほとんどでした。一部の病室は損傷がひどくて使用できないままでしたから、病室は定員オーバーの状態で業務を再開しました。そのときに患者さんから「やっ

と部屋に戻れた。安心した」という言葉が聞かれ、「いままで以上によい看護をしなくては」と強く思いました。

　余震が長期間続いていて、「夜勤のときにまた地震がきたらどうしよう」「地震でもないのに、揺れている感じがする」など、3月・4月は不安を抱えながら、私たち看護職は仕事に携わってきました。

　地震から3か月を過ぎた現在、院内のひびの入った壁や床、天井などの補修工事がようやく始まり、病院は以前のような環境に戻りつつあります。新たな入院患者さんも受け入れられるようになりました。今日を迎えることができたのは、看護部だけでなく、病院スタッフ全員の協力と家族の支えや理解のおかげだと思っています。

File 40

福島県

津波と原発事故
故郷に踏み留まることを決意させた母子との出会い

坂本 道子 養生会 かしま病院

　3月15日に福島第一原子力発電所から30 km圏内に屋内退避指示が出されました。市の一部がその圏内に入るいわき市では、市民の多くが避難し、街中はさながらゴーストタウンと化しました。そのような中で、市内の病院に留まり看護を続ける決意をした私の想いを記します。

地震と津波で野戦病院のような状態に

　3月11日、私は日勤で、病棟にいました。激しい揺れとその後も続いた強い余震のため、看護師たちは患者さんの安全確保に努めていました。大津波襲来の報を聞いても、当初はピンときませんでしたが、やがて病院の外が騒がしくなってきました。窓から見ると、救急車だけでなく、地元の消防団や町の人々が軽トラックなどで乗りつけ、津波に巻き込まれた人々をどんどん運び込んでいます。当院は津波で壊滅的な被害を受けた沿岸部の地区から車で数分の距離で、このあたりではいちばん近い病院だったのです。

　そうこうするうちに夜勤帯の人が出勤してきたので、勤務を終えた日勤帯の看護師のほとんどが、救急外来に下りていきました。1階は野戦病院のようになっていました。次々と運び込まれる患者さんは救急外来だけでは入り切れず、1階のホールでも対応が行われていました。理事長を中心に医師たちによってトリアージが行われ、私たちは指示に従ってケアをしていきました。

この日は底冷えのする寒い日で、地震が起きた直後から雪が降り出していました。運び込まれた患者さんはずぶ濡れで低体温状態であり、泥や砂、田んぼもある地域ですから藁くずなどにまみれていました。ほとんどの方が溺水しており、骨折している方も多くいました。皆、話などできる状態ではなく、ただただ「寒い、寒い、寒い」とだけ言われます。「大丈夫ですよ、病院に着きましたから」と声をかけると、ふうっと意識を失われるのでした。私たちは、どこのどなたかもわからず、また、どのようなダメージを受けておられるのかも正確に把握する余裕のないまま、とにかく声をかけて励ましながら、着替えをさせ、体を拭いていきました。そして、医師の判断により入院が決定となった患者さんを病棟で受け入れ、湯枕などで温めることに努めました。

ある母子との出会い

　そんな中で、津波に巻き込まれた、ある母子との出会いがありました。後に病院に残ると私が決めたのは、その親子の姿を見たからです。

　夜の8時過ぎ、その日、中学校の卒業式だったというT君が運び込まれてきました。母親とともに車に乗って買い物に行くところを津波にさらわれたそうです。母親は、水を飲んで息が止まったT君を車から引きずり出し、自ら人工呼吸を施して病院に連れてきたと言います。T君には溺水の治療が続けられました。しかし、ほかの家族も亡くし、家も流されたと知って、T君は表情もなく、言葉を発することもなくなっていました。母親自身も溺水していたため、2日後に熱発しましたが、帰る家もないので病室に寝泊まりし、T君にずっと付き添っていました。やがてT君は快方に向かい、母親にとても感謝して、無事、笑顔で退院することができました。T君からは「励ましてもらって、心も体も治りが早くなりました。将来は医療関係の仕事に就きたい」というお手紙もいただきました。

屋内退避指示区域のすぐそばの病院に残ることを決めた

　一方、原発の状況の悪化とともに、いわき市では避難していく人が多

くなりました。私の家族も北海道の親戚のもとへと避難していきました。半身麻痺の父はいざ避難となってもすぐには動けず、また兄夫婦には小さな子どもたちがいるため、避難を決めたのです。

私は避難しないと告げると「子どもを亡くすようなことになったら、どんなに親はつらいかわかるか」と、親には泣かれました。親不孝な娘ですが、それでも残ると心は決まっていたので、「2～3日して病院が落ち着いたら、後を追って避難する」と嘘をつき、家族を送り出したのです。

3日後、避難先の父親に電話で自分の気持ちをきちんと話しました。「津波にのみ込まれてあんな恐ろしい思いをしたのに、それでも懸命に生きようとしている人が目の前にいる。そんな命を見捨てては行けない。小さな頃から看護師になりたくてなったのに、ここで残らなかったら、私はなんのために看護師になったかわからない」と。親は納得してくれました。電話の後、父は「娘を誇りに思う」というメールを送ってきてくれました。家族が納得してくれて、安全なところにいるとわかっていたからこそ、その後の私は目の前の患者さんたちのケアを心おきなくできたのだと思います。

家族を避難させて1人となった私は、3月末頃まで病院に寝泊まりして働きました。病院の置かれている状況は、原発事故が深刻さを増すとともに、さらに厳しいものになっていきました。物資は届かず、病院機能の維持も困難となりました。3月15日夕刻、病院は非常事態宣言を出し、通常どおりの診療は停止、退院できる方には退院していただいて、病院機能を集約して残った患者さんの治療継続に努めました。

その頃は、ただ目の前のことを無我夢中でやっていましたが、後で聞くと、職員数は一時、通常の10分の1まで減ってしまったということです。断水も続き、地震の翌週からは1日2食、それも缶詰などの食事しか提供できなくなりました。

残った看護スタッフは、病室の一角で寝起きしていました。残ると決めたとはいえ、いわき市民の多くが避難をしている状況で、怖くなかったと言えば嘘になります。原発がいつまた爆発するかもわかりませんでしたし、強い余震が来れば避難の話も出ました。怖くて、怖くて、みん

なで泣きながら眠ったこともあります。そして夜が明けると、「ああ、また朝が来てよかったね」と、無事を喜び合いました。

理事長からの書面

　3月16日、理事長から職員全員に、1通の書面が渡されました。そこには、私たち残った職員への心からの労いと、避難していった職員も深刻な判断の末に去っていったのだから、自分は恨む気持ちは一切ないこと、そして残っている人ももう一度よく考えて、今後どうするか決めてほしいことなどが書かれていました。こんなに職員のことを考えていてくれたのかと、私たちは泣きながら、その書面を読みました。

　「私が最後に残るから、あなたたちはいつ避難してもいいんだからね」と言ってくれた師長の言葉も、一緒にがんばろうという気持ちを後押ししてくれました。人も、物も、すべてが足りていない状況でしたが、1日1日を皆で乗りきっていこうと士気は高く、結束も固かったのです。

　地震から10日ほど経つと、避難先から徐々に職員も戻ってきました。久しぶりに見る顔は懐かしく、私たちは「戻ってきてくれて、ありがとう」と迎え、また帰ってきた人も「いままでありがとう。これからは私たちが働くから、少し休んでね」と、お互いを労いました。

　残っていた私たちにもいろいろありましたが、避難した人もそれぞれ避難先で苦しい思いをしていたようです。もし私に子どもがいたら、避難という選択をしていたかもしれません。あのような状況下、避難したほうがよかったか、残ったほうがよかったかは一概には言えません。

　ただ、踏み留まったことで、「看護って何？」ということを極限まで考えさせられました。以前はしたいと思っていた看護ができていなかったのですが、いまにしてみると、なぜできなかったのだろうと思います。疾患から患者さんを見たり、病気だけに目を向けるのではなく、もっと人としてかかわり、その人の思いに寄り添っていくことで、患者さんが治療に専念できる状況をつくるような看護がしていけたらと思います。

（取材：壬生 明子）

File 41

福島県

ネットワークが活きた
ストーマ装具の供給支援と褥瘡ケア

柴﨑 真澄 脳神経血管研究所附属 総合南東北病院 看護師長・褥瘡管理者

支援用ストーマ装具の手配

　3月11日の震災当日は、まだ福島第一原子力発電所の事故の情報があまり伝わっておらず、当院では大規模な自然災害への対応で動いていました。様相が大きく変わったのは、原発で爆発が起きた12日土曜日の午後からです。翌日の日曜日の朝には、原発に近い南相馬市、双葉町などの相双地区で避難が始まったと伝えられました。当院のある郡山市をはじめ福島県内の他の各地区では、その受け入れに備えなければなりません。避難してきた人の中には、ストーマの装具がなくて困る人もいるはずです。

　幸い、私たち皮膚・排泄ケア認定看護師（以下、WOCN）には、活用できるネットワークがありました。東北大学医学部が中心となって活動している「東北ストーマ・リハビリテーション講習会」ではメールによる連絡網があり、何か連絡事項があると、東北大学から東北各県のブロックに連絡が行き、各県のブロック長から県内の各拠点病院担当者に連絡するようになっています。私はこの連絡網を使い、相双地区を除く福島県の5地区（いわき、郡山、福島、白河、会津若松）の拠点病院のWOCNに連絡をとりました。そして「日本ストーマ用品協会（以下、用品協会）」から装具が必ず搬送されてくるので、それまでは避難所等で生じるニーズには、とりあえず病院が保有している装具のストックで対応してほしいこと、用品協会からの供給がいつになるかは改めて連絡

すること、を伝えました。これが日曜日の夜のことです。

翌13日の月曜日、用品協会の担当者に連絡をとろうと試みましたが、なかなか電話がつながりません。公衆電話からようやくつながり、用品協会ではすでに送付する物資の準備はできているものの、物流が止まっているため送れず、回復次第搬送するという話でした。「今日・明日中の到着は困難」と判断し、なんとか物流が回復するまで手持ちのストックでやりくりしてほしいことを、再度、拠点病院のWOCNに連絡しました。

一方、郡山市では、市内のコンベンションセンター「ビッグパレットふくしま」に2,500人もの避難者がやってきていました。もう少し小規模な避難所も市内には何か所かありました。中には、高齢者施設ごと避難してきたところもありました。

当院には、ストーマ装具のメーカーサンプル品や、一時的に人工肛門を造設された患者さんが退院時に寄付してくださった装具などのストックがありました。そこで私は、病院長と看護部長の許可を得て、これらのストックを避難所で役立ててもらえるよう動きました。

まず、市の災害本部福祉課に相談に行き、ストーマ用品を保健所経由で配布することにしてもらいました。また、一般への情報提供については、市のホームページに載せたり、テレビのテロップで流したりなどの便宜をはかってもらうことができました。その後、テロップを見た患者さんからテレビ局に問い合わせがあり、そのことでテレビ局から私のところに連絡がありました。ちょうどその頃、3月16日に用品協会から装具類が届くという連絡がありました。これらの物資はまず郡山市に届き、そこから県内5地区の拠点病院に送られます。テレビ局の担当者にそれを伝えると、この情報もテロップで流してもらえることになりました。テレビで流れると、5つの病院には電話による問い合わせが殺到し、通常業務から外れて電話相談に専念せざるを得ない状況となったWOCNもいました。

後に、5つの拠点病院のWOCNと会って話す機会がありました。当初私たちは、避難所の人たちへの需要を見越して動いていたのですが、

問い合わせの電話や来院された方の状況を見ると、実際には地域に住む一般のオストメイトからのニーズも高かったのです。通常、患者さんには10枚程度のストーマ装具を手元に置くように指導していますが、注文中で手薄の人などにとっては、不安は大きいものでした。

患者さんへの対応で困ったのは、自分が使用している装具のメーカー名や品名、型番がわからない人が多かったことです。このため、避難所に写真付きのカタログを持っていき、自分が使っているものを指で示してもらうようにしました。

緊急搬送してもらったストーマ用品ですから、それほど多くの種類を用意できたわけではありません。はじめから切ってあるタイプの装具を普段使用している人には、切って渡すなどの対応が必要でした。また、緊急支援搬送の第1便には、泌尿器用の凸面と小児用のものが入っていなかったので、それらのニーズがあることを伝え、第2便からは入れてもらえるようになりました。

ストーマ用品供給への対応は、1週間ほどでルートが確立し、その後は一定の安定をみることができました。

震災から2週目──褥瘡多発への対応

津波被害のあった沿岸部の病院や避難所から当院に送られてきた患者さんの褥瘡発生状況には、愕然とさせられるものがありました。当院に移送されたのは100人で、そのほとんどがハイリスク患者でした。そのうちの25人もの方に新たな褥瘡の発生が見られたり、もともとあったものが深化したりしていました。実に、転送されてきた方の4分の1にも上る数です。オムツかぶれによる真菌感染も多く見られました。

転送時の褥瘡発生や悪化は以前から問題にされていましたが、今回はそれを証明する結果となってしまいました。沿岸部から郡山市までは車で数時間、今回の地震による道路の損傷、渋滞によって8時間以上もかかってしまいました。転送時に使うストレッチャーは硬く、加えてストレッチャーに乗せるまでの準備の間は時間ごとの体位変換などができない状況でした。また、骨突起や関節拘縮などがある方も多く、圧分散

がうまくできずに瘡を深化させてしまった例も多く見られました。

3月21日の週は、急性期の褥瘡への対応がピークを迎えました。体圧分散寝具も足りなくなり、しばらく使わずにしまい込んであった上敷式エアーマットレスなどを出してきて使用しました。その後、日本褥瘡学会から緊急支援で送っていただいた体圧分散寝具も活用させていただきました。

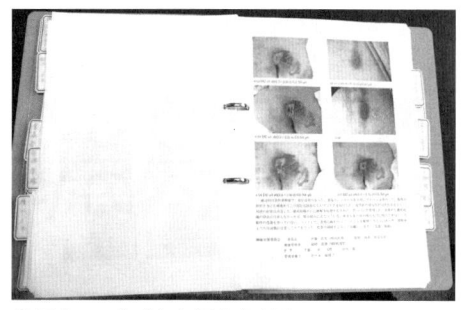

▲写真1：作成した褥瘡患者サマリー

私がフォローした22人の患者さんは、2人が亡くなりましたが、残りの方は全員転院されました。一時、多くの褥瘡患者が集中して繁忙を極めましたが、1人ひとりのサマリー（写真1）を作成し、転出先の施設へケアを託しました。

現在、震災から3か月が経ち、介護力の乏しい在宅で褥瘡をひどく悪化させ、入院してくるケースが目立っています。というのも、震災後、ガソリン不足で訪問看護を受けられなくなったり、経管栄養剤の補給が途絶えて栄養状態が悪化するなどのリスクが重なったのです。これらの方々の瘡が治癒するには、まだ2～3年はかかるのではないかと思われます。

これまで対応で困難なことも多かったですし、未だ多くの課題もありますが、その中でよかったといえるのは、WOCNのネットワーク活用です。はじめはストーマ用品の供給の際に、次いで日本褥瘡学会から支援を受けた体圧分散寝具も、やはりこのネットワークを活かして分配することができました。これまでも病院の枠を超えて続けてきたWOCNの勉強会などを活用し、今後も様々な課題にともに取り組んでいければと考えています。

（取材：壬生 明子）

File 42

福島県

原発事故からの避難と、その選択へのやるせない思い

元・福島県地域中核病院 看護師

　私が勤務していた病院のある地域では、大震災後、福島第一原子力発電所の事故が深刻の度を増すとともに、多くの住民が県外へ避難しました。私も家族とともに避難しました。

　職場を離れて避難したことがよかったのかどうか、いまもそのときのことを思い出すと、少したまらない気持ちになります。ただ、自分なりに考えた末の選択を受け止めて、前に向かって進んでいこうと思っています。

大地震の後に迷走した、職場と気持ち

　3月11日、地震の揺れを感じたとき、私は病棟で点滴の追加を行っていました。その病棟には配属されたばかりで、慣れない手順に緊張しながらの作業でしたが、途中でやめるわけにいかず、かつて経験したことがない激しい揺れの中、最後まで作業を続けました。

　地震後、一瞬停電はしたようですが、すぐに自家発電に切り替わりました。私たちは、医療用機器等の安全点検に取りかかりました。程なくして、師長は招集されて病棟を出ていきました。後で聞くと、ほかのどの部署でも師長がずっと不在となり、リーダークラスの人たちが、状況がわからないままに現場を任されていたようです。

　その後は、他の病棟では安全な場所に患者さんを移したところもあったようでしたが、私たちの病棟はそのようなこともなく、通常どおりの

勤務でした。勤務が終わったあとは、手の足りない他の病棟をお手伝いし、22時過ぎに帰宅しました。

　翌日の土曜は休みでしたが、病院に行ってみました。週末で手薄のところに患者さんがたくさん搬送されてくるかもしれないと思ったからです。しかし、来てはみたものの、具体的な指示やアドバイスがない状況で、どこをどう手伝ったらよいのか迷い、結局、通常勤務の手伝いをして帰りました。続く日曜からは通常の勤務でした。

　地震が起きてから、私は職場で無力感と不安を強めていました。職場では毎年避難訓練を行っていたものの、今回の震災では十分に対応できていなかったのが実状でした。大規模病院の欠点といえるかもしれません。上層部からの指示は現場スタッフに行き届かず、不安を抱きながら勤務せざるを得ませんでした。そんな中、原発事故が発生して、現場の不安は強まり、皆が具体的な指示がないことに疑問を抱き始めていました。職場への不信感から、意欲が削がれていくのを感じました。

　一方、私自身、病棟に配属されて日が浅く、何をするにも教えてもらわなければならないことが多く、こんな状況下でまわりに迷惑をかけるような気がしていました。指揮系統がはっきりしなかったこともあり、思うように動くことができず、役に立てない自分を感じていました。

　これが異動になる前の病棟だったら、事情は違っていたかもしれません。「自分がいなければ」という気持ちで、率先して動けたのではないかと思います。日替わりの担当制ではなく、受け持ち制で患者さんと接していたため、責任感も強く自覚できていました。

「避難」という選択を後押しした事情

　その間、原発事故の状況は時を追って深刻になっていきました。地域からも人がどんどん避難していなくなっていきました。職員の避難について、師長からは「個人の判断で、良心に従って決めてください」と言われました。また、もしこのあたりまで避難命令が出される事態になったら、「そのときはその日勤務していた人が最後まで看るしかない」とも言われました。こんな状況だからこそ、嘘でもいいから安心できる声

かけがほしかったのですが、「すべての責任は個人がとるように」と言われているように思えました。

さらに、原発事故が問題になっている中、ガソリン不足という状況でも「歩いて、遅刻してでも通勤するように」と指示があり、職員の安全が約束されることなど不可能でした。現場では不安が強まり、団結して困難を乗り越えるどころか、チームワークが乱れ始めていました。

こうした状況で、家族みんなで避難するという話が決まりました。近い将来に子どもをもちたいという希望、配属されたばかりの病棟での技術面での不安、医療者として科せられた責務がのしかかり、私は師長に電話し、辞めることを前提に避難するという旨を伝えました。

長かった避難の1週間とその後

3月15日火曜日、私たち家族は車で親戚の家に避難しました。車の中でも避難先でも、看護師としての責務と家族を守ることのジレンマに苦しみ、自分の選択が正しかったのかどうか、あれこれ思い悩んでは葛藤する日々でした。病院に残った同僚からメールで伝えられる状況に、「この選択は正しかったのだろうか」と自分を責め、テレビのニュースに毎日胸が潰れる思いでした。

避難から1週間後、「医療者としての責務を果たさなければ」という思いに押され、福島に戻りました。とても長く感じられた1週間でした。

退職を覚悟しての避難でしたが、まだ職場では私が役に立つこともあるかもしれません。事態の収束まで働くつもりで、帰ってきた翌日から職場に復帰しました。

病院では、まだここも原発の状況次第でどうなるかわからないということで、医師が八方手を尽くして、患者さんたちを転院させていました。病院の機能としては、送られてくる患者さんを一時的に受け入れ、また転院させるという形をとっており、病院全体として患者数は平常時の4分の1ほどになっていました。

しかし、職場に残っていたスタッフの態度は、想像以上に冷ややかでした。復興に向けて取り組もうという意識はありましたが、病院全体が

残った人と避難した人とに分裂して、その立場同士でお互いに励まし合っているような状況でした。

　また、病院内では、避難した人には将来の処遇や教育機会などに影響が出るというような、様々な風評が囁かれていました。避難した人にとっては、相談できる上司の存在もありませんでした。

　ここでがんばって続けても、もう望むような勉強はできないかもしれないと思いました。そして何かにつけて言われる言葉がつらく、心が折れてしまいました。結局、戻ってから1週間で辞めてしまうことになりました。

＊

　現在、私は新たな方向性を見出し、目標をもって看護に取り組んでいます。これまでは急性期の医療しか見ていませんでしたが、いまはどこに行っても看護はあるし、勉強は続けていかなければならないことを痛感しています。

　また、たとえ自分とは全く違う意見や、違う立場であっても、患者さんや仲間と、お互いを理解しあい、受け入れ合って看護をしていくことの意味を、私は以前よりもずっと深く、大切に思えるようになりました。

　私がいま、こんなふうに考えられるようになったのは、避難してからもずっと自分を支えてくれた家族や友人、同僚の存在が大きかったように思います。しかし、今回の原発からの避難では、未だに禍根を残して苦しい状況にいる人もいます。それは、避難した人だけではなく、残った人もまた同じだと思うのです。

　また再び、皆が前向きに看護のことを話し合えるような状況ができればと、願わずにはいられません。

（取材：壬生 明子）

File 43

福島県

タイムリーに役立った災害看護の院内研修

富永 昭子 社会保険二本松病院 看護局長

突然発生した大災害

　本院は、福島県の中通り地区にある病床数160床の病院です。地域との共存を目指し、職員のほとんどが地元の人々で構成され、看護職員の離職率は低く、比較的安定した職場環境にあります。

　このたびの「未曾有」「想定外」「悪夢」など、様々に形容された東日本大震災の余震と放射能問題は震災発生から4か月が過ぎようとしている現在も続いています。

　3月11日14時46分、いままで経験したことのない激震に、別棟2階で会議中だった私は、机上のパソコンや小道具を押さえ、自分を支えるのに精一杯でした。その揺れは次第に大きくなり、予想以上に長くゆっくりと繰り返されました。

　長い揺れがようやくおさまり会議室を出ると、壁には大きな亀裂が入り、非常用扉の外枠が外れ、廊下の隅が隆起し、壁の落下片がそこかしこに点在していました。急いで病院棟に戻ると、エレベーターは停止状態でしたが、建物・電気・水道・ガス等に影響はなく、診療は通常どおり可能な状態であると判断できました。私が看護局（部）長室に戻る途中、透析室や病棟応援に行く外来看護職員とすれ違いましたが、職員たちは驚くほど冷静で、「びっくりした」「大きかったね」などと声かけをしながら、落ち着いて対応していました。

　病院長不在の中で突然起こった災害のため、対策本部を看護局（部）

長室に設置し、外部の情報はテレビから、院内の情報はPHSや状況報告書によって入手しました。幸い、日中で明るく、職員数の多い時間帯であったため、患者さんやご家族、面会者等の無事はすぐに確認でき、心配された人工呼吸器や輸液ポンプなど医療機器の誤作動もみられませんでした。しかし、テレビを通して入る情報は、まさに「未曾有」という耳慣れない言葉にふさわしい状況で、浜通り地区の病院では、大津波と原発事故という「想定外」の出来事に避難指示が出されました。

　私はこの日から対策本部に泊まり込みました。震災当日は、救急患者や余震に備え、科長ほか数人の日勤者を待機させ、受け入れに向けて当直の医師と看護師を増員した体制をとりました。被災地から次々に搬送される患者さんを、診療科を問わず空いているベッドに受け入れ、一晩で10人以上入院した日もありました。日中と異なり、夜間に行き交う救急車とヘリコプターの音はやけに近く大きく感じ、その都度、状況確認に走りました。被災者の入院は30人を超え、入院当初は身元不明者や家族との連絡がとれない患者さんが多く、役場職員や保健師、ケアマネジャーなどと協力し、対応にあたりました。中には、当院のID番号のみが唯一"その患者"を表し、家族や親戚に看取られずに旅立つ方がいらっしゃるなど、まさに「悪夢」のようでした。

　このような状況にありながら、当院は避難対象区域にあたる病院からの入院患者のほか、13施設から82人の透析患者を受け入れました。当院が支援する側になれたことは、不幸中の幸いであったと思わずにはいられません。

日頃の防災意識の強化が今回の災害に役立った

　私が大学病院を退職し、当院に勤め始めたとき、防災意識の確認のため、「災害マニュアル」を見せてくれるよう看護師に声をかけると、あまり開かれた形跡のない冊子を手渡してくれました。当地は自然災害が少ない地域とはいえ、もっと災害を意識した取り組みが必要であると、痛切に感じました。

　それからというもの、事あるごとに大学病院勤務時代に手がけた資料

をもとにスタッフに防災マニュアルの重要性を説き、それを具体化するために「看護職員の在住マップ」作成に取りかかりました。それによりわかったことは、看護職員の7割弱が病院から5km圏内に住んでいるということでした。これが今回、災害時の職員確保対策やガソリン不足対策のための集団通勤に大いに役に立ちました。また、マップの作成は「震度5弱以上の地震では、自宅や道路状況を確認後、病院に駆けつける」という意識づけにもなり、本震や余震の際にも病院に駆けつけてくれる行動につながりました。

DVDで災害看護に対する意識を高めていた

　昨年（2010年）6月、私は、新潟県中越地震の体験者である前・小千谷総合病院看護部長の佐藤和美先生の講義を受けました。研修会の最後にDVDを作成されるという話をお聞きし、申し込みをして11月にDVD「被災病院における発災直後の看護活動」が届きました。看護職員全員に鑑賞を義務づけ、入院患者と職員の安全を守るための情報・判断・行動を学習しました。いまにして思えば、まさにタイムリーに災害看護の院内研修を実施していたのでした。

　今回の災害を振り返り体験談を募ったところ、使命感、命の重み、コミュニケーションの重要さのほかに、「DVDを見ていて助かった」「DVDを見たばかりだったから、思い出して行動できた」との声が多数あげられていました。訓練は十分ではなかったかもしれませんが、混乱せずに落ち着いた行動がとれたのは、このDVDを通しての学習効果が非常に大きかったと考えられます。そして、偶然にも時期を経ずして実体験となったとき、視覚的に得た体験に基づいた例題とシミュレーション問題が鮮明に記憶に残っており、行動につなげることができたのではないかと思います。

＊

　この震災体験を通して学んだことは、マニュアルは体験を重ねるたびに見直しが必要であること。また、災害トレーニングは普段から切実感をもって繰り返すことが重要であり、視覚を通した研修は非常に効果的

であること。さらに、その訓練は他職種職員だけでなく、患者・家族も参加して行うほうが、より効果的であるということなどでした。

　それに加えて、当地の特徴として、放射能問題をマニュアルに追加・検討することが課題です。また、風評被害に惑わされないために、放射線に対する正しい知識の習得と、非常事態に備えた患者サマリーの作成や患者搬送のイメージトレーニングなどにも、今後力を入れていきたいと考えています。

File 44

福島県

地震・津波・原発事故への対応
福島県立医科大学附属病院の活動記録

中嶋 由美子、目黒 文子、横山 美穂子、渡邊 佳代子、
齋藤 美代、上澤 紀子、大槻 美智子、保坂 ルミ、
菅沼 靖子、佐藤 めぐみ　福島県立医科大学附属病院

災害拠点病院としての対応

❶対応の実際

〔地震直後〕

　突然やってきた長い長い地震。パソコンは倒れ、本棚が倒れないように押さえるのが精一杯でした。揺れの中、3人の副看護部長が院内の確認のため階段を駆け上がりました。外来の患者さんは玄関に集められ、雪が降る中、外に避難している人もいました。病棟の患者さんの確認は既に行われており、不在の患者さんの所在の確認作業がされていました。他科紹介やリハビリのため病棟外にいた患者さんが、車椅子で正面玄関に集まっていました。救急外来では、院内のDMATが中心となり、外傷患者のトリアージを行う場所の設置や役割分担など、対応の準備をしていました。大量の患者さんが運ばれることが予想されたので、看護学部の実習室から33台のベッドを看護学部教員の協力を得て玄関ホールに運び込みました。お互い声をかけ合い、何が必要なのか、どこに置けば動きやすいのか、寒さ対策はどうしたらよいかなどを相談しながら進めました。エレベーターが動かない間、救命救急センターに運ばれた患者さんや、病棟に戻れない患者さんの搬送を担架で行いましたが、ここでは医学部の学生が力を発揮してくれました。

　地震発生後、建物の倒壊などの情報はありましたが、患者さんの搬送の連絡はありませんでした。21時を過ぎてから、市内の病院が損壊し、

人工呼吸器装着の患者さん4人が搬送されることになり、集中治療部に収容しました。その後、これから来るであろう救急患者の受け入れのため、深夜帯に各病棟の移動を行いましたが、その日は外傷等の患者搬送はほとんどありませんでした。ここまでが第1段階でした。

〔原発事故避難区域の患者の搬送移動〕

翌日、福島第一原子力発電所の水素爆発があり、原発から20 km圏内の医療施設の患者さんの搬送移動が始まりました。これが第2段階でした。当院は、外傷患者の受け入れから原発事故避難区域の患者さんの受け入れに体制を変えていきました。

県の災害対策本部からの患者収容依頼は、当院の災害対策本部に届くときもあれば、関係病院から直接来るときもあり、1施設の情報が複数箇所から別々に入るような混乱した中での作業になりました。昼夜関係なく、人数もはっきりせず、手段も明確でなく、1施設の受け入れに多くの時間と労力を費やしました。ベッドを移動した看護学部の実習室に院内の使用していないマットレスを74枚運び込み、学部の教員と看護師で受け入れ準備を行いました。

自衛隊のヘリコプターや輸送車で搬送されてくる方や、まだ暗い深夜3時頃に観光バスで運ばれてきた方もいました。トリアージを行い、入院が必要な人は病院へ、そうでない人は一時避難として看護学部へ収容し、翌日、別の地域へバスで移動していきました。通常であれば救急車で搬送するような人たちをバスで移動させることは困難であり、時間もかかり、申し訳ない気持ちでいっぱいになったと、かかわった職員は話していました。いったん入院した患者さんも、収容先が決まった時点で移送を行いました。最初の頃は観光バスで、後には各県から応援に来た救急車でピストン輸送をしました。断水のため、当院では透析患者を受け入れることができなかったので、雪の降る早朝4時にバスに収容し、東京の病院へ送り出しました。とても身につまされる光景でした。3月14日～26日まで、延べ173人の対応を行いました。

〔原発事故による被ばく患者への対応〕

その後、第3段階として、被ばく患者の対応を行う体制をとること

になりました。来院者に対し、出入口で放射線量測定を行いました。現在当院は、緊急被ばく医療体制をとっています。

❷看護部の人員の確保

　時間の経過につれ、事態が刻々と変わる中で、看護の対象・体制も短期間で変わらざるを得ない状況でした。看護部からの指示による病棟の閉鎖や業務内容の変更などはスムーズに行われ対応できましたが、慣れない業務や場所での看護師のストレスはかなりのものでした。看護部あるいはリエゾン看護師が話を聞くことで対応しました。

　当院は停電はしなかったものの断水になり、備蓄したタンクの水を使用しながらの業務になりました。看護部としては、働ける人員を確保することが必要になりました。当院の職員は車通勤がほとんどですが、ガソリンの供給が満足に得られなくなり、その方策としてタクシーの利用が許可されました。また、地域により停電が続いていたり、断水のため学校や保育所が閉鎖となり、余震が続く中、子どもたちを置いて仕事に来ることができない状況になった職員も出てきました。事務部門に相談し、3月14日から大学内で急遽、学童保育を行うことになりました。会議室を使って看護学部の教員、看護師、事務職員、学生ボランティアなどで対応しましたが、後半は院内の特別支援学校で対応してもらいました。毎日6〜8人程度の利用があり、利用した職員からは大変喜ばれました。幼児に関しては、院内の託児所で預かることになりました。

　さらに、職員の食事の対応を行いました。地震直後の夕方から、看護学部でおにぎりの炊き出しがあり、病院職員へも早い時点でおにぎりを配布することができました。12日になると多くのおにぎりが学部から運ばれ、病院全体に配布することができました。買い物にも行けず、買う商品そのものもない状況でしたが、職員に「病院に来ればおにぎりが食べられる」という安心感を与えることができました。病院食堂からのおにぎりの供給があるまで、看護学部からの炊き出しは続けられました。

　職員のメンタルケアとしては、地震直後から心身医療科の医師が待機し、対応を行いました。家に帰れなかったり、怖くて1人ではいられない職員については、院内の仮眠室を利用したり寮を開放したりして、

寝る場所の確保を行いました。

　原発の状況が変わる中、長崎大学の先生方から放射線についての研修が短期間に3回行われ、毎回多くの職員の参加がありました。正しい知識の提供があったからこそ、スタッフが安心して働き続けることができたと考えます。

❸全所属の代表者が集まる災害対策全体ミーティングの開催

　地震があった日の21時と0時に全所属の代表者が集まり、災害対策全体ミーティングが行われました。その後は毎日9時と15時の2回開催されました。病院の職員はもちろんのこと、大学の基礎医学の先生方も出席され、現在の状況、ライフラインの復旧状況、原発に関する情報、今後どうなっていくのか、問題点は何か、困っていることはないか等、毎回多くの意見が各方面から出され、内容の充実ともに職員の一体感が生まれたと感じることができました。刻々と状況の変わる中、それぞれの立場でできることを積極的に対応していただきました。どうしても暗くなりがち、険悪になりがちなミーティングはジョークに溢れ、不謹慎かもしれませんが、対策本部は毎回なんらかの笑いを提供しました。それには、院長はじめ副院長、心身医療科の先生方の努力があってのことでした。また、様々な出来事で感激して涙したり、悲惨な光景に涙したり、時に憤慨したりと、感情が表出した場でもありました。全体ミーティング終了後は、看護部だけのミーティングを毎回行い、看護体制、人の配置などの調整や不満、意見の集約を行いました。

　再度このような機会をもつ状況となることは望みたくはありませんが、看護部として、普段あまり面識がない基礎医学の先生方や医師たち、施設設備の方々などと同じ場で同じ時間を共有し、この災害に対処できたことは、これからチームとして医療を行うために重要なことを学ぶ機会となりました。

＊

　最後に、この間、国立病院機構九州ブロックおよび関東ブロック、被災病院でもあったいわき病院から看護師のサポートをいただきましたことを厚く御礼申し上げます。

（副病院長兼看護部長　中嶋 由美子）

外来看護師長奮闘記──地震・原発事故から2週間の記録

❶地震発生後の外来の様子

　3月11日14時46分、外来受診患者のピークが過ぎ、患者数が少なくなってきた頃、強くて長い地震が発生しました。1階にある外来師長室から飛び出すと、廊下の全非常扉が閉鎖していました。非常扉の小ドアを開けて各外来に向かうと、医師と看護師が協力して患者さんを外に避難誘導し始めていました。処置中の患者さんには、医師と看護師がそばに付き添っていました。その後も、歩行できる患者さんや車椅子の患者さんを、全外来スタッフ（医療事務職員、臨床検査技師、放射線技師など多職種）が安全に配慮し、正面玄関に誘導しました。外は雪が舞い寒かったのですが、余震が頻発し危険を感じたため、毛布を患者さんに配布し、外で待機しました。施設係から「病院倒壊の危険性がない」との報告を受け、正面玄関フロア内に移動しました。余震が少し落ち着いた時点で、外来に来ていた患者さんには、電子カルテが停止したこともあり、会計保留で帰宅していただきました。また、外来受診中の入院患者を1か所に集め、病棟名と氏名をリストバンドで確認し、各病棟に安否の連絡をしました。歩行できない患者さんは、エレベーターが停止中だったため、医事課職員や実習中の学生等の応援を受け、担架やシーツを用いて病棟まで移送しました。

　その後、震災による受傷患者受け入れ準備に取りかかりました。当院の外来は29診療科あり、看護単位は病棟と分離して独立していて、看護助手も含めて79人のスタッフがいます。電話が不通となり、外来看護師全員の安否確認ができない状況でしたが、自主的に参集したスタッフを加えて準備を進めました。トリアージで赤タッグと判定された患者さんを救命救急センター外来へ移動させ、1階外来のうち、スペースの広い整形外科と内科を、それぞれ緑と黄タッグ患者の受け入れ場所に設定しました。緑タッグ患者用スペースでは主に創傷処置ができるように準備し、黄タッグ患者用スペースには待合室にストレッチャーをそのまま入れられるスペースをつくりました。酸素、点滴、吸引や救急カート

などは各外来から持ち寄りました。予備として、隣の外来を物品不足対応のための物品保管場所としても使用できるように準備しました。

緑と黄タッグ患者の夜間受け入れを考え、外来看護師は3人ずつの3交代勤務を組みました。看護部の指示で21時まで全スタッフ待機となりましたが、外来では臨時職員と小さな子どもがいる職員は帰宅させ、残ったスタッフを0時30分までと、仮眠後0時30分からの勤務に分けました。外傷患者が多数来院することを想定して準備しましたが、予想に反してほとんど来院せず、通常の夜間受診数で、静かな夜でした。

❷翌日以降の対応

3月12日、0時・9時・21時に全所属長が参集し、全体ミーティングが開催されました。情報交換と連絡、今後の方向性や対策などが話し合われ、それを受けて看護部の対策を決定しました。外来は前日と同じ診療体制をとり、休日予約外来診察は整形外科外来（緑タッグ患者用スペース）で実施しました。地震の後すぐに休日に入ったので、外来の混乱はあまりありませんでした。

断水による水の使用制限のため、外来患者と面会者の制限を行いました。入口を正面玄関に限定し、出口を別の場所にして患者さんの流れを一方向にし、放射線量測定を開始しました。また、外来看護師は被ばく者の除染対応と、臨時に設けた職員の子ども預かり所も担当しました。各担当責任者がPHSをもち、連絡をとり合いました。

3月13日、翌日月曜日からの外来体制にあわせたスタッフの勤務体制の調整を行いました。日勤看護師を応援業務担当（看護助手を含む）として配置し、外来体制にあわせた準備、片づけ、緊急対応を担うことにしました。その他、被ばくスクリーニング担当2人、除染担当2人を配置しました。外来は、その日の状況によって体制の変化が求められるので、その変化に対応しながらスタッフの体制配置を行うことが看護師長の役割と考え、行動しました。

3月14日、来院患者や面会者に対し、病院敷地入口に看護師と事務職員が立ち、車を止め、外来受診患者や面会者の制限を行っていることを説明し、診察の必要性を判断する玄関トリアージを行いました。外来

は、緊急性のある患者をトリアージ担当看護師が判断し、診察することとしました。緊急性のない予約患者には、おくすり手帳や前回の処方箋を院外薬局に持参すれば、災害対応で薬を受け取れることを説明しました。また、原発避難区域から来院された患者さんには、放射線技師が放射線量を測定しましたが、除染が必要な患者さんはいませんでした。電話では、インスリンとストーマ用品についての問い合わせが多く、それぞれ1人の看護師が対応しました。

　3月15日、玄関トリアージが混雑してきたため、看護師を増員して対応しました。被災地から一時避難されてきた患者さんの入院が増加し、外来看護師も病棟の応援に入り、体位交換や食事介助を行いました。看護師からは、患者情報が不明瞭であることや、他のスタッフの言動に対する不満や非難が聞かれ、いらいら感が表出されるようになってきました。自宅が断水や停電だったり、食料の確保ができない状況であったこともその要因として考えられました。私は、「外来は体制が変化し、どんな患者さんが来るかわからない状況です。そんな中で、久しぶりの夜勤でも、外来看護師は十分に対応できていてすばらしいですね」「院内のみんながそれぞれの立場で自分のできることを精一杯がんばっているのだから、それをお互い認め合って現状を乗りきりましょう！」と声をかけました。

　3月16日、ガソリンの補充ができない現状などから、スタッフの要望で外来勤務体制を3交代から2交代へ変更しました。玄関トリアージの数が相変わらず多いため、担当を2人から4人に増員しました。

　地震発生から1週間後の3月18日、夜間の外来受診者が減少したので、診察場所を外科系と内科系を合わせて1か所にしました。サポートとして入っていた学生や医事課の職員も縮小となりました。19日から外来の再開準備に入り、震災から12日目の22日に内科系外来のみ通常の体制に戻しました。外科系外来の患者制限は継続し、それまで休まず働き続けてきたスタッフに休暇をとってもらいました。24日、外科系外来を通常の体制に戻し、面会制限も解除となり、玄関トリアージを終了しました。

❸活動を振り返って

　地震発生から2週間の外来看護師長としての動きを記しました。

　緊急時には、看護師長が自分の判断で対応しなくてはならないことが多く、マニュアルに頼らない臨機応変な対応が大事であると感じました。このことから、日頃から看護師長の判断力を育成する教育が必要であることを痛感しました。

　今回、外来看護師には多岐にわたる担当が要求され、看護体制の変更もありましたが、看護師長から指示がきちんと出されれば、すぐに対応できる看護師が多いことがわかりました。経験の豊富な看護師が配置されていたことも一因であったと考えますが、スタッフの力を信じ、外来看護師が自分から考えて行動できるように看護師長が支援することで、外来看護の質は向上するのではないかと感じました。

　また、通常の外来業務では、スタッフ同士は区切られたブースで業務を行っているため、他の外来スタッフとの交流はあまりありません。今回は配属外来に関係なく一緒に業務をすることが多く、夜勤もともに行い、またガソリン不足のためタクシーや自家用車の相乗り通勤をすることで、コミュニケーションをはかることができ、外来を看護一単位として考えるよい機会となりました。

　外来看護師長として私が心がけたことは、情報収集と情報伝達でしたが、情報が錯綜し、混乱を来たしました。災害時には、情報の指示系統を1つにして混乱を避けることが必要と考えます。加えて、看護師長として震災に遭遇したスタッフの精神的な不安を取り除きながら、外来診察体制の変更や転院患者の受け入れなど、納得できるように説明し、スタッフ配置をしていくことを心がけました。しかし、外来診療体制の変化に応じて看護体制を組み替えることにかかりきりになったこともあり、スタッフへのケアが不足していたという反省点があります。自分でできなければ他の責任者に依頼するなど、早期にこころのケアの配慮をすることが必要でした。

　　　　　　　　　（看護部副部長〔元・外来看護師長〕目黒 文子）

震災時の手術室での対応

❶地震直後の手術室

　3月11日14時26分の地震発生時、私は手術部内のサプライホール（手術器材の展開や滅菌器材保管場所）勤務でした。このとき、全身麻酔6人と局所麻酔2人の手術が進行中であり、また局所麻酔で手術後の患者さん1人が手術室内を移動中でした。最初の大きな揺れで、手術部内にある高圧蒸気滅菌器2台が停止しました。その後すぐに無影灯を術野上から移動するように一斉放送があり、私はサプライホール係として各手術室を回り、避難通路が確保されているかどうかを確認し、患者さんや医療スタッフの安全確認を行いました。各手術室内では手術を中断し、患者さんの上にME機器や点滴台などが倒れないように押さえたり、患者さんに寄り添うスタッフの姿が見られました。また、手術室内を移送中の患者さんは、いちばん近くの空いている手術室で待機していただきました。

　地震の影響で、病院全館のエレベーターや暖房が停止しました。また、余震が断続的に継続していたため、手術室内の器材を保管してある棚の数個が落下しました。この時点で、地震の規模がどの程度のものかはわかりませんでしたが、サプライホール係の看護師として、全身麻酔中の患者さんがいる手術室へ、麻薬や鎮静薬、バッグバルブマスクを配布して回りました。

　15時30分、その後も大きな余震が継続していることや、地震の概要がわかってきたことなどから、手術部副部長や麻酔科責任医師により、手術継続は困難であり、予定の未実施手術11件を中止するとの判断がされました。各手術室へ手術中断の指示が出され、全身麻酔中の患者さんは術後に同階のICUへ移動することになりました。

　病院建物の安全が確認されると、1・2階で検査や透析中だった患者さんを、当該病棟へ非常階段を利用して担架で移送しました。そのため、局所麻酔で手術を受けた患者さんは、手術を終えてもすぐに病棟へ帰室することができず、エレベーターの点検が済み復旧するまでの間、一時

的に400 mほど離れた同階の看護学部で待機することになりました。看護学部までは、主治医と手術部の当直看護師が移送し、看護学部では主治医と手術部看護師、看護学部教員が患者対応を行いました。

　最後の患者さんが手術室を無事に退室したのは、地震発生から約2時間後のことでした。その後も大きな余震が断続的に継続していたため、手術室内のすべてのドアを開放したままにしました。

　また、患者さんが退室した部屋から順に、片づけと設備の破損状況の確認を行いました。サプライホールではスプリンクラーが浮き上がってその周囲から建材の粉が落ち、空調設備枠が外れました。手術室内では、術野撮影用のカメラが固定器より外れそうになったり、天井からの中央パイピングが定位置よりずれてしまった部屋が確認されました。カメラを固定器より外して落下の危険がない状態にし、パイピングがずれた部屋は点検が終了するまで使用禁止とし、閉鎖しました。

　地震による被害状況の詳細がわかりませんでしたが、緊急手術に迅速に対応できるよう、9室に全身麻酔用の器材と開胸、開腹、開頭、穿頭、骨接合など予測される術式の器材を、サプライホール中央には救急カートや消毒薬、洗浄水などの薬品、ガーゼやシリンジなどを準備しました。その間に、震災当日は休みだったスタッフが次々と出勤してきました。

　地震の影響で市内は広範囲で断水となり、病院も断水となったため、使用後の器械の洗浄が行えなくなりました。滅菌に関しては、高圧蒸気滅菌・EOGガス滅菌は使用できなくなり、ステラット滅菌のみで対応することになりました。手術部内のステラット滅菌器は容量が小さいため、材料部にある大容量のステラット滅菌器を手術部内に移動・設置し、常時使用できる状態としました。また、使用後の器械はとりあえず蛋白分解洗浄剤を通常より多めに吹きかけ、乾燥しないようにビニール袋で覆い、保管することにしました。

　院内では対策本部が立ち上げられ、被災状況がはっきりしないため、妊娠中や幼少の子どもがいるスタッフ・委託スタッフを除いたすべてのスタッフに待機の指示が出されました。また、当日の夜勤者と週末の勤務者を増員するため、急遽勤務の組み替えが行われました。震災当日は

22時まで院内待機となりましたが、近辺から手術となる患者さんが搬送されてくることはありませんでした。

❷その後の手術室

その後の1週間は、当院で予定されていた手術はすべて中止とし、市内の病院が断水により手術を行える状況でなかったため、緊急を要する帝王切開や骨接合などの手術を毎日数件ずつ行いました。手術室スタッフの一部は、被災地の病院・施設から移送されてくる患者さんを受け入れるために、他病棟への応援勤務や患者移送のサポートをしました。

震災1週間後の18日にようやく水道が復旧し、震災時に手術中だった患者さんの再手術や、予定されていた手術の一部を開始しました。しかし、まだ物流が完全に復旧しておらず、震災前のような手術件数を行うことができる状況ではありませんでした。そのため、被災地への巡回診療に駆り出される手術部看護師もいました。

*

今回の震災では、当院は直接建物への被害がなかったことから、年末に行った手術部内での避難訓練が役立ち、スタッフがそれぞれの立場で冷静に対応できていました。避難訓練時に手術室数に見合った数のバッグバルブマスクが常備されていないことや、懐中電灯が不足していることが指摘されたため、購入・補充しており、物品が不足することがなく対応できました。ただし、院内から担架の貸し出し要請が来たときに、保管場所が周知されていなかったため、スタッフの誰もがすぐに対応できる状態になかったこと、器材室の奥に保管してあったため取り出すまでに時間がかかったことは、物品管理の面で反省すべき点です。医師・手術室スタッフの安全に対する行動はすばらしいものがありましたが、今回の経験をもとにした各スタッフの行動マニュアルの早急な作成と、スタッフへの周知徹底、物品管理について再検討する必要があると思いました。

（手術部　横山 美穂子）

小児科病棟で患児・家族にかかわって

　あの大地震から2か月が過ぎました。ライフラインも復旧し、スーパーやコンビニでほしいものを何不自由なく買うことができるなど、ほとんど震災前と同じ生活ができるまでになりました。しかし、いまもなお続いている余震や連日の震災関連のニュース、屋根瓦の修繕ができないため民家の屋根を覆っているブルーシートなど、震災があったという事実を忘れられない光景があちこちで見られます。そして、震災から2か月が経過したいまも、避難生活を余儀なくされている方々がいるというのも現実です。

❶地震後、病院へ駆けつける

　地震当日、私は自宅にいました。突然の大きな揺れの中、何が起こっているのかもわからず、家の外に出ると、近所の方々が集まり不安げな表情で立ち尽くし、おのおのが揺れる自宅や車をただただ見つめていました。私も目に入ってくるすべてのものが大きく揺れている光景や周囲の人々を見て、はじめて大地震ということが理解できました。そして、自分がこれまで経験したことのない現実が目の前で起こっていることに、大きな不安を抱きました。

　当院の災害医療対策マニュアルでは、震度5弱以上の地震発生時には自主的に病院に集合することになっています。福島市の震度は6弱でした。私は大きな揺れが落ち着くと、すぐに病院へと向かいました。移動の間も余震は続き、運転しながらも揺れを感じました。また、途中の国道の斜面は土砂が崩れ、大きなトラックが崖のほうに押し流され、斜面の上にあった民家がいまにも国道の方へと落ちんばかりに覆いかぶさって傾いているという、いままで見たことのない異様な光景を目にしながら病院へと急ぎました。通勤で通っている国道は土砂崩れで通行できず、通行可能な道路へと多くの車が集中し、普段であれば10分程度で着く職場へも1時間以上を要し、ようやく到着することができました。

　私の勤務している病棟は小児科病棟です。病棟へ着くと子どもたちやその家族が廊下に出て不安そうな表情を見せ、余震のたびに看護師が病

室を駆け回っていました。明らかに普段とは違う異常を感じました。

❷地震後の小児科病棟

　当院は建物の倒壊はありませんでしたが、地震の日を境に病院の環境は大きく変わりました。節電のために照明は一部のみで病棟全体は薄暗く、節水のため手洗いの水も捨てずにトイレへ再利用し、物資の不足に備え、ありとあらゆる物を捨てずに再利用しました。普段であれば毎日、沐浴や清拭を行っている乳児でさえも、十分な水がないため、満足いく清潔ケアが提供できずにいました。そのような状況の中でも、スタッフ1人ひとりが、できる限りのことを患者さんへ提供しようという志のもと、ケアの方法を考え、取り組みました。

　小児科病棟では、入院している子どもたちに加え、付き添いをされているお母さん方も病院で生活をおくっています。子どもが入院をするという負担に加え、地震によりすぐに家族と連絡がとれず安否が確認できなかったり、自宅の状況が確認できずにいたりする方も多くいたようです。それらは付き添いの家族にとって、入院生活が変化しただけでなく、精神的な負担としてとても大きなものだったと思います。

　地震により子どもたちが見せる反応も様々でした。余震が起こるたびに母親から離れようとせずしがみつくように抱きつく子ども、普段どおりに遊び笑顔を見せてくれる子ども。同じような年齢の子どもでも、見せる反応は様々でした。中学生でも夜間になると不意に泣いてしまったり、口数が少なくなり笑顔を全く見せなくなったり、お腹が痛いなどの体の不調として変化が表れる子どももいました。今回のような危機的状況を体験した場合、子どもたちが「泣く」「怒る」などといった表現や体の不調で、自分の中にある地震に対する恐怖や不安を表出することは予測していたつもりでした。しかし、大丈夫であろうと考えていた子どもが見せた不意に涙を流すなどの予想外の反応に、私自身がとまどいました。大人でさえも恐怖を感じたあの地震は子どもにとっても大きな不安であり、地震による入院環境の変化などは少なからず子どもの心に影響を及ぼしたと思います。

❸震災を振り返って

　今回の震災では、マンパワーが大きな力を発揮することを感じました。当分通行できないと誰しもが思っていた国道の土砂崩れは、夜間も作業員の方が働いてくださったおかげで、数日で通行可能になりました。また、スーパーの経営者の方は、同じ被災者ながら、余震が続く中、お店を開けて食料や物資を提供してくださいました。まさに住民1人ひとりの協力意識がなければ乗り越えられない状況であったと思います。

　病院の中でも、困難な状況下で患者さんのためにできることをスタッフ1人ひとりが考えました。これまで経験したことのない現実を目の前にして、一瞬は茫然と立ち尽くしたかもしれません。しかし、それらを乗り越えるために、それぞれが必死になって各自ができることを精一杯行い、今日の生活を取り戻したように思います。

　当たり前の日常を当たり前におくることができなくなったとき、はじめていままでの日常を何不自由なくおくれていたことに気づくのかもしれません。震災後、多くの人々がこの未曾有の大災害が起きたという現実にただ立ち尽くしているだけでなく、日々の日常を取り戻すべく復興に向けて一生懸命に働いてきました。その中で、自分はどんな働きができただろうと考えると、正直思いつきません。地震後より様々な反応をみせる子どもたちを前にしたとき、恐怖や不安を乗り越えようとしている子どもたちに私はどんなケアをすべきだったか、どんなケアができたのだろうか、と考えます。この震災を経験した自分だからこそ、自分にしかできないこともあると感じています。この震災をもう一度ゆっくりと振り返り、看護職として何が求められていたかを考え、今後の看護に活かしていきたいと思います。

（4階西病棟　渡邊佳代子）

原発事故避難区域の精神科病院からの患者受け入れ

❶時間がかかった搬送患者の受け入れ

　震災の翌日の3月12日、福島第一原子力発電所で水素爆発が発生し、原発から20 km圏内に避難指示が発令されました。当院には、避難指

示区域の精神科病院患者の受け入れ要請があり、心身医療科病棟では重症患者を中心に受け入れすることが決まりました。当病棟は運用ベッド数34床で、東日本大震災が発生した3月11日には28人の患者さんが入院していました。

　被災地では情報が混乱し、正確な情報を得るのは困難でした。受け入れが決定してから4日後の3月15日19時頃にバスで患者さんたちが当院に到着する予定でしたが、現地病院を出発後、いわき市経由で当院に搬送されたため、バスが到着したのは20時頃でした。

　当病棟では、精神科病院で被災した患者さんのうち、21人を受け入れました。搬送される患者さんは高齢者が多く、全身状態が悪化しているという情報がありましたが、前病院からの患者情報はなく、氏名不明の患者さんが3人おり、その全員が年齢、住所、病名も不明でした。患者確認は、氏名を記入した用紙と持参した内服薬の薬袋で確認しましたが、持参薬のない患者さんは確認する方法がありませんでした。病名もわからず、会話ができない、呼名に反応しないなど意思疎通のはかれない状況で、即座に患者さんの状態を判断することは困難であり、受け入れ終了までに2時間半もかかりました。

❷受け入れ後の対応

　被災患者の受け入れは、日勤看護師5人、準夜看護師4人、他部署からの応援看護師4人、作業療法士1人、医師14人で行いました。看護師を受付担当に2人、病室担当に8人とし、1部屋を当病棟看護師と応援看護師の2人で担当し、医師も部屋ごとに同じグループになるように受け持ちを決めました。作業療法士には外回りの業務を担ってもらいました。

　看護師は、まずバイタルサイン測定、状態観察から始めましたが、寒い場所で長時間過ごし、食事も行き届かなかったため、患者さん全員に著明な冷感が見られ、体温は34〜35℃台で、血圧が低く測定できない方もいました。ほぼ全員に四肢拘縮があり、自力で動くことができませんでした。また、ほとんどの患者さんの殿部に褥瘡があり、表皮剥離が見られました。危険な状態と判断された患者さんを個室2室に2人ず

つ収容しました。吸引等の必要な患者さんには、吸引設備がない多床室ではポータブル吸引器を使用しました。低体温の患者さんには、震災で寝具が病院に届かなかったため、他病棟の湯たんぽを借用して温めました。午前2時半頃、下顎呼吸で搬送された患者さんが急変し、永眠されました。身元不明のため医師が死体検案を行い、遺体安置所に安置したのは午前5時近くになっていました。震災で精神状態が不安定になった患者さんがいたり、今回の受け入れ患者とは別の被災地からの精神科疾患患者の入院があったりして、病棟は落ち着かない状態でした。

翌日からは、病棟日勤看護師6～7人、応援看護師6～10人、看護学部教員2人で業務を行いました。病棟看護師は患者さんの状態観察、医師からの指示確認、患者対応を、応援看護師は被災患者の清拭、褥瘡処置、経管栄養等を、看護学部教員は入院中、精神的に不安定になっている患者さんの対応を行いました。しかし、病棟業務は困難を極めました。被災者の情報がないうえに、意思疎通がはかれないため状態の把握に時間がかかることや、患者さんの状態変化によって指示変更が多いこと、さらに被災患者を受け入れたことに入院患者が反応し、状態が悪化する人も出てきました。また、多くの被災患者は2時間ごとの体位変換・喀痰吸引が必要で、褥瘡処置や清拭の際に四肢拘縮が強く、衣類の着脱に時間を要しました。そこで、看護学部教員に入院中の重症患者を中心に面接やケア・処置業務を依頼し、応援看護師にはリーダーを決めてもらい、業務内容を采配することで、業務の円滑化をはかりました。

被災患者受け入れから4日目の3月18日、患者さんの多くは精神科疾患よりも身体疾患のほうが重篤との判断により、一般病棟への転棟が検討され、14時に9階東病棟に転棟となりました。その後、会津方面での受け入れが決定し、3月26日と27日にバスで搬送されました。この間に、被災患者の家族から患者確認の電話やFAXが多数届き、患者さん全員の身元が判明しました。

❸被災患者の受け入れを振り返って

今回、被災患者を受け入れ、様々な課題が見つかりました。病棟スタッフと話し合い、重要だと思ったことを数点述べたいと思います。

1つ目は、「予め聞いていた情報と患者さんの状態が著しく違っていたこと、患者情報が全く得られなかったこと」があげられます。日頃、十分な情報がある中で業務を行っているため、情報が全くない状態で看護することに不安が募りました。災害時においても、避難病院に必要最小限の患者情報を迅速に送れるシステムが必要だと思います。

　2つ目は、「応援看護師の人数が多い場合、リーダーが必要であり、誰が行うかを決めること」です。本来ならば病棟看護師からリーダーを立てればよいのですが、今回は病棟看護師は人員不足で不可能であり、応援看護師の中からリーダーを出して、混乱している病棟の業務緩和をはかりました。応援看護師の業務内容を選択することで、違う病棟の看護師がリーダーを担っても十分に機能が果たせると感じました。

　3つ目は、災害時などの切迫した状況では、「重症な精神科疾患患者の対応には精神科看護の経験者が必要だということ」です。看護学部教員が重症な躁状態の患者さんの対応を担ったことで、患者さんの精神安定にもつながり、適切なケアができたと思います。看護師の経験にあわせて業務分担することで、効果的な応援態勢が可能になると考えます。

　最後に、今回の被災患者の搬送では、前病院スタッフの付き添いはありませんでした。原発の現状を考えると、搬送の同伴などは無理な状況であったと考えます。しかし、私たち医療者は患者さんに責任をもって業務を行っています。もし自分が同じような状況にあったらどう対応するか、患者さんや病棟スタッフの安全確保の対策とともに、日頃から考えておく必要があると思いました。　　（心身医療科病棟 看護師長　齋藤 美代）

福島原発事故における緊急被ばく医療と看護の役割

❶「緊急被ばく医療活動」の発動

　震災の救急医療体制の中、3月12日、福島第一原子力発電所の水素爆発の報道がされました。たちまち福島県浜通り・中通り地区において空間放射線量が上昇し、当院の玄関ホールでは、サーベイメーターをもった医師、放射線技師、看護師の「何万cpm？」という声が飛び交って

いました。外来の夜間救急対応スペースでは、テレビのテロップで流れる「μSv/h」の数値を看護スタッフが固唾をのんで見ている状況でした。

二次被ばく医療機関である福島県立医科大学附属病院では、県のマニュアルによって「緊急被ばく医療活動」が発動されることとなりました。当院には整った除染システムがあり、毎年「緊急被ばく訓練」を行う際に使われていました。しかし緊急被ばくマニュアルは2002年に作成されたものの、これまで訓練以外で使用されたことはなく、私たち看護師の中では、原発災害は「起こり得ない架空の出来事」としてイメージされていたのです。被ばく医療棟はただの「箱」であり、救急医療を行うための物品や医療器材も病棟などの他の部門へ貸し出していて、ほとんど装備されていない状況でした。

そのような中、REMAT（緊急被ばく医療支援チーム）、長崎大学、広島大学をはじめとする専門医療チームが当院の緊急被ばく医療を支援してくださることが正式に決まり、緊急被ばく医療班と協働で活動が行われました。手探りではありますが、救命救急センター看護師や、外来放射線部門の看護師が物品を集めてなんとか除染、全身状態の観察と処置などの初期対応を行い、患者さんを危険な状況にせず看護を行うことができました。

❷緊急被ばく医療班の専従として看護管理業務を担当

震災から1か月が経過した頃、福島第一原発は窮地を脱しました。しかし、いつ汚染傷病者が出現するかわからない現状には変わりがなく、今後も長期化する見通しから、人が変わっても動くシステムづくりを考えなければならない時期が来ていました。この状況を受けて、4月18日から、緊急被ばく訓練経験のある看護師が緊急被ばく医療班の専従となり、看護業務の管理を担当することになりました。これにあたっては、長崎大学院生（放射線専門看護師養成コース修士課程）ら3人の支援看護師が協力してくださいました。原子力安全協議会のポケットマニュアルを参考に処置室の配置を検討し、被ばく医療に必要な診療材料などを医師と協議しながら当院のシステムを踏まえて揃えていくなど、次第に基本的な地固めができ、緊急被ばく医療の環境も整ってきました。

しかし、緊急被ばく医療では、常に最悪の事態を想定した準備が必要であり、少人数ではどうすることもできません。最終的には院内の多くの看護師の協力が不可欠です。夜間・休日に発災した場合にも対応できる人員が必要となるため、当院の看護師は待機当番制をとることになりました。最初、この待機当番には、放射線業務にほとんど従事したことのない看護師も含まれていました。しかし、放射線防護をしながら、院内汚染拡大を防ぎ救命処置にあたるという高度な技術を必要とする業務であるため、待機当番には看護師長や中堅看護師が指名されることになりました。けれども、「汚染を意識しながら救命処置ができるのか」「処置・除染の準備が1人でできるのか」などの不安があり、目に見えぬ放射線に対して「よくわからない」「心配」という声が多く聞かれ、問題が山積みでした。私たちは、どうしたら緊急被ばく医療処置を皆が自信をもって行うことができるのか考えました。待機看護師は日常看護業務についてはベテラン揃いなので、手技を繰り返し行うことによって除染処置の流れに慣れてゆき、とまどわずにケアができるはずです。多くの看護師が被ばく医療訓練を重ねることに意義があると思いました。

　そこで、5月中旬から、処置シミュレーションを多職種で行うことになりました（写真1）。1週おきに開催し、毎回ビデオカメラで記録に残し、翌週はそれを視聴し「振り返り」を行っていきました。シミュレーションは、多職種が協働しながら処置を行ううえでも非常に有益なものであり、回を重ねることによって1処置・1手袋などの手技がスムーズ

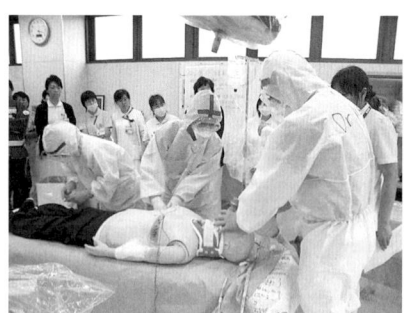

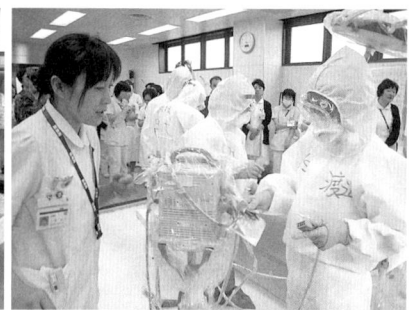

🔺写真1：放射線被ばく処置シミュレーションの様子

になり、「振り返り」でさらにそれぞれの改善点を見出すなど、考えていた以上に成果が得られました。

❸前例のない低線量長期被ばくにどう対応していくか

　震災から3か月が経過する現在、福島原発事故は、低線量長期被ばくという世界で前例のない原発災害として少しずつ様相を変えてきました。問題は、住民や救援にあたる方の放射線影響に対する不安へとシフトしています。そのような不安に苦しむ人々のために看護の視点からできることは、放射線に対する正しい知識の提供と、精神的・肉体的苦痛に寄り添っていくことだと思います。小さな子どもをもつ被災者の不安や、家族が一緒に暮らせないつらさ、被災していながら救援活動を続けなければならない職務の方の心情に介入し、1つひとつ話を聴き対応していくことが、私たちに期待されているのではないでしょうか。

　このような原子力災害は日本初、いや世界初であり、福島医大でつくる被ばく医療のガイドラインが世界のガイドラインとなっていくことが予想され、その責任が私たちにあります。今後も、医療チームの橋渡しとしての看護の役割を再認識しながら、システムをつくりあげていかなくてはなりません。

＊

　最後になりますが、長期にわたり支援していただいた長崎大学の看護師をはじめ、遠方からサポートしてくれた専門職の皆さまに感謝申し上げます。また、被災された皆さまの1日も早い健康回復に向けて日々邁進したいと思います。

（がん放射線療法看護認定看護師　上澤 紀子、外来看護師長　大槻 美智子）

大震災にかかわって、いま思うこと

❶その日のこと

　阪神・淡路大震災（1995年1月17日）以降、この日が近づくとなんともいえない気持ちがわき起こってきます。今年もこの日、私は職場の休憩室で阪神・淡路大震災に関するニュースを見ながら、その当時の

状況について上司と語り合っていました。私と上司は、阪神・淡路大震災時に福島県震災救護班として神戸市長田区に派遣され、医療活動を展開した間柄でした。

今回の大震災が起こった2011年3月11日14時46分、夜勤から帰宅し就寝していたところ、突然家が大きく揺れ始めました。当時家にいたのは私1人であり、「また地震か」と様子を見ていましたが、揺れはひどくなるばかりでおさまる気配が一向に見られませんでした。瞬く間に家の中の家具等は倒れ、歩く場所さえなくなりました。外に出てみると人々が悲鳴をあげ、乳児を抱えた母親は道路に座り込んでいました。揺れは何度も何度も襲ってきて、恐怖に駆られました。そこに突然、雪までが降り出してきました。そのような状況でしたが、情報を得たいと思い、家の中に戻りテレビのスイッチを入ました。そこでは信じられない映像が流れ続け、私は体が震えてきました。基幹道路で通勤道路でもある国道4号線ががけ崩れで遮断される様子や、津波が街を一気にのみ込む様子が映し出されていました。病院では大混乱が起こっているのではないかと心配になり、何度も電話やメール等で連絡を試みましたが、通信網はすでに不通となっていました。

近隣の道路は大渋滞を起こしており、人々は寒い中、道路に立ちつくしていました。この日、私は自家用車を使用することができず、また道路状況からも病院への移動は困難と考え、地域で行動することにしました。私の在住する地区はお年寄りが多いため、近隣の方々と協力しながら地区内の人々の安否確認、けがや病気時の連絡先や避難場所の提示、食料の確保、生活空間確保のための部屋の片づけなどを手伝いました。

❷震災後の病院の様子

震災直後から病院では緊急体制が整えられ、通常の外来診療は閉鎖、定時手術は中止となり、三次医療対応がとられました。全国からDMATが到着し、そのスタッフの姿を見かけると、日常からはかけ離れた緊急事態に対し、改めて背中に緊張が走りました。そのような中で大学教員や職員らが集まる全体ミーティングが開催されることになり、あらゆる部門の情報集約・検討が行われ、各所属に伝達されていきまし

た。このことは看護師として病院における実情や方向性を随時知ることができ、安心感と職員の一体感につながっていったように思います。

　病院のライフラインとしては、電気は使用できましたが、断水であったため節水を強いられました。また、東北地方への物流が完全に停止したため、看護師はあらゆる工夫をして資源を節約しつつ、患者さんのケアを継続することを余儀なくされました。しかし、それぞれが様々なアイデアを出し合い、うまく対処できたのではないかと思います。患者さんの食料はある程度の日数分は確保できていましたが、売店にはお菓子1つなく、病院職員が自らの食料や飲料水を調達することは困難でした。そのような中で、職員向けに看護学部からの炊き出しがありました。後から聞いた話によれば、手が真っ赤になって感覚がなくなるほどいくつものおにぎりを握ったとのことで、そんなおにぎりを本当にありがたくいただきました。

　さらに、資源不足はガソリンにも及び、職員の通勤に支障を来たしました。職員は各自自家用車のガソリンの残量を見つつ、乗合通勤をしたり、節約のために病院に泊まり込む者も多くいました。私は震災10日後にガソリンスタンドに5時間並び、ようやく給油を受けることができました。職員全体がお互いに力を合わせてこの状況を乗りきっていこうとしていたのだと思います。

　地震直後より病院でも通信網が不通となったため、患者さんは家族や自宅等の安否確認が不可能な状況となり、余震の恐怖とともに不安と緊張を募らせ、精神的負担は大きいものでした。また、一時的に治療を中断せざるを得ない患者さんもおり、やり場のない気持ちを看護師に語り続け、看護師はただ受け止めることしかできませんでした。一方で、看護師も同様に被災者であったことは忘れてはならないと思います。

❸福島原発事故の影響

　福島県は津波をはじめとする被害ばかりではありませんでした。3月12日現在、福島第一原子力発電所の事故において避難地域が20km圏内に指定され、大規模な患者・介護者の搬送が始まりました。病院の窓口では、圏内から来られた人々に対し、放射線量測定が行われました。

はじめは放射線被ばくによる健康被害についての情報が氾濫し、地域住民のみならず、看護師間でも不安と緊張が広がっていきました。刻々と流れるニュースから情報を得て憶測を深めるような状況の中で、病院においては前述の全体ミーティングで放射線被ばくに関する情報提供や放射線の専門家からの説明があり、相談窓口も設けられました。

　しかし、震災と放射線という未曾有の出来事に看護師はどこかそわそわし、心身ともに不安定な状態であったことも事実でした。「もっと大変な人たちがいるのに、自分が楽をしていてよいのか」「もっと何かできないだろうか」「自分には何もできない」などの声が聞かれ、自責感や無力感、焦燥感を感じていました。自身も小さな子どもを家に残し、また深刻な被災地域にいる家族の安否を思いながら、看護という仕事を遂行しなければならない看護師たちの心境はいかばかりであったかと思います。私の所属する病棟のリーダーたちは、スタッフが危機に陥らないよう、怖さや不安の感情を表出し語れる機会を設けたり、笑いが出たりする普段と変わらない生活を大切にする雰囲気をつくり、緊張の緩和をはかっていきました。そのような状況で、混乱することなく気丈に患者さんのケアをしていたことは、専門家としての責任感や使命感と精神力の強さの表れであったと思います。心が折れそうになったときは、当大学のリエゾン看護師らがケアを担ってくれて、大変心強く感じました。被災者でもある看護師のこころのケアをタイムリーに現場で具現化する役割の存在は、大変貴重なものであったと考えます。

❹震災を振り返って

　今回、がん看護専門看護師として私自身はがん看護に特化した活動はできませんでしたが、災害時におけるがん患者へのケアを再考する機会となりました。私は災害派遣ナースとして、地域で生活するがん患者の様子を少なからず知っていたはずなのに、備えができていなかったことには反省させられました。

　地震後、慌てるように探し出したのは、WEBサイト「災害看護 命を守る知識と技術の情報館―あの時を忘れないために（兵庫県立大学院看護学研究科21世紀COEプログラム）」であり、誰もが災害看護の情報

を取得でき、地域住民も専門家も災害に備えることが可能な情報ネットワークでした。災害時期や高齢者、子ども、がん患者、こころのケア等の役立つマニュアルが掲載されており、災害時の看護の指針として活用することができました。今後、今回の震災におけるがん患者へのケアを体験も含めて見直し、新たな情報を発信するなど、システムを構築していくことが求められていると思います。

　福島県では現在でも震災や放射線問題が進行中で、復興への道のりは長いものと考えます。置かれた状況は異なりますが、阪神・淡路大震災時の被災者の強さとたくましさ、忍耐強さについて振り返り、いつの日か、福島の人々にも震災と放射線問題を乗りきってきたと言える未来があることを信じ、そこにつなぐ役割を看護の場で果たしていきたいと考えています。

（がん看護専門看護師　保坂 ルミ）

おにぎり担当者奮戦記──震災直後の職員への食料調達

❶勤務延長となった日勤者、帰れなくなった学生──思いと米をつなぐ

　私が看護部管理室の専任の新人教育担当になり1年が過ぎようとしていた3月11日14時46分、福島県立医科大学附属病院3階の看護部管理室は、かつて経験したことのない猛烈な揺れに襲われました。寄せ机は地割れを起こして離ればなれとなり、パソコンや書類棚など立っている物はすべて振り落とされました。誰もが本当に3分間だったのかと思うほど、揺れは長く繰り返し続き、私は身を隠す術もなく、ロッカーとドアを押さえながらうずくまっていました。

　揺れがおさまるや否や、看護部長、副看護部長全員が部屋を飛び出し、所管する部署に向かいました。総務担当副看護部長は、救急外来で救急車が何台来ても対応できる態勢を敷き、事務室に戻って対応を統括しました。テレビからの情報しかなく、地元・福島の被害状況がわからない中、看護部は日勤者の勤務を延長し、準夜勤務者の数を2倍とする態勢をとることを決定しました。

　そこで、日勤者の食事はどうするのかという問題が発生しました。病

院の売店にはすでに食べ物が何もなくなっていたのです。19時頃、副看護部長が対応を協議しているときに、私はふと看護学校の授業で調理演習をしていたことを思い出しました。「看護学部には炊飯釜があるはず。それで炊き出しができる！」。

　ちょうど同じ頃、同じことを考えついた職員がいました。看護学部事務のK主査です。看護学部には春休みの補習授業で20人ほどの学生が残っていました。地震後、学部校舎の窓から見える国道4号は大渋滞となり、路線バスは来なくなっていました。余震が続く中、テレビで地震・津波情報を見ていた学生たちは怯えてしまい、学内に泊まることになりました。「学生たちに何か食べさせなければ！」とK主査は考えましたが、調理室には米が両手ひとすくいと塩に味噌、それにラップしかありませんでした。売店にもポテトチップスしか残っていません。そうこうするうちに、17時頃、病院のすぐ近くにある蓬莱団地に住む教員が、自宅から米を15kg持ってきてくれました。ラップがあるということは、衛生が確保できるということです。「全部炊いておにぎりにしよう！」。

　看護学部の炊き出しには、いくつかの幸運が重なりました。「断水するかもしれない」という学部長からの情報で、調理室の鍋とヤカンをすべて使い、水を確保しました。停電がなかったため、宿泊実習用の小型電気炊飯ジャーもあるだけ使えました（施設管理の電気技師がタコ足配線にならないよう確認してくれました）。教職員や近くの寮から駆けつけた学生も加えて30人ほど、多すぎず少なすぎない人手が確保できました。あとは米が続くかどうかです。

　看護部管理室では、米をどう確保するか頭を悩ませていました。そのとき、副看護部長が「病院の栄養管理係に備蓄米があるはず」と言い、すぐに医事課へ手配を依頼してくれました。こうしたやりとりを、日頃から看護学部と看護部を行き来していた専門看護師でもある教員が聞き、看護学部の炊き出し隊につないでくれたのです。20時、看護学部調理室から、おにぎり第1陣100個が学生たちのワゴンで運ばれ、看護部に届きました。誰の予想よりも早く、涙が出るほど貴重な100個でした。

病院には 20 の病棟があり、1 病棟に約 20 人の勤務者がいました。病棟ごとに 5 個の割り当てです。しかし、行き渡らせることが最優先と、副看護部長と私はおにぎりを配って回りました。第 1 陣のおにぎりを配っている頃、看護学部調理室に病院の備蓄米約 30 kg が 5 ～ 6 袋届けられました。2 升炊き炊飯釜 3 台と炊飯ジャー数台がフル稼働すると、2 時間で 200 個のおにぎりがつくれます。K 主査は「これでつなげる！」と思ったそうです。第 2 陣の 200 個は 22 時過ぎに配られ、おにぎりを握り終わったのは午前 0 時を回っていました。

❷他部署や外部からの支援者にもおにぎりを
――あらゆる部署にかかわる看護部

　当初は夜勤者や学生に食べさせるための炊き出しでしたが、このおにぎり供給ルートが震災直後の 3 日間、病院活動の生命線になっていきました。医師から看護部に、「おにぎりはどこに行けばもらえるのか」という問い合わせも入るようになりました。3 月 12・13 日の両日、2 時間おきに 200 ～ 300 個、各日それぞれ 1,100 個が看護学部の炊き出し隊から病院に届けられ、病棟だけでなく、院内各部署や、12 日に到着した全国各地からの DMAT 隊にも配布されるようになりました。

　また、災害対策のため 1 日 3 回多職種で開催した全体ミーティングで、おにぎりを持ち帰ることができるように準備すると、出席者がお礼を言って持っていく姿が見られました。いつしか、おにぎり情報が全体ミーティングのホッとできる話題になっていったのです。福島市内はほとんどが断水し、コンビニもスーパーも閉鎖となり、市民の食料確保が難しくなっていました。こうした中、ほとんどが福島市内に住む当院の職員にとって、院内で配布されるおにぎりは大変貴重な食料となり、また職場の安心感にもつながったのではないかと思います。

　3 月 13 日に、県立会津総合病院から応援看護師が到着しました。おにぎり主担当として院内をワゴンで走り回る私にも、T 看護技師が助手としてついてくれました。おにぎりの数が増え、院内で知られてくると、いかに漏れなく、必要な部署に届けるかが重要になってきます。前日に副看護部長が手書きして始まったおにぎり配布先名簿の整備に取り組ん

だT看護技師は、組織図ではなく、病院平面図で配布先を拾っていきました。中央管制室や清掃員詰所、除染棟など、委託業者や特設部署は組織図に出ていませんが、皆、危機対応に協力してくれています。それぞれの場所でいくつ必要なのか、私とラウンドしながら、T看護技師はていねいに聞き出していきました。全55か所の「院内配布場所個数表」は、こうしてT看護技師の冷静な献身により完成したのです。

　3月14日から病院食堂が再開して、おにぎりの委託供給ができるようになり、19時に支援物資のおにぎりが1万個届きました。その後、必要数は大きく変動し、院内各所から配布個数等についてのクレームも増えていきました。そうした中、看護学部学生ボランティアは、17日までおにぎりをつくり続けました。おにぎりのほか、様々な支援物資も届くようになりましたが、一度作成した院内配布場所個数表は、その後も修正を加え、看護部と事務部の情報共有に役立ちました。私はたまたまおにぎり主担当としてかかわりましたが、病院のあらゆる部署に看護部や看護師がかかわっていることを改めて認識することにもなりました。

❸ 活動を振り返って

　いま思い返すと、危機対応にあたって、いかに食料の確保が重要であるか、またそれが生身の人間の知恵と献身によって解決されるものであることを、私は学びました。病院看護部、事務部、看護学部教職員、応援職員、そして学生ボランティア、これらのすばらしい仲間と最も厳しい時期を乗り越えてきたことを、私は誇りに思うのです。

　大震災からもうすぐ3か月になろうとしています。福島県の復旧・復興はまだまだ途上でありますが、全国から寄せられた温かい支援を活かし、災害拠点病院として、福島県立医科大学附属病院がその役割を果たしていけるよう、微力ながら貢献していきたいと考えています。

(看護部管理室　菅沼 靖子)

福島県災害対策本部への出向 —— DMAT 隊員としての活動

❶災害医療体制の準備と対応

　3月11日14時46分、東日本大震災が発生しました。福島市では震度6弱の地震でした。福島県立医科大学附属病院（以下、当院）は、8日間水道水の供給が止まりましたが、その他のライフラインは確保され、建物の倒壊もなく大きな被害はありませんでした。

　地震当時、私はドクターヘリフライト当番のため、病院内の救命救急センターにいました。当院は災害発生直後からDMATおよびドクターヘリの参集病院となり、私はDMAT隊員として、統括医師・看護師の指示に従って災害医療体制の準備を行い、院内スタッフとともに、参集したDMAT隊員の対応、搬送された患者対応等に追われました。

　「都道府県は、災害時に管内等に参集したDMATに対する指揮、関係機関との調整を行う組織として、DMAT都道府県調整本部のほか、必要に応じてDMAT活動拠点本部、DMAT・SCU本部等のDMAT本部を設置する」というDMAT活動要綱に則り、3月11日、福島県災害対策本部内にDMAT調整本部が立ち上がりました。福島県は、県東部にある浜通り地方が地震・津波により壊滅的な被害を受けました。3月12日の東京電力・福島第一原子力発電所水素爆発を契機に、地震・津波・原発の3つの災害対応に状況が変化し、災害対策本部は緊迫していきました。

❷被ばくに対する対応

　私は、3月13日から福島県災害対策本部・救援班、県DMAT調整本部補助業務のため、県庁入りすることになりました。病院内であれば目の前の患者さんを対象に看護を行いますが、災害本部では、200万人規模の県民が対象になります。刻一刻と変化する災害の状況、災害規模の大きさ、事態の深刻さを実感し、県民の人命を担う災害対策本部の任務に、いままでに経験したことのない不安と恐怖を感じました。

　原子力発電所の水素爆発以降、災害対策本部には、放射線について「人体に影響があるのですか？」「被ばくしたかもしれない。どうすればい

いのか?」という問い合わせが多く入るようになりました。私は救命救急センターに所属し、DMAT隊員として災害訓練を経験し、救急や災害についての対応は心得ていました。しかし、被ばくに対する問い合わせには、被ばく医療に対する知識が乏しく自信がもてず、対応に苦慮しましたが、切迫した状況の中、言葉のニュアンスに注意して対応にあたりました。災害対策本部だけでは対応困難なため、当院や医療支援に来県された福井大学医療班と連携をはかり、被ばく医療に対する情報や協力を得て対応しました。その後、放射線医学総合研究所と広島大学からの応援があり、速やかに被ばく医療体制が整い始めました。

❸母子・乳児医療の調整

　被ばく医療と並行して、母乳育児の推進を柱とした母子・乳児医療の調整を行いました。震災によりライフラインが途絶し、衛生状態が悪い中で哺乳ビンを使用すると、乳児の消化機能が低下し、さらに下痢が蔓延すれば感染症の増加が問題となります。小児科医師から、その情報を発信したいが、関係する部署へ連絡がとれないと、災害対策本部に情報が入りました。情報を確認し、災害対策本部を通して保健福祉事務所へ情報提供を行いました。小児科医師から、母乳育児について、被災されたお母さんに対するストレス対処法や、紙コップを使用した哺乳方法などをまとめた資料などが提供されました。母子保健の対象となる人たちに情報を伝達するために、どのような手段が有効か、利用可能なツールはないか確認したところ、保健事務所で母子保健、乳児医療体制の整備を進めていることがわかり、保健事務所と活動を共有して小児科医療機関と連携をはかり、被災されたお母さん方に情報提供ができる活動につなげることができました。

　その他、避難後に十分なケアを受けられなくなった精神科疾患患者への対応や、被災しこころのケアを必要とする方への対応を、当院からの協力を得て進めていきました。

❹災害対策本部での活動を振り返って

　私は災害対策本部での活動を、当初は「自分は初対面の方でも気兼ねなく対応することができるし、心は折れないだろう。自分は大丈夫」と

思っていました。しかし、平時と異なった災害時に2週間職場を離れ、救命や医療を必要とする人に直接かかわらず、慣れない業務に携わることで、自分に何が必要とされているのかと不安が募りました。さらに、自分が行った行動が評価できず、看護師として無力感を感じ、落ち込み、笑顔で対応することが難しいこともありました。

　そのようなとき、所属師長や病院スタッフから励ましのメールが届き、その都度、心情を打ち明けることで気持ちを整理し、業務にあたることができました。業務の合間に、当院のリエゾン看護師との面談も設けていただき、出来事インパクト尺度を用いたストレス判定テストを行いました。そして、自分がストレス状態にさらされている現状を自覚し、そこから何ができるのかを考えることで、不安を軽減することができました。

＊

　当院では、昨年秋に「東北DMAT参集・実働訓練」を主催しました。主催施設として、数多くの医療機関、消防・自衛隊の協力を得て、訓練を準備・開催しました。訓練を通して本部機能での情報伝達や、情報を集約し処理するロジスティックス（業務調整）業務が重要な任務であることを認識しました。今回、実際に災害対策本部に入ってロジスティックス業務を行い、刻々と変化する状況の中で膨大に入ってくる情報を集約し、正確に伝達することの重要性を改めて再認識することができました。また、ロジスティックス業務と同様に、看護師としての医療知識や多職種との連携を災害対策本部の活動に活かすことができました。これらの情報処理の経験を、これからのDMAT活動に活かすため、さらに知識・技術を積み重ねていこうと思います。

（救命救急センター　佐藤 めぐみ）

File 45

福島県

福島県立医科大学看護学部教員の支援活動

三浦 浅子、鈴木 学爾、小平 廣子、稲毛 映子
福島県立医科大学看護学部

大学病院における震災支援活動を体験して

❶地震直後から数日間の動き

　地震の揺れが落ち着いてから、看護学部の教員は、附属病院に多くの被災者(負傷した患者)が搬送されることを考慮し、15時頃には看護学部の実習室のベッドメーキングを行い、軽傷患者観察用の環境を整備しました。このベッドは、地震の最中に手術が行われていた患者さんの術後管理に活用されました。エレベーターが緊急停止していたため、廊下続きになっている看護学部の実習室で術後管理を1時間ほど行い、その後、ストレッチャーと担架を使い、階段を上って患者さんの搬送が行われました。19時頃には、実習室のベッド(約30床)を附属病院の正面玄関まで移動させ、患者収容用ベッドの準備をしました。看護学部の実習室(3室)は、職員および応援部隊(DMAT等)の休憩場所と、福島県浜通りで被災した入院患者の一時避難所(約70床の床敷きベッド)として活用されました。

　看護学部の教員の役割は、トリアージ(黒タッグ;死亡群、黄タッグ;待機群、緑タッグ:待機治療群)のサポートや炊き出し班等、附属病院の後方支援でした。私は地震直後から数日間は、精神看護学領域の教員(精神看護専門看護師含む)とともに、死亡群の処置および家族のケアを担当しました。

　福島第一原子力発電所の事故のため、原発から20 km圏内にある病

院や療養施設の患者さんを避難させることが必要となり、DMAT、自衛隊、各県から集結した救急隊員の協力の下、当院は患者輸送の拠点（中継点）としての機能を果たすようになりました。

❷一般救急トリアージを体験して

　3月15日から2週間は、看護学部の教員、附属病院の看護師、事務職員等とともに、一般救急のトリアージを担当しました。トリアージとは、事故や大規模災害などで多数傷病者が発生した際に救命の順序を決めるためのものであり、最大効率を得るため、一般的に直接治療に関与しない専任の医療者が行うもので、可能な限り何回も繰り返して行うことが奨励されています。このファーストステージが正面玄関での活動だったと思われます。

　当院では、重症救急外来（赤タッグ；最優先治療群）と一般救急外来（黄・緑タッグ）が開設されました。病院への入口は、重症救急専用と正面玄関の2か所に限定しました。正面玄関には、一般救急外来の受診希望者、入院患者の面会者（安否確認および食料や衣類の差し入れ、退院患者の送迎等）、医療機器や薬品等の業者関係の方々などが集まってきました。一般救急患者のトリアージの前に、どのような事情で病院に入ろうと思っているのか、1人ひとりに尋ねる必要が生じました。また、福島県は岩手県や宮城県とは事情が異なり、居住地を尋ねたうえで、原発事故の避難区域、屋内待避圏内の人々には放射線のスクリーニングが行われました。正面玄関でのトリアージは、診察必要者の判別を最優先にしましたが、そのほかに入院患者の面会や退院患者の付き添い等の振り分けを徹底し、来院者を混乱させないように最大限の努力を払う必要がありました。地味ですがこの振り分けシステムが混乱のない災害医療の基本であり、とても重要なことだと感じました。

　震災関係の受診者のほかに、当院の予約患者への対応については、日々の変化に応じたマニュアルが作成され、正面玄関での振り分けやトリアージに役立てることができました。地震直後から1週間は、一般予約患者の診察は休止されました。テレビ等で情報提供をしましたが、電話がつながりにくい状態だったため、予約日に診察ができるかどうかの

問い合わせが難しく、直接来院する患者さんも多くいました。緊急性がない場合は、調剤薬局で処方ができることを説明してお帰りいただくことが多かったようです。2週目になると、開設診療科が少しずつ増えてきましたが、開設していない診療科に対しての問い合わせが多くなり、通院患者の不安も強くなっていたと思われます。

　放射線スクリーニングは全員に異常はなく、被災された方々も安心し、我々も安全に活動ができました。被災された方々はお疲れのようでしたが、毅然としたお姿に頭が下がりました。また、再来患者への院外処方の対応なども、説明にて快諾いただき、困難に立ち向かう共同精神という福島県民のスピリッツを感じました。

　私は、日本赤十字社で災害救護班として長年訓練を受けてきたので、トリアージを抵抗なく担当することができました。青森県の災害救護訓練では、六ヶ所再処理工場の住民避難訓練にも参加してきましたが、実際の災害救護活動ははじめての体験でした。今回、大学病院における震災医療の一端を担い、他県のDMATの方々とともに被災された患者さんの救護にあたり、災害医療の患者輸送の中継基地としてのトリアージの重要性を痛感しました。このような体験を通して、非常時の中でも、落ち着き、迅速に的確に活動することを学ばせていただきました。

❸がん患者への対応について

　手術直後の患者さんや終末期で退院が不可能な患者さんは、余震が繰り返す中で入院生活を余儀なくされました。そばに医師や看護師がいたとしても、家族と離れ離れになり、精神的な不安はこのうえなく大きかったと思います。被害が大きかった福島県浜通りの入院患者も多く、ある患者さんは、「病気のことよりも津波のこと、家族の安否が心配だったときに、医師や看護師が話を聴いて励ましてくれて、いま（震災2か月後）思うとありがたいね」と話していました。

　親族の暮らす県外へ避難、または集団避難されたがん患者にとっては、医療の継続性を確保することが問題だったと思います。患者さんや家族から連絡があると、診療情報提供書を発行しました。逆に、当院に抗がん剤治療の継続を依頼してくる患者さんもいました。津波や原発事故の

関連で正確な情報がない中、患者さんの情報をもとに検査や治療が行われていました。自分の治療法を正確に把握している患者さんは多くないと思われ、患者さん自身が自分の病気や治療内容を知っていることも今後の課題だと思います。

さらに、緩和ケアにおいては、疼痛緩和で使用されているオピオイドの用量は個人差が大きく、震災に伴い過不足による障害を少なくすることも重要だと思います。当院では、院外処方の調剤薬局との連携で対処できていました。

私は、震災支援物資（医療用かつら、帽子）の提供にかかわっています。これは、津波でかつらが流されて困っておられるがん患者のニーズに応えた、One worldプロジェクト（http://jcan.e-ryouiku.net/oneworld.html）からの支援物資です。避難所から通院している患者さん、入院中の患者さんに被災状況を伺いながら、1人ひとりの希望にあったかつらを提供しています。ある患者さんは、「病気になり、地震もあって何もいいことがなかったのに、かつらをいただけてうれしい」と笑顔で話してくれました。かつらという支援が、がん患者に笑顔と病気に立ち向かう勇気を与えているのだと思います。

＊

このたびの福島県立医科大学附属病院の活動が、放射線関係の災害活動の基盤になっていくのではないかと思われ、看護師として貴重な体験をさせていただきました。

東日本大震災でお亡くなりになられた方々のご冥福と、被災された方々に心よりお見舞いを申し上げます。

(療養支援看護学部門講師、附属病院看護部・臨床腫瘍センター兼務/がん看護専門看護師　三浦 浅子)

看護師だからできる被災者支援

❶その日のこと

出張に向かうため、大学の駐車場に停めてあった自分の車に乗り込むその瞬間に、地震に遭遇しました。車がギシギシと音を立てて揺れ始め、

街灯がゆっさゆっさと揺れ、大学の建物が揺れているのが見てわかりました。あまりにも揺れが大きく、時間も長かったので、地震だと認識するのに時間がかかりました。携帯電話で揺れていた時間を確認すると、2分以上ありました。

私はすぐに駐車場から大学に戻り、着ていたスーツから白衣に着替え、附属病院や近隣の病院から患者さんを受け入れるために、看護学部内にある実習室での受け入れ準備を開始しました。間もなく附属病院から実習室へ患者さんの搬送が開始されました。しかし、余震が続くためエレベーターは危険であり、患者さんを階段から担荷で搬送しました。搬送中にも大きな余震が何度も続き、附属病院と看護学部の建物を結ぶ渡り廊下では「このまま渡り廊下が崩れ、患者ともども命を落とすのではないか？」という恐怖を抱きましたが、患者さんに「大丈夫ですよ」となんとか声をかけていました。

また、電話が全くつながらず、震源地近くの仙台の実家の父親や姉夫婦、甥と姪、親戚、友人の安否がわからず、さらに子どもたちの安否もわかりませんでした。地震直後は、ただただ、いま目の前にあることに精一杯対応することで、その不安を取り除いていました。

地震時に大学付近にある市内中心部と大学をつなぐ国道4号線が崩落したため、市中心部や他地域からの患者搬送はさほど多くありませんでした。そのため、日付が変わる前に帰宅できる教員は一度帰宅することになりました。幸い私の自宅のある郡山方面は道路の被害が少なく、私は郡山市の自宅に帰ることができました。

郡山市で保健師をしている妻も市の災害対策本部で被災者対応に追われ、ともに日付が変わってからの帰宅でした。ようやく子どもたちの元気な姿を見て、糸が切れるように緊張がとけ、安堵したことをおぼえています。しかし、自宅でテレビを見たときに、暗闇の中で赤く燃えている気仙沼市の映像と、仙台市内でも津波の被害がひどく、さらに火災が起きていることを知り、「もう、東北は終わってしまう」と思い、ほとんど眠れませんでした。

❷避難所での支援

　翌日には福島第一原子力発電所の水素爆発が起こり、福島県は原発事故による避難者が日に日に増え、避難者の健康問題も大きくなっていました。福島県立医科大学の教職員も被災地や避難所を回り、被災者支援を開始しました。私も3月下旬から、三春町やいわき市の避難所で被災者支援を開始しました。

　三春町では3か所の避難所を巡回し、端から1人ひとり話を聞いていきました。まだ3月の広い体育館の中は、暖房があっても底冷えし、高齢者の体力を奪っていきます。実際に70代、80代の高齢者がかぜをひき、寝込んでいました。1日に1回、地元の医師が避難所に往診に来ますが、1か所に200人以上いる避難者全員を診ることはできず、特に状態の悪い人のみの診察でした。しかも、どの人の状態が悪いかの把握もできないため、医師は十分な診察が行えない状態でした。そこで、私と神奈川県からボランティアで来ていた助産師さんの2人で避難者全員の身体状態を確認し、健康相談や普段服用している薬が手元にあるかどうかのチェックや、次回往診が来たときに医師が効率よく診察できるよう要受診者のピックアップなどを行いました。

❸被災者の精神面への支援

　被災者の健康状態だけではなく、精神状態も問題でした。ある女性は、家族全員で避難してきましたが、夫が東京電力の職員でお子さんが医療関係者のため、2人とも仕事に戻ってしまい、1人で避難所生活をおくっていました。身だしなみも整っており、いつ夫と娘が避難所に戻ってきても大丈夫なように場所を確保するなど、とてもしっかりとしている方でした。一見なんの問題もなさそうに見えましたが、じっくり話をすると違っていました。

　女性1人での避難所生活は、身体的なつらさとともに、心細さや先の見えない不安がありました。さらに当時は、マスコミで東京電力批判や、福島県民が避難のために東京のホテルに泊まろうとすると放射能を理由に宿泊を拒否されるなどの風評被害が何度も報道されていました。その報道を見て「私たちは東京の人のために電気をつくってきた。私た

ちが働くことで東京の人たちは電気を使うことができていた。地震と津波のせいで、私たちは家も財産もすべて失ってこんな生活になった。なのに、東京の人たちからこんなに責められて、東京に行くと福島の人間だからと差別されるなんて、なんのために生きてきたのか、なんのために働いてきたのかわからない」と泣いて語り、その心の傷はとても深いものでした。

避難所でも、東京電力関係の仕事をしている人と、その他の仕事の人との間にギクシャクした人間関係があり、彼女は避難所に1人でいるため誰にも話せずに、1人でその思いを抱え込んでいました。その後、私は避難所を訪問するたびにその方の話を聞き、感情を吐出して心の整理をするのを支援しながら、長野県から支援に来ていたこころのケアチームにつなげました。一見なんの問題がなさそうに見える人でも、ていねいに話を聞くと多くの問題を抱えていました。

このように第三者が避難者の話し相手になることが大切だということがわかり、地元の人がボランティアで話し相手になっていました。しかし、避難者の話を聞くというよりも、会話をつなげるために「私も地震のときは大変でした。あなたもがんばってね」と自分が話をしてしまい、避難者の話を聞き出すことができなかったり、「大丈夫ですか？」と聞き、「大丈夫です」と言われ、話し相手になれないこともありました。

私たち看護師は「夜眠れていますか？ 血圧計があるので測ってみませんか？ 食事は十分に摂れていますか？」などと話したり、肩をもんで「随分こっていますね。同じ姿勢でいることが多いのですか？」などと聞くことから、その人の思いや困っていることを引き出すことができました。これは、普段から患者さんのいちばん近くにいて、思いを引き出している看護師だからこそできることだと実感しました。さらに、避難者から引き出した思いや問題にその場で対応したり、専門の医師やこころのケアチームや役所の職員等につなげて、避難者の方がよりよい対応を得られるよう支援することも、看護師だからできることでした。

❹健康的な生活がおくれるための環境づくり

毎日体を動かす仕事をしていたのに、突然の避難所生活でほとんど体

を動かすことがなくなり、活動量が少ないため夜は眠れず、体がきしみ、体調不良を訴え始めた方や、カップラーメンばかりの食事で血圧が高くなっている方もいました。そのため、健康相談だけではなく、避難所を管理している町役場の職員と相談し、避難所全体でラジオ体操を実施し、体を動かす機会をつくりました。個別の対応だけではなく、避難所全体で少しでも健康的な生活がおくれるような環境をつくることも、看護師だからこそできる活動でした。

*

　4月からは、津波と地震、風評被害と放射線被害のあるいわき市で、被災者の支援活動を行っています。これからも末長く、看護師だからこそできる支援活動を続けていこうと思います。

（家族看護学部門助教　鈴木 学爾）

避難所生活をされている人々からの学び

❶狭い避難所で身を寄せ合う人々

　2011年3月11日14時46分、生涯忘れることができない東日本大震災に遭遇しました。その日からおよそ3週間後の3月末、私は保健師さんとともに、避難所で生活をされている人々の支援活動に参加しました。避難されている人々の多くは、地震による津波で最愛なる家族や家、大切な家畜やペット、経済の基盤であった田畑や職場など生活のすべてを瞬時に失ったり、幸いにして家や田畑は津波の被害を免れたものの、原発事故による避難指示区域に指定されたために、断腸の思いで郷里を離れたりした方々です。

　まもなく4月を迎える時期とはいえ、吹く風はまだまだ冷たく、狭い避難所の中で布団や毛布に包まり、欲求を抑えながら身を寄せ合って暖をとっていました。ある町の小さな体育館では、約250人の人々が避難生活をおくっていました。人口密度が高いこともあり、避難所に入ってまず目についたのが、あちこちにある綿ぼこりでした。避難所の責任者の方から、数日前より発熱や咳嗽などが見られる人や、頻尿や血尿、

残尿感など尿路感染の症状を訴える人が増えてきているという情報を得ました。感染症がこれ以上広がらないようにする必要があると考え、窓を開けて換気を促したところ、「風も冷たいし、放射線に対する不安感が強い方もたくさんおられるので、パニックになってしまうから戸は開けないでほしい」と断られてしまいました。そこで、肺炎や上気道感染を予防するために、せめて口腔内を清潔にしようと考え、歯磨きやうがいを勧めたところ、「1人が1日に飲める水はペットボトル（500 ml）3本だけなので、飲み水だけで精一杯です」と、容易に水を入手できない厳しい現実を示す言葉が返ってきました。

　さらに、1日のほとんどを横になって過ごされている高齢者の方が多いと聞き、静脈血栓塞栓症を予防する必要があると考えました。「長時間横になっていると足の静脈に血の塊ができ、その塊が流れていって肺の血管を詰まらせてしまい、生命にかかわる合併症を起こしてしまうので、起きて足を動かしませんか」と言葉をかけたところ、ある高齢女性の方が、「なんでこんな年寄りが助かってしまったのかね。孫が行方不明でまだ見つかっていないんです。津波で流されてしまったのかもしれない。孫がいまも冷たい海の中に1人でいるのかと思うと、どうして自分が生きているんだろうと考えてしまいます。生きていることが申し訳なくて、体を動かしましょうと言われても、なかなかそういう気持ちになれないんです」と、タオルで目頭を押さえながら話してくださいました。私は「つらいですよね」と答えるのが精一杯でした。

❷避難者の気持ちや思いに耳を傾ける

　しかし、この高齢者の言葉が、それまでの私の避難者支援の考え方を大きく変える契機となりました。それまで私は「高齢者に生じやすい合併症をできるだけ予防しなければ」とか、「看護師として何か役に立ちたい」など、看護師の立場から支援を行おうと考えていました。しかし、避難されている人々の気持ちや悲しみ、見通しの立たない今後の生活に対する不安などへの配慮を欠いた自分の支援のあり方に、はたと気づかされました。看護師としてではなく1人の人間として、避難されている人々としっかり向き合い、置かれている状況をありのまま教えていた

だこうと考え、不安な気持ちや思いに耳を傾けました。

　すると、様々な思いを聞くことができ、状況が見えてきました。「これまで農業で生計を立ててきたが、津波で田畑や家畜が流され、これからどのようにして生活の目途を立てたらいいのか」「幼い子どもがいる。これから教育面でもますますお金はかかる。仕事はすぐに見つかるのだろうか」「4月から私はどこの中学へ行けばいいのか、まだ決まっていない」「いままで病院からもらっていた薬がなくなってしまった。どのようにして薬をもらえばいいのか」「寝たきりでオムツをしている家族を連れて避難してきたが、ここではまわりの人々に迷惑をかけてしまう」「認知症の母親が落ち着かず、徘徊がひどくなった。ほかの人に迷惑をかけないかと、心配で夜も眠れない」「出産で入院中に家が津波で流された。帰るところがないので、新生児と一緒に病院から真っすぐ避難所に来た。母乳を飲ませる場所がない」「下着を交換したくても人前では交換できない」「せめて3日に一度くらいは風呂に入りたい」など、避難されている人々は、身体面ばかりでなく、心理、社会、スピリチュアルのあらゆる面で様々な問題を抱えており、不自由な環境の中で、できるだけ欲求を抑えながら生活をしていることがわかりました。

❸同じ支援者がかかわることが安心につながる

　支援の方向性は、私が当初考えていたものと避難されている方が求めているものとでは、大きなずれがありました。避難されている方の思いや気持ちを受け止め、それに十分応えていくことが、やがては合併症予防等の支援を受け入れる気持ちのゆとりにつながることを教えていただきました。

　避難所で生活をされている人々の様々なニーズに対応するには、医師、看護師、薬剤師、リハビリ等の医療関係者をはじめ、要介護状態の人々の生活を支える介護福祉士、介護保険施設への入所手続き等を支援してくれる介護支援専門員（ケアマネジャー）の存在が不可欠です。また、子どもの転校先の決定や手続きなどを支援してくれる教育委員会の職員や、就職を斡旋してくれる職安の人々、さらには出産後の母親のケアや相談に応じてくれる助産師や保健師など、多くの職種の人々による支援

が必要であることもわかりました。それぞれの専門職やボランティアの人々が、避難されている人々と向き合い、思いや多様なニーズに応えていくことが真の支援であること、また短期間で支援者が代わってしまうのではなく、できれば同じ支援者が継続してかかわることが避難者の安心につながることを学ばせていただきました。

　苦境の中で、避難者支援のあり方について多くの示唆をいただきました避難者の皆さまに、心から御礼申し上げます。そして、1日も早く、健やかに安寧な日々をおくることができますようお祈り申し上げます。

（療養支援看護学部門准教授　小平 廣子）

東日本大震災災害支援活動──被災県にある看護系大学教員の立場から

　今回の震災で、発災直後の病院外来（特に高次医療機関として）の災害医療活動、被災地での避難所支援活動と在宅被災者の訪問健康調査などを行ってきました。これらの活動を紹介するとともに、今後の災害支援の課題と大学の役割について考えたことを述べていきます。

❶学内（附属病院、看護学部）での災害支援活動（3月11日～14日）

　本学のある福島市は震度6強を観測し、大学建物の構造自体の重大な損壊はありませんでしたが、断水となり、附属病院の診療も制限せざるを得ない状況でした。附属病院は県の災害拠点病院でもあるため、一般外来診療および面会の制限をして重症患者に特化した診療体制となりました。しかし、診療制限を知らずに患者さんが多数来院することが予想され、軽〜中等度患者の外来トリアージへの応援要請が病院から看護学部にあり、私もその任にあたりました。

　私が担当したのは3月13日（発災後2日目）とその翌日の2日間でしたが、12日午後に福島第一原子力発電所1号機の水素爆発があり、地震・津波被災患者への対応だけでなく、放射線被ばくへの対応もしなければならない状況に変わっていきました。院内への放射性物質汚染の防止のため、病院玄関先で居住地や水素爆発時の居場所などを聞き取り、被ばくの可能性の有無の確認作業をしました。被ばくの可能性があれば、

スクリーニングチームにつなぎ、体表面汚染のチェックをしてから受診受付、外来診察へと誘導しました。

来院するのは受診する方ばかりでなく、緊急入院患者の面会者、退院・転院患者の付き添い、親類・知人の安否を確認しに来る方、「病院なら水洗トイレが使えるのではないか」と探りに来たという方などもいました。これらの人々にも放射線被ばくの聞き取りを行いながらの外来トリアージでしたので、とても煩雑で、教科書にあるような重症度・緊急度の判断や診療科の振り分けだけを行うという訳にはいきませんでした。

本大学附属病院は二次被ばく医療機関ではあるものの、原発から約55kmの距離にあるので、初期被ばく医療機関で行うようなスクリーニングは想定されていませんでした。大学病院のスクリーニング所は急ごしらえだったため、当初は被ばくのない来院者の通路と被ばくスクリーニング所への誘導経路が交差する位置に設置されたり、防護もマスクと手袋とガウンだけで、シューズカバーやヘアキャップなどは装着せず、また床や建物内への防護対策も不十分な状態でした。原発立地県にある大学でありながら、被ばく医療に関する教育の乏しさを痛感しました。

本学では、原発20〜30km圏内にある医療機関の患者さんを広域搬送するための中継をしていたので、被災地外の医療機関が見つかるまでの間、看護実習室で約70人（ほとんどが寝たきり状態の高齢者）の患者さんの受け入れも行いました。私は直接かかわりませんでしたが、次々と入室し、そしてすぐに他医療機関への移送と、その慌ただしさは野戦病院のようだったと聞いています。

❷被災地での災害支援活動

看護学部では、市町村や県保健所と連携しながら、県内9市町で保健活動支援を行いました。現在も継続している市町もありますが、5月末までに教員18人が延べ日数136日間活動しました。このほかに、精神看護学領域の教員が医学部と連携してこころのケアチームとしての活動をしており、附属病院でのリエゾン活動や被災地でのこころのケアにあたっています。

私は発災5日目から、学内での医療支援活動から学外での支援活動

に移行していきました。当初はガソリン不足で遠方への移動が困難だったため、大学から近距離にある避難所で市保健師とともに健康相談を行いました。その後、ガソリンが少しずつ手に入るようになり、発災10日目以降は継続して相馬市に入るようになりました。

〔相馬市の被災概要〕

相馬市は、福島第一原発から約40km北方にある人口約3万8,000人の市です。沿岸地域は津波で壊滅的被害を受け、被害状況は、全半壊家屋1,593棟、死者・行方不明者459人にのぼります（福島県災害対策本部 平成23年東北地方太平洋沖地震による被害状況即報〔6月30日現在〕より）。

私が情報収集のため相馬市を訪れたのは発災10日目で、このときの避難所の状況は、避難指示・屋内退避区域の病院から退院を余儀なくされた患者さんや、慣れない避難所で精神的に不安定な状態になった精神科疾患患者など、医療ニーズの高い人々がいました。発災から10日も経過していたにもかかわらず、相馬市ではDMAT等の支援がなく、市内の開業医や保健師等が巡回で救護活動をしていました。また、原発事故の影響で、他県保健師チームの応援の予定もない状態でしたので、3日後から教員2人で避難所支援活動を開始しました。

〔避難所での活動（3月23日～25日）〕

避難所では、様々な医療ニーズがあるにもかかわらず、自ら医療を求めてくる人は少なく、こちらから声をかけ、健康状態を確認して歩きました。前日から医療チームの応援が入り始めていたので、健康相談を行いながら要診察者を拾い上げ、医療チームにつなぎました。

避難所内はほこりが浮遊している床に毛布を敷いただけで寝なければならない環境のため、呼吸器症状を呈している人々が多数いました。清掃について避難所担当職員に相談しましたが、人数が多いため一斉に行うことは難しく、また放射線を気にして窓を開けたがらないという返答でした。避難者各自で身の回りのほこりだけでも拭き取ってもらうよう、支援物資の中から携帯ウェットティッシュを探し出し、それを配布してもらいました。

〔在宅被災者の健康調査（3月29日～5月31日）〕
　発災19日目、他県医療救護チーム数が増え、避難所の医療活動が充実してきたため、私たちは市保健師と協力して、在宅被災者の健康状態の把握を目的に、訪問調査を沿岸部地域より開始しました。全戸訪問を目指し開始しましたが、訪問調査に携わる保健師の不足等があり、4月中旬から調査対象を高齢者や障がい者あるいは乳幼児のいる家庭等ハイリスクの世帯に絞り、訪問調査を継続していきました。この訪問調査では、適切な受療行動が行えていなかった人や介護サービス未利用者も掘り起こされ、市保健師と相談しながら適切なサービス提供機関にその都度つないでいきました。また、高齢者宅への訪問では、他者との交流の機会が少なくさびしさを感じている様子がうかがえたので、できるだけ声をかけ、話に耳を傾けるようにしました。
　災害時の保健活動は、健康面だけでなく生活全般にわたる支援となります。実際、相馬市住民から受けた相談には放射線や健康面以外のことも多く、ガソリンや食料・生活用品がどこで購入できるのか、船の補償に関すること、住宅の修理に関すること、保育所を閉鎖していた期間の保育料の減額など様々でした。私は地域看護学実習で相馬市を長年担当していたので市の状況はある程度把握していたつもりですが、震災後日々変わる状況や細かな手続きなどは、市職員からの情報が欠かせませんでした。相馬市では、保健センターで1日2回医療スタッフミーティングを開催しており、そこで報告される市災害対策本部会議の情報が大変有効でした。

❸今回の災害支援活動での課題と看護系大学が果たす役割

　日頃より実習等を通して市保健師とつながりをもっていたことや、被災地域の状況を多少なりとも把握していたことが、被災地での支援活動をスムーズにしたと考えています。また、今回の震災により、本学の新学期開始が1か月遅れたため、震災直後から4月までの期間は比較的多くの教員が災害支援活動に従事できたといえます。逆に考えれば、もし大学開講期間中にこの震災が発生していたならば、このような活動は困難であったともいえます。本学では、これほどの大規模な災害への備

えをしていませんでした。特に、ガソリン不足は、被災地支援の初動の遅れの大きな要因となりました。車が唯一の交通手段である地域も多い福島県では、ガソリン確保はとても重大なことであったと痛感させられました。

相馬市では、6月中旬に避難所が閉鎖され、避難者は仮設住宅に移っていきました。元の生活に戻るまで数年～十数年かかるでしょう。今後、仮設住宅への家庭訪問や仮設住宅に併設された集会所での健康づくり、コミュニティ支援と市保健師の活動は続いていきます。この震災を機に、従来の保健事業計画の見直しなどのコンサルテーションも必要になると思います。地元看護系大学として、人員派遣だけでなく、コンサルテーション活動を通して市町村を中長期的に支援し、復興に寄与していくべきと考えております。

さらに、教育機関として、この経験を教育に反映させていかなければなりません。本学は県内唯一の医科大学であると同時に、県内唯一の看護系大学でもあります。放射線被ばく医療に関する教育の強化をして人材を送り出していくことが、原発立地県にある教育機関としての役割であると思います。

（地域・在宅看護学部門講師　稲毛　映子）

File 46

福島県

福島県立医科大学看護学部
学生ボランティアを体験して

守家 詩織、阿部 仁美、松本 里帆 福島県立医科大学看護学部

溢れる想いを形に

❶地震から3日後に家族と合流

　3月11日の未曾有の大地震が起きたとき、私は実家である福島県浜通りの双葉町にいる家族の安否を真っ先に心配しました。地震後すぐに電話はつながらなくなり、連絡がとれたのは地震から5時間経ってからでした。家族の無事を確認し安堵したものの、故郷の地震や津波の被害状況を聞いて愕然としたのをおぼえています。「命があってよかった」──人々が口々に言って抱き合ったということを母から聞きました。これから待ち受ける避難生活を想像もしなかった町民は、そのときまで、時間はかかっても町の復興を強く信じていたように思います。

　福島市にいた私は、地震から3日後、川俣町に避難してきた家族と合流することができました。このとき既に、福島市内のガソリンスタンドやスーパーには見たこともない長い行列ができ、多くの人で溢れかえっていましたが、きちんと順番を守って列を成していたことがとても印象深かったです。断水していたため、給水所に水をもらいに3時間並んだこともありましたが、誰一人として順番抜かしをするような人はいませんでした。寒空の下、3時間も並んでいましたが、そんな光景を見たら心が少し温かくなりました。

　家族とともに川俣町の避難所に行くと、双葉町民が町としての機能を避難所に順応させようと必死でした。掲示板は人探しの紙で溢れており、

足の不自由な高齢者が毛布を敷いただけの体育館の床に無造作に横になっていました。目も耳も覆いたくなりました。いままで見たことがない光景にとまどい、状況を受け入れるには時間がかかりました。

❷川俣町の避難所で炊き出しの手伝い

　しばらく避難所で過ごすうちに、これからの生活に不安を隠せない人たちが座り込んだこの避難所で、「自分には何ができるだろう」と考えるようになっていきました。私自身も、自分の家族や自分自身のこれからの生活に不安がなかったわけではありませんが、不安な気持ちを抑えつつ、お互いに声をかけ合う住民を見ているうちに、自然と「何かしたい」という気持ちが強くなっていたのです。突然日常生活を奪われ、避難所生活を強いられている住民にとって、精神的ストレスが健康に大きな影響を与える可能性があるのではないか、と考えました。

　そこでまず私は、住民の笑顔がいちばん多いと感じた食事の時間に着目し、「炊き出し」を手伝うことにしました。笑うことは免疫力を高めるし、食べることは生きるために必要不可欠で、食事自体がコミュニケーションの場にもなります。その手伝いをすることで、間接的に住民の健康につなげていきたいと思いました。炊き出しは避難所となっている川俣町の小学校の校庭で避難住民が主体となって行っており、調理をする人は頼まれたのではなく、自然に人が集まってきたということでした。川俣町から配給される物資の食材を使ってメニューを考え、その日の献立が掲示板に貼られていました。それを見に来るのが楽しみだという高齢者もいました。寒い避難所で過ごす住民にとって、温かい食事ができる時間は自然と笑みがこぼれていたように思います。

　炊き出しは野菜を切ったり、おにぎりを握ったり、調理したものを運んだりと、限られたボランティアで住民全員に対応していたので、思っていたよりも大変だと感じましたが、食事を運んだ後の住民からの「ありがとう」の言葉が素直にうれしかったです。やがて子どもたちも手伝いにやってきました。1人、2人、それから避難所にある食事を運ぶためのお盆がなくなるほど集まってきました。誰かに言われた訳ではないのに、炊き出しを行う大人たちを見て、「自分も何かしたい」という思

いが子どもたちにもあったのだと思います。同じ境遇にいる住民同士が、炊き出しを通して次第に大きな家族のようになっていきました。

❸高齢者に簡単にできる運動を紹介

体の不自由な高齢者は、トイレ近くのスペースに集められていました。冷たい床の上で毛布に包まる人、パイプ椅子を何個かつなげてその上で寝る人など様々でしたが、どの人も暗い表情をしたまま、トイレに行く以外は体を動かそうとしませんでした。

同じ体勢で長時間動かないことは、血流が停滞して血栓が形成される可能性があることを大学の講義で学んだのを思い出し、簡単にできる運動はないかと考えました。とりあえず、冷たい床の上では身体的負担が大きいと思い、物資の入っていた段ボールを何枚か敷き詰めることにしました。足踏みや背伸びなど、簡単にできる運動を紹介して回ると、「避難所じゃよく眠れないし、早く家に帰りたい」と胸の内を語ってくれる方もいました。「必ず帰りましょう。それまで体調崩さないように気をつけてくださいね」と、その場しのぎのセリフを言うことしかできない自分に無力さを感じました。しかし、「話を聞いてもらったら楽になったよ。ありがとう」と言われたときは、心がふっと軽くなりました。

看護師の資格がない学生の自分は、町の保健師さんのように住民の血圧を測って回ったり、体調に関する相談にのれたりする訳ではありませんでした。でも、どんなにちっぽけなことでもよいから、「役に立ちたい」という思いがあったのは事実です。その結果、積極的に声をかけたり、1日3回の炊き出しをがんばったりすることができたのだと思います。

＊

この震災で、たくさんの人が亡くなりました。たくさんの人が悲しみに暮れました。しかし、たくさんの人が、この災害に負けないで、生きようとしていました。私もそのうちの1人です。まだこの震災は終わった訳ではありません。原発による放射能の問題から故郷に帰ることも許されず、未だにたくさんの人が避難生活を余儀なくされています。PTSDを発症する人が増えることも予想されます。テレビやラジオから流れるニュースは震災一色に染まっていましたが、最近は地震などな

かったかのように普通の生活に戻っています。しかし、本当の震災はこれからだと思うのです。いま、私にできることは本当にちっぽけなことしかないかもしれませんが、いま自分ができることについて考え、実行していくことが大切だと思っています。将来看護の道を歩む1人の人間として、自然とわき起こり溢れた「役に立ちたい」という想いを大切にしていきたいと思います。

（3年　守家 詩織）

ボランティアをして得たもの —— 笑顔の力

❶「困っている人に何かしてあげたい」「何かしなくてはいけない」という思い

　地震のあった日、私は家でテレビを見ていました。やかんのお湯が沸騰して、コンロを止めに立った瞬間に揺れ始め、そのうちにいままで聞いたことのないくらいの音と揺れがきました。慌てて外に逃げ出し、祖母と妹と一緒に揺れのおさまるのを待ちました。このとき、日本全体がどうなっているのか想像する余裕もなくて、ただただ道路の真ん中にしゃがんでいました。家の中は土壁がはがれ、まるで砂場。信じられない光景でした。そして太平洋側で大きな津波が発生し、たくさんの人が亡くなったことをラジオで知りました。とても怖くて悲しい1日でした。

　停電と断水の中で迎えた次の日、早速給水場へ行きました。朝から地区の人たちは長蛇の列をつくり、タンクに水をもらっていました。このときみんなに水を配っていた水道局の方々には、自分も被災者なのに働いてくださって、感謝してもしきれない思いでした。同じように、私の友人の何人かも、地震が起こってすぐ仕事で被災地に行って復旧の仕事をしていると聞き、私も「いま困っている人に何かしてあげたい」「何かしなくてはいけない」という思いが生まれました。

❷おにぎりづくりのボランティア

　地震発生から1週間後、JAで避難所で配給するおにぎりを握るボランティアを募っていることを知りました。毎日約1,500個のおにぎりを30人くらいで握りました。握り方などで悩むことが多かったのですが、皆でどのような方法だと効率がよいか考え、試行錯誤しながらつくりま

した。最初は友人と2人で参加しましたが、気がつくと妹の友人や地震で仕事が休みの人、小学生などたくさんの人が参加していて、毎日参加している人たちと話すのが楽しくなっていきました。おにぎりはしばらくは塩味のみでしたが、職員さんが海苔や梅干しの持参を呼びかけたらたくさん集まり、たまに味を変えることもできました。みんなが「避難している人たちに温かい、おいしいおにぎりを食べさせてあげたい」という思いで、約1か月間、一生懸命握っていたように思います。

❸避難所でのボランティア

おにぎりづくりのボランティアを始めた次の日から、福島市でいちばん大きい避難所であるあづま総合運動公園のボランティアにも行きました。私が参加した時期には1,400人ほどの避難者がいました。体育館の中だけでなく、ロビーや通路にも毛布を敷き詰めて、家族で固まって過ごしていました。津波で家を失った人もいましたが、多くは3月12日の福島第一原子力発電所の爆発による放射能の影響で避難している人でした。高齢者や子どもたちも多く、硬い床に毛布を敷いただけのところにそのまま横になっているようなものなので、体への負担が心配でした。体育館や運動室の中ならば、風や寒さなどを凌ぐことができそうですが、ロビーにいた人は風が届いてしまうので肌寒く、健康にも衛生的にもあまりよくないと思いました。

私は主に衣類などの物資の仕分けと倉庫の整理、食事の配給を行いました。食事の配給は、私たちが握ったおにぎりとピーナッツ味やチョコ味などの菓子パンのみ。おにぎりは1人1個で、パンは1人3個という、栄養の偏った食事でした。それが朝昼晩の3食続いていたので、職員さんや配る私たちは、もう少しちゃんとした食事をあげられたらと、申し訳ない気持ちでいっぱいでした。避難者の方たちの食事を楽しみにする顔が、日を追うごとに、「またパンか」という表情に変わっていくのがよくわかりました。車を運転できる人はコンビニやスーパーにおかずを買いに行くこともできましたが、高齢者は「配給をもらわないと食べ物がないので仕方ない」と言っていました。カップ麺やインスタントカレーの支援物資が来ていましたが、避難者全員が平等に食べるには大量

のお湯が必要になったり、カップ麺の残り汁の処理の問題など、考えなくてはならない問題が多かったので、すぐに配給には至れなかったようです。問題が起きてからでは対処が大変なので、うまくいくやり方を考えて行うことが大切だということを学びました。

　地震発生から1か月経つと、佃煮や梅干しなどの食品も支援物資として送られてきたので、多少のおかずを配ることができました。さらに、いろいろな団体が温かい汁物やカレーの炊き出しを行ってくれるようになったので、被災者の方たちもおいしい食事を摂ることができ、表情も明るくなっていきました。職員さんや私たちも自然と明るい気持ちになれました。5月に入るとほぼ毎日のように炊き出しが行われ、配給が立派な食事となり、食事には困らなくなったように思いました。

　また、衣服の支援物資が全国から送られてきており、ごみ袋や段ボールに詰められていたものを男女別、サイズ別、上下別などに細かく仕分けました。果てしない枚数のうえに、中にはリサイクルショップにも出せないような汚れた服やタンスから出してそのまま送ってきたようなものもあったので、1枚1枚チェックしながら仕分けしました。しかし、津波の被害にあった避難者の人にとっては、多少汚れていても大切な衣服なので、配布の時間になると行列ができ、自分の番が来ると取り合いのように持っていきました。4月に大手ファッション会社から新品の衣服が届き、避難者の方たちも喜んでいました。

　ここの避難所でいちばん重要視していたことは、食事においても物資においても、「みんなに平等に配る」ということでした。衣服、特に肌着系は男女ともに不足がちで、1人1枚などと制限をかけなくてはなりませんでした。しかし、中には配給の列に2〜3回並ぶ人もいて、その人のほしい気持ちもわかりますが、ぐっとこらえて注意するのがつらかったです。

　そのほか、水や薬品、オムツ、お菓子など、本当にたくさんの物資が全国から集まり、「がんばれ」とメッセージが書いてあるものもありました。ハワイから送られてきた衣服もありました。日本中、世界中の人たちが被災地を応援してくれていることを実感できた仕事でした。

❹ボランティア活動を振り返って

　今回ボランティアに参加して、こうしたほうがよいと思っても、それを実行するためには、いくつもの問題点を考えて解決案を出していく必要があることを学びました。ボランティア同士でやり方をめぐってもめたときもありましたが、いま思えば、皆がよりよい避難所にしようと必死だったのだと思います。とても貴重な経験ができました。

　沿岸部から福島市に避難していた小学生たちは、避難所の近くの小学校に転入しました。全校生徒28人だった小学校は103人に増えたそうです。4月の始業式の日、ランドセルを背負って「行ってきます」と元気よく避難所から登校していった姿を見て、私はたくましさを感じました。子どもたちと触れ合っていると、あまりの無邪気な笑顔に私のほうが元気になれました。「笑顔は人を元気にする。つらいことがあっても笑顔を絶やしてはいけない」ということを学びました。このことはこれから一生心に刻んでいくつもりです。

（3年　阿部仁美）

子どもたちとのかかわりを通して、いま思うこと

❶避難所の子どもたちとの交流

　私は、福島県立医科大学の赤十字奉仕団という団体に入っています。特に小児に興味があり、定期的に附属病院の小児科へ訪問し、子どもたちと一緒に遊んだり、工作をしたりといった活動をしています。そこでこの活動経験を活かし、福島市にあるあづま総合運動公園の体育館に避難している子どもたちと、工作や遊びを通して交流するという活動を始めました。

　避難所に着き、まず私が最初に感じたことは、テレビ等の報道や新聞記事からでは計り知れない現実が、いま目の前に突きつけられている、そうした中で子どもたちもまた生活をしている、ということでした。避難所の中に入ると、忙しそうに楽器を運んでいる自衛隊の方々とすれ違いました。すると、1人の男性がニコッとして、私たちに可愛らしいシールを手渡してくれました。それを見て私は、どんなに小さなことでも相

手を元気づけることができるのではないかと思いました。自衛隊や赤十字の方、看護師等、それぞれの職種の役割や義務感ではなく、人として相手を思いやる気持ちがいちばん大切だと感じました。

7～8人のメンバーとともに、受付で体育館内の多目的ホールのような部屋を1つお借りして、アナウンスで子どもたちに呼びかけてもらったところ、一斉に子どもたちが集まってきました。

子どもたちは好きな場所に座り、私はその前に座って一緒に工作をしました。その日は"コップロケット"をつくって遊びました。紙コップを2つ用意して、片方に輪ゴムを付けて、もう一方に重ねて飛ばします。紙コップにはそれぞれ好きな絵を描いたり、いろいろな種類のテープで飾りつけをするなど、夢中になって取り組んでいるようでした。できないところは少しだけ手伝って、うまくできたらよくほめるように心がけました。また、静かに集中する子やおしゃべりしながらつくる子、歩き出す子など、1人ひとり違った個性があるので、たくさん会話をしたり、目を合わせたり、微笑んだり、触ったりと、その子にあわせたコミュニケーションで交流がはかれるよう意識しました。別の日には、磁石や針金を使った"魚釣り"をして遊びました。赤十字の方やテレビ局の方も来られたので、子どもたちが緊張しないか心配でしたが、私たちと一緒になって遊んでくれて、子どもたちはいつも以上に楽しそうでした。子どもが途中で飽きたら、折り紙や風船、塗り絵、おもちゃなどの遊びを提案したり、皆でおにごっこやかくれんぼをしたりと、基本的に子どもたちが自由に楽しめる場を私たちが提供するようにしました。

❷子どもたちのストレス

活動中に子どもたちから感じたことは、気性が激しく、言葉や態度、仕草までもがとても暴力的だということです。ある男の子2人が、おもちゃを振り回しながら走って部屋に入ってきました。そして、私たちに「死ね」「殺してやる」と言いながら叩く、蹴るなどの暴力をふるい、部屋にあったマイクを使って大声で叫び出しました。なかなか落ち着かせることができず、避難している方々にとても不愉快な思いをさせてしまいました。

事前の準備や確認、話し合いを入念にすべきだったと反省しました。私たちが来て興奮しているせいもあったとは思いますが、子どもたちの様子を見ていると、震災によるストレスや恐怖、心の痛みと闘っているのではないか、と感じました。そんな子どもたちとどう接したらよいかわからなかったのですが、肩車をして体育館の中をぐるぐる回っているうちにだんだん心を許してくれて、男の子はおとなしく私に甘えてきました。皆のところに戻るとまた暴力的になってしまったのですが、本当はもっと誰かに甘えたいんじゃないかなと思いました。

　震災後、テレビでは毎日、どの番組を見ても被災地や被災者の方々の状況、原発や放射能の問題のことで一色でした。子どもたちにとってはまだよくわからない問題もあって、震災によるストレスが溜まっているかもしれないと思い、私たちはアニメの鑑賞会を行いました。事前にDVDを借りてきて流したのですが、そのアニメを見終わった後、ある男の子が急に床に突っ伏して泣き始めてしまいました。何を聞いても答えてくれず、帰ろうとすると足をバタバタさせてとても嫌がりました。結局どうして泣いているのかわからないまま、元気づけることもできず、帰ることになってしまいました。

　あのとき自分はどのように接し、どう行動すべきだったのか、といまでも考えてしまいますが、何もできなかったとしても、ただもう少し一緒にいて、時間をかけて解決したかったと後悔しています。いま振り返ってみると、テレビアニメの世界から急に現実に戻った気がして、さびしくなってしまったのかもしれないと思います。

❸屋外の炊き出しに参加

　避難所の方々に温かいものを食べていただくため、体育館前の屋外で行われる炊き出しに参加しました。そして、福島市の吾妻山に見える雪うさぎをモデルにしたうどんをつくりました。うどんの上に、2枚の油揚げを山になるように乗せて吾妻山を表現し、そこにうさぎに見立てたかまぼこを乗せました。最後にネギを乗せて完成です。ただ炊き出しをするのではなく、福島市のものを取り入れて、そこから少しでも励まそうとしていることがうかがえ、とても感激しました。

炊き出しには、私たちのほかに、60〜70代くらいのおばあちゃんたちも参加していました。かまぼこでうさぎの耳をつくるために包丁で薄く切れ込みを入れるのですが、なかなか難しくて、おばあちゃんたちに教えてもらいながらつくりました。知らない方々とも協力して、みんなで支え合っていくことが、これからの私たちに必要なことではないかと思います。炊き出しを通して、人と人とのつながりを強く実感することができました。

お昼になると避難所の方が外に出てきて、すぐに長い列ができました。茹でたてのうどんを出すのに時間がかかり、そのまま外で待たせてしまったので、もう少し工夫や改善したいという意見があがりました。

❹ボランティア活動を振り返って

避難所の子どもたちはいま、様々なストレスや不安を抱え、精神的に不安定になっていると思います。特に私がいちばん気になったのは、ある子が左右に揺れる動作をしながら、「地震が来たぁ」と言って地震ごっこをしたことです。まわりの子どもたちもそれをまね始めました。震災による町の現状や人々の生活などにはよく目が向けられていますが、子どもたちの心が受けた影響は見逃されがちであると痛感しました。

私は今回のボランティアを通して、いまの社会や人間の置かれた現状から逃げてはいけない、と強く感じています。また、人とかかわっていく中で、どのように接し、どのようなコミュニケーションをとっていけばよいかを考えさせられました。学生生活においても人との接し方やコミュニケーションを大切にして、1人ひとりと積極的にかかわっていきたいと思います。

今回の震災では、様々な分野で働く看護師たちが被災地で懸命に活動しています。私は看護における知識や技術もまだまだ未熟ですが、いまの社会の現状や人々の生活、そして多くの人が受けた心の傷と根気強く向き合い、一看護学生としてよりいっそう勉学に励んでいきたいと思います。そしてこれからも、ボランティア活動を続けていきたいと思います。

(2年　松本 里帆)

File 47

青森県

青森県看護協会
東日本大震災における取り組み

相馬 儀子 青森県看護協会 常務理事

　3月11日、青森県看護協会では通常業務のほか、職能委員会が開催されていました。また翌日には理事会を控え、その準備にあたっていました。14時46分、建物が繰り返し激しく揺れ、テレビ画面から、各地の震度と北海道から東北地方の太平洋沿岸の広い範囲に出された津波警報が目に飛び込んできました。間もなく停電になり、ガス、水道、通信、物流等のライフラインがストップしました。

基本方針の決定

　3月12日、青森県看護協会災害支援本部が設置され、今後の方針について話し合いが行われました。3月14日、青森県は八戸市、おいらせ町を中心に被災していることから、県内の支援を優先的に行うことと、他県からの災害支援ナース（以下、支援ナース）派遣要請は行わないこと、県外への派遣については状況を見ながら検討すること等を決定しました。また、無用な混乱を避けるため、登録者以外のボランティア希望者には、社会福祉協議会への相談を勧めることに決めました。

県内の被災状況把握とニーズ調査

　県内の被災状況を把握するため、県庁の担当課と連絡をとり合うと同時に、会長が被災地域の病院の看護部長・局長に連絡し、お見舞いと被災状況の確認を行いました。どこも同じく重油や酸素、機材・器具など

が不足し、在庫が底をついたら入手の見通しが立たないという危機的状況の中、工夫しながらがんばっているということでした。また当県の場合、看護協会会長が青森県訪問看護協議会会長になっているため、訪問看護ステーションから、「ガソリン不足で訪問に行けない。なんとかしてほしい」という要望が数件寄せられました。

県外被災地への災害支援ナースの派遣

　県内からの支援ナースの派遣要請はないとわかった時点で、すぐに県外の支援を行うことを決め、日本看護協会と連絡をとり合い、登録している支援ナースと所属施設に派遣要請を行いました。

　岩手県山田町の避難所2か所へ、4月中に4人1組、第4陣まで計16人の派遣が決まりました。しかし、道路が各所で寸断され、公共交通機関も甚大な被害を受け、物流も滞る中、交通手段や携行品の準備が気がかりでした。そこで、交通手段としてジャンボタクシーの利用を検討しました。幸い協力を申し出てくださったタクシー会社があり、往路の利用をお願いしました。また、飲料水や弁当の確保等を行いました。未曾有の大災害で中長期的な支援が必要になることが考えられるため、第1陣には協会職員も同行し、今後の支援体制を検討していくことにしました。

　4月5日、出発式が青森県看護協会内で行われ、多くの報道陣も駆けつけました（写真1）。派遣先に到着した第1陣から、担当の保健師が疲労でダウンし不在で、物資も不足しているとのメールが届き、被災地の厳しい状況が伝わってきました。

　4月7日深夜に大きな余震があり、再び津波警報が発令され、停電となりました。高速道路や鉄道がストップしたため、第1陣はタクシーやバス等を乗り継ぎ、ようやく帰還しました。そこで、第2陣からは往復ジャンボタクシー利用に切り替えました。その後も余震は続きましたが、大きなトラブルはなく、4月末まで派遣が続きました。

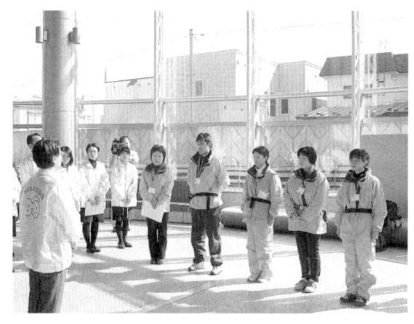

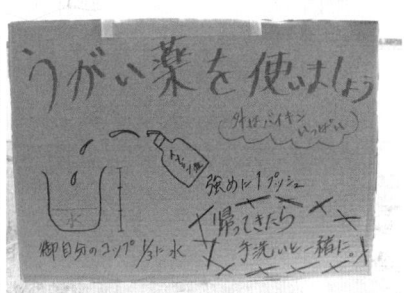

●写真1:青森県看護協会災害支援ナース出発式　●写真2:インフルエンザ予防のポスター

災害支援活動報告書から

　災害支援活動報告書からは、支援ナースの活動内容として、被災者の急病への対応、介護支援等のほかに、次の支援ナースのために業務手順を作成した、インフルエンザ・肺炎予防対策のポスターを作成した（写真2）、外出時にうがい薬を持参するよう指導した、湿度が低いため加湿器設置を働きかけた、洗面台にお湯を張ったり、濡れタオルを干す等の工夫を行った、地域で暮らしている方を訪問し、健康チェックを行った、自転車を借りて物資を調達し地域へ届けた、排泄物やオムツの処理、汚物入れの改善を行った、認知症で不穏・不眠の方に添い寝をした、など様々なことがあげられていました。

　最後の第4陣の報告では、今後は外部から来ている多くの医療スタッフが撤退するため、被災者1人ひとりが自分で健康管理ができるよう掲示物を作成したことがあげられ、夜間の支援がなくなる避難所の入所者や家族を気遣う言葉が聞かれました。避難所の担当者が不在の中、他の医療チームやスタッフと進んで連携をとりながら、課題・問題への対応、改善に取り組んだ様子がうかがえました。

　このたびの大震災では、支援ナースの派遣、支援活動にあたり、派遣シフト表や活動場所の情報等がなかなか届かない、避難所の担当者が不在、といったことなどがありました。被害があまりにも広域で甚大なため、現地の情報収集や支援ニーズの把握、支援ナースの派遣調整等に多

くの時間を要していることがうかがえました。今後、このような大規模災害では、支援ナースの派遣だけでなく、被災県看護協会への人的支援、現地コーディネーターの配置等を検討していく必要があると感じました。

青森県看護協会の災害支援ナースについて

　青森県看護協会では、一昨年より災害支援に関する要綱やマニュアルの見直しを行い、支援ナースの確保に取り組んできました。会長・役員が直接病院を訪問し、支援ナース登録の要請を行う等の広報の結果、3月の時点で登録者は37人になっていましたが、災害発生とともに支援ナースに関する問い合わせが続き、4月末には52人に増えました。災害支援に対する意識の向上を実感しているところです。

　現在、今回の災害支援活動についてまとめを行っている最中で、支援活動についての意見等を伺うため、派遣された支援ナースの方に調査票を送付しています。それらをもとに、災害支援対策、マニュアル、手順の見直しを行い、今年度の合同会議の学習資料にするとともに、青森県地域防災計画の協力団体となるため、青森県担当課との協議を行っていく予定です。このたびの貴重な体験・学びを今後に活かしてまいりたいと思います。

＊

　最後に、東日本大震災で亡くなられた方のご冥福をお祈りするとともに、災害支援にご協力いただきました多くの皆さまに感謝申し上げます。

File 48

青森県

地震後の救急外来を振り返って

小田桐 綾子 八戸市立市民病院 急患室

　八戸市は、1994年の「三陸はるか沖地震」や、2008年6月の「岩手・宮城内陸地震」、同年7月の「岩手沿岸北部地震」といった震度5以上の地震を経験しています。私自身は2008年の地震を救急外来で経験しましたが、人的・建物被害の少なかった地震でした。
　今回の東日本大震災においても、八戸市は他の被災地と比較すると被害は少ないものでした。しかし、いつ訪れるかわからない大災害に対して、自分が経験した今回の震災時の状況を振り返りたいと思います。

地震発生直後の様子

　3月11日の地震発生時の救急外来は、処置室にいる数名の患者さんの対応に追われていました。14時46分、「地震？」と誰かが言い、すぐに揺れを感じました。処置室にいる認知症の患者さんが「怖い、怖い」と大きな声を出し始め、担当していた看護師がそばに行き「大丈夫ですよ」と声かけをしていました。最近、弱い地震を数回感じていた私は、すぐにおさまるだろうと思っていましたが、横揺れは長く続きました。「これは大きい地震になるかも」と考えているうちに、揺れはおさまりました。看護スタッフで、処置室内や待合室にいる患者さんや家族を見回り、けが人もなく建物や物の被害がないことを確認し、ひと安心したもの、外の被害状況により、多数の来院患者が訪れることを考慮して、処置用物品を補充したり、医療消耗品等の準備を行い、日勤の看護スタッ

フは待機していました。

　それから、地震の情報を得ようとドクターヘリ通信司令室に行くと、「停電でテレビがつかないのですよ。八戸は震度5くらいで、宮城の揺れがひどかったみたいです」と言われました。そこではじめて院内の停電に気づき、院内の電気系統が自家発電に移行したことを知りました。そのときは、すぐに復旧するだろうと考えていました。そのうちに、岩手県の被災地に向けてDMAT隊が編成され、医師、看護師、薬剤師の計5人が15時30分に急いで出発するのを見送りました。

地震発生数時間後から患者が次々と来院

　17時過ぎから、軽症の患者さんが来院し始め、電話が鳴り出しました。電話は在宅医療を受けている患者家族から「人工呼吸器のバッテリーが切れそう」「酸素がなくなる」という問い合わせでした。そこで停電の継続による弊害を知り、小児科や神経内科、呼吸器内科などに、在宅で人工呼吸器を使用している患者さんのリストを出してもらいました。医師や当直師長、臨床工学士と相談のうえ、それらの患者さんが来院されたら即入院の処置をすることを決めました。

　18時過ぎまでエレベーターが点検のために使用できなかったので、事務員や救急隊員らと協力しあい、担架で患者さんを持ち上げて階段を上り、入院病棟まで搬送しました。委託業者の社員などのマンパワーはありましたが、病棟への案内1つとってもスムーズにできるよう、看護師が自主的に手分けして、病棟への連絡や人の配分などを行いました。その頃、患者搬送をしてきた救急隊から、津波があり被害者がいるようだという情報を聞き、今後の重症患者の来院を予測して気を引き締めたのを思い出します。

　電話対応や入院案内、処置介助などに看護スタッフが追われていた頃、2例の心肺停止状態の患者さんがほぼ同時に搬送されてきました。1人は津波による溺水患者で、蘇生され救命救急センターに入院しました。1か月後に歩いて退院されたと聞き、本当によかったと思います。しかし、もう1人はくも膜下出血が原因の心肺停止でした。その場でいっ

たん蘇生はしたもの、出血が大きく予後は厳しいものでした。なんとか家族に状況を知らせたいと思いましたが、宮城県から出張でいらしていた方で、自宅の電話もつながらず、会社の方に病状説明を行って入院となりました。宮城県が震災で甚大な被害を受けていたとは知りませんでしたが、連絡先がわかっているにもかかわらず、連絡がいつつくのか予測がつかない状況は、大変つらく感じました。

0時頃にやや外来が落ち着いたため、私はいったん自宅に戻ることにしました。車内のテレビで岩手・宮城県の津波や火災の映像を見て、甚大な被害があったことを知りました。画面には信じられない光景が映し出されて、病院の状況しか知らなかった私は、他の地域の震災被害を知り、愕然としました。「いったい、どうなっているのだろう？ これから何が起こるのだろう？」との不安が募りましたが、いま自分ができることは病院での患者対応だと考え、翌日に備えて真っ暗で寒い自宅で休みました。

停電の中、患者で溢れる病院

翌朝、病院に行くと院内は停電のために暗く、待合室には患者さんが溢れていました。土曜日でしたが停電は継続しており、市内の開業医は休診のため、軽症の患者さんも多数来院していました。内服薬を津波で流された人や転倒によるけが人、火事による一酸化炭素中毒の人など地震関連の患者さんも多く、私たち看護師は処置介助や電話対応、患者さんや家族への対応に追われていました。

暖房が止まっていたため、布団や掛け物を待合室で待つ患者さんや家族に配り、少しでも暖をとれるように配慮しました。暗さと寒さの中、励ましの言葉をかけながら、診察待ちの理解を得るために患者さんや家族へ説明しました。

診察が円滑に進むようにトリアージ専従看護師を設け、トリアージを実施しました。トリアージ用のシートを院内のホールに準備しましたが、幸いそのシートを使用するほど多くの患者さんの来院はありませんでした。

また、停電のためいつもの病院で透析を受けられない患者さんに、当院で透析を受けていただくことが決定され、透析センターへの案内を行いました。
　停電復旧の見通しが立たないまま、酸素供給も不足してきており、このままの状況が続けば、当院も患者対応が困難になる可能性がありました。私たちは医師や臨床工学士と協力して、数名の患者さんを県内の被災していない地域へ搬送しました。当院はドクターヘリ基地病院であるため、フライトナースと協力しあい、トラブルなく搬送できたと思います。

停電の影響

　今回の地震による患者さんの特徴で大きかったのは、停電に関するものでした。来院された患者さんの多くは、在宅療養中で人工呼吸器の使用ができない、酸素不足、透析ができない、という状況の方たちで、通常であれば病院に来院・入院の必要のない方でした。これまでの地震では長時間の停電はなかったため、今回の災害により、このような災害時要援護者が発生することに気づかされました。
　救急外来では、災害時にはそのような患者さんへの対応が迅速に行われ、重症者への処置対応が遅れることを防がなければなりません。処置の必要のない患者さんに対しては、スムーズに目的の入院病棟や透析室などへの移動をはかることも重要だと感じました。

＊

　このたびの地震では、八戸市は被害が少なく、病院スタッフで被災した人はいなかったため、マンパワーの確保はできました。震災当日や翌日もスタッフが集まり、できる限りの患者対応はできたと考えます。災害時はマンパワーが不可欠です。その中でも看護師の役割は、来院された患者さんのトリアージ、処置介助、他部門との連絡調整役、家族への配慮など多岐にわたります。当直師長や救急外来師長の指示の下に、私たちスタッフはできることはなんでも行うという強い意識があり、トラブルのない患者対応につながったと思います。

File 49

茨城県

茨城県看護協会
東日本大震災災害支援活動

太布 和子 茨城県看護協会 専務理事

　2011年3月11日14時46分、激しい揺れが襲い、茨城県看護協会（以下、本会）の建物は不気味な音を立てて軋み、あらゆる物品が床に散乱し、すさまじい状況となりました。すべてのライフラインが即刻寸断され、携帯電話も不通で、ラジオから流れる情報だけが唯一の頼りでした。停電のため信号は作動せず、道路は至る所で通行不能になり、深夜まで渋滞が続きました。さらに、公共交通機関の途絶と深刻なガソリン不足により、県民は不自由な生活を強いられることになりました。

茨城県看護協会における災害支援活動

　地震当日、本会会長は出張中でしたが、幸い携帯電話が通じ、会長の指示の下、的確に支援体制を整備し、それぞれの役割を確認することができました。書類等が散乱し足の踏み場もなく、通信網も遮断している状況下、携帯メールで可能な限りの連絡・情報交換に努めました。

❶情報収集

　翌日、本会の近隣地域は電気が復旧し、断水は続いていたものの、屋上の貯水槽が機能したため業務を行うことができました。県が発信する救急告示病院の状況等の情報を確認しながら、県および関係団体、会員施設と連絡・調整をして、災害支援ナース派遣の準備を行いました。

　県内185病院のうち、171病院が天井ボードの崩落や内外壁のひび割れ、配管設備の破損などの建物被害を受け、このうち74病院では、

MRIや放射線治療装置などの医療機器にも被害が出ました。停電や断水も影響して、診療を制限する医療機関が相次ぎ、14日の時点では、93の救急告示病院のうち44病院で入院患者を転院させたり、救急患者の受け入れを軽症患者に制限するなどの対応に迫られました。この間、看護師たちは自宅の被災状況が脳裏をよぎりながらも、日夜フル活動していました。県北の災害拠点病院では、病棟など複数の建物が損傷し、稼働病床が半減しました。筑西市の公立病院は全建物が使用禁止になり、プレハブハウスでの外来診療のみの対応となりました。4か所の訪問看護ステーションも被災しました。

　激震と津波の破壊力は予想をはるかに超え、県内にも未曾有の爪痕を残しました。さらに3月にもかかわらず凍りつく寒い日が続き、患者さんも避難者も、そして懸命に働く看護職にもつらい日々の連続でした。

　3月15日、本会職員は近隣に開設された避難所を訪問し、避難所の状況確認と支援物資の提供を行いました。翌日、水戸市へ支援物資（タオル、バスタオル、ディスポーザブルマスク、ガウン、手袋、注射器、ブルーシート、洗面器、石鹸等）を提供しました。

❷茨城県災害支援ナース派遣体制の整備

　3月17日、災害支援体制の整備について県避難所対策担当課などの関係窓口と連絡をとったところ、所属施設が被災し休業となった看護師より支援活動の申し出があり、翌18日より被災病院への災害支援ナースの派遣を開始しました。福島県からの避難者受け入れに伴う災害支援ナースの派遣体制について県庁で調整を行い、行政と本会の役割について確認し、3月23日に災害支援ナース派遣要請を会員代表者（看護管理者）宛に電話で依頼（第1報）しました。24日には、災害支援ナースの募集を本会ホームページに掲載（第2報）しました。また、災害支援ナースの身分保障ため、保険に加入しました。一方、筑波大学附属病院より、他県の大学病院から応援に来た災害支援ナース20人について、派遣先の調整依頼を受けました。

❸茨城県災害支援ナースの活動と報告会

　茨城県災害支援ナースの登録・派遣状況を表1に示します。災害支

援ナースの派遣継続、派遣人数および派遣終了については、現地担当者と連絡・調整をしながら行いました。ガソリン不足で車が使用できなかった災害支援ナースは、自転車や自分の足で被災病院・避難所へ向かい、支援活動を行いました。派遣は4月27日まで続きました。

派遣終了から3週間が経った5月19日、茨城県災害支援ナース活動報告会を開催しました。参加者は、災害支援活動を行った看護職、災害支援ナースを派遣した施設の看護管理者、災害看護検討委員、本会役員・事務局です。参加者からは避難所の生々しい状況や緊急支援体制等の報告がありました。

専門職として「使命」「熱意」「誇り」をもって支援活動にあたった災害支援ナースが多く、「何か助けになりたい」という思いで参加した一方、「能力不足を感じた」と言う看護師もいました。それでも、避難所に看護師が常在することで、避難者の心の支えになれたのではないかと思います。この活動報告会を通して、それぞれの体験の共有をはかることができた意義は大きいと思います。また、人と人との絆、地域の絆、行政との連携が大きな力になることを実感しました。

❹被災のために失業した看護職の就職支援

本会では、被災のため失業した看護職への緊急雇用情報を4月7日にホームページに掲載し、求職相談支援を開始しました。6月2日時点で、求人施設数は数施設から18施設に増加し、求職相談者は11人で、そのうち就職に結びついたのは看護職4人と看護助手2人でした。茨城県を通り過ぎて、さらに西へと職場を求めた看護職もいて、こんなところにも原発事故の風評被害を感じました。

表1	茨城県災害支援ナースの登録者と派遣実績
登録者数	121人（施設登録27、個人登録9） うち5人が日本看護協会災害支援ナースに登録（福島県へ1人派遣）
派遣場所	11か所
派遣者数	36人（施設登録者14、個人登録者4） うち助産師2人、看護師33人、准看護師1人
派遣期間	3月17日～4月27日

県看護協会対策本部の課題

❶県行政等との連携強化

　これまで本会では、災害に備えて避難訓練等を実施し、県や医師会、市町村との連携を構築してきましたが、今回の震災発生時、初動において迅速に対応できたとは言い難い状況でした。今後は連携をいっそう強化し、通信網が遮断されても迅速に状況を把握して支援活動が開始できる情報手段を確立する必要があります。具体的には、現地における情報収集、行政の保健師との連携、民生委員の活用が重要と考えます。

❷災害支援ナースの派遣

　避難所の状況、派遣先の支援業務内容、派遣先への交通手段など、正確な情報を、いつ、どの程度提供するかということについて、事前の調整が不十分でした。派遣シフトについては、所属施設の勤務状況などを考慮しなければならず、調整が困難でした。

　また、県西・県南からの災害支援ナース派遣は、深刻なガソリン不足と距離的問題（100 km 以上）があり、苦労しました。災害支援専用車の確保の必要性を認識しました。

❸災害支援ナース指導者育成の必要性

　災害支援活動を実効あるものにするため、災害支援ナースの質の向上が必須といえます。災害支援ナース指導者育成の必要性を感じました。

❹「放射線と看護」のあり方について

　福島県に隣接する茨城県は、福島第一原子力発電所の事故の後、県民の不安が大きくなり、風評被害も深刻になっています。本会では、東海村 JCO 臨界事故の教訓から、認定看護管理者の教育課程カリキュラムに「放射線と看護のあり方」を入れ、人材育成に努めてきましたが、さらに意識を高め、県民の不安解消に努めたいと考えます。

*

　今年度に始まる本会建物の改修工事に際しては、災害時の拠点となるべく、設備面での工夫が必要です。また、今回得た教訓を活かし、既存の災害看護マニュアルの見直しを早急にはかっていく予定です。

File 50

茨城県

2011年3月11日の震災

川又 光子
筑波大学附属病院水戸地域医療教育センター 水戸協同病院 看護部長代行 兼 看護副部長

震災時の状況

　本館1階の外来受付の裏の事務机で看護師と仕事の打ち合わせをしていたときに、地震が起こりました。はじめは「またいつもの地震だ。そのうちおさまるだろう」と思いました。しかし、だんだん強くなり、「いつもと違う」と不安になってきましたが、「落ち着いて」と自分に言い聞かせました。一緒にいた看護師に、「大きい！ 怖い。怖いよー」と腕をつかまれました。フィルムが落下し始め、OA機器が揺れ、立っていられないほどでした。揺れはなかなかおさまらず、「逃げよう」とその看護師に言って玄関に向かうと、外来受付には患者さんも職員も誰もおらず、皆、逃げたんだと思いました。

　医事課長が玄関から「早く外に出ろ！」と叫んでいました。入院病棟のほうを見ると、防火シャッターが閉まるのと、土煙の向こうに人が右往左往しているのがかすかに見えました。「新棟は耐震補強がされているから大丈夫だろう。それよりも耐震補強されていない本館のほうが危ない」と思い、一度外に出ようとしましたが、ジー、ジー、ピューン、ピューンなどといろいろな音が鳴り、土煙で視界が悪く、頭がボーッとしてしまい、夢の中の出来事に思えて、どうしたらよいのかわからなくなりました。それでもなんとか外に出ると、大勢の人が集まっていて、「こんなに多くの人がもう避難したんだ。自分はいつまでも何をしていたんだろう」と思いました。

外に出てからすぐ、「対策本部を立ち上げて指示をしなくては」と思い、院長と看護部長を探しましたが、見つかりませんでした（院長は学会出張、看護部長は市内で部長会議でした）。センター長の姿が見えたので声をかけ、椅子の上に立って指示をするように頼みました。そして、紙に「対策本部」と書いて点滴スタンドに貼りつけ、センター長にその場所を動かないようにお願いしました。
　そうこうしているうちに次の地震がやって来ました。本館が倒れるかもしれないと思い、玄関の近くに集中していた患者さんに近くの市営駐車場まで避難するようにセンター長に伝えてもらい、患者さんを建物から離しました。
　病棟の入院患者も次々と避難してきて、玄関口に溢れかえっていたので、近くの高台へも避難するように指示しました。
　少しすると、駐車場は多くの患者さんでいっぱいになってきました（写真1）。看護師長たちから「どうしたらいいんですか。指示してください」と言われ、まず患者さんを病棟ごとに集めて、各師長の管理下に置くように指示しました。看護師たちは自然に段ボールに病棟名を書いていました。
　次に、センター長と相談して、帰宅できる人には退院していただくことと、そのときは必ず師長が把握するように指示をしました。また師長には、指示をスタッフに伝えたら、対策本部に一度戻り、次の指示を仰ぐように伝えました。
　私には、「いったん病棟に戻って、患者さんが全員避難したか確認するように」との指示が出されました。崩壊の危険性がある病棟に戻るのは怖かったのですが、任務と思ってラウンドしました。
　夕方になり気温が下がってきたので、患者さんたちとともに新棟に避難しました。人工呼吸器を装着している患者さんや酸素を必要とする患者さんが多くいたのですが、停電や断水等のため酸素がなくなってきており、不安でした。当院の上層部が、患者さんたちを引き受けてもらえる病院を探し、「○○病院に△名搬送」と言われましたが、搬送する手段がなく困っていたところ、ちょうどそこにDMAT隊が来てくださ

ました。DMAT の人に「どこの病院に誰を輸送するのか、病院の職員が指示してください」と言われましたが、詳しい情報がわからず、医師に聞きながら患者さんを振り分けました。寒い中、186 人の患者さんを他施設に転送し、すべてが終了したのは翌日の朝でした。

活動を振り返って

❶よかった点
①対策本部（写真 2）をすぐに立ち上げた（しかし、指示がうまく入らなかった）。
②負傷者が出なかった。
③病棟師長が入院患者をよく把握していた。
④偶然、建設業者の人が居合わせたので、建物の耐震状況を聞くことができた。
⑤転院した患者さんの家族が来たとき、すぐに転院先を伝えることができた。
⑥新棟が耐震補強済みだった。
⑦患者さんの家族から、看護師がそばに付き添っていてくれたことを感謝された。
⑧職員ががんばった。

❷反省点
①地震時に、入院患者を外に出すべきだったのか（しかし、あの状況では、自然に出てきてしまう）。
②院長、看護部長など上層部が不在であることを把握していなかった。
③入院台帳がなかったので、入院患者の詳細がわからなかった（師長や看護師の記憶により把握した）。
④DMAT 隊へ搬送先や優先度を伝えるときに、各科の医師がそばにいてくれたらよかった。
⑤医事課の搬送先の集計がなかなか出なかった。
⑥ガソリンが不足していて、車で患者さんを搬送できなかった。
⑦実習生の看護師の安否確認をしなかった。

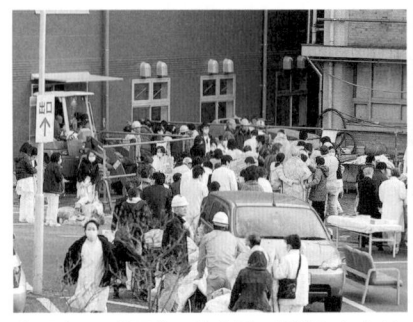

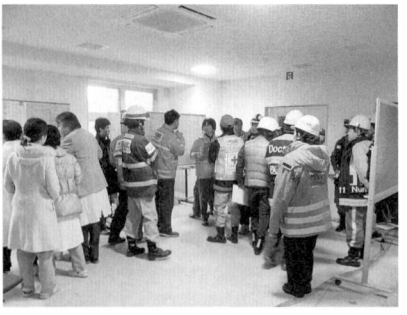

●写真1：地震後、駐車場に避難した患者　●写真2：対策本部の様子

⑧震災後、当院の透析患者を毎日ほかの病院で透析させてもらったことで、患者さんも付き添った職員もともに疲労した。
⑨保育所が病院から離れているので、職員が子どもの様子を見に行けなかった。
⑩震災後の職員のメンタルケアがされていない。
⑪病院の一部が耐震補強されていないことで、不安をさらに大きくした（もし耐震性に問題がないことがわかっていたら、患者さんを早めに建物内に戻していたかもしれない）。
⑫コンピューターのサーバーが院内に設置されている（離れたところに設置する必要がある）。

❸今後の対策
①手動の吸引器の準備
②対策本部の者は、目立つ服装にする（ジャンパー着用など）。
③衛星回線の設置
④JAのスタンドは、厚生連の職員に優先的に給油してもらえるようにしてほしい。
⑤透析患者は、受け入れてくれる病院があればお願いしたほうがよいのか検討する。
⑥災害時の持ち出し物品の確認
⑦昼間でも暗いので、ライトがついたヘルメットの準備

File 51

茨城県

3・11
そのときケアの現場では

根本 美貴 居宅介護支援事業「看護の宅配」代表取締役

出先の介護老人保健施設で地震に遭遇

　「あらっ、地震ですね」。最初は慌てることもなく、「いつものことだ」とのんびりしていました。その日、市内にある介護老人保健施設の入所者の介護保険の認定調査に伺い、認知の項目を職員に確認するばかりとなり、担当職員の方とソファーに腰かけたとたん、揺れ始めました。過去に起きた阪神・淡路大震災や新潟県中越沖地震、また1か月前に起こったニュージーランド・クライストチャーチなどの大震災のニュースは知っていましたし、被害にあわれた方々に「お気の毒に」と心を痛めてもいましたが、幸いにも私が住む茨城県はこれまで大きな災害がなく、「ここは地盤が固いから安全だ」という地元の人の言葉を信じきってもいました。ですから、普段から地震があってもあまり慌てたり怖がったりすることがなく、今回の地震もいつものようすぐに止むだろうと思っていました。しかし、徐々に揺れが激しくなり、いままでにないほどの強い揺れで、止まりません。「これはダメだ！」と危険を感じ、面接室のドアを開けて廊下へ出ました。廊下では3人の入所者が車椅子に座り、傍らには若い介護職の女性が、恐怖で顔を引きつらせていました。

　激しい揺れ、蛍光灯の点滅、そして突然の停電、パラパラと崩れ落ちてくる壁や天井の破片……。いま目の前で起きていることが現実と思えない反面、チラリとかすめた「このまま死ぬのかな？」という恐怖。同時に「ここには100人の入所者がいる」など、一瞬にしていろいろなこと

が頭の中で駆けめぐりながら、足は入所者の各部屋に向かっていました。

各居室のドアを開け放し、ベッドに寝ている方々に「大丈夫、落ち着いて。揺れがおさまったら必ず来ますから」と声をかけながら、布団を頭から被せて回りました。恐怖で泣いている人や、怖いと顔を引きつらせている人たちを見て、自分の中に「この人たちを助けなくては！」というナースとしての使命感のような思いが溢れ、それが自分を落ち着かせ、冷静に行動することができたのかもしれないと、いまになってみれば思います。随分長く揺れていたように感じましたが、実際には2分くらいで、その後も強めの余震が何度もありましたが、職員の方とともに入所者を片っ端から車椅子へ移乗させました。入所者を食堂へ集めるとのことでしたので、車椅子に乗った方たちを食堂へ押していきました。すぐに屋外に脱出できるよう、食堂のサッシの鍵を開けておきました。入居者全員がひと通り集まったことを確認し、「ほかにお手伝いすることはないですか？」と尋ねると、大丈夫との返答であったため、帰るために自分の車へ向かいました。

ALSの利用者の安否確認に奔走

車内テレビでニュースを確認すると、第一声で「東京タワーのてっぺんが右側に傾いています」とのアナウンスが耳に入り、「これは大変なことが東京で起きてしまったんだ」と思いました。大切な友人や恩師の顔が浮かび、どうしようもなく不安に駆られ、携帯電話を取り出し、片っ端からかけてみましたが、どこにもつながりません。ふと見上げると、家々の瓦が落ち、道は塀がまるでドミノ倒しのように倒れています。

信号も停電のため消えてしまい、道はあちこちで渋滞が始まっています。このとき、担当させていただいているALS（筋萎縮性側索硬化症）の方のことが気になりだして、その方のお宅に伺おうと思いました。しかし、信号が消えているうえに、道にはあちこち亀裂が入って一部陥没、そして渋滞と、いつもならば15分くらいで走れる道が2時間以上もかかる状況で、暗くなってきたこともあってお宅に伺うことは断念するしかありませんでした。「どうしよう、呼吸器が……吸引器が……。長い

入院生活からやっと希望の在宅に戻ってきたばかりなのに」などと、思いが頭の中でぐるぐるめぐっていました。携帯電話を何度かけてもつながらず、家の電話も不通。自宅に戻り、停電でいつもよりずっと暗い、そして絶え間なく続く余震の中で床に就きましたが、まんじりともできない長い夜でした。明るくなるのをただひたすら待ちました。

やがて夜が明け、空が白み始め、早朝なら道路も空いているだろうと考え、ALSの方のお宅まで車を走らせました。帰りが夜中になってしまったというご長男が、眠たそうに目をこすりながら出てきて「昨日のうちに病院に行ったみたいです」と仰ったので、その病院まで車を走らせました。利用者さんは緊急でICUへ入院されていました。ご本人の特に変わられた様子もない笑顔に迎えられたとき、安堵のあまり涙が出ました。奥さまも涙で、「呼吸器は使わなくても大丈夫だったんだけど、吸引がね。それで隣の家のご主人の手を借りて、車に乗せて病院へ運んじゃったの」と仰り、その後、地震後の対応についてお話を伺いました。

会社の被災の様子に茫然

患者さんの無事を確認してひとまず安心し、昨日は暗くなり確認できなかった会社の事務所へ向かいました。建物の外壁が一部崩落しているのを見ながら2階の事務所のドアを開けると、スチール製の書棚やファイルキャビネットが倒れ、床が見えないほど本や書類が散乱し、机の上の物もパソコンもすべて落ちていました。その光景にただただ力が抜け、何をどうしたらよいかさえ思いつかないで、茫然としてしまいました。電力が復旧したときに火花で火災になったと聞いていたことを思い出し、とりあえずブレーカーを落として事務所を後にしました。

帰り道、利用者さん宅を回れるだけ回ってみようと思い、車を走らせましたが、通行止めになっていたり渋滞が始まっていたり、車のガソリンも残りわずかとなったりで、とても全員のところには回れなくなってしまいました。行きたいけど行けない、電話も不通で安否確認ができない、焦りと不安でどうしたらよいかわからなくなりました。「ライフラインの止まった状態でいったい何ができるというの？ 小さな会社だけ

ど、13年間積み上げてきたものが一瞬でダメになっちゃた……」と、言い知れぬ脱力感・無力感に打ちひしがれました。片づけも、どこから手をつけていいかわからなくて遅々として進まず、水道が止まった状態では拭き掃除もできないので、事務所には2時間いるのがやっとでした。

避難所でのボランティア

　そんなとき、テレビで東北の被災地の方が「地震になんて負けない」と笑顔でがれきを片づけている姿を拝見し、うじうじとしていた自分を反省しました。「そうか、できないことは無理してやらなくてもいい。いまの状況で、自分にできることだけ精一杯やればいい」と考えつきました。そこで、午前中の2時間は事務所の片づけ、午後は歩いて行ける距離の避難所で血圧測定のボランティアを申し出ました。

　震災から4～5日経ち、避難者のお顔にも疲労が滲んでいました。私は血圧を測定しながら、様々なお話を聞かせていただきました。脳梗塞で左半身麻痺があり、杖をついていらした方、精神科疾患があり、今回の震災が大きなストレスとなって行動が落ち着かなくなってしまった方、車中で数日過ごされ、熱を測ると38℃あり、救急車を要請して病院へ搬送した方、早朝に福島県から避難してきたけれども、受け入れ先が県南の避難所になり、変更できないので行くしかないと仰っていた方など。何度も繰り返す余震、停電や断水の不自由さ、そして避難所のプライバシーのない空間。皆一様に「眠れない」と話されていました。

＊

　震災から3か月が経ち、あちこちにその被害の爪痕が残っている状態ではありますが、皆、以前の暮らしに戻ろうと努力しています。

　今回の震災は、実に多くの教訓を私たちに残してくれました。自然の脅威の前では、1人の人間の力は弱くて抗うことはできない。でも、弱い力でも困ったときに助け合い、支え合うことができる。人と人のつながりにどんなに励まされ、勇気をもらったことでしょうか。今後、1人の人間として、また一看護師として、復興していこうとするこの土地で、何かの役に立てることを進めていきたいと考えています。

File 52

茨城県

自施設が被災しながらも被災患者の受け入れを行う

黒田 梨絵[*1,*2]、内田 里実[*1]　[*1]筑波メディカルセンター病院 救命救急センター、[*2]筑波大学大学院人間総合科学研究科看護科学専攻博士後期課程

自施設の被災状況

　東日本大震災やその後の余震により、当院は病院施設の壁にひびが入り、段差が生じ、ドアが動かなくなりました。一部天井が落ち、1階の床は地盤の変化のためか段差ができました。当院には本館と新館があります。ライフラインが途切れ、新館では停電時に非常用電源へ切り替わる「切り替え装置」が故障し、復旧までの12時間、停電となりました。断水は3日で解除されたものの、十分な供給には至らず、県の補給を受けながら節水を徹底して対応しました。それに加えて食材の搬入も見通しが立たず、患者さんへの食事は簡易調理したものか、非常食を提供しました。外線電話はつながりにくい状況であり、院内ではPHSを、外部とは無線を使用し、連絡をとり合いました。また、被災地から患者さんを受け入れるための空床確保、入院中の患者さんの安全確保のために、医師の判断と患者さんの了承の下、退院調整を行いました。

被災地からの患者受け入れ

❶被災地施設からの転院患者の受け入れ

　岩手・宮城・福島・茨城県は全国へDMAT派遣を要請しました。当院は災害拠点病院であり、震災当日から茨城県のDMAT参集拠点となりました。参集したDMATはここから被災地へ向かい、入院中の患者さんを複数の病院へ転院搬送する役割を果たしていました。

その中で当院も、15人の患者さんを受け入れることになりました。発災直後から震災による救急患者受け入れ専属の医師を配置し、FAXや携帯電話等を使用しながら情報を集約して対応しました。3月12日、15人の患者さんが車両にて当院へ到着しました。混乱することもなく、医師による診察後、各病棟へ入院調整を行いました。
　3月17日、ADL全介助の患者さん2人を、北茨城市から防災ヘリにて受け入れました（写真1）。当院の通信機能は回復しており、直接連絡をとり合い、混乱なく病棟へ入院となりました。

❷被災地から自主的に避難してきた患者の受け入れ
　福島第一原子力発電所の事故で被ばくした可能性がある患者さんの受け入れについて、当院の救命救急センター長が統括して対応方針を統一しました。患者受け入れについて、①電話問い合わせ時の対応、②電話問い合わせがなく当院へ来院した際の対応（ⓐ避難地域［福島第一原発から30km］以外の住民、ⓑ避難地域以内の住民、ⓒ原発敷地内で職務に従事していた作業員）に分類し、トリアージナースの対応、連絡体制、記録、診療、検査等について看護師の認識を統一し、患者受け入れ態勢を整え、混乱なく患者対応を行いました。
　また、地震や津波でおくすり手帳や内服薬を紛失し、内服薬の処方を希望する患者さんが多数来院されました。スムーズに対応できるように医師と薬剤師の連携の下、内服薬の写真や名称を収載したパンフレットを作成し、その結果、混乱のない患者受け入れとなりました。

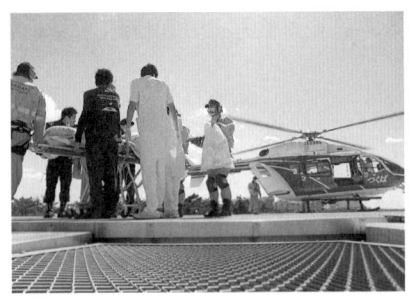

▲写真1：茨城県防災ヘリによる患者受け入れ

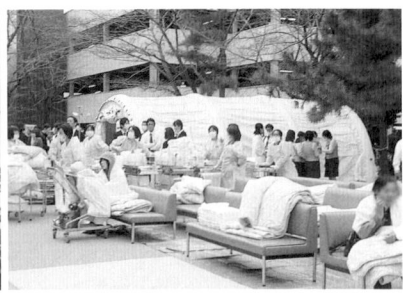

▲写真2：病院の正面玄関前に設置された簡易テント

近隣住民被災患者の受け入れ

　当院の救命救急センター救急外来（ER）には、救急処置室が2室（ER.A、ER.B）あり、経過観察用ベッドが6つあります。

　3月11日14時46分、東日本大震災の発生直後、2件の救急搬送依頼があり、人員を配置し準備しました。1件目の患者さんが来院し、ER.Aで治療を開始しました。その後、2件目の患者さんが来院する直前、通信機能が途絶えたことで搬送依頼の連絡がとれなくなった救急車が飛び込みで来院しました。患者さんは意識障害があり、優先的にER.Bに搬入し、治療を開始しました。その直後に、予定していた2件目の患者さんが到着し、経過観察用ベッドのあるフロアで受け入れました。

　同時に、被災した多くの患者さんが来院することを予測し、簡易テントを病院の正面玄関前に設置しました（写真2）。簡易テントを第一トリアージブース、院内外来受付前に設置したトリアージ区域を第二トリアージブースとし、患者さんの緊急度・重症度にあわせて対応できるように患者待機場所を分けました。その後は、院長の管理の下、医師、看護師、コメディカルが自主的に協力し、被災患者を受け入れるために同じ目的意識をもって対応していました。

　災害対策本部の指示の下、ERは（ER）担当医師と（ER）リーダー看護師を統括とし、外来フロアにいる患者さんやスタッフの安全を確保しながら、患者受け入れのための流れをつくりました。

被災後の患者受け入れに関する思い

　震災によって動揺する患者さんを安全な場所に誘導しながら、ひびが入る施設の現状を見て「病院が崩壊するのでは……」と思いました。私たちはできるだけ患者さんに不安な思いをさせないような対応に努めていました。繰り返す余震の大きな揺れに恐怖を感じましたが、「どうにかしなければいけない」という思いで、ERを可能な限り運用させることに必死でした。また、患者さんや看護師に生じる動揺が少しでも落ち着くように、平常心を保持し続けるように努めました。

震災後、疲労を感じる暇なく、長時間にわたり勤務した看護師もいました。いま振り返ってみると、我々看護師は様々な思いを抱えながら、逃げたい、帰りたいと感じることなく勤務していました。ともに勤務する看護師は大切な仲間です。看護師の健康や生活背景を考慮し、ERの状況に応じて人員調整することが大切だと思います。また、震災後は非常事態が長期化するので、管理者の指示の下、看護師が負担とならないように勤務を調整、配慮することが必要です。

　震災直後には通信が途絶え、情報が混乱・錯綜する中、飛び込みの救急患者搬送に対して瞬時に通常どおりの受け入れ態勢を確立できたのは、普段から多職種間における信頼関係が構築されている結果だと感じました。その根底には、「患者さんを助けたい」という共通の思いがあるからだと考えます。

今後のために考えること

　大災害後の患者受け入れを行う際、ER看護師には、患者さんや家族への対応、院内での入院調整、他職種・消防機関・隣接する病院との連携が必要になります。物資・人材・時間が限られた状況下で、看護師として最大限ERを運用させるための緊急時の対応技術の向上などの訓練や教育が必要です。また、混乱なく患者さんを受け入れるためには、常に不測の患者さんが来院する可能性があるという心構えをもつことも重要だと思います。

　ER看護師は、緊急事態が起こったとき、冷静に優先事象を瞬時に判断し、正確な報告・連絡・相談を密に行う技術の習得と、普段から多職種間の信頼関係・人間関係を構築しておくことが必要です。また、ER看護師に「いま、何をしたらよいのかわからない」といった不明瞭な任務を負わせないような職員教育も大切となります。さらに、患者さんの健康を守るためには、看護師自身が心身の安定を保つことと、健康への配慮（休息、勤務交代、体調の管理など）が重要です。そして、今回の経験を記録し、今後発生する可能性のある非常事態に活かすために伝承することが必要であると考えます。

File 53

千葉県

千葉県旭市の震災被害と国保旭中央病院の対応

景山 順子[*1]、山田 利幸[*2]、加瀬 多恵子[*3]
総合病院国保旭中央病院 [*1]看護部長、[*2]救命救急センター統括師長、[*3]救命救急外来主任

　総合病院国保旭中央病院は、千葉県東部地区の中核病院であり、基幹災害拠点病院でもあります。1952年に開院以来、増改築が行われ、1～7号館の棟が建ち並んでいます。そのため、患者・職員動線の悪化と建物の老朽化に伴う耐震構造の問題が生じていました。2006年5月より、免震構造の新本館建設を含む再整備事業が着手され、2011年3月に新本館が完成、5月に移転が完了し、診療機能が集約されたところです（写真1）。

入院患者の避難誘導

　2011年3月11日の大地震で、旭市は津波による甚大な被害を受けました。私は管理棟の3階で、新本館移転準備会議、患者移送計画についての会議中でした。いままで経験もしたことのない大きな揺れに、会議の参加者は動くことができませんでした。揺れがおさまってから、看護部長の指示の下、自部署に戻り、安全確認を行いました。
　救命救急センターは7号館3階に位置し、管理棟からは徒歩3分ほど離れています。救命救急センターに向かう道中、建物のつなぎ目は廊下の壁片が一部落下し、スプリンクラー配管の破損により、天井から水が滝のように流れ落ちてきていました。やがて2回目の大きな揺れが襲ってきて、私は不安の中、病棟にたどり着きました。救命救急センターには生命維持装置、人工呼吸器管理中の重症者を多く収容しており、機

器類が停止することにより生命維持も絶たれてしまう状況下でしたが、正常に作動していることが確認でき、安堵しました。病棟内の被害としては、棚から書類が一部落下した程度で済み、患者さんと職員の安全を確認することができました。その後、階下にある血管撮影室、救急外来の被害状況を確認し、ともに被害がないとの報告を受けました。

　余震が続く中、院内では災害対策本部の指示の下、12の病棟の患者さん約500人を免震性のある新本館へ避難誘導しました。透析センターでは、透析中の30人ほどの患者さんが治療を中断、返血し、中間・夜間の透析は中止し、次回予定について協議が行われました。また、市の水道が断水した影響もあり、その後の透析調整と準備が行われました。患者さんを避難させている間に建物の損傷程度を確認し、19時頃には各病棟に戻ることができました。看護部では、各病棟で夜勤者の支援をするために、スタッフを増員させて対応することになりました。

救急外来の受け入れ態勢

　当院の救命救急センター外来は、全次救急を受け入れるER型です。大震災後、多くの受診者が予想されたため、車両課と事務職員により車両の通行制限を実施しました。救急外来前にはエアーテントを、救急車入口にはトリアージブースを設置し、軽症受診者に対しては、放射線治療棟を臨時診察室にして受け入れ準備を進めました。

　地震そのものによる受診者はさほど多くはありませんでしたが、その後の津波による溺水、低体温、けがで受診される方が多くいました。日勤・準夜勤のスタッフに加え、自主登庁したスタッフで対応し、受付業務は事務部門からの応援を受けました。

　震災直後は電話がつながらず、救急隊から患者情報が得られない状況での受け入れとなりました。トリアージを救命救急科の医師が担当し、診療ブースを臨時で増やして、看護師は軽症、重症、入院待ちと分担して対応することで乗りきりました。被災者の受診者数は、11日から12日深夜にかけて、旭市内16人、市外13人、うち入院9人、死者1人、12日は旭市内10人、市外1人、うち入院9人、死者2人でした。

市内は停電となっていたため、在宅酸素療法の方が病院へ次々と避難してきました。震災当日の夜は、被災者を含めて50人ほどが病院に宿泊し、うち在宅酸素療法を行っている4人を社会的入院として対応しました。

旭市内被災地区への医療支援

　震災翌日より救護所の往診2チーム（医師、薬剤師）が避難所を巡回し、主として紛失した処方薬の配布を実施しました。3月16日から避難所の医療ニーズの把握を行ったところ、幸い近隣の診療所や医院に大きな被害はなく、受診の手配もできているとのことでした。しかし、避難所の環境が整えられないことによる発熱などの体調不良者が徐々に出始め、便秘、肩こり、筋肉痛を訴える方も増えてきている状況でした。

　そのうえ、旭市の4か所の避難所の保健師は少ない人数で約700人の避難者に対応し、12時間交代勤務に加え、超過勤務も数時間に及び、疲弊している状況でした。そこで行政に確認し、当院から看護師を派遣することになりました。平日は救急外来看護師、休日は師長が交代で支援に出向き、健康チェック、環境整備など保健師の業務を支援しました。震災後1週間が経過する頃、避難所でインフルエンザに罹患する方が出始めたため、入院受け入れや避難所での個室隔離を行い、感染を広げないよう努力しました。3月22日からは精神科巡回診療も開始し、こころのケアに重点がおかれるようになり、現在も継続して実施しています。

陸前高田市への医療支援

　千葉県旭地域は被災地域に指定され、当院は被災地の基幹病院としての役割を担うことになりましたが、東北地方の被災地と比べれば、自院の被害がほとんどなかったことが不幸中の幸いでした。震災の影響が落ち着きを取り戻した頃、東北地方の支援のため、当院からDMAT隊を派遣することになりました。3月16日に岩手県陸前高田市へ第1班を派遣し、その後、県の要請にて3班まで派遣することができました（写真2）。これも、自院の機能を維持することができたからこそであり、各スタッフが自己の責任を果たすことが、派遣されたスタッフを支援す

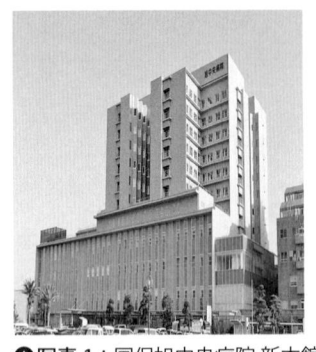

●写真1：国保旭中央病院 新本館　　●写真2：国保旭中央病院のDMAT隊

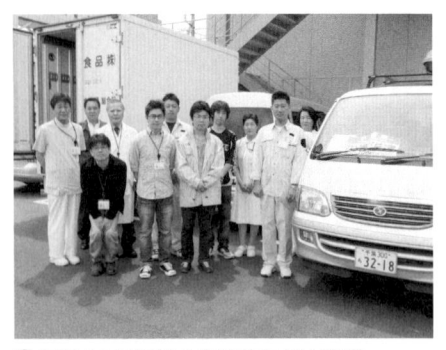

ることにつながっているということを実感しました。

おわりに

　旭市は、地震と津波により、最終的には死者13人、行方不明者2人、重症者2人、全半壊家屋1,200余りの大きな被害があり、一時的にでも避難所へ避難した市民は3,000人近くまでに及びました。特に津波による被害は大きく、海岸付近の道路はがれきと泥で埋め尽くされ、被災された方は、明るくなるにつれ姿を現す変わり果てた自宅や街並みにどれほどのショックを受けられたか、想像に余りあるところです。震災から3か月が経過し、がれきの撤去も進み、仮設住宅の建設、入居と復旧作業は進んでいますが、今後は、被災された方々の心の痛みが病にならないように、こころのケアが重要になってくると思います。

　また、災害時は情報が錯綜する中で、いかに正確に情報を収集し、伝達するかが重要になってきます。当院では幸いPHSが使用できる状況でしたが、避難誘導時の指示のタイミング、避難場所の確保、治療の継続の可否など、問題は山積しています。これらの問題を協議し、災害マニュアルの整備や日頃の訓練に活かしていきたいと考えます。

　最後に、大震災で亡くなられた多くの方のご冥福を祈るとともに、被災者の方に心よりお見舞い申し上げます。そして、被災者の方を支えるべく活動する看護職を含むすべての方に敬意を表し、今後もできうる支援を約束したいと思います。

解説

東日本大震災の被害の特質

室崎 益輝 関西学院大学総合政策学部 教授

　2011年3月11日14時46分に発生した三陸沖を震源とする東北地方太平洋沖地震と、その後の地震（その後の余震を含む）による「東日本大震災」の特徴や被災実態について簡単に整理しておきたい。

被害の概況

　2011年6月末の時点で死者・行方不明者が約2万3,000人、全半壊建物が約21万棟、火災が約300件と報告されている。建物被害と火災被害は阪神・淡路大震災をやや上回る程度であるが、人的被害はその4倍とはるかに大きな数字となっている。また、直接的な経済損失（原発関連を除く）は約20～25兆円で、阪神・淡路大震災の約2倍と推計されている。

　阪神・淡路大震災との大きな違いは、第一に津波により家財や備蓄品はもとよりすべてが失われたこと、第二に被災者の救済や被災地の復旧にあたるべき基礎自治体が崩壊してしまったこと、第三に住宅だけでなく生活の糧である仕事を失ってしまった人が非常に多いということである。こうした被災の特質が、その後に展開される救援や復旧を困難にし、結果として間接被害の増大へとつながっている。

直接被害の状況

　直接被害は津波によるもの、振動によるもの、火災によるもの等に大別されるが、死者や建物損壊のほとんどが津波によってもたらされている。死者についてみると、92％が津波による溺死である。全壊建物についても、津波による流出や倒壊によるものが8割以上を占めている。原発事故や火災の多くが津波によって引き起こされていることも含めて、「巨大津波災害」と位置づけることができる。

直接被害の特徴は、「巨大」「広域」「複合」の3つのキーワードで整理することができる。

　「巨大」というのは、巨大な破壊エネルギーが巨大な地震によって放出された、ということである。南北500km、東西200kmにわたって断層が動いた。その結果として、浸水高さで25m、遡上高さで40mを超える大規模な津波が発生するなど、対応力の限界を超える破壊事象が広範囲に発生している。地震のエネルギー規模を示すマグニチュード9.0というのは、我が国の観測史上最大のもの、世界でも4番目のものであった。巨大な地震が巨大な被害をもたらした、ということである。しかし、その巨大な被害の背景には、「想定外」という言葉に代表される「想定ミスからくる備えの甘さ」があったことを忘れてはならない。

　「広域」というのは、被災の範囲が地域的に見て広範囲に及んだということである。津波で浸水した部分は約550km^{2}で、東京・JR山手線内側の面積の9倍にもあたる。また、沿岸部だけでなく内陸部にまで被害が生じている。

　ところで、今回の震災で災害救助法の適用を受けた市町村は8都県にまたがり、200市町村をはるかに上回る。その数は阪神・淡路大震災の適用市町村の約10倍である。被災地の範囲が広域に及んだということは、救援の手が漏れなく隅々にまで行きわたることを困難にした。

　「複合」というのは、多様な被害が複合連鎖する形で発生したということである。地震による損壊に加えて、大規模な津波による流失や浸水、さらには市街地火災や危険物火災が発生している。液状化や地盤崩壊による被害も少なくない。仙台市の中心部では宅地崩壊が起きている。ところで、ここで問題になるのは福島第一原子力発電所の事故である。阪神・淡路大震災にスマトラの大津波、それに加えてチェルノブイリの原発事故が同時に発生したような状況が生まれてしまった。

間接被害の状況

　被害の特徴を示すキーワードとして、以上の3つに加えて「欠援」というのがある。これは外部からの支援が極めて不十分であったために、間接被害が深刻かつ膨大なものとなったということである。支援の少なさは、救援に駆けつけるボランティアの少なさに典型的に示されている。震災後3か月の平均値で、阪神・淡路大震災では1日2万人ものボランティアが駆けつけているが、東日本大震

災で駆けつけたボランティアは数千人にも満たない。被害の規模が阪神・淡路大震災の数倍にも及んでいるにもかかわらず、救援の量や速度が数分の一でしかないという状況は、震災後の救援や復旧を困難にし、深刻な間接被害を生むことになった。

　遅れたのは支援だけではない。復旧や復興も遅れている。NHKが震災3か月後に実施したアンケートの結果を見ると、被災者の8割が「復興が進んでいない」と答え、また被災自治体の首長の6割が「復興の目途が立っていない」と答えている。こうしたアンケートの結果を引き合いに出すまでもなく、被災地に放置されているがれきの山を見るだけで、その遅れを実感することができる。

　震災後100日の時点での復旧状況を、阪神・淡路大震災と目標の達成率で比較すると、被災地からのがれきの撤去は、阪神・淡路で40％であったのに対して20％、避難所における避難者の解消は、阪神・淡路で70％であったのに対して30％、仮設住宅の建設の完了は、阪神・淡路で80％であったのに対して50％と、いずれも遅くなっている。避難所の過酷な環境に多くの被災者が取り残されていることや、異臭を放つがれきやヘドロがいつまで経っても撤去されないことが、被災者に焦りや絶望感をもたらすことになっている。

　こうした支援や復旧の遅れが、被災地と被災者に深刻な危機を与えている。その第一は「憤死の危機」である。被災地では震災後のケアが不十分なために疲労や病気で命を落とすという「震災関連死」が相次いでいる。行政がこの関連死を調査していないために、正確な数字がつかめないが、1か月あたり200人を超す人々が関連死しているという報告が、NHKや読売新聞社等の調査で明らかになっている。物や人が提供されないという支援の空白、がれきの撤去や仮設住宅の建設が進まないという復興の遅延が、助けられたはずの命を関連死という形で奪っているのである。初期には低体温症やインフルエンザ等、現在では肺炎や脳梗塞等によって命が失われている。これ以上、体力の衰えた被災者を劣悪な避難所に置いておけないのだが、避難所の環境改善も進まず、またそこからの仮設住宅移転も遅々として進んでいない。

　第二は「漂流の危機」である。津波により一切のものが流されたという被災地の状況、あるいは放射能汚染ゆえに退避せざるを得ないという被災地の状況から、10万人を超える人々が被災地外への移住を余儀なくされている。人口の流出は直後の緊急的避難だけではない。仮設住宅の建設の遅れや仕事の確保の困難性か

ら、時間の経過とともに被災地外へ流出する人が相次いでいる。ここでの問題は、糸の切れた凧のように流出した人々の消息がわからなくなっていること、また故郷に戻ってくる可能性が見込めないということである。このように、被災地コミュニティの崩壊につながりかねない危機が深刻化しつつある。漂流の危機に関していうと、家族がバラバラになる状況も生まれている。仕事の関係で被災地を離れられない働き手とその他の家族とが、別々の場所で生活せざるを得ないという状況も看過できない。

　第三には「棄業の危機」を指摘しなければならない。今回の被災地は、漁業や農業とそれに関連する加工業などによって支えられてきた。ところが、港湾部の壊滅的被害とその回復の遅れにより、漁業や養殖業、さらには水産加工業の維持が難しくなっている。また、放射能や塩水による土壌汚染によって、農業を継続することも困難となっている。このまま漁業や農業が衰退してしまうことは、被災地の復興にとっても国民の生活にとっても、好ましいことではない。とりわけ漁業は存亡の危機を迎えていると言わざるを得ない。港湾部に建築制限をかけることや高台移転にこだわることは、漁業の復興の基盤を奪うことにつながり、結果として復興を遅らせることにつながりかねない。

災害急性期の医療支援
——DMATの活動

PART 2

File 54
東京DMAT看護師活動の記録

佐藤 香代子 東京都立多摩総合医療センター 手術室

　1995年の阪神・淡路大震災を教訓に、1人でも多くの救える命を救うために、災害医療・災害看護の研修が急速に広がりました。私自身も東京都立病院の災害看護エキスパートコース修了とDMAT訓練を経て隊員となり、院内災害研修やOn the job training（職場内研修）での災害教育に自主的に携わってきました。2004年の新潟県中越地震時には、発災11日目に東京都の医療救護班（医師1人、看護師2人、ロジスティックス1人）として小千谷総合病院を拠点に避難所巡回し、膀胱炎、高血圧、不眠、不安、腰痛、上気道炎などに対する診療や介護老人保健施設での介護ケア、地域住民宅巡回等の、いわゆる災害フェーズ2の医療活動を行いました。

　しかしながら、今回の東日本大震災直後のDMAT出動要請から被災地での災害医療活動は、新潟県中越地震時の亜急性期の医療救護班の医療活動とは全く違う3日間となりました。

東京DMAT出動

　3月11日（金）14時46分の地震発生時、当院でもいままでに感じたことのない揺れと恐怖を体験しました。直ちにマニュアルに沿って手術室内の患者さんの安全確保と施設点検を実施し、その後、院内の災害対策本部への報告や未入室手術の中止決定、手術終了患者の帰室準備等を慌ただしく行いました。その最中、「DMAT隊員の皆さんへ。被災地

派遣に備え、待機可能な隊員は救命センターに連絡をしてください」との院内放送が流れました。私は所属長にその旨を伝え、待機可能である意思表示の連絡を行い、院内で待機することとなりました。

その日の業務終了時、帰宅困難となったスタッフは、休憩室や麻酔控室のテレビで被害の甚大さの情報を得て、不安な顔で茫然と立ち尽くしている状態でした。看護部から自分の待機時間が明朝9時までとの連絡を受け、落ち着かない気持ちを抑えながら職場で連絡を待ちました。3月12日（土）午前3時、PHSが鳴り、「出動命令が出ました。救命センターまで参集してください」と連絡があり、ほかの2人の隊員とともに5時10分に東京消防庁の連携車で病院を出発しました。

6時に蓮田サービスエリアで他の東京DMAT隊、東京消防庁ハイパーレスキュー隊やポンプ隊が集結し、今後の行動計画等についてミーティングを行い、一路気仙沼市を目指しました。車中では、現地の状況を想定して活動内容を話したり、衛星電話で病院へ経過報告を入れるなどしながら過ごしました。一関インターチェンジより一般道へ入ると、私たちの車両部隊に気づいた現地の方々が車に向かって手を合わせ、お辞儀をする姿を目にし、これから行うDMAT活動に身の引き締まる思いを強く感じました。気仙沼市に近づくと白煙が上がり、自衛隊ヘリや消防庁ヘリの離陸していく光景が目に飛び込んできました。

16時20分、気仙沼市営球場に到着（走行距離556 km、走行時間約11時間）。到着後、各隊がそれぞれ持参した医療資器材の確認を行い、既に活動していた岩手DMATからの引き継ぎが行われました。

「津波の被害で近づけない建物に孤立した被災者をヘリで救出。救出した被災者のトリアージを行っています。赤と黄タッグの傷病者はいない状態です」。その言葉を聞いたとき、被災地までの道すがら「倒壊した家屋の下敷きになり、救出を待っている被災者への医療と救出」をする現場での医療を想定していた私の思いは覆ることとなりました。

活動1日目（発災後2日目）

到着してからヘリコプターが飛べなくなる日没19時くらいまで、救

出された被災者のトリアージを実施しました。一昼夜にわたり暖をとれず救助を待っていたため、低体温状態や脱水状態の方がほとんどでした。

活動後は、10隊のDMATでデブリーフィングを行いました。食事は東京消防庁が用意してくれたカップ麺、パン、アルファ米、ソーセージ、缶詰等でした。電気がないため、日没後は山の中腹に位置する球場は真っ暗な闇に包まれました。食事は自分たちの連携車内でとり、仮眠は東京消防庁の寝袋をお借りし、DMAT隊員は消防庁テント内で、連携隊の隊員は連携車内でとりました。気仙沼の夜は気温0℃まで下がり、地面からの冷たさが寝袋に横たわった体に凍みてきました。しかし、被災者は不安の中、極寒に耐えていると考えると、私の感じている寒さはさほど問題ではありませんでした。

21時、仮眠。仮眠後の大事な業務として、24時間体制で消火活動を行っている消火隊の医療救護待機を各チームが交代で行いました。トイレは、球場内の和式1個と男性用1個を使用できました。

活動2日目（発災後3日目）

5時起床。朝食後、ブリーフィングとヘリコプターで救助された被災者のトリアージを実施し、緑タッグの人はマイクロバスで避難所となっている体育館へ、黄タッグの人は救急車で気仙沼市民病院へ搬送し、その合間に米軍からの支援物資の搬送作業も行いました（写真1、2）。午後からは、気仙沼市立病院で救急車搬送患者や自力来院患者のトリアージや透析終了患者の避難所までの搬送などを行いました。

18時30分に活動を終え、本部に帰還途中、現地に入ってからはじめて、津波被害を受けた街並みを目の当たりにしました。自然災害の猛威を改めて感じた瞬間でした。

活動3日目（発災後4日目）

起床後から前日と同様にトリアージ活動を行い、8時過ぎにDMAT帰還命令が出されました。私は、被災者のためにもっと医療活動をしたいという思いを抱えながら、午前10時に現地を後にしました。

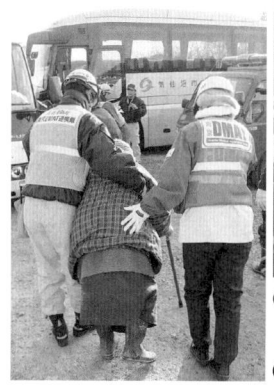

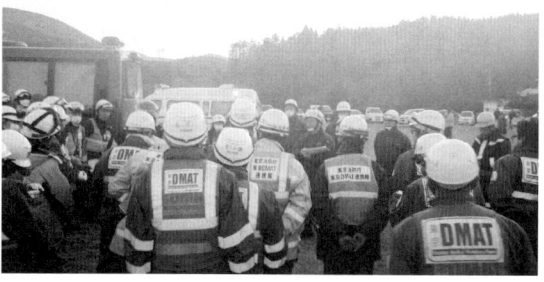

◉写真1：ミーティング風景

◉写真2：緑タッグの傷病者をマイクロバスへ誘導

　21時10分、多摩総合医療センターに到着。連携車から降り、災害対策本部で今回の活動を見守ってくれていた医師たちによる放射線被ばく検査を受けました。福島原発事故による放射線被ばく情報に乏しかったため、少し驚きを感じました。

活動を振り返って

　今回のDMAT活動は、超急性期の災害医療活動としての役割を十分に果たせたのか疑問は残りますが、超急性期であっても災害の規模や特徴によってニーズは変化するため、現場ニーズにあわせて被災者のために最善を尽くすことが最も大切であると実感しました。また、DMATは、急性期に迅速にいつでも出動できる態勢を個人レベルでも整えておくことが重要であることも強く感じました。そして、数日間、寝食をともにして救護活動を行う仲間の存在と、活動の支援をしていただいた連携隊の存在の大切さを痛感しました。

　多摩総合医療センターではDMAT出動体制が構築されており、今回の震災においても迅速に派遣態勢が整ったため、このような活動をすることができました。今後のDMAT、災害看護活動をより効果的に継続していくためにも、今回の反省点や課題を分析し、活かしていくことが自分の役割だと思っています。

File 55

東京DMAT現場活動報告

小川咲子 東京都立広尾病院 救命救急センター

東京DMAT隊の一員として出動

　東日本大震災当日、私は病棟で勤務をしていました。緊急地震速報が流れ、しばらくすると、いままでに経験したことのない大きな長い揺れを感じました。私は東京DMATに所属しているため、待機指示を受けました。その後出動が決定し、3月12日深夜2時頃、医師1人、ロジスティックス1人、看護師2人、DMAT連携隊3人にて宮城県気仙沼市に向け出発となりました。テレビで見ていた東北の被害状況を思い、自分に何ができるだろうかと大きな不安を抱えていました。

　約12時間かけて東北道を進み、東京消防庁と東京DMATのベースキャンプ地に到着しました。ベースキャンプには10チームのDMATが集合していました。到着後、先陣で活動をしていた宮城DMATより引き継ぎを受けました。孤立した避難所からヘリコプターで救助された避難者のトリアージを行ったこと、津波の水が引かず救助活動が難航しており、自力で脱出した人と脱出できなかった人に分かれ、トリアージタッグの色は黒か緑の両極であり、津波の猛威が人々の生死を分けてしまったということでした。

　引き継ぎを受けている間にも、ベースキャンプには次々と救助された被災者が搬送されてきました。私たちは、歩行できる方には大型避難所行きのバスに乗車してもらい、歩行不可の方には各DMAT隊のバスの後部座席を簡易診察室にし、二次トリアージを行って、治療が必要と判

断すれば気仙沼市立病院へ搬送し、経過観察でよしとすれば大型避難所行きのバスへ移動介助を行いました。被災者は高齢者が多く、衰弱・脱水状態だったり、降圧剤などいつも内服している薬が流されてしまったという方が大勢いました。

活動2日目

❶救助現場での医療活動

　統括医師より各DMATチームに活動内容の采配がありました。自家発電でフル稼働している気仙沼市立病院への援助チーム、医療提供チーム、ベースキャンプでトリアージを行うチームに振り分けられ、私たちはベースキャンプ担当になりました。

　午前中は搬送されてくる方のトリアージを行い、午後は医療チームとして活動しました。救助現場で医療が必要と判断される人が発見されると、現場へ行って医療を行います。つまり、DMATの本領です。待機していると、家屋にJCS 300（痛み刺激に対する反応なし。最も危険な状態）の人がいるとの情報が入りました。情報はJCS 300ということのみで、外傷か、溺水か、低体温か、全くわからないので、医療バッグすべてを持参し、現場へ直行しました。そのときはじめて、海岸沿いの気仙沼市の状況を目の当たりにしました。まるで戦争映画の中にいるようで、現実とは思えないような状況でした。

　気仙沼市は火災の被害も大きく、海岸付近では黒煙が上っていました。泥水とがれきの中を進み、現場の家に到着すると、中は泥水で汚染され、壁や天井が崩れ、写真、仏壇などあらゆる物が散乱していました。そこにうつぶせで倒れている人を発見しましたが、残念ながら既に呼吸はなく、死後硬直の状態でした。発見時、私たち一同は動くことができませんでした。その光景は衝撃的であり、強いショックを受けました。できる限り身なりを整え、医師により死亡確認がされました。私たちは黙祷することしかできませんでした。今回の津波は、このように突然多くの人の生活と命を奪っていったということを改めて実感しました。それと同時に、何もすることができなかった無力感を感じました。

❷避難所からの支援を求める声

　民家を後にし、ベースキャンプへ帰る準備をしている際にも余震は頻回にあり、津波警報も流れていました。その中、各避難所から診察を求める声を次々に受けました。ライフラインが途絶し、どこの病院が稼働しているか情報もなく、移動手段もない中で、私たちDMATの存在に気づき、声をかけてくる人が街中にいました。訴えの内容は、「持病の薬が流され、震災後から内服ができず、具合が悪い」「避難所で失神をした人がいる」等でした。

　DMATの持っている医薬品は限られています。通常、DMATバッグの中には、外傷者を対象にした輸液や薬剤が多く、今回被災地で需要が高かった降圧剤や鎮痛剤、感冒薬、持病に対する内服薬はほとんどありませんでした。被災地で医療活動を行う際は、内科的な常備薬を準備しておくことの大切さを身をもって知ることができました。できる限りの手を尽くして診察を希望している方のところへ行き、話を聞いて、使用できる薬があればそれを渡し、治療が必要と判断した人は病院へ搬送しました。いわゆるドクターカーのような役割です。各避難所で、被災者の方は私たちに温かい言葉をかけてくださり、数少ない配給のおにぎりまで持たせてくれようとしました。このような過酷な状況でも、他人を思いやれる気仙沼の方々には、本当に頭が下がる思いでした。

活動3日目

　疲労と緊張が蓄積したのか、消火活動を行っている消防隊員の具合が悪くなり、診察となりました。消火時に煤を吸ったためか、急性咽頭炎と感冒症状がありました。ここでは、ある救急隊が独自に持参していた市販の感冒薬、胃薬、絆創膏などが入っている救急薬セットが大活躍しました。特に絆創膏は、津波によるがれきの山を片づける際に釘を踏んだり、傷ができた被災者の方に使用するのにとても役立ちました。DMATバッグの中にはガーゼは多くありましたが、絆創膏がなかったのです。

　援助活動を行う側の体調管理もとても大切なことです。過酷な環境の

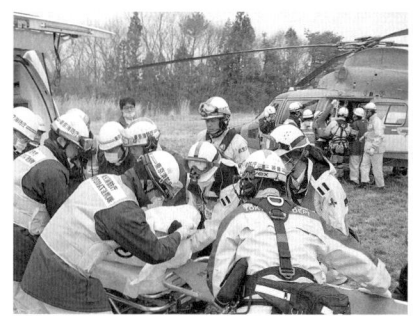

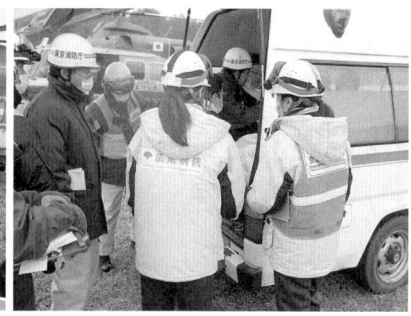

●写真1：患者搬送の様子

中では体調を崩しやすく、「自分は大丈夫」と後回しにしがちですが、まずは自らが心身ともに健康でないと活動が安全に行えません。互いに声をかけ合い、体調を気にかけていくことが大切です。

　午後に、転落してCPA（心肺停止）の方がいるとの情報が入りました。現場へ急行すると、全脊柱固定された意識清明な方がいて、診察の結果、下肢骨折と診断され、気仙沼市立病院へ搬送されました。このように、現場では限られた情報と刻一刻と変わる状況から必要なことを判断するスキルが求められます。

活動4日目

　活動最終日のこの日は、気仙沼市立病院のキャパシティーを広げるため、妊婦や人工呼吸器使用の重症患者の域外への搬送が決まり、そのサポートを行いました（写真1）。患者さんはヘリコプターで知らない病院へ転院しなければならず、大きな不安を抱えていたと思います。少しでも不安が軽減できるように、できる限り声をかけていきました。約10人の患者さんの搬送を無事終了することができました。

＊

　私たち東京DMAT隊は、災害サイクルで急性期の時期に活動を行いました。今回の災害は被害が大きく、年単位に及ぶ長期的なサポートが必要です。災害サイクルに応じた医療、看護支援を継続的に行うことと、長期的な被災者のこころのケアを継続していくことが大切です。

File 56

福島県での DMAT活動を振り返って
八戸市立市民病院DMAT隊の活動記録

西川 健[*]、加藤 洋明
八戸市立市民病院 急患室 [*]主任看護師・救急看護認定看護師

■福島県飯舘村で放射線サーベイランスを担当して

　DMAT[1)] とは、災害急性期に活動できる機動性をもつ専門的なトレーニングを受けた医療チームと定義されています。チームは医師、看護師、ロジスティックス（業務調整員）で構成され、大規模災害などの現場で、主に急性期（概ね48時間以内）に活動しています。このたびの東日本大震災で、私は八戸市立市民病院DMAT隊の一員として、福島県での災害支援活動を行ってきましたので、報告します。

❶支援内容および期間と支援場所

　私たちの支援内容は、福島第一原子力発電所から30 km圏内の医療機関に残されている400〜500人の患者さんを、圏外もしくは広域医療圏に安全に搬出することでした。支援期間は3月18日（金）〜20日（日）の3日間で、場所は福島県の飯舘村公民館（原発より30数km離れた地点）と川俣高校（原発より40数km離れた地点）、および相馬港に停泊している海上保安庁の巡視船「いず」の船中と広域搬送のためのヘリコプターの機内でした。

❷支援の実際

〔1日目（3月18日）の活動〕

　患者さんが救急車や警察のバス、自衛隊の車両で搬送されてくるので、飯舘村公民館前の駐車場にチェックポイントを設けました。そこで、患者さんの放射線サーベイランスと長時間搬送に耐えられる健康状態かど

うかのメディカルチェックを行いました。

　DMATは当院以外の隊も合わせて4チームが駐在しており、支援のための編成は2人1組の3ペアで、サーベイランスチームとメディカルチェックチームに分かれて活動しました。当院医師と私はサーベイランスの担当となり、タイベックスと呼ばれる防護服に更衣し待機しました。その後、約30～60分間隔で患者さんを乗せた救急車が5～20台の隊列で到着してきました。医師が患者さんの頭からつま先までをサーベイメーターを使用してチェックし、私がチェック表（スクリーニング済証）に記入し、問題がないことを確認する作業を行いました。患者さん以外には、搬送担当の救急隊員や警察官の方からも自らスクリーニング希望があり、その都度、実施しました。実施した人数は70～80人、スクリーニングの線量は地面で18,000～20,000 cpm、胸元で4,000～6,000 cpm、個人線量は0.02～0.03 Sv/hでした。

〔2日目（3月19日）の活動〕

　2日目の活動は、川俣高校グラウンドに場所が変わったものの、活動内容は1日目と同様でした。ただし、搬送されてくる人数は1日目よりもかなり多くなること、防災ヘリを使用した広域搬送があること、高校の体育館内に広域医療搬送拠点（staging care unit；SCU）を立ち上げ、トリアージも実施するとの事前通達が朝のミーティングでありました。

　当初私は、昨日と同じ医師とペアになりスクリーニングのみをしていましたが、患者さんの人数が多いためメディカルチェックも兼任しました。医師が行った内容を名簿に記入していく作業をしたり、高校に隣接した体育館で、一般の地域住民を対象にしたサーベイランスをしていたのですが、会場を間違えてグラウンドに入ってくる人々に説明と案内をして安全確保に留意したり、救急車などの車両誘導も行いました。また、患者さんが2時間程度チェックポイントに留まることもあり、排泄介助も必要でした。川俣高校グラウンドの線量は、3,000～5,000 cpm、個人線量は0.06 μSv/hでした。

〔3日目（3月20日）の活動〕

　3日目の活動内容は、南相馬市立総合病院の患者さん8人を、海上保

安庁のヘリコプター3台で新潟市民病院へ広域搬送することでした。巡視船内に必要物品を搬入し10分程度待機していると、救急車にて患者さんが次々と搬送されてきました。そこで患者さんを簡易ベッドに寝かせ、氏名、年齢、病名を確認し、意識レベルやバイタルサインのチェック等のメディカルチェックを行いました。私は医師とペアとなり、4人の患者さんを約1時間かけて新潟市民病院へ搬送しました。個人線量は0.08～0.09 μSv/hでした。

❸ 活動を振り返って

　放射線サーベイランスは当初、搬送されてくる患者さんだけだと思っていましたが、実際には救援者である救急隊員、警察官、自衛隊員の方々も自分のスクリーニングを希望されたことから、彼らも放射線という未知の脅威に対して不安をもって援助していたことがわかりました。このことから、被災者のニーズだけでなく、その現場でのニーズが何かを把握して活動することが重要であると思いました。

　また、私たちが着ている防護衣は頭から足まで覆われ、まるで宇宙服のような格好で、顔はマスクとゴーグルに覆われていて、かろうじて目が確認できる程度でした。搬送されてくる方々は、ただでさえ地震や津波、原発事故という中で不安や緊張に包まれていると思われるのに、その避難の際に得体の知れない格好をした私たちにサーベイメーターを向けられる恐怖感や不安は計り知れないと考えました。そのため、できるだけはっきりとした口調で挨拶して身分を名乗り、心配のいらないことや目的を伝え、不安の軽減に努めることが大切と考え、実践しました。

　困ったこととしては、防護服の中はとにかく暑かったことです。そのことから、私たちはあらゆる環境の中でも活動できるよう、常に自身の健康管理に留意することが大切であると思いました。

　そのほか、避難者の方々は車内で長時間待たされることもあり、トイレの問題がありました。トイレは確保されていたのですが、高齢者や障害者の方々が使用するためのトイレとしては離れた位置にあり、そのうえ急な階段を上る必要があり、場所としては不適当なものでした。さらに、高濃度の放射線が蓄積しているかもしれない砂土のグラウンドを歩

いていく必要もありました。このことから、トイレの確保は場所の選定にもっと留意しなければならないと思いました。

❹おわりに

災害現場では、医師が行う治療を中心に考えられがちですが、看護も同様に求められています。山崎[2]は、災害看護の特色の中で「被災直後の負傷者に対する医療・看護のみならず、被災者の健康の維持・増進・疾病の予防など、直接負傷しなかった人も含めて地域のすべての人々が心身ともに健康な生活をおくれるよう、災害全体を考え、健康を支える看護師の役割は重要である」と言っています。私自身は活動するにあたり何1つ特別なことはしていませんが、この言葉を心がけたことと、現場のニードを把握し、他の災害支援者の方々と協力しながら、そのとき現場で発揮できる最大限の看護スキルを提供しようと思い、活動してきました。

さらに今回は、被ばく医療という特殊性のある環境を経験しました。災害医療・災害看護の特色や特殊性という意味を理解しておく必要はありますが、「人を看る」という役割をもつ看護師として、災害時だろうが、平時だろうが、看護の本質は変わらないものと考えます。よって、日頃行っている看護実践が大切であり、災害という非日常の状況下で、いかに日頃の看護実践を確実に提供できるかが重要なのではないかと思いました。今後の災害に向けて私たち看護師は、日頃の看護を誠実に実践し続け、心技体の準備を心がけることが重要ではないかと思います。

(西川 健)

引用文献
1) 厚生労働省医政局：災害派遣チーム（DMAT）研修資料, 2005.
2) 災害人道医療支援会, 災害看護研修委員会編：グローバル災害看護マニュアル—災害現場における医療支援活動, p.50-62, 真興交易医書出版部, 2007.

被災地から、より深刻な被災地へ

❶ DMAT 隊の出動

　2011 年 3 月 11 日 14 時 46 分。激震が襲ったそのとき、私は急患室でドクターヘリの要請待機をしながら急患のケアをしていました。

　「地震だ！」。誰かの声がした後に一瞬みんなの手が止まり、さらに強い揺れとゴォゴォという低い地鳴りが聞こえ、恐怖を感じました。この地域は震度 4 〜 5 クラスの地震を何度も経験してきましたが、今回は違いました。一向におさまりません。長い……。どれぐらい経ったのでしょうか。いままで経験したことのない長い揺れに、「これはかなりの被災者が発生するぞ」と確信しました。ちょうど急患室内にいた今救命救急センター長が次々と指示を出して急患室内をまとめ、次に地震の情報収集と DMAT の派遣準備が始まりました。程なく、ドクターヘリのフライト当番だった私は、医師 3 人と薬剤師 1 人とともに 5 人編成の DMAT 隊として出動することが決まりました。

　ドクターヘリ通信司令室では、停電のためパソコンが使用できず、ワンセグで情報を集めているという状態でした。「マグニチュード 8.8（後に M9.0 と訂正）で観測史上最大規模みたいです。八戸は震度 5 強です。どうやら岩手や宮城のほうが深刻なようです。津波が来るかもしれません」。CS（運航管理者）は我々に短く情報を伝えると、パイロットや整備士たちと協議を続けます。

　今後当院に押し寄せるであろう大量の被災者への対応とは別に、我々 DMAT 隊はこの日のために用意されていた「災害派遣時アクションカード」に沿って、早々に準備を整えました。

　「人口が多い仙台のほうが被災者が多いでしょう。ドクターカーで南下して前進待機しましょう」と、今救命救急センター長。医療資器材の詰まったジュラルミンケース 3 個、輸液バッグの段ボール箱 4 個、ACLS ウエストポーチ 2 個、ヘルメット 5 個を積んだドクターカーは、発災から 43 分後の 15 時 29 分に発進しました。

　15 時 13 分時点で DMAT 待機要請のメールは入っていましたが、

DMAT出動の正式要請はまだ出ていない状況での出動でした。信号も消えた市街は異様な様子を呈しており、交通渋滞の車の中から見る限り、周囲の建物の被害は少ないことを確認しました。ドクターカーの無線を県波から全国共通波に切り替えながら、車内テレビを見ると、速報の映像に背筋が凍りつきました。大津波が仙台を、気仙沼を、宮古を、釜石を、次々とのみ込んでいる……。はじめて知る衝撃的な事実。「ただごとではない事態が起こっており、自分はいまそこに向かっているんだ」──そう思うと、今回のミッションではひょっとしたら命の危機に直面することもありえると、内心覚悟を決めました。

15時57分。普段の3倍以上の時間をかけて高速道路八戸インターチェンジへ到着。しかし、既に入口は閉鎖されており、開通の目途は全く立ちません。喫緊事であると事情を説明すると、係員から道路状況の情報がなく、安全は保障できないことを告げられた後、ゲートを開けてもらうことができました。

❷岩手県盛岡市へ

16時04分。「参集病院は仙台医療センター」とのメールを確認。それ以降、携帯電話もメールもつながりませんでした。17時55分、「参集病院変更。盛岡です」。持参した災害時優先通信携帯だけが自施設と連絡をとれる唯一の手段でした。

18時20分。岩手医科大学附属病院へ到着。より被害の大きい沿岸部に医療ニーズが高いことと、特に大船渡は壊滅的との情報を得ました。我々は岩手医大統括DMATから、自衛隊ヘリで岩手県立大船渡病院へ向かい、病院支援と広域搬送の任務に就くことと、酸素ボンベ9本とジュラルミンケース3つを託されました。流通経路が寸断された現在、我々は医療物流のキーパーソンでもありました。しかし、情報が錯綜しており、自衛隊ヘリの待機は翌早朝にまで及びました。

❸被害の甚大だった岩手県立大船渡病院へ

7時39分。皮肉にも快晴の空に飛び立つ我々の乗る自衛隊ヘリ。乗って25分ほど経過したとき、眼下に立ち込める煙と、変わり果てた大船渡市街が目に飛び込んできました。あまりに無残な光景に目を疑い、言

葉がありませんでした。

　8時08分。発災から17時間以上経過して、ようやく津波被害の最前線である大船渡病院へ着陸しました。といっても、DMAT活動基準の48時間以内の超急性期活動に変わりはありません。DMAT本部へ到着を報告し、統括DMATの山野目医師から情報を得ると、溺水傷病者が多く、救命できた赤タッグの患者さんも予断を許さない状況が続いていて、しかも院内の備品や残存機能も逼迫しているとのことでした。

　ホワイトボードに目を向けると、不眠不休で闘った形跡が生々しく記録されていました。黒タッグ傷病者も多数おり、早期にお寺が遺体安置所に選定されたことは、病院の機能維持につながったとはいえ、そう話す医師の表情からは複雑な思いがあったことを容易に察することができました。

　「それから、使えるのはそこの衛星電話だけですから」。情報を送るのも得るのもたった1つの衛星電話という状況で、それでも各連携機関と連絡をとり合い、2人の患者さんの域外搬送が決定しました。我々八戸の隊が2つに別れてそれぞれの患者さんを担当しました。2人とも溺水でCPA（心肺停止）蘇生後の患者さんでした。

　私が受け持ったのは3歳の女の子で、母親の背中におんぶされ、津波に流されているところを祖父に救助されました。母親は死亡し、助けた祖父はけがはないものの、家も家族も失いました。祖父の口からは「なんでジイば死なせなぁで……」という言葉が何度も何度も聞かれました。そばにいた彼も被災者なのです。人工呼吸器につながった小さな体は懸命に自発呼吸を続けていましたが、石油のにおいが髪にわずかに残ることから、重症化が予想されました。その他、体に目立った外傷がなく、あの津波の中、母親がこの子を必死に助けようとがんばったんだと思うと、もう涙をこらえることはできませんでした。そして、いち早く充実した医療体制の整う病院へ搬送したいという想いが高まりました。

　先発の自衛隊ヘリによる患者搬送を見送った後、次のヘリ到着まで救急室の後方支援と情報収集が続けられましたが、運ばれるのは黒タッグか緑タッグの患者さんという両極でした。情報の錯綜で何度か振り回さ

れる場面もありましたが、実際に盛岡からここまで走ってきた運転手から道路情報を得ることができました。その結果、ヘリコプターを待たず陸路で盛岡まで救急車搬送することが決定しました。既に患児は4階の病室から1階に移っており、転院搬送の準備も完璧です。エレベーターが使えず、様々な職種が入り乱れる混乱した中でも、すばらしいケアを提供している大船渡病院のスタッフに畏敬の念をおぼえました。

道中、ガソリンスタンドに並ぶ大渋滞を緊急走行で慎重に回避し、無事にミッションを達成し、先着隊の医師2人とも合流できました。

❹活動を振り返って

今回のDMAT派遣初期段階では、観測史上最大規模の震災ということもあり、建物倒壊によるクラッシュ症候群や重症外傷への救命治療、またはCSM（がれきの下の医療）等の現場活動などを想定し、備えた部分がありました。そのため、被災県からの派遣要請を待たず、前進待機という形で迅速に出動したことは意味があったと思います。改訂を重ねてきた「アクションカード」は有用でした。

しかし実際は、大津波という災害の特徴によって、実際の超急性期救命医療のニーズに対応するには、外部のDMATがその現場まで到達できない印象を強く受けました。その間に、溺死だけではなく低体温症で亡くなられた方も数多くいらっしゃったのだろうと思います。さらに迅速な対応となれば、やはりドクターヘリによる医師・看護師の現場投入も必要になるのではないか、と派遣中に話題になりました。もっと早く、もっと多くのDMATがここに来られたら、救えた黒タッグ患者があったのかもしれません。

今回の震災で犠牲となられた方から学ぶことは数多くあります。津波に対する啓発活動はもちろん必要です。しかし、いざ今回のような津波災害が発生した際には、さらにいま以上の迅速な医療支援も重要だと強く感じました。ドクターヘリの最大の利点は機動性、即応性にあります。我々ドクターヘリに携わる人々が訴えることで、DMAT派遣のルールがより柔軟となれば幸いです。空には渋滞がないのです。　　　（加藤 洋明）

File 57

▍事前準備の大切さ

新井 喜洋 東京大学医学部附属病院

SCU任務のため現地に赴くも……

　私は宮城県仙台市の霞目自衛隊基地での広域医療搬送拠点（staging care unit；SCU）任務を任され、震災当日の18時頃に東京を出発し、現地に入りましたが、残念なことに全くと言ってよいほど任務を遂行することができませんでした。傷病者が搬送されてこないのです。現地リーダーと本部との無線のやりとりを聞いていると、「拠点病院に20～30人の広域医療搬送対象者が待機しているが、本部にはその報告が上がっていない。よって、ヘリコプターなどの広域医療搬送手段も準備していないので、結果的にSCUに傷病者が搬送されてくることもないだろう」というものでした。

　現地リーダーはその報告を受けてSCUの規模を縮小し、消防や自衛隊が行っている救助現場に数隊のチームを派遣しようとしましたが、ある医師の「テントで待機すべき」という意見により、我々は搬送されてこない傷病者をテントで待ち続けることになりました。なんのためのSCUか疑問をもちましたが、現地では我々も情報を得る手段がなく、傷病者が運ばれてこないのは、想像していたよりも被害が少なかったからなのかもしれないと思い、未練は残るものの13日の夜に東京に戻ってきました。

　しかしテレビなどから、救命でないにしろ医療を必要とする人が多く残されていたことを知り、愕然としました。我々の隊も含め九州からも

DMATが駆けつけ、現地SCUには20隊（100人）以上の医療者が集合していたにもかかわらず、そのほとんどが何も知らされず、何もせずに現地を後にしたからです。医療を必要とする人たちがいて、医療を提供できる人が揃っていたのに、お互いが出会うことはなかったのです。被災者と救援者の両者にとって、これほど残念なことはないでしょう。津波被害から助かったのに、後に低体温症や肺炎でお亡くなりになる被災者が多いことを知り、DMAT業務の再考が必要だと思われました。そのような訳で、私は今回の派遣ではほとんど活動することができなかったので、私の事前準備の不備について記したいと思います。

地震当日のこと

　3月11日14時46分、私は布団の中にいました。夜勤明けで、ちょうどウトウトしはじめた頃だったでしょうか。どこからともなく地鳴りが聞こえてきました。結構大きな地震がくるかも、と思いましたが、夜勤明けで一度閉じた目はそう簡単に開きません。はじめはわずかな揺れでしたが、いままで経験したことのないような激しく大きい揺れに変わりました。揺れがおさまってくると、私はテレビをつけてニュースを見ました。しかし、いま振り返ってみても、そのときに見たテレビの内容は思い出せません。おぼえているのは、「保育園に預けている娘は大丈夫だろうか」、そして「間違いなくDMATが派遣されるだろう」と思ったことです。

　アパートの前では徐々に近所の人が集まりだし、余震に怯える子どもたちの悲鳴にも似た声が聞こえてきました。私は急いでバッグに必要な物を詰めながら、娘のいる保育園に電話をしました。このときは保育園に電話がつながり、娘の無事を確認できました。しかし、その後は全く電話がつながらなくなり、「今後、緊急避難をするかもしれない」と保育士が言っていた言葉が気になり始めました。娘を迎えに行くべきか、それともすぐに職場に向かったほうがよいのか悩みましたが、考えている時間も余裕もなかったので、とりあえず車に乗り込み、娘のいる保育園を目指しました。けれども運転しながら、ふと「2歳の娘を抱えたま

まDMATの出動準備ができる訳もないし、1人で待たせておくこともできない。まして、職場の被害が甚大だったら、それこそ私は業務をこなさなければいけないだろう」という考えが浮かんできて、結局、まだ一度も連絡のとれていない職場に行き先を変えました。このことが、後に私を苦しめることになるとは知る由もありませんでした。

　病院に着いて防災センターへ行くと、テレビ画面にはいままさに農道を走っている車が、すぐ後ろに迫る黒い津波から逃れようと猛然と走っている映像が映し出されていました。気がつくと私は、緊張のあまり両手を握り締めていましたが、看護部長と事務部長に「DMATの派遣要請を待たず、いますぐに派遣すべきです」と具申しました。同じ映像を見ていた両部長はうなずき、すぐに病院長へ連絡をしていただけたので、出動の準備を始めました。

　まずはじめに他のDMAT隊員に出動が決定したことを伝え、その後は外来で勤務する妻のところへ行き、娘は無事であることを伝え、「DMATの派遣が決定したので、後のことを頼む」と伝えました。妻も娘の安否を案じており、私の話を聞いてホッとしていました。そして「出動中は無理をしないように」と私に念を押し、笑顔で見送ってくれました。

　メンバーで荷物を車に詰め込み、勢いよく病院を出発しましたが、その後は1時間経っても病院から1km程度しか進めませんでした。震災の影響で首都高速道路が通行不能になり、高速道路を下りた車が夕方のラッシュに加わったために、都内は至る所で大渋滞が発生していました。大渋滞に巻き込まれ、一刻も早く被災地に到着したいと考えていた私は、前に進めない状況にもどかしくて、いらいらしはじめていました。

　そんなときに、妻から携帯メールが届きました。仕事が終わった後、私が乗ってきた車で娘を迎えに行ったものの、普段なら20分程度で着く保育園に、6時間経っても着かないというのです。その後も何度も妻から連絡が来ましたが、一向に車が進まないため、妻のメールから焦りの色が感じられるようになりました。妻は妊娠3か月だったのです。こうなってしまったからには、車を乗り捨てて歩いたほうが早いことを妻

もわかっていましたが、路上駐車のできるような路肩のある道路ではなかったので、車を置いていくこともできずにいました。携帯電話がつながらないため保育園にも状況を説明できず、トイレにも行けず、とうとうお腹が痛むようになっていたのです。そんな妻の状況を知り、なぜはじめに保育園に娘を迎えに行かなかったのだろうか、と自分を責めました。私からも何度も保育園に携帯電話から連絡しましたが、やはりつながりません。こんな状況で、娘はどこでどうしているのだろう、どんな気持ちで親の迎えを待っているのだろうと思うと、被災地に一刻も早く行きたいという焦りと、妻と娘への申し訳なさで頭が混乱していました。被災地にたどり着く目途さえ立たず、保育園には連絡がつかず、妻を苦しみから解放することもできず、何１つ解決できないまま時間ばかりが過ぎていました。日付をまたいだ夜中の１時過ぎに、ようやく保育園に着いたと妻から連絡が来ました。私たちの車が福島県を走行していたときです。いままでの人生で、このときほど安心できたことはなかったと思います。

＊

　一度災害が発生した場合、地域の行政や医療者は普段以上の仕事をしなければならなくなることがあります。けれど、その人たちが安心して仕事に専念することができるよう家族の安全を保護してくれる体制が日本には整備されていません。被災地では家族の安否も確認できないまま、病院や役場で働き続けた人たちが多いと聞いています。夜中の１時過ぎまで娘の面倒をみてくれていた保育園の園長先生にも、家には小さいお子さんがいると知りました。災害は繰り返し襲ってくるので、早急に国として体制を整備することが必要です。しかし、個人的にも今後は、みんなが苦しむことがないよう、きちんと家族で話し合いをしておきたいと思います。

解説

ロジスティックス（業務調整員）の役割

大山 太 東海大学健康科学部看護学科 講師

災害医療におけるロジスティックス

　ロジスティックスとは、英語では logistics と表記されるが、最近ではその意味は製造業において、原材料の調達から始まり、製品のエンドユーザーへの配送、廃品の回収までの一連の物流システム全般を指し示す経済の言葉になっている。しかし、もともとロジスティックスは軍事用語で、日本語では「兵站（へいたん）」のことである。兵站という言葉も普通の生活ではあまり聞かない。ニュース報道などでは明らかに「兵站」であることを「後方支援」と表現しているのをよく耳にする。実際、「兵站」と「後方支援」ではその意味合いが微妙に異なり、兵站は戦闘部隊の後方での作業だが決してフルバックではなく、最前線で活動をともにする。また、似たような言葉に「銃後の守り」という言葉がある。「銃後の守り」とは戦時中、軍隊に入隊しない者が戦争遂行に協力する姿勢を示した言葉で、軍事工場での作業や自国内での経済活動を活性化させるなど、間接的に前線で戦っている兵士を支援することである。現代のニュースで使われる「後方支援」とは、「兵站」と「銃後の守り」の中間ぐらいのイメージかもしれない。

　さて本題に戻るが、災害医療におけるロジスティックスとは実際、どのあたりの意味を指すのか。イメージ的に最も近いのはやはり「兵站」ということになるだろう。「銃後の守り」になると、たとえば被災地に医療チームを派遣した病院などでは、派遣隊が抜けた後の診療や看護を残った職員がしっかり守ること、被災地に派遣されたチームが活動に専念できるように本拠地の病院の機能をしっかり維持し、地域医療を支え続けることにあたるだろう。本稿では銃後の守りでも後方支援でもない、兵站に相当する「ロジスティックス」の役割と機能に注目する。

医師や看護師を診療に集中させるチーム維持機能

　ロジスティックスの重要性を知るには、まず普段のあなたが看護師として生活している様子を考えてみるとよい。我々看護師は、予め師長が作成した勤務表に従い、（日勤の場合）朝起きて、トイレに行って、食事を摂り、職場に向かう。病院に到着したら着替えて病棟に向かう。カルテや患者の様子をざっと観察して、勤務開始を待つ。

　夜勤看護師から引き継ぎを終え、ベッドサイドケアに取りかかる。検査介助をしたり、入院を受け入れたり、清拭をしたり、与薬したり、包交したり、バイタルサインを測定したりし、異常があれば主治医に連絡し指示を受ける。

　お昼になると食事をして、しばしの休憩をとり、午後の仕事に取りかかる。そして、退勤時間。次の勤務の看護師に引き継ぎを行い、着替えて帰宅。帰宅途中に友だちと食事に行ったり、遊びに行ったり……。何気ない毎日の風景であるが、被災地での看護活動も基本の流れは変わらない。

　しかし、ここで注目すべきポイントは、被災地での活動はこれにかかわる大部分を自分たちで賄わなくてはいけないことである。まず「朝起きて」だが、そもそも被災地ではどこで寝るのか。トイレも重大な問題である。次に「食事をして」だが、どこで何を食べるのか。その食料はどこから調達するのか。移動するにも、移動の手段は？　被災地では電車もバスも動いていない。自家用車ならば燃料は？　通れる道はどこなのか。このように看護を始める前から様々な問題に直面する。

　着替えるにしても、どこで、何に着替えるのか。なんとか患者の前に立てたとしても、薬、検査や清拭をするための物品をどのように準備して運んでくるのか。テープ1つにしても、病院内ならばサプライセンターに電話1本で調達してもらえるが、被災地の診療にはそんなことは期待できない。第一、電話をしようにも固定電話も携帯電話もつながらない。今回、東北地方では衛星電話すら通信がままならないときもあり、その中でどのように通信を確保すればよいのか。

　勤務終了後に次へ引き継ぐといっても、限られた人数でどう交代するのか。勤務後、普段の生活ならば友だちや家族と語らい、食事をしながらリラックスもできるが、被災地では難しい。でも、我々看護師もやはり人間である以上、off timeは重要である。よい仕事をするにはリフレッシュメントも不可欠だ。

　さて、このように我々看護師が通常の生活の中で何気なくできている（誰かが

裏でやってくれている）ことすべてを、被災地では自分たちで行わなくてはならない。これを医師、看護師等が診療活動の片手間にやるとなると、チームの医療活動能力が著しく低下するだろうことは想像できるだろう。このような業務を一手に引き受けるのが業務調整員、ロジスティックス担当者（短縮して「ロジ」と呼ぶことが多いので、このコラムでも以下、ロジとする）である。医師や看護師をできるだけ診療に集中させることが、すなわち被災者のためになる。そのためにロジは時間、人、物、情報、そして誰が担当するかわからない雑多なことすべてを管理し、解決をはかる。決してロジは裏方でも後方支援でもなく、チーム維持機能において重要な役割なのだ。

チームを生かすも殺すもロジ次第

　軍事的常識では、戦地が本国から離れれば離れるほど、戦闘範囲が広くなればなるほど、ロジスティックスは難しくなるといわれている。災害医療におけるロジスティックスも同様である。東日本大震災は非常に広範囲な地域が被災しており、遠方から支援チームが派遣されていたが、そのような状況で活動するチームのロジは、手腕がかなり問われただろう。

　ロジの能力がそのまま診療活動の質に影響すると身をもって体験された方も多いだろう。特に今回の災害においては、ガソリンの調達が非常に困難であった。どこで給油が可能か、どうやったら早く給油ができるか、情報と知恵と機転を利かせた行動力が必要だった。通信手段についても様々な問題が生じていたため、通信に関する知識やテクニックがないと、活動そのものが停止してしまうということも生じた。こんなことは被災地では特別なことではなく、優秀なロジがいれば機転を利かせてすぐに解決してしまう。それによって我々は余計なことに気を回さず、患者の診療活動に専念できるのである。

　さらに、ロジはチームの中枢的役割ももち、「チームを生かすも殺すもロジ次第」といっても過言ではない。チームメンバーの心身の安全管理にもロジは重要。活動が長期化して、肉体的にも精神的にも疲弊し始めたチームメンバーをどう休ませ、どうリフレッシュさせるか。できるだけおいしくて温かい食事、できるだけ快適に眠れる環境、気持ちのよいトイレ、余計な緊張感が漂わない雰囲気づくり。これらはロジ担当者の気の利かせ方1つで大きく変わり、すなわちそれがチーム全体の活動能力に直接影響する。

チームリーダーとともに状況を敏感に察知

　私はいくつかの被災地活動を体験し、その経験から学んだことがある。チームでの災害支援活動で最も重要なことの1つは、いかにその場の人間が協力して作業できる環境を維持するかを考えることである。はじめは意気揚々と被災地に向かったのに、実際は思ったような活動ができない、それどころか活動を妨げるようなことが次々に起こる。最初の話と状況が違う、救ってあげられない患者がどんどん出てくる、誰もほめてくれない、ゴールが見えない、おまけに休息も十分にとれない等々、負の要因がどんどん蓄積し、チーム内の士気がだんだん低下する。

　だいたい被災地ですべて順調に事が進むなどまれであり、所詮、災害支援とはそのようなものだと思えるようになればよいのだが、それまでには多少の経験が必要だ。累積ストレスは個人の精神を不安定にし、チーム内に不和を発生させ、個々の士気の低下につながり、ついにはチームが崩壊する。これは災害派遣現場で最も恐れなくてはいけないことの1つだと思っている。

　このような状況を未然に防ぐため、チームリーダーとともに状況を敏感に察知して、先手を打つのも実はロジの役割である。ロジ担当のささやかな気配りがあるだけで、この状況が一転する。ちょっと甘いお菓子などをロジがどこからか調達してきて、ミーティングのときにメンバーに配る。たったそれだけで、急にチームの士気回復につながったりするから不思議である。殺伐とした中でのロジの心遣いを何よりもありがたく感じる瞬間である。

　ロジは事務職が担当することが当然と思っておられる方もいるが、このように考えてみると、ロジの仕事はまるで看護そのものという気はしないだろうか。患者の生活を整えるか、チームの生活を整えるかぐらいの差でしかなく、看護職こそ実はロジにふさわしい職種なのではないかと私は思っている。実際、被災地での活動は限られた数のメンバーで展開されるので、ロジ業務をすべてロジ担当に丸投げはできない。メンバー全員がロジの仕事を理解して、ロジに協力しながら、チームとしての任務を遂行する姿勢が重要である。

解説

災害犠牲者が家族の元へ戻るまで
遺体の検視・検案活動

長崎 靖　兵庫県監察医務室

災害時における検視・検案の流れ

　災害現場で発見された遺体はどのような経緯を経て、家族の元に帰るのだろうか。

　日本では医師の診療管理下にあり、明らかな病死および自然死（老衰）と判断された死亡（全死亡の約85％）以外の遺体に関する情報は、すべて警察が把握する。これは犯罪にかかわりのある死体を見逃さないためである。したがって、発見された死体はまず警察による検視（死体見分）を受ける。この際、身元確認のために手がかりとなる着衣、所持品、指紋、その他の身体特徴の調査も行われる。

　検視が終了した後、医師による死体検案が行われる。検視と死体検案が同じ場所で連続して実施される場合もあれば、検視エリアと死体検案エリアが分かれている場合もある。警察の検視が身元と事件性の有無を調べることが中心となっているのに対し、死体検案は死因、発病もしくは受傷から死亡までの期間等の判断が中心となる。そのため、視診・触診・聴打診のほか、注射針等による脳脊髄液採取、胸腹腔穿刺、採血および採尿等を行う。

　病死の場合は、外表検査のみから死因を判断するのは困難な場合も多いが、死亡するほどの外傷があれば、外表検査によって死因が判断できることも少なくない。しかし、疾病を合併した事故死の場合のように、病死か外因死か不明の場合は、解剖による検討が必要となることも多い。死体検案終了後、必要に応じて歯科医による歯の治療痕および特徴の記載（デンタルチャートの作成）が行われる。検視結果および遺体の顔写真から身元をできるだけ絞り込み、最終的には家族による面会（面割り）、デンタルチャートと歯科診療録との照合およびDNA鑑定によって身元を確定する。

ただし、家族との面会による確認は、腐敗を含めた遺体の損傷が軽度であること、デンタルチャート照合は歯科を受診して診療録が残っていることが前提となる。また、DNA鑑定は死亡者の親か子どものDNA情報が必要であり、兄弟・姉妹間でも精度の高い鑑定は困難となる。日本では家族による身元確認が重要視されており、家族も面会を望むことが多いが、欧米ではDNA鑑定などの科学的な方法が優先されている。2011年2月にニュージーランドで発生した地震において、遺体発見が遅れた日本人行方不明者の家族が遺体との面会前に帰国したのも、家族による身元確認を優先しないという当国の事情による。

　また、家族による面会が身元確認の最終手段である場合は、面会＝死亡告知ということになり、家族の精神面の負担を考慮すると、あまり望ましくないのではないかとの意見もある。実際、欧米では家族への死亡告知の後、遺体と面会するシステムとなっている地域もあるという。

　身元が判明した遺体は家族の元へ戻るが、死亡届に必要な死体検案書は、警察から家族に渡される場合が多い。死体検案終了から家族の面会までの時間が長く、しかも一定でないこともあり、日本では現在のところ、大災害時に検案医師が直接家族に死因等を説明する習慣はない。

東日本大震災の検案・身元確認

　東日本大震災では多数の死亡者が予想されたため、3月15日、警察庁を通じて日本法医学会に検案医師の派遣要請があった。日本法医学会では直ちに全国の法医学医師および歯科医師の協力を得て、岩手、宮城、福島の3県に検案医師および歯科医師を派遣した。

　筆者も3月22日から福島県で、4月12日から宮城県で、それぞれ6日間の検案活動を行った。死因や受傷から死亡までの期間は、外傷の有無、程度、溺死に特徴的な所見の有無および生活反応（生前に受傷したことを示す出血などの反応）の有無や程度などから総合的に判断した。今回の震災における死因は溺死が圧倒的に多かったが、外傷による死亡も認められた。なお、検案時に血液等DNA鑑定のための試料も採取した。

　東日本大震災では遺体の身元確認に多くの労力が費やされた。阪神・淡路大震災は発生が早朝だったこともあり、自宅で被災した方が多く、発見場所から身元を特定できたケースが多かったという。JR福知山線脱線事故では、事故当日こ

そ身元不明の遺体も多かったが、未帰宅者の情報が寄せられるようになった後は順次身元が判明した。しかし、東日本大震災では津波による被災者が多く、発見場所から身元を推定できないうえ、発見まで長期間経過した遺体も多かった。津波の破壊力による損傷や腐敗に、カラス、その他の動物による損壊も加わり、時間経過とともに身元確認が困難となった。

それでも、被災した地域は大都会と異なり、日常の住民同士の結びつきが非常に強い地域であったため、震災後早期には、遺体捜索に参加した地元消防団員らによって、発見時におよその身元が判明する場合も多かったという。2011年6月30日時点での死亡者は1万5,511人で、身元判明率は89.5%となっている。

専門家による検案結果の解析

阪神・淡路大震災では、神戸市内で法医学の専門家が検案した結果をもとに、日本の震災史上はじめて、死亡者の受傷機転、死因および受傷から死亡までの期間が検討された。その結果、神戸市内における死亡者の死因は、窒息や鈍的外傷が中心で、96.3%は約15分以内の短時間で死亡していたことが明らかになった。これは大都市圏で発生した直下型地震の特徴として、その後の防災計画を進めるうえで大きく役立っている。また、専門家による詳細な損傷の記録、正確な死因判断および受傷後生存時間の推定は、死亡者の最期を知りたいという遺族の権利をも守るとともに、救急医療にとっても、救えたはずの命（preventable trauma deaths）がなかったかどうかの検証に重要である。今回の震災については、まだ検案結果の解析が完了していないが、津波を伴う地震対策のヒントが隠されていると思われる。

一方で、身元が確認されない遺体の埋葬や引き取り手のない遺体の保管など、物資や人手が足りない被災地で、故人の尊厳、遺族への配慮を考慮した対応がどこまで可能かという点も課題となった。防災という観点だけでなく、犠牲者への対応についても議論する機会が必要ではないかと考える。

看護協会、行政、学会、大学、各種団体、個人の支援活動

PART 3

File 58
東日本大震災での日本看護協会災害支援ナースの活動

石井 美恵子 日本看護協会看護研修学校 認定看護師教育課程救急看護学科主任教員

　震災発生後、直ちに日本看護協会災害対策本部が立ち上がり、災害支援ネットワークシステム（図1）の運用を開始しました。このシステムの中で、現地での被災者ケアなどにあたるのが災害支援ナース[*1]であり、全国支援による派遣を行うことが決定されました。

　しかし、深刻なガソリン不足、公共交通機関の途絶というアクセスの問題を抱えてのスタートとなりました。観光業ができなくなった宮城県内のバス会社の協力が得られ、東北自動車道に入るための緊急車両の手続きを経て、3月22日、全国から参集した災害支援ナースの第1班が日本看護協会本部を出発しました。

各被災県での活動概要

❶岩手県

　3月21日から秋田県看護協会の災害支援ナースが直接現地入りをして活動を開始し、24日には全国から参集した日本看護協会災害支援ナースが現地入りをしました。その後、青森県看護協会からも災害支援ナースが直接現地入りをして活動を行いました。

　岩手県看護協会の担当者の方が被災地のニーズに応じて派遣先の調整を行い、医療機関や社会福祉施設、避難所等での活動展開となりました。

[*1] 災害支援ナースは、阪神・淡路大震災（1995年）を機に日本看護協会が創設した制度。現在、災害支援研修を受講した47都道府県4,803人（2010年8月現在）が登録している。活動期間は1回あたり3泊4日で、各個人が所属先から休暇をとり支援活動に参加する無償ボランティアである。

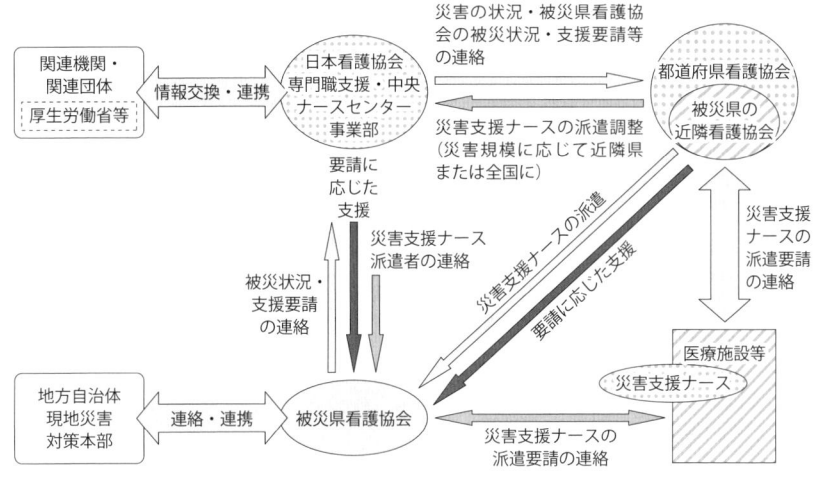

●図1：日本看護協会災害支援ネットワークシステム

❷福島県

　3月29日から平田村へ看護研修学校教員2人を派遣し、医療機関での支援活動を行いました。4月4日から南相馬市の保健センターへ保健師を派遣、4月6日からは郡山市、大玉村、西郷村の避難所複数箇所の支援活動を展開しました。

❸宮城県

　支援要請のあった地域が広域にわたることや要請件数が多かったことなどから、宮城県看護協会の現地対策本部に現地コーディネーターを配置して、派遣先や人員配置の調整にあたることとしました。

　3月22日に仙台市内、山元町に派遣された災害支援ナースは当日から活動を開始しました。気仙沼市へは現地コーディネーター1人（筆者）と10人の災害支援ナースが派遣されましたが、わかっているだけでも150か所以上の避難所があったため、支援ニーズを把握し、優先的に派遣する避難所を決定するためのフィールドアセスメントが必要でした。市の担当者と協議し、3月23日に12か所の避難所を移動しながら、避難者数、医療ニーズ、介護ニーズ、医療チームの巡回診療の有無、物資の調達状況、ライフラインや生活環境などについて避難所管理者から情報収集を行い、さらには二次災害の危険や災害支援ナースの休息場所の

確保なども考慮して、4か所の避難所支援を決定しました。

3月24日に石巻市へ11人の災害支援ナースとともに向かい、市役所の担当者と派遣先の調整を行って、5か所の避難所への支援を決定しました。災害支援ナースを各避難所に配置する頃には、既に薄暗くなっていました。津波による壊滅的な被害を受けた地域にある小・中学校の避難所は、真っ暗闇の中、本当に避難者がいるのだろうかと疑うほどにひっそりと静まり返っていました。入口から大声で叫び続けたところ、ようやく奥のほうから避難所管理者の方が来てくださり、「日没が就寝時間なので、お静かに」と優しく注意を受けました。海と川が目前にあり、地盤沈下によって道路は冠水し、周囲には凄惨な光景が広がっていました。災害発生から2週間になろうというのに、割れた窓ガラスをブルーシートで覆い、電気も上下水道も暖房もない避難所で500人もの避難者が生活しているということが、にわかには信じ難いことでした。似たような避難所が石巻市内に150か所以上あるということでした。

これまで幾度かの途上国支援を経験し、災害看護研修などの講師を務めてきましたが、先進国であるはずの日本で、まさかこのような状態の避難所が存在することになるとは想定していませんでした。強い憤りを感じながら、劣悪な生活環境から生じる疾病や健康問題を最小にするために、できるだけ多くの避難所に災害支援ナースを派遣しなくてはならない、と意を決しました。また、看護活動と並行して、感染症の発生状況やライフラインの復旧状況、環境衛生、食事や物資の配給などのモニタリングが必要であると判断しました。各避難所の情報を現地コーディネーターが集約し、物資の調達や関係機関への情報発信を行って、避難者の生活と環境の改善に向けた活動を展開していく方針としました。

宮城県での災害支援ナース活動の実際

それぞれの市町村担当者らと連絡調整を行い、避難者が多い避難所、被害が甚大で状態の悪い避難所、高齢者が多い避難所などを優先し、1日60～100人の災害支援ナースを20～27か所の避難所に配置しました。災害支援ナースらは24時間避難所に常駐し、夜間も活動を行い

ながら避難者の健康管理にあたりました。

　急病者への対応では、重度の脱水になりかけていた小児、突然の胸痛、低血糖発作などを発症した避難者の応急処置や医療機関への搬送の判断を行いました。感染症対策として、インフルエンザやノロウイルスなどによる急性下痢症の避難者を隔離する場所を設置し、マスクの装着や手指衛生に関する集団指導、排泄物の処理と消毒などを行い、感染の拡大防止をはかりました。また、副腎皮質ステロイドを鎮痛剤と誤って服薬していたケースがあり、なぜそのような事態に至ったのかを派遣者が確認したところ、服薬指導の不足や処方薬の分配方法にリスクがあるということがわかりました。その事象をコーディネーターから巡回医療チームへ連絡し、より安全な投薬方法が考案されることとなりました。

　震災前から要介護状態だった方だけではなく、震災により避難所での生活を余儀なくされた高齢者の活動性が低下したことによる関節拘縮や深部静脈血栓、肺炎、褥瘡などのリスクを認めました。肺炎予防の観点から、歯ブラシなどを調達して口腔ケアや歯磨きを勧めても、「ペットボトルの水を生活水に使うのはもったいない」「気兼ねなく使いにくい」という声を耳にしました。下水道が使用できないため、含嗽しても吐き出すところがないという問題もありました。平時であれば、ライフラインがあれば、当たり前に行う歯磨きすらもままならない日々が続いていました。被災者が歯磨きをあきらめてしまわないように、災害支援ナースらは根気強く、工夫をしながら介入を行っていきました。

　硬い床に薄い布団を敷いて寝ていた高齢者の褥瘡発生のリスクに対しては、入手可能な物資で布団に厚みをつけるなどの工夫をして予防的介入を行っていきました。現地コーディネーターとして派遣された皮膚・排泄ケア認定看護師が、派遣者から褥瘡処置や予防に関する相談に応じるなどの対応も行いました。

　災害発生からしばらくは汲んできたプールの水を流して使用していたトイレは、徐々に詰まっていき、時には排泄物が溢れるという事態も起きました。避難所である小・中学校のトイレが使用できなくなり、外の仮設トイレまで歩けなかったり、階段を下りられなかったりする高齢

は、自ら紙オムツを履き、寝たきりとなっていきました。急いで地域の災害対策本部へ連絡し、室内用の簡易トイレの調達を依頼しました。

　配給される食事は、災害発生から1か月が経過してもなお、朝はクロワッサン1個、昼はおにぎりと味噌汁、夜はおにぎりと缶詰という避難所もあり、バランスを欠いた食事による低栄養が問題となっていました。避難者に配給されるパンは賞味期限ぎりぎり、もしくは期限切れということもありました。

現地コーディネーターの活動

　現地コーディネーターは、災害支援ナースらの情報を集約しながら、地域の課題を探っていきました。何よりも対応を困難にしていたのは、広範かつ甚大な被害であったということです。現地の行政や医療機関など、この震災の対応にあたっていた人々は、次から次へと現れる目前の問題対処に追われ、危機管理を行うためのシステムの再構築を考えるエネルギーも時間もないように思えました。

　このままの状態を続けていては、ただただ現状維持に奔走するだけで、いつまで経っても対応にあたる人々の負担は軽減されず、被災者の生活改善も望めないのではないかと考えました。さらに、医療に関する合同本部と地域の保健福祉担当部署との連携や情報の共有が十分ではない状況もうかがえました。合同医療チームは巡回診療を行うために地域を区分して担当を割り振っていましたが、震災前からあった保健師らの地域の区分けとは異なっており、そのことが巡回医療チームと保健師との情報交換を複雑にしていました。このような地域の状態を捉え、4月はじめに市の健康推進部などに避難所の集約化と人員の固定化を行うように働きかけました。まずは、150か所以上の避難所に分散している病人や要介護者、要援護者らを収容できる医療機関や福祉避難所を決め、避難者を健康状態に応じた生活の場に集約します。その集約化によって、移動しながら分散して活動している医療チームや保健福祉担当者らの活動拠点を固定化することが可能となります。その結果、少ない人員でも対応が可能となり、ボランティアなどの支援者が減少しても地域のマンパ

ワーで対応していくことが可能になるのではないかと考えました。

　その実現に向け、医療チームや保健福祉担当者の方々との協働を推進していきました。この協働にあたっては、他県やユニセフから現地に派遣されていた医師らも調整に入っており、偶然にも国際救援活動等でともに活動してきた周知の人たちでした。このことは、医療チーム側の意見と保健福祉担当者側の意見をオープンにし、コミュニケーションを円滑なものにした1つの要因ではないかと捉えています。

　4月末に、ようやく福祉避難所が稼働し始め、高齢者などを収容する介護付き避難所も設置されました。甚大な被害を受けた被災地が回復していく過程の、ほんのわずかな一歩であるかもしれません。しかし、1人ひとりがほんの少しでも、本当にわずかでも、自分にできることを行い、その力が結集され継続されれば、いつの日か、被災地は復興の日を迎えることができると信じています。

　今回の経験から見えてきたのは、災害支援ナースの育成に加えて、平時から現地コーディネーターを各都道府県に置いておく必要があるということです。日本看護協会では震災の少し前から「災害支援ナース研修の指導ができる人」を各県に配置することを目的として、指導者研修をアナウンスしていました。研修内容は、現地コーディネーターの育成そのものであり、この指導者研修をうまく機能させれば、近い将来、各地への現地コーディネーター配置も実現できると考えています。

＊

　日本看護協会では、3月21日から938人、延べ3,770人の災害支援ナースを被災地に派遣してきました。4月末日までは全国支援体制でしたが、地域や避難者の回復状況を評価しながら、災害支援ナースが行っていたことを少しずつ現地の方々に移行するように配慮し、5月からは近隣県や県内支援の体制となり、3泊4日で交代するなど不安定なボランティアによる体制ではなく、雇用体制への切り替えを行政の方に働きかけていきました。当初から福祉避難所の対応にあたっていた津波被害にあった市立病院や急患センターの看護職員とともに、6月13日からは市から委託された介護事業所の介護士らが、その対応にあたっています。

File 59

秋田県看護協会
そのとき看護はどう動いたか

烏 トキヱ 秋田県看護協会 会長

　秋田県看護協会では、日本看護協会災害対策本部の指揮の下、3月21日～4月29日まで、36人の災害支援ナースを岩手県の病院、避難所、福祉避難所に派遣しました。5月からは、被災県と隣接県との連携にて集約化された福祉避難所の支援を行うことになり、5月14日～17日まで4人の災害支援ナースを宮城県石巻市桃生町(ものう)に送り出し、全員無事に帰還いたしました。

　厳しい環境下でご活躍いただいた災害支援ナースの皆さまと、年度末業務やDMAT・医療班派遣で多忙な中、派遣してくださった県内各施設長ならびに看護管理者の方々に心より感謝申し上げます。

秋田県の被災状況

　3月11日（金）14時46分に発生した東北地方太平洋沖地震。秋田県では、震度5強の下から突き上げるような激しい縦揺れと横揺れが起こり、全県域で停電や断水となりました。幸い、建物の倒壊や負傷者数は軽微でしたが、鉄道や航空便も全便運休になりました。夕暮れ時、街の灯火が消え、みぞれが降る寒い中、県内外の帰宅難民が多数駅頭に詰めかけ、秋田駅に隣接した秋田市の拠点センター「アルヴェ」が一時避難所に指定されました。その後のガソリン不足、重油不足、電力不足、医療物資不足は、医療・在宅医療にも大きな打撃を与えました。

　秋田県看護協会では、翌日12日に一部の電話が開通し、大筋の県内

病院の安否確認を行い、日本看護協会からの安否確認にも応えることができました。

災害支援本部の設置

　メディアを通じて報道される東北3県の未曾有の被害状況、被災者の困窮状況を見て、隣県である岩手県には、すぐにも手伝いに出かけたい気持ちでいっぱいでしたが、道路事情が悪く、ガソリンの調達もままならず、陸路での移動は困難で、鉄道も運休状態でした。しかし、大館から盛岡までのバスが開通し、3月18日には秋田・盛岡間の秋田新幹線「こまち」が運行開始となり、日本看護協会バス班よりも1日早く被災地に向かうことができました。

　秋田県看護協会が本格的に活動を開始できたのは、週明けの3月14日からでした。災害支援本部を設置し、県内医療機関の全容把握（県からのデータと直接電話による調査）、日本看護協会災害対策本部からの情報収集と災害支援ナースの要請の確認、県内災害支援ナース登録者と所属病院への派遣準備の確認、派遣者の装備品の確認などを行いました。以後、毎日会議を開催し、日本看護協会とのシフト表交信、備品準備、オリエンテーション内容の確認・準備を分担して進め、災害支援ナースを派遣することができました。一方では、ホームページでボランティアナースの募集や派遣状況報告を行い、会員への情報提供に努めました。

災害支援ナースの派遣状況

　秋田県は県内移動距離が長く、むだを省くため、県南の方はJRで最寄りの駅から、県北の方は近くから路線バスで出発し、盛岡駅で合流後、岩手県看護協会係員の指示で電車やバス、タクシーを乗り継いで目的地に向かっていただきました。オリエンテーションや携行物品の受け渡しも、秋田市以外の場合は協会係員が県南・県北に出向いて行いました。後半は、派遣までの時間の余裕があったので、班員の調整のために秋田県看護協会に集合してオリエンテーションを行い、装備品も直接手渡すように変更しました。秋田駅からの出発と到着については必ず見送りと

出迎えを行い、到着後は協会で 30 分から 1 時間くらい、労いと自由に話す時間を設けました。

今後の課題

　今回の災害派遣では、日本看護協会の組織力の強さを再認識いたしました。平成 21 年度から実施されている日本看護協会の災害支援ナース派遣シミュレーションと担当者会議が大いに役立ちました。このような積み重ねにより、様々な危機に対応できる能力が培われるものと思います。今後も定期的に継続した訓練を実施していただきたいと思います。また、被災地の避難所を訪ね、他団体から日本看護協会のコーディネーターの役割が評価されていることを知り、各地域でも活躍できるコーディネーター育成も急務と感じました。

　現地で支援活動にあたった災害支援ナースの意見としては、刻々と変化する被災地のニーズや状況が被災県や本部から当事者に伝わらなかったこと、当事者の現地からの発信が後続班に伝わらなかったことがあげられました。災害時における必要情報の伝達が今後の課題といえます。また、このような大災害においては、中長期の支援も視野に入れ、新たな災害支援体制を構築する必要があると思います。

　秋田県看護協会では、派遣者の交通手段と、災害支援ナースの役割認識において課題が残りました。余震に備え、派遣者には重装備で現地に向かっていただきましたが、電車や路線バスを乗り継いでの移動が大変だったため、今後は専用車による移動を考慮したいと思います。また、ボランティアの半数が災害支援ナース未登録者であったため、ていねいにオリエンテーションを行い、グループ内に登録者を配置するようにしましたが、災害支援ナースの役割周知に十分でない面がありました。一部の看護管理者からは、交通手段や食事、安全面に関しての意見がありました。派遣ナースの安全と処遇をどのように推進するかも課題です。

　この体験を踏まえ、災害支援ナースのさらなる育成と登録を推進するとともに、派遣体制（予算・必要備品の整備、処遇、事後のケア）を検討し、今後に備えたいと思います。また、巨大な広域災害に対応するた

めには、看護協会だけでは活動が困難であり、行政や関係団体との連携・協力について検討していく必要があると思います。喫緊の課題は、当県が被災地となった場合の県内支援体制と、日本看護協会を通じた支援受け入れ体制の構築です。

＊

このたびの災害支援ナースの活動では、帰還後のデブリーフィングの必要性を痛感し、秋田県看護協会では7月13日に報告会を行いました。災害支援に参加したナースたちは、厳しい限界の環境の中でも、人を気遣う被災者の方々の心に触れ、勇気をいただいてまいりました。そして、被災された看護職を支援することにも大きな意義を感じております。この貴重な体験を語り継ぐとともに、今後の看護活動に活かしていただきたいと念じております。

最後になりましたが、東日本大震災で被災された方々に心からお見舞いを申し上げるとともに、1日も早い復興をお祈りいたします。

File 60

山形県看護協会
東日本大震災に対する取り組みと活動内容

川村 良子[*1]、濱口 菊枝[*2]、大竹 久子[*2]
山形県看護協会 [*1]会長、[*2]常任理事

山形県看護協会の主たる活動内容

　山形県看護協会では、電気が復旧した3月14日に対策本部を設置し、山形県内の被災状況および他県の被害状況についての情報収集を行いました。また、3月16日に山形県看護協会のホームページに「2011.3.11東北関東大震災（仮称）に関する山形県看護協会からの情報」を立ち上げ、当協会の活動の周知とタイムリーな情報提供に努め、活動への支援と協力を呼びかけました。
　山形県看護協会の主たる活動を以下に記します。

❶山形市内の避難所に「まちの保健室」を設置
　山形市内の避難所に設置した「まちの保健室」では、16～20時までの4時間、被災者の健康不安の相談に対応しています。1か所は3月19日より毎日開催し、6月末日まで継続の予定で、もう1か所は3月23日より3月末日まで開催しました（写真1）。

❷山形県医師会、山形県薬剤師会との合同医療チームによる支援活動
　医療チームメンバーとして、3人の看護職を5月3日～5日まで、宮城県気仙沼市へ派遣しました。

❸日本看護協会との連携による石巻市の福祉避難所における支援活動
　4人の看護職を5月10日～13日まで派遣しました（写真2）。

❹募金活動
　災害支援ナースへの支援として日本看護協会と、被災を受けた方々へ

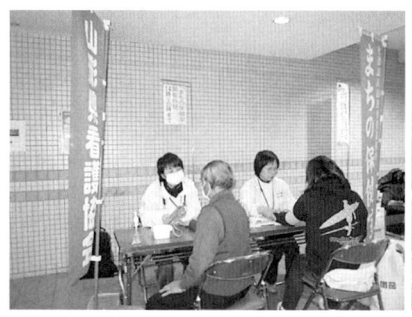

●写真1：避難所に開設した「まちの保健室」

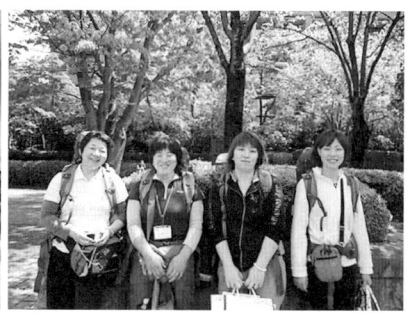

●写真2：宮城県石巻市の福祉避難所へ災害支援ナース派遣〈4人の笑顔で被災者に元気を！〉

の支援として「愛の募金箱」（山形新聞、山形放送）へ、5月13日に義援金を送りました。募金活動は平成23年度も継続中です。

❺その他

気仙沼市の看護専門学校へ、白衣と靴等の支援を行いました。また、4月14日の協会立訪問看護ステーション会議において、3月11日および4月7日の東日本大震災・余震に伴う長時間の停電などに対する利用者への対応についての話し合いを行い、訪問看護ステーションにおける災害マニュアルの見直しを行いました。さらに、平成23年度の特別重点事業として「東日本大震災の支援」を掲げ、活動を継続中です。

取り組みについての内容紹介

❶地震直後の取り組み

3月11日14時46分、職員の携帯電話から突然、地震速報の警報音が鳴り、テレビのスイッチを入れたとき、当協会の建物は大きく揺れ出しました。テレビからは、三陸沖で震度6の地震というニュース速報が流れ、間もなく停電となりました。揺れはなかなかおさまらず、はじめて経験する震度5の揺れの大きさに、津波の発生を心配する声が上がりました。その後はラジオから流れる巨大地震がもたらした未曾有の災害のニュースに職員全員が釘付けになり、何度も押し寄せる大きな余震に不安な時間を過ごしました。約1日半にも及ぶ停電と一部断水。寒

さ対策もままならないまま、ガソリンや灯油不足、続く食料不足に、いままで何不自由なく過ごしていた日常生活が一転してしまいました。

各訪問看護ステーションでは、呼吸器や吸引・酸素が必要な方に対して、交通手段を車から自転車に変え、吹雪の中、全力を尽くして訪問を行い、利用者さんの安全確保ができたことに安堵しました。

また、翌日から山形県および県内の自治体では、宮城県、福島県、岩手県からの避難者の受け入れと、被災地への医療班の派遣が始まりました。背中に「山形県」と書かれている保健師の姿に、被災県の方々からは「心強い」「ありがたい」などの言葉が寄せられました。

❷避難所内に「まちの保健室」開設

協会内に対策本部を設置し、災害支援ナースの募集・募金活動を行いました。また、1,000人以上の避難者を収容している避難所でのボランティアナースによる「まちの保健室」開催の支援活動を決定し、両常任理事が中心となって、ボランティアナースの募集を行いました。災害支援ナースとボランティアナースの募集にはすぐに反応があり、県内、県外、海外からも問い合わせの電話やメールが飛び込んできました。

山形市内の避難所の「まちの保健室」は、当協会から自主的に申し出て開設したものです。開設時より県や山形市と連携し、またボランティアナースからの報告により避難所の状況把握に努めており、相談内容の変化にもスムーズに対応できています。開設時より5月末まで、延べ196人のボランティアナースに協力をいただきました。相談に訪れる方からは、「避難所に看護職がいると安心する」と大変喜ばれています。

❸被災県福祉避難所への災害支援ナース派遣

宮城県看護協会より、日本看護協会からの災害支援ナース派遣が終了する5月から、宮城県石巻市の福祉避難所へ災害支援ナースを派遣してほしいとの依頼があり、対応しました。18人の災害支援ナースを4班に編成して準備を進めましたが、実際に派遣したのは1班4人のみでした。4人の中の1人は、被災地での活動を次のように述べています。

「震災から2か月目に入り、こころのケアを中心とした活動で、被災からの経過時間によって支援活動は全く異なることを知りました。避難

所ではコミュニケーションを中心とした援助を通じ、看護の原点に触れることができました」。

また、宮城県気仙沼市の避難所で山形県内の医療チームとして支援活動に参加した災害支援ナースは、次のように報告書に記しています。

「避難者の多数がADL自立の状態でしたが、診察室および巡回診療を通して、慢性疾患患者や精神科疾患患者への継続的な服薬指導、および生活支援に対する医療ニーズを強く感じました。それらの気づきは各避難所での引き継ぎや活動本部のミーティングに反映され、現地の状況にあわせて活動プランを修正、変更しながら前進していました」。

今回、災害支援ナース、ボランティアナースの派遣調整を担当した常任理事からは、「"まちの保健室"は、被災者の夜の不安に対し、切れ目のない"健康相談""こころのケア"を提供できたと思われます。宮城県への支援活動では、支援ナース1人に15 kgの装備を準備し、その重さに深刻な被災状況を実感しました。また連絡調整では、看護職の災害看護への熱い思いに触れ、感動しました。県内避難所と宮城県への支援活動を通じ、当協会の災害時の体制づくりや災害看護マニュアルの課題に気づかされたことも貴重な学びとなりました」との感想がありました。

今後の課題

山形県看護協会では、被災県あるいは被災隣県になったときの対策を練っていなかったことが、大きな課題といえます。加えて、災害支援ナースの養成は行っていたものの、登録者の確認が不十分であったこと、また災害支援ナースの派遣にあたっては、あくまでもボランティアでの活動のため、所属施設の了解を得なければならず、早期に派遣を行うことができませんでした。しかし、「まちの保健室」のボランティア活動にたくさんの協力を得ることができたことは、大きな収穫でした。今後は、現在ある災害看護マニュアルの早急な見直しと、災害支援ナースの育成に努めていかなければならないと考えます。

最後に、ご協力いただいた災害支援ナース、ボランティアナースおよび快く送り出してくださった施設の方々に心より感謝申し上げます。

File 61

東京都看護協会
東日本大震災
災害派遣の取り組み

廣岡 幹子 東京都看護協会 常務理事

　東北地方太平洋沖地震が発生して、すでに3か月が経ちました。しかし、未だ電気が通っていないという避難所の様子を聞いたり、まだがれきの整理がつかず、夏場の感染症が懸念される映像などを目にするたび、現地の方々のご苦労はさぞかしと案じています。
　東京都看護協会では「東日本大震災災害対策本部」を3月14日に立ち上げ、同時にホームページでも取り組み状況の報告を開始しました。
　今回の災害支援では、次の2つの活動を実施しました。
①被災地への災害派遣活動
　3月22日～4月30日まで、日本看護協会と連携の下、現地へ63人を派遣。
②東京へ避難してこられた方々の健康相談
　3月24日～4月24日まで、東京ビッグサイトへ避難してこられた方（延べ65人）の健康相談を、東京都からの委託事業で実施。
　以下では、①被災地への災害派遣活動の取り組みについて報告します。

災害対策として準備してきたこと

　東京都看護協会では、以前から災害対策委員会とともに検討を重ね、「災害支援要項」と「災害支援必携マニュアル」を整備し、災害時物品の補充を少しずつ行ってきました。
　平成21・22年度は、災害支援ナース養成研修を各年2回ずつ実施し、

合計 128 人が災害支援ナースとして登録されていました。これらのことは、スムーズな災害支援ナース派遣の調整につながりました。

また、今回の地震発生後、都内の多くの看護職から、個人的にもなんとか被災地の方々のお役に立ちたいと、支援ナースとしての登録の申し出・問い合わせが相次ぎました。急遽、研修未受講者にはボランティアナースとして登録していただき、「災害支援要項」と「災害支援必携マニュアル」を送付して、準備をしていただくことにしました。募集終了までに、117 人の登録がありました。

災害支援ナース派遣の調整

3 月 14 日からは、まず災害支援ナースとして登録した方々およびその所属長あてに「災害支援協力依頼」を FAX 送信し、派遣可能日の調整を始めました。3 〜 4 月という時期の臨床現場は異動も多く、新人も受け入れるという落ち着かない時期にもかかわらず、すぐに派遣可能日を記載した一覧表が各施設および個人から届き始めました。

派遣可能日の一覧表は、毎日ある程度の人数ごとにまとめて日本看護協会に送付しました。日本看護協会は、全国からの名簿を集約し、調整した後、各都道府県看護協会へ派遣要請の名簿を送付します。

東京都看護協会に要請された派遣決定者には、災害支援に必要な物品や防災用品（ヘルメット、寝袋、リュックサックなど：写真 1）および日本看護協会への案内図、留意事項、記録用紙などをセットし、宅配便で送付しました。派遣終了後は速やかに着払いで返納していただきました。東京都看護協会ではジャケットのクリーニングや物品の消毒・陰干しなどをし、次の方に気持ちよく使っていただけるようにと考えながらセットし直し、配送するという繰り返しでした。災害時はすべての

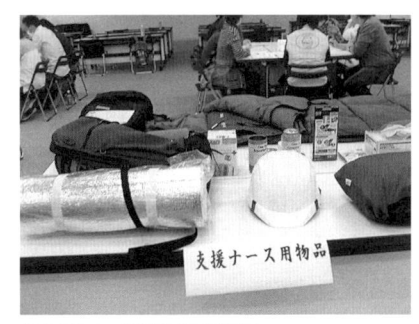

▲写真 1：派遣用防災用品

表1 東京都看護協会災害派遣ナース63人の活動場所

施設	岩手	宮城	福島	総計
看護協会		1		1
公民館		4		4
体育館		2		2
高校	1	3		4
中学校	1	17		18
小学校	1	23		24
病院	3			3
特別養護老人ホーム		4		4
福祉避難所		1		1
保健センター		1	1	2
総計	6	56	1	63

物品が品薄になっており、不足物品を揃えることに担当者は大変苦労しました。総務課を中心として各部署が協力することで実施していましたが、平常業務と同時に進めなければならないため、途中でパートの方を採用し、応援していただきました。

　実際に被災地へ派遣された方は、災害支援登録ナース36人、ボランティアナース27人の合計63人でした。現地での活動場所は、表1のとおりです。

災害派遣ナースからの報告書

　現地での活動内容は日報に記録し、まとめの報告書が防災用品の返却とともに当協会に送付されます。報告書からまとめた活動内容を表2に示します。現地の状況の変化によって、活動内容も変化しているのがわかります。最初は、派遣ナースも地元の方々と一緒に捜索活動を行っており、避難所の物品整理や支援物資の管理・配布、簡易トイレの作成など、その場の状況に応じて行動されていました。それと並行して、避難者の方の健康チェックや救急対応、余震時の避難誘導など、24時間休む間もなく活動された様子がうかがえます。避難所によっては、夜の対応は派遣ナースのみになり、大変緊張して3泊4日を過ごしたことも読み取れます。

　強い使命感をもち赴かれた方々が、「自分は本当に皆さんの役に立っ

表2 | 被災地での活動内容

1	ラウンドによる避難所の状況把握	19	24時間対応で交代勤務
2	健康チェック・健康相談	20	他職種との情報交換・調整
3	避難者とのコミュニケーション	21	医療班・こころのケアチームとの情報交換・連携
4	メンタルケア・こころのケアチームとの連携	22	定期服薬者の状況把握（石巻赤十字病院からの依頼）
5	救護室での対応	23	環境整備（安全・感染予防を意図して）
6	医療チームの診療補助	24	トイレの清掃と指導（現地での他職種との協働）
7	受診後のバイタルサインチェック、服薬指導などのフォロー	25	余震時の避難誘導、要介護者の介助誘導
8	発熱者・下痢患者等の看護	26	簡易トイレの作成
9	感染症疑いのある患者の部屋の準備と看護	27	トイレの増設の調整
10	褥瘡予防・褥瘡処置	28	支援物資の運搬・整理
11	乳幼児のオムツかぶれ対応	29	トイレ・教室の清掃
12	妊婦の救急対応（お産のため病院へ）	30	おやつの配布
13	マッサージ	31	避難所周辺の捜索活動
14	おくすり手帳作成	32	飲用水（ペットボトル）の管理
15	お粥の湯煎・配膳	33	炊き出し援助
16	感染対策のための衛生指導	34	がれき撤去
17	家庭訪問健康チェック		
18	訪問入浴サービスのコーディネート		

たのだろうか」「もっとコミュニケーションのとり方や対応を考えなければならなかったのではないか」など、自責の念を抱き、現地の方々への思いを抱えながら帰ってきたことがわかる感想が多くありました。

「災害派遣ナース交流会」開催

　災害支援を行った方々への「こころのケア」の必要性は以前からいわれていましたが、当協会としても何かできることはないか考え、同じような経験をもつ仲間同士で腹を割って話し合える場をつくることも必要ではないかということになり、災害対策委員会とともに、5月28日（土）、「災害派遣ナース交流会」を開催しました。

　目的：①現地での活動状況の情報交換と、今後の課題について意見交換する。
　　　　②派遣ナースとしての活動の振り返りと、自らの「こころのケア」や課題を整理する。

内容：①グループワークで各自が経験した活動内容の情報交換や、活動で感じたこと、今後の課題などを語り合う。
　　　②講義「こころのケア」　東京都看護協会災害対策委員長　山﨑達枝氏
結果：急な呼びかけだったため、63人中26人（災害支援登録ナース16人、ボランティアナース10人）の参加だった。グループワークは、災害支援登録ナースとボランティアナースに分かれ、さらに派遣された場所・施設などを考慮して、合計4グループで実施した。

　活発な意見交換がなされ、それぞれの場所や時期による状況の違い等、情報を交換しました。また、同じ避難所に異なった時期に入ったことがわかった人たちの間では、申し送ってきたことのその後の継続状況などが確認されていました。その他、帰着後に職場の上司・同僚の配慮で、重くなっていた気持ちが徐々にとれてきたという体験や、未だに誰にも話せない状況でつらかったことなども語り合われていました（表3）。

　大変過酷な状況の現地で、被災者の方々との対応の中、「自らの無力さ」「自責感」などを背負って、心身ともに疲れて帰ってこられた方も多かったことでしょう。同様の体験をしてきた仲間同士だからこそ、わかりあえることもたくさんあったと思います。

表3 災害派遣ナース交流会実施後のアンケート記載内容

- 派遣期間や活動場所が異なる方々の話を聞けて、とても参考になった
- ほかの方たちのお話が聞けて、勉強すべきことが多いと感じた
- 自らの支援後の状況等がわからず、心配や不安があったけれど、今回の交流を通して、申し送りなどがその後の役に立っていたことを聞くことができ、やっと安心できた
- 自分が派遣された避難所の前任者が2人いて、自分が支援に入るまでの状況も知り、細かい話ができてよかった
- 支援活動後の帰りのバスで、メンバーと思いを語り合ってから1か月、普段の生活・仕事に追われていたものの、やっぱり言葉として表せないもやもやした気持ちをずっと引きずっていた
- 交流会で同じ思いをした人たちと向き合い、話す機会があって少し整理ができたと思った
- ほかの支援ナースの体験談、山﨑先生の講義など大変勉強になった
- 山﨑先生の講義を聞いて、自分では感じていないストレスがあった　など

講義では、理論の上に、自らの体験を重ね語りかけられた山﨑委員長のお話は、派遣ナース自身の活動の振り返りと課題の整理につながるとともに、「もう肩の荷を下ろし、ホッとしてください」ということを伝えていただけた時間だったと考えます。
　最後のアンケートの問いで「また、災害支援の要請があったら協力されますか」には、全員が「はい」と答えていました。

今後の課題

　当協会の3月からの取り組みの中で、今後に向けての課題が明らかになったこととして以下のことがあげられました。早急に手がけていく予定です。

①災害支援ナース養成研修を引き続き実施し、できるだけ多くの方に基本的な知識・技術を習得し、登録をしていただくこと。また、フォローアップ研修を定期的に実施し、有事の際、即時対応できる人材を育成しておく。

②現在、派遣日程調整はFAX送信や電話などで実施しているが、連絡がつきづらいことも多いため、メールアドレス登録など連絡方法を多く確保し、できるだけ正確・迅速にできるシステムにしておく。

③今回は、急遽ボランティアナースにも参加していただいたが、基本的なルールやお互いに共有すべき内容を確認するため、事前の研修会開催や面接などを実施する。

④派遣ナースの負担をできるだけ減らすため、防災必要物品を貸与しているが、有事の際は補給が困難になるため、今後、必要物品の見直しを行うとともに、日頃から数量管理と整備をしていく。

⑤首都圏直下型地震を想定し、当協会が被災当事者になった場合の状況把握のルート・方法、支援ナース受け入れの手順、コーディネート、必要物品など、協会内で誰もがわかる体制の構築を再度整備する。

＊

　今回の支援活動にあたり、積極的にご協力いただきました皆さまに、心から感謝申し上げます。

File 62

神奈川県看護協会
東日本大震災 災害支援ナース派遣実施報告

深谷 真智子 神奈川県看護協会 医療安全対策課 課長

　神奈川県看護協会では、平成7年度より災害看護研修を2コース実施しています。平成21年度までは「神奈川県災害時看護職ボランティア」として制度を進めていました。「日本看護協会災害支援ネットワークシステム」に基づき平成22年度に登録制度を変更し、現在、災害支援ナース登録者は37人います。

災害支援ナース派遣

　3月11日の大震災後、被害の規模から当県にも災害支援ナース派遣要請があることを想定し、3月17日、派遣要請協力の有無について、災害支援ナース登録者にメール・FAXで確認を行いました。

　3月22日に日本看護協会の要請を受け、派遣要請協力について平成23年度の災害支援ナース登録者35人にメール・FAXを送信しました。18人から派遣協力の返事があり、うち6人は4月29日以降の協力者でした。実際に派遣した支援ナースは8人でした。「計画停電により施設の了解が得られない」「家族の介護」「放射線による危険があるため、施設・家族の理解が得られなかった」などの理由により、4人から不参加の連絡がありました。

　派遣決定者には当協会の派遣システムに基づき、会長・専務理事も同席した事前説明会を計3回実施しました。内容は「派遣先・派遣期間」「緊急連絡先」「身分保障確認」「災害支援ナースとしての心構え再確認」な

どでした。はじめて被災地で支援活動をする看護師がほとんどであったため、活動中の食事や休憩のとり方、被災地での生活などについてアドバイスをしました。また、被災者への対応について、具体的な例をあげて説明しました。災害支援ナースからは、被災地での写真撮影や自己のごみ処理など具体的な質問がありました。

　当協会にある物品の中から寝袋、防寒具、ヘッドライト、軍手などを希望者に貸出し、当協会災害救護対策委員会で作成している「災害時の避難所での食事のポイント」「災害時お役立ち情報」のリーフレットを提供しました。また、今回の災害は地震・津波・原子力災害が重なったため、日本看護協会より提供された「原子力災害と看護職の役割―放射線の健康影響を正しく理解する」のDVDを視聴しました。さらに「原子力災害時における心のケア対応の手引き」「放射線に関するQ＆A」（日本災害看護学会作成資料より抜粋）を資料として配布しました。

災害支援ナース派遣期間中および事後の対応

　新潟県中越地震・中越沖地震への災害ボランティア派遣時は、活動中に災害支援ナースと連絡をとり合い、体調や活動中の問題点などについてアドバイスをしましたが、今回は被災県看護協会にコーディネーターが待機していたため、連絡は行いませんでした。しかし、被災地での活動がはじめての方が多かったため、非日常的な災害現場での活動によるストレスがあると考え、帰還当日にすべての方に労いと、「よくやったと自分をほめてください」と記したメールやFAXを送信しました。

　派遣終了後の5月12日、「災害支援ナース報告会」を開催しました。出席者は災害支援ナース7人と他機関が派遣した看護師1人、協会長をはじめ理事などの協会役員で、災害救護対策委員も出席しました。

　「避難所トイレの劣悪な状況と悪臭が漂う中で、食事をしたり睡眠をとらなければならい環境改善のため、トイレ使用時のイラストを作成して貼ったり、新聞紙を活用して汚染防止をはかったり、漂白剤（次亜塩素酸ナトリウム）を消臭剤として活用するなどの環境調整をした」「様々な医療チームが避難所に入っていたが、それぞれに連携がなく、どのチー

ムが何時に来て、どういうことをしているかがわからなかった。そこで各医療チームに声かけして話し合いの場を設け、24時間の医療救護態勢をとれるようにした」「聞き取り調査の際に、1か月近く酸素をしていないという在宅酸素療法中の方がいたが、知らない土地に来て誰に相談してよいかわからず困っていたので、酸素の手配をした」「地震のことはほとんどの人が口にせず、窓の外でがれきを片づけるダンプカーやブルドーザーを黙って見ている被災者がいた」「冗談交じりに語る人に、どういう表情でどんなふうに受け止めたらよいのかわからず困った」など、活動の実際や苦労したことが報告されました。福島県で活動した災害支援ナースからは、「事前説明会で原子力災害看護について学習したことから、活動中に根拠をもって被災者と接することができた」という意見もありました。そして「今後、災害支援要請があった場合はぜひ参加したい」と全員が話していました。

最後に当協会への要望として、「登録者や研修を増やしてほしい」「スキルアップ研修をしてほしい」などの意見がありました。

災害支援ナース・ボランティアナース希望者への対応

当協会には、研修を受講していない多くの看護師から「ボランティアとして被災地で活動したい」「研修を受講していないが、災害支援ナースに登録できないか」などの問い合わせが多数ありました。協会内部で協議をした結果、今回は被災地で活動する看護師の災害看護の質を担保するため、従来どおり研修修了者のみを災害支援ナースの登録条件としました。

また、研修を受けていない看護師の中で「被災地出身なので、ボランティアとしてそこに行きたい」「親戚の安否確認ができないので、活動中に捜索に行きたいからボランティアとして参加したい」「放射線の影響がない福島県以外のボランティアをしたい」などの問い合わせがありました。このような心身ともに安定していない看護師が被災地で活動することは、精神的ストレスが大きいだけでなく、被災者にとってもなんらかの影響があると予測し、研修修了者のみを登録条件の1つにした

ことはよかったと考えます。

神奈川県内一時避難所への支援体制

　神奈川県および県内自治体と各市では、被災地からの避難者に対応するため一時避難所を開設し、17施設で避難者受け入れを行いました。そこで活動している保健師に電話による聞き取り調査をしたり、避難所訪問などから情報を収集し、当協会からの支援の必要性を検討した結果、避難所へ「看護職ボランティア」を派遣することになりました。

　神奈川県から要請を受けた避難所で看護職ボランティアが環境調整に関する具体策を提案し、避難所の環境改善につながりました。当協会では看護職ボランティアの保険加入を負担しました。また、「災害時看護ボランティアの活動の知恵袋」「原子力災害時における心のケア対応の手引き」「災害時お役立ち情報」などのファイルを作成し、避難所の救護所に設置しました。

　看護職ボランティアに対する電話問い合わせは毎日10数件あり、応募者は115人で、応募理由は「被災県出身だから力になりたい」「看護師免許を役立たせたい」「被災者がどんな思いをしているのか知りたい」などでした。3月29日〜4月30日まで15人を派遣しました。

今後に向けて

　今回の災害支援ナースの活動には、原子力災害に関するDVD学習・資料提供が役立ちました。今後も災害の特徴を把握して、タイムリーに情報を提供する必要があります。事前説明会は、災害支援ナースの活動直前の不安・疑問に対応したことで、安心感につながったとの評価を得たため、今後も実施します。ヘッドライトや寝袋などの物品備蓄を充実させることも必要です。

　また、今回は当県の被災はありませんでしたが、今後起こると想定されている関東・東海地域の災害に向けた対応マニュアルの整備が急務であると考えます。

File 63

宮崎県看護協会
災害支援ナースをはじめて派遣して

林 チヱ子 宮崎県看護協会 常務理事

　2011年3月11日14時46分、東北地方を中心にマグニチュード9.0の巨大地震が発生しました。地震・津波による想像を絶する被害の映像をテレビで見ながら、現実に日本で起こっていることかと、自分の目を疑いたくなるような光景でした。人ごととは思えず、身が震える思いで画面に見入っていると、太平洋沿岸にも津波警報が出されました。日向灘に面している宮崎県沿岸10市町村には対策本部が設置され、4万2,200世帯に避難勧告が発令されました。本会は3月12日に理事会を開催する予定でしたが、急遽、理事会の延期を決定し、各理事へ連絡しました。

情報収集

　3月12日、常務理事が登館し、日本看護協会に電話を入れ、被災地の被害状況等の情報収集に努めました。既に日本看護協会には「東日本大震災災害対策本部」が設置され、懸命に情報収集にあたられていました。
　当会には、県内の各メディアから「看護協会はどんな対応をするのか」、会員から「テレビを見て心が痛む」「災害支援ナースの派遣等はどうなるのか」等の電話が入り、その対応にあたりました。さらに、緊急連絡網の確認や、日本看護協会からの情報を役員に伝えるための文書の準備等を行い、日本看護協会からの災害支援ナースの要請に備えました。

災害支援ナースの派遣にあたって

　3月14日、本会に災害対策本部を立ち上げ、日本看護協会との情報の共有をはかりました。第1報が届いた段階で、役員ならびに全施設に災害支援ナースおよびボランティアナース派遣依頼の公文書を作成し、各施設からの問い合わせに答えられるよう、協議を済ませたうえで文書を発送しました。予想はしていましたが、施設から派遣旅費等についての問い合わせがありました。

　日本看護協会では、一律1人20,000円を上限として保障すると定められています。本会では、超過分について実費支給することが平成21年度の理事会で承認されていましたので、往復旅費程度は準備できる旨を回答しました。このことが施設からの派遣を容易にした理由の1つではないかと考えています。また、宮崎県から被災地までは遠方で多額の経費を要しますが、前泊、後泊、東京から被災地までの特別車両のチャーターなど、日本看護協会の配慮に感謝申し上げます。

　3月22日に、災害支援ナース派遣候補者30人のリストを日本看護協会に送付しました。そのうち8人が医師会チームやこころのケアチームでの派遣に参加するために辞退し、最終的に22人を登録しました。3月27日に岩手県に先発隊を送り出し、4月26日までに18人の災害支援ナースを岩手県、宮城県、福島県に派遣しました。派遣するにあたり、災害支援ナースの所属施設への連絡、寝袋等の物品の準備や航空券の手配等、事務局内で役割分担して対応しました。

　出発当日は、宮崎県看護協会で災害支援ナースの顔合わせ、オリエンテーション、出発式を挙行しました。オリエンテーションでは、日本看護協会から届いた情報をまとめた資料を渡しました。第1陣の出発式には、事前に記者発表を行っていたため、多くのメディアから災害支援ナースのことや、看護協会の災害時の役割等についての取材を受け、テレビや新聞等を通じて県民への啓発ができました。会長から「激励のことば」、続いて災害支援ナースの「決意表明」があり、程よい緊張感の中、次々と災害支援ナースを送り出すことができました。各施設の看護部長

の顔も見え、大事な我が子を送り出すかのように涙で見送られる姿に心打たれました。

　出発後は活動現場から逐次メールの情報が入り、次の出発予定の災害支援ナースへ生の情報を提供することができ、災害時の情報収集、伝達の重要性を再認識しました。また、任務を終えて無事に帰還された方々の顔を見てホッとするとともに、活動場所によって異なる現場での様子がわかり、日頃の看護実践がこのような非常事態のときでもしっかり活かせたという達成感がうかがわれ、看護職の底力を感じました。送り出した側としても、誇らしく喜びを感じるときでもありました。

　災害支援ナースの方々からは、「日本看護協会会員として規律を守る」「自己満足で行動をしない」ことを念頭におき活動にあたったこと、温かく送り出してくださった職場の後方支援への感謝、専門的な知識に裏づけられた的確な状況判断力など、看護職に求められている能力などについて話を聞くことができました。

　「こころのケア」チームにも看護師3人を派遣しました。避難所ではPTSDの方が増えており、血圧測定などのボディタッチによるコミュニケーションをはかったりしたそうです。また、今後予想されるアルコール依存症、高齢者の引きこもり、認知症など、多くの課題が山積している状況を目の当たりにし、「こころのケア」チームの活動意義の大きさを実感させられたとの報告もありました。

平時の備え

　宮崎県看護協会では、平成18年度から災害支援ナースの研修（基礎編、実践編）を行い、災害支援ナースの養成を行ってきました。平成22年度から4年間、地域医療再生計画の一環として看護師スキルアップ支援事業災害看護研修を県内7地区で開催しています。行政の危機管理担当者、地域の医師会長や医師、消防署、救急看護認定看護師等の地域に身近な方々に講師をお願いしたことが、地区ネットワークづくりのきっかけともなりました。地区活動と一体となった災害対策ができるような体制づくりを目指していきたいと考えています。

宮崎県看護協会では現在、163人の災害支援ナースが登録されています。今後も県内各地に災害支援ナースが誕生していく予定です。宮崎県は、この1年間で口蹄疫、高病原性鳥インフルエンザ、新燃岳噴火等の災害に見舞われ、早急な備えを必要としています。今回の災害支援ナースの派遣については、日本看護協会が行っている災害支援ナースの研修や訓練が大変有効に機能しました。

*

　本会では、ホームページで会員施設に呼びかけ、被災から1か月経過した4月11日、1分間の黙祷を行いました。被災された皆さまのご冥福をお祈りするとともに、今後、復旧・復興に向けて、私たちに何ができるかを考える日としました。

　また、本会でも義援金口座を開設し、会員や県民の皆さまから義援金が寄せられ、全額を日本看護協会にお送りしました。皆さまの善意に感謝いたします。

File 64

派遣保健師の後方支援と被災地の保健活動を経験して思うこと

林 公子 香川県西讃保健福祉事務所 保健対策課

　東日本大震災に際し、香川県は3月17日より県内の市町と合同チームを編成し、甚大な被害にあった宮城県南三陸町に保健師等を派遣しました。3月17日から6月末までに派遣した保健師は74人（県38人、市町36人）です。私は、地震発生当初から3月末までは、本庁で保健師等派遣の事務局として派遣調整と現地で活動する職員の後方支援を担当し、4月に保健福祉事務所へ異動した後は、派遣保健師として保健活動に携わりました。派遣の経緯を振り返るとともに、現地で体験した7日間の活動を通して学んだことを書き記したいと思います。

南三陸町への保健師派遣決定

　3月11日、庁内のテレビが突然ついて、車が次々と流されている映像が映り、画面は宮城県、岩手県、福島県と移り変わっていきました。何が起きたのか呆然とするばかりでしたが、巨大地震が発生し、津波が起こり、被害は東日本の広範囲に及ぶことが徐々にわかってきました。

　新潟県中越沖地震の経験から、翌日には厚生労働省より保健師の派遣要請があると見越して、部内協議を経て、先遣隊として保健師、連絡員それぞれ2人の派遣を決定しました。明確な方針も指示もない中で、自ら判断して初動態勢の基盤を築くことのできる人材を選定しました。不眠不休の活動も予想され、心身への影響、疲労度なども勘案し、当面の現地活動は3日間で、活動体制の安定化に従い延長していくこととし

ました。また、自己完結型の活動ができるように、雪道でも走行できる車両、IT機器、プリンター、防災用の携帯電話、地図、カーナビ、寝袋、救急用品、記録用紙やリーフレットの一式等を準備し、2日後には出発できる体制を整えました。

　3月15日に、派遣先は「宮城県南三陸町」と連絡が入りました。町の中心部が津波にのまれ、町役場を押し流し、公立病院も壊滅的な被害を受けたところです。人口約1万7,600人のうちの1万人(当時の発表)が行方不明とのこと。庁内に緊張が走りましたが、手分けしてインターネット等で調べられる限りの現地の情報を収集しました。

派遣職員の後方支援

　先遣隊は3月17日に出発しましたが、至る所で道が寸断されたり橋が流されたりしていて、現地(南三陸町災害対策本部)にたどり着いたのは18日の19時を回っていました。

　翌朝、派遣職員から「全体を仕切っているのは地元公立病院の医師だが、医療への対応で手一杯の状況。町保健師の多くが被災し、保健所保健師の動向も不明。ベイサイドアリーナには1,500人もの避難住民と関係者で溢れ、壮絶な状況。他の避難所の状況が不明なので、これから巡回する」との連絡が入りました。保健師チームへの指示系統が十分ではないことや、現地の混乱している様子が伝わってきました。そこで、同日現地入りしていた高知県の保健師チーム担当課と協議し、現地の状況を共有し、両県が互いに連絡をとり合いながら活動することを申し合わせました。

　また、現地の状況や活動内容を把握するため、毎日電話や日報等で報告をもらうこととしました。これらの現地の最新情報や保健活動内容については、市町も含めた保健師の配属先へメール送信するとともに、通信記事「保健活動報告」としてまとめたものを県のホームページに掲載しました。派遣の長期化が予測される中、多くの職員の協力を得るには、リアルタイムで情報を提供していくことが重要であると考えたからです。これらは現在まで継続していて、後に続く職員への準備や引き継ぎ

にも役に立っています。

　先遣隊には帰県後、派遣職員に対して現地の被災状況や活動内容、心構え等を伝達してもらいました。その後も刻々と変わる状況に応じて、説明会を随時開催しています。

派遣保健師としての7日間

　私が派遣保健師として現地の活動に参加したのは、5月23日からの1週間で、地震発生から2か月半が経過した頃です。心に残っていることを3点記します。

　私が現地に入ったのは、ちょうど仮設住宅入居者の訪問調査がスタートした時期でした。訪問は避難所での健康相談と異なり、プライバシーが保てるためか、亡くなられた家族や失った住居、これからの仕事のことなどを堰を切ったように語られる方が多くいらっしゃいました。ある老夫婦は、「もうすぐ一児の父親となるはずだった孫を津波で亡くした。4世代が同居できる大きな家を建て、後は安心して暮らせるはずだった。家も流され家族も離れ離れ……。夫（祖父）は口数が少なくなり、外出を避けるようになった」と話されました。

　震災から2か月半が経過し、住む場所がようやく落ち着いて、1人の時間をもてたり、あるいは家族だけの空間で過ごすことができるようになり、これからは失ったものに向き合っていく時期となります。これまでは食べ物がない、生活用品がない、衛生状態が悪いなどの共通のニーズに対応してきたと思いますが、今後は心の整理ができるようにじっくり被災者の話を聴いたり、個々のニーズに対応した伴走者としての支援の継続が求められると感じました。

　2点目は、南三陸町の保健師さんの一言です。保健師ミーティングの場で、仮設住宅の訪問の様子が各県から報告され、「物資も情報も届かない」などという住民たちの不満の声が多く寄せられました。ミーティング後、南三陸町の保健師さんと話をする機会を得たのですが、彼女が苦笑いしながら語ったその言葉は、「どうしたんだろうねえ。南三陸町の人は不便な環境の中でも辛抱強くて底力があったのにね」でした。私

はその保健師さんの言葉から、町民の力を信じ、その力を引き出したいという思いを感じました。これからは地域の自助努力、危機状態から回復しようとする努力を、保健師としてどういう形でサポートしていくかが問われている、ということを教えられた一言でした。

　3点目は、「南三陸町の住宅地図」です。これは、先遣隊からの求めに応じて香川県から送ったものでした。新品だった地図は、折り目や折りシワで膨らみ、至る所にピンクやブルーのマーカーが記され、何年も使い込んだようになっていました。派遣職員たちに必需品として活用され、活動の足跡が記されていたのです。この地図のように派遣職員の活動がリレーされ、今日に至っていることを感じました。

派遣自治体としての今後の課題

　香川県では、地震発生直後よりスピーディーに派遣の準備をすることができました。2007年の新潟県中越沖地震の際、被災地に保健師を派遣した経験を活動記録として残しておいたこと、大規模地震を想定して「災害時保健活動マニュアル」を改訂し、県外派遣に向けての対応を追加していたことが役に立ちました。

　今回、派遣職員たちはお互いにその時点での最大限の努力をし、できる精一杯のことを実施していましたが、この経験はあまりにも大きすぎて、まだまだ活動内容を検証するには至っていません。時間の経過とともに健康課題や保健活動がどのように移り変わり、自分たちが実施してきた保健活動にどのような意味があったのかを検証し、データとして残していくことが重要だと考えます。そして、南三陸町での貴重な経験をそれぞれの立場で、住民や地区組織、関係者等に伝え、地域防災対策の強化に役立てていかなければならないと感じました。

*

　東日本大震災から4か月が経とうとしています。たくさんの人が涙を流し、いまもなお、癒えることのない深い悲しみを抱えながら、互いに励まし合い、必死に「復興への道」を探しています。1日も早い被災地の復興を祈念して、筆を置きたいと思います。

File 65 東日本大震災における全国訪問看護事業協会の活動

上野 桂子 全国訪問看護事業協会 常務理事

　3月11日に発生した東日本大震災では、観測史上最大の震度9の地震を記録し、大津波、家屋の倒壊、火災等による被害は甚大なものとなりました。現在、復興に向けた作業が進んでいるものの、被災された方々が震災前と同じ生活をおくれるまでには相当の時間を要することが予測されており、福島第一原子力発電所の事故周辺地域など、未だ復興の目途が立たない地域もあります。

　全国訪問看護事業協会では、岩手県、宮城県、福島県の各県訪問看護ステーション連絡協議会にご協力いただき、被災状況を調査いたしました。その調査結果（図1、2）からは、亡くなった訪問看護師が1人、事務所が使用できなくなったステーションは岩手県12か所、宮城県22か所、福島県4か所など、大変痛ましい被害状況がわかりました。

　当協会では地震発生直後から「被災状況の情報収集」を行うとともに、「厚生労働省の災害関連情報等の迅速な提供」「義援金の設置」「支援物資の提供」「復旧に向けた取り組みについての相談・支援」等の活動を行ってきました。その活動概要を紹介いたします。

震災直後の被災・活動状況（発生～約1か月）

　地震発生後の最初の活動として、3月14日に情報収集のために被災県の訪問看護ステーション連絡協議会に被災状況の調査を実施しました。震災の約1週間後から、岩手、宮城、福島県などでFAXが届かない

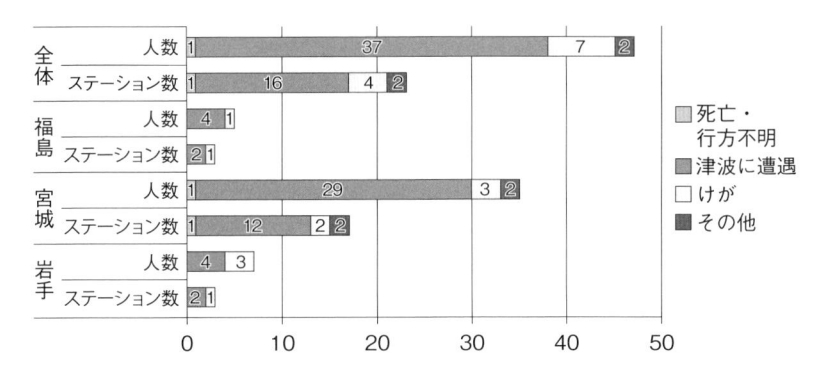

●図1：訪問看護ステーション職員本人の被災状況

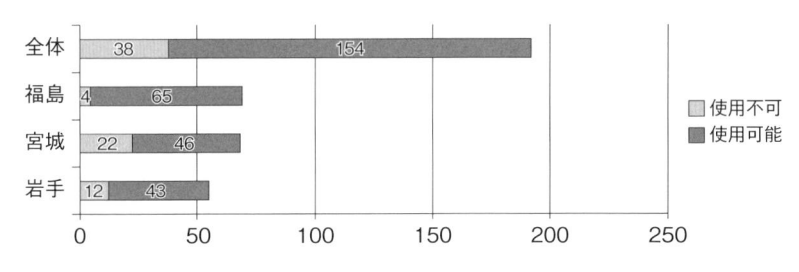

●図2：事務所が使用不可能になった訪問看護ステーション

ステーションには直接電話で状況を伺うなど、事態の把握に努めました。また情報収集と並行して、以下の震災関連情報の発信にも注力しました。

❶計画停電関連の情報

東京電力、東北電力の管内で計画停電が実施されることになりました。当協会では、計画停電発表直後に、訪問看護ステーションに医療機器利用者等への注意喚起をFAX送信するとともに、電気が必要な医療機器の利用者数の把握のためのアンケートを行いました。国では人工呼吸器を利用する在宅医療患者に関して緊急相談窓口が設置され、民間会社からも「足踏み式吸引器」と「蘇生バッグ」の無償レンタルの実施等の対応があり、当協会からもいち早く会員の皆さまに周知いたしました。

❷厚生労働省の災害関連情報

厚生労働省から被災地域における介護保険、医療保険の被保険者証の

提示、請求の取扱い、一部負担金・利用料の取扱い、訪問看護の取扱い等、多数の通知が発出され、当協会では迅速に情報を伝えるために、訪問看護ステーション向けに内容を取りまとめ、要約を掲載したFAXを送りました。ホームページでは通知を項目ごとに分類して掲載し、多忙なステーションが少しでも簡便に情報を把握できるように努めました。

❸緊急通行車両確認標章の発行情報

　被災地では物流が途絶えた影響でガソリン不足となり、訪問看護ステーションでは利用者への訪問に支障を来たしているということでした。国では警察署の緊急通行車両確認標章の発行を訪問看護の車両にも認め、給油制限を受けない等の処置がとられましたが、ガソリンの全体量が不足していたため、解消までに時間を要しました。当協会にも多数の問い合わせが寄せられたため、各地域の状況を紹介するなど、対応方法の相談・情報提供に努めました。

　被災地の訪問看護ステーションでは、自らが被災者となる大変困難な状況の中、地震発生直後から利用者の安否確認に徒歩で向かうなど、その時々、状況にあわせた対応をできる限り行っていたとのことでした。

❹物資・義援金による支援

　被災状況が判明するに従い、被災地の訪問看護ステーションから必要な支援物資等の情報が伝えられました。そこで、各県の訪問看護ステーション連絡協議会と調整し、当協会では日本看護協会と協力して現地へ支援物資を送りました。

　また、訪問看護ステーションの復興に向け、義援金を募集しましたところ、当協会会員を中心に多大なご協力をいただくことができました。

1か月以降の被災・活動状況

　当協会では、被災地への物資輸送と支援に向けた現状確認とお見舞いのための視察を行いました。必要な物資等については予め当協会から各県訪問看護ステーション連絡協議会に確認し、地域によっては当協会と日本看護協会の支援物資を2トントラックに詰め込み、現地ステーションに届けました。視察は宮城県（石巻、南三陸、気仙沼）に4月7日、

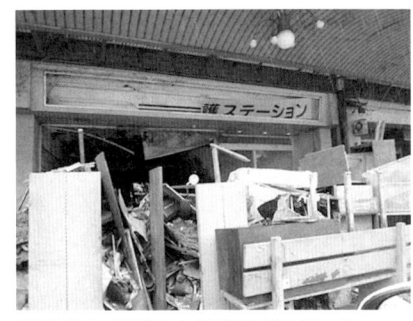

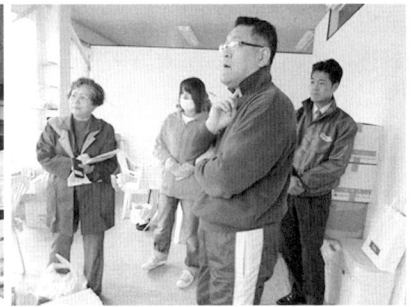

●写真1：崩壊した訪問看護ステーション　●写真2：新たな事務所で訪問看護の再開を準備中のステーションを視察

　福島県（いわき、相馬）に4月14日、岩手県（花巻、陸前高田、大船渡、釜石、大槌、山田、宮古）に4月18・19日の日程で行い、各県訪問看護ステーション連絡協議会役員の方に同行していただきました。

　津波の被害が甚大だった宮城県の南三陸町、気仙沼市、岩手県の陸前高田市、大槌町等では、訪問看護ステーションの建物が流される被害があり、仮の事業所や新たな事業所で訪問を再開していました（写真1、2）。水道や電気などのライフラインの復旧していない地域もあり、がれき処理等も遺体の捜索を行いながらの作業のため、遅々として進まないという状況でした。物資やガソリンは震災直後は不足していたものの、視察時は深刻な状況ではないということでした。利用者の状況としては、エアーマットレスがないため、褥瘡の発生・悪化が目立つという話がありました。福島県では福島第一原子力発電所の事故による影響が甚大で、事態がいつ終息し、いつになれば地域で安心して生活できるのかが見えない中、地域住人にも疲労の色が見え、ステーションスタッフの中にも避難せざるを得ない方もいたそうです。こういった被災地のステーションの状況を、当協会ではホームページの視察レポートや機関誌の訪問看護ステーションニュース等で広く発信しました。

　その後、訪問看護ステーション連絡協議会の会議に出席するため、5月10日に宮城県、5月17日に茨城県、5月18日に岩手県、5月21日に福島県を訪問しました。会議では地域の現状を伺うとともに、「応急仮設住宅地域における高齢者等のサポート拠点等の設置」「サテライ

トの設置」「介護事業所等の事業再開に要する諸経費の国庫補助」等の制度の説明と、訪問看護事業の新たな展開など、復旧に向けた取り組みについての相談・支援等を行いました。

さらに、特に被害が大きかった宮城県宮古市等と岩手県石巻市等の地域の方に直接お話を伺い、制度や事業展開の相談・支援を行うため、6月11日に宮城県、6月12日に岩手県を訪問いたしました。会議では「地域の人口が減少したことで、訪問看護ステーションの利用者も減少した」「訪問看護師が不足している地域と、余っている地域があり、余っている地域からの派遣を検討する」などの話し合いがもたれました。

6月22日の当協会総会後には、「東日本大震災特別発表：東日本大震災の対応と今後の課題」として、高橋栄子氏（岩手県訪問看護ステーション連絡協議会副会長）、伊藤久美子氏（宮城県訪問看護ステーション連絡協議会会長）、堀内美智子氏（福島県訪問看護ステーション連絡協議会会長）、五十嵐いつ子氏（茨城県訪問看護ステーション連絡協議会幹事）に各県の現状と今後の課題等を報告していただきました。その後、都道府県訪問看護ステーション連絡協議会交流会を開催し、その中で被災地支援のあり方について意見交換があり、貴重な体験を各都道府県で共有し、今後の災害対策に役立てることができました。

今後も支援の継続が必要

被災地域の訪問看護ステーションでは懸命な努力で訪問の再開やその準備を始めており、医療者としての真摯な姿勢と訪問看護師ならではのたくましさを感じました。現在、復興に向け、国や民間団体から様々な支援が行われているところですが、当協会からも地域医療の復興に向け、今後も被災訪問看護事業者への支援に努めてまいります。

また、被災地域では東日本大震災の経験を今後の災害対策に活用すべく、経験・対応の集約・共有をはかる作業を検討しているということでした。これらの結果を当協会においても取りまとめ、なんらかの形で全国の皆さまにお示しすることも、この東日本大震災の対応における当協会の重要な役割であると考えております。

File 66

被災地訪問と支援を行い、訪問看護師として感じたこと
日本訪問看護振興財団と災害支援ナースの活動を通して

松井 美嘉子 日本訪問看護振興財団 事業部、認定看護師教育課程 主任教員

　3月11日の地震発生時、私は認定看護師教育課程6期生の修了試験が終わり、日本訪問看護振興財団（以下、財団）本部へ同僚教員と移動中で、地下鉄永田町駅ホームにいました。地上に出ると高層ビルが振り子様に揺れており、大勢の人々が公園に集まっていました。恐怖と不安の中、同僚のワンセグで"地震があり、東北地方に津波が襲来している"ことを知りました。3時間歩いて本部に着き、なんとか学生全員の安否確認がとれ、財団で帰宅困難の学生と一夜を過ごしました。翌週からは義援金の募集活動をはじめ、情報収集と厚生労働省からの通知などの情報提供、FAXサービス、災害時の訪問看護に関する電話相談等を行いました。

被災地訪問

❶岩手県陸前高田市、釜石市

　4月3日～6日、日本看護連盟の石田幹事長の被災地訪問に同行し、岩手・宮城両県の避難所を回りました。1日目は岩手県看護連盟会長・支部長と岩手県陸前高田市、釜石市を回りました。陸前高田市の避難所では日本赤十字社の診療所が設置されており、時々救急車で患者さんが搬送され、その傍らで避難生活の方が手を真っ赤にしてバケツの水で洗濯をしていました。
　近くのT病院仮診療所では住民と保健師が健康体操を行い、別室で

は医療・介護スタッフがグループワーク中でした。総師長は「スタッフのこころのケアで支援者を支えることも大切。グループワークでつらいことも吐き出してほしい」と話し、日本看護連盟役員が総師長の話を聴いて労っており、支援者や管理者をも支えることの大切さを感じました。

　吹雪の中、通った釜石市沿岸部には、津波の被害で看板や船、車、根っこのついた木や折れた電柱等が覆いかぶさるように転がっていて、壮絶な惨状に言葉を失いました。

❷宮城県石巻市、仙台市

　2日目には、宮城県石巻市の2か所の避難所をNPO団体の看護師の案内で訪ねました。1か所目は大きなレジャー施設内につくられた福祉避難所でしたが、フラットに布団が敷き詰められて、各自の枕元には介護情報（例：独歩、きざみ食）が記載されたテープが貼られ、手をあげて呼ぶと対応できる介護配置でした。低栄養と寒さで皮膚感覚が鈍り、初期褥瘡に気づきにくいなどの心配な情報もありましたが、サービス面では訪問入浴や通院のための送迎サービスがあると聞き、ホッとした一面もありました。

　次に訪問した大学キャンパス内の避難所では、165人（うち、子ども6人、3分の2が高齢者）が教室で生活をしていました。階段や教室の狭い椅子に横たわっている高齢者もいましたが、町や家族単位で生活することでコミュニティが存続できると聞き、それは重要なことだと感じました。キャンパスの広大な校庭にはボランティアのテントが数多く設置され、彼らはここで寝泊まりし、被災地の片づけに通っていると聞きました。

　3日目には在宅酸素療法者を支える企業の仙台営業所を訪ね、所長より地震発生時の初動と、現在までの対応を聞きました。今回は800万世帯（阪神・淡路大震災時は240万世帯）の停電で長時間であり、全国各地から応援部隊が駆けつけて利用者さんの安否確認、機器の作動点検、ボンベの確保・供給に不眠不休で全力投球したそうです。この企業は震度5以上で利用者情報が立ち上がるITシステムがあり、東京本社から利用者宅に電話し、連絡のとれない利用者さんには現地スタッフが

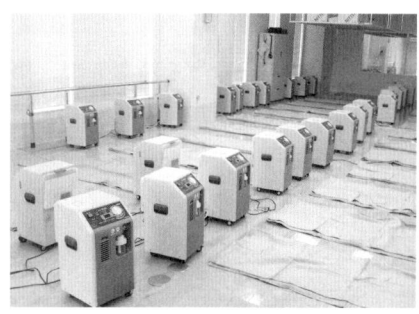

●写真1：石巻赤十字病院のリハビリテーション室をHOTステーションに
（写真提供：帝人ファーマ仙台営業所）

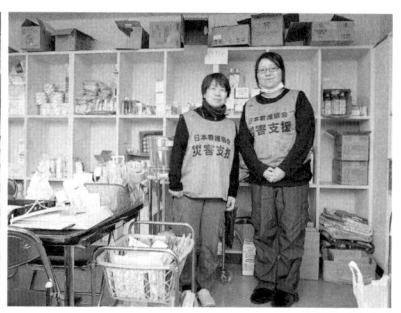

●写真2：石巻市の避難所で災害支援ナースとして活動

2人1チームで戸別訪問し、不在宅にはチラシをポスティングして連絡待機としたとのことでした。この場面はNHKテレビで放映され、それを見た利用者さんが連絡をくれて、皆で涙したそうです。

また、地元の呼吸器科医師と連携して、石巻赤十字病院のリハビリテーション室に酸素濃縮器50台を搬入し、自家発電によるHOTステーションを設置して、被災した利用者さんを救済されました（写真1）。企業の顧客管理体制と利用者さんを救いたいという気持ちや尽力に頭が下がるとともに、在宅医療にかかわる者として、感謝の気持ちで胸がいっぱいになりました。所長も「誰かに話せてよかったです」と、笑顔と握手で見送ってくれました。

この被災地訪問から感じたのは、すべての人に対するこころのケアと、健康を維持しながら次の生活が獲得できるまで、1人ひとりのニーズを見出し、地域に密着しながら継続的に支援していくことが必要で、その役割を担うのは私たち訪問看護師ではないかということでした。

災害支援ナースとして再び被災地へ

東京に戻り、私は迷わず日本看護協会の災害支援ナースの登録をしました。数日後、「訪問看護師さんの出番です」と東京都看護協会より派遣決定のお電話をいただきました。4月25日〜28日まで、財団の了解も得て、出張扱いで石巻市の避難所で災害支援ナースとして活動しまし

た。

　自己完結型支援で水、食料、トイレットペーパーなどを持参して、第88班の仲間とバスで車中泊し、翌朝5時に宮城県入りしました。宮城県看護協会でオリエンテーションを受け、休憩させていただいて再びバスに乗り、2人1組で避難所入りしました（写真2）。私のパートナーは埼玉県の病院に勤務する20代の看護師で、2人で緊張しながらリュックを背負い歩いていると、住民の方に「今日からですか。遠いところありがとう」と声をかけていただき、気持ちが和らぎました。ここでは193人（うち、子ども23人）が体育館で生活をしており、体育器具室が保健室で、前任者から申し送りを受け、診察介助、要介護認定申請関係書類の記入等を行いました。

　夜は保健室で余震と窓からの隙間風に震えながら寝袋で睡眠をとり、朝5時に起床しました。看護師2人で体育館をラウンドし、咳や鼻汁のある方が多いことに気づき、うがい水の設置と手洗い励行を呼びかけました。毎夕にリーダー会議（全体のリーダー、生活者6グループの班長、行政担当者、災害支援ナースが集まる）があり、看護師も保健担当として発言する機会をいただいて、衛生管理や健康相談、診療案内などができ、生活者の皆さんとの連帯感や共通認識をもつ場にもなりました。この会議で住民の皆さんが常に前向きであり、こちらが元気をいただいていることに気がつきました。

　看護師が24時間ともに過ごし、朝のラジオ体操や清掃などを一緒に行うことで、気軽に健康相談や外来診療に来ていただけました。保健室には市販薬が常備されており、医師不在時は看護師の判断で渡すことができました。便秘や不眠などで消灯後に毎日保健室を訪れる方には、しばらく話を聴き、薬を渡しました。元気に遊ぶ就学前の子どもの中にも、頭に10円玉ほどの脱毛がある子がおり、翌日、親子でこころのケア診療を受診していただきました。また、津波で義歯をなくし、咀しゃく困難や消化不良、食欲不振を訴える高齢者に、保健室でレトルト粥を温め梅干と一緒に勧めたところ、「おいしい」と食べてくれました。そこで、病状のある方の食事形態の検討をリーダー会で提案すると、すぐに行政

担当者（鳥取県から出張）がレトルト粥を調達してくれました。

　昼間の診療は兵庫県医師会チームが行い、医師たちは阪神・淡路大震災の経験を踏まえて、優しい口調で話しかけながら診療していました。ある医師に16年前の様子を尋ねると、「いまもなお昨日のことのように思い出します。自家発電が壊れて、助けられたはずの人も助けられなかった……」と言葉を詰まらせながら話してくださり、皆で涙してしまいました。

　この活動を経て、災害時の限られた資源で看護を提供するには、看護師自身が"災害"を概念から理解し、謙虚に被災者や支援者に寄り添い、同じ時間と場に身を置くことで「いま、この方には何が必要なのか」をヘルスアセスメントする力をもつことが大切だと感じました。また、自治体や行政、医療・ボランティアスタッフなどと連携し、チームの中でもメンバーシップを発揮することも求められます。

＊

　日本訪問看護振興財団では現在、被災地において仮設住宅生活者を訪問し、健康相談や健康管理の支援を地元の看護職と一緒に行っています。訪問看護師としても中長期的支援を通じて、地域の復旧・復興に貢献したいと思っています。

　最後に、東日本大震災で亡くなられた方のご冥福をお祈りするとともに、被災された皆さまにお見舞い申し上げます。また、この活動を支援してくださった日本看護協会、宮城県看護協会、東京都看護協会の皆さま、日本看護連盟の皆さまに感謝申し上げます。

File 67 日本赤十字社救護班の支援活動

板垣 知佳子 日本赤十字社医療センター 看護師長

地震発生直後に救護班派遣

　3月11日、私は院内の赤十字救護員研修会で「損傷のひどい遺体の処置」の演習を担当していました。14時46分、建物は緩やかに揺れ続け、受講者は次々と床に座りました。私はとっさに「私が立っていられるので震度5ぐらいだと思います。建物は免震構造なので安心です」と口にしていました。自分も含めたパニックコントロールだったのかもしれません。そこに看護部長が駆け込み、「ここに災害対策本部を設置します。最大震度は7です」と告げました。震度6以上は救護班の自主参集基準であり、救護班出動の準備に入ることを伝え、研修担当中のDMATと協働する赤十字救護員看護師に、「携帯品を持って救護倉庫に集合」と指示し、救護倉庫に向かいました。次々と参集した救護員は装備を整え、DMATと協働する赤十字救護班（3人）が救急車で出動、次に災害救護用移動式仮設診療所（dERU）の救護装備を整えた救護班（15人）が出動し、病院に戻ったのは17時過ぎでした。

　当院はエレベーターが緊急停止しただけで、帰宅困難な外来患者と職員に対して、食事や仮眠所の確保、勤務者（夜勤者、翌日の勤務者）の確保などを行っていました。

救護班出動支援

　当院の災害対策本部は、院内の対応とともに、派遣した救護班の支援

も担っていました。通信が途絶した中で、出動チームが福島県相馬市と宮城県石巻市に到着し、活動を開始したことをメールによって確認しました。赤十字救護班は通常3日間の活動を標準としており、翌日には次の救護班の準備に入ります。初動救護班からは被災地の情報がほとんど入らない状況で、次の救護班も自己完結型の装備を準備しました。また、新潟県中越地震の活動経験から、初動救護班は不眠不休で活動するため、安全に帰院できるように運転要員を確保しました。次の救護班の到着を待って現地で引き継ぎを終え、夜間の走行はせずに翌朝を待って帰院となりました。

　当院の災害対策本部には夕刻、現地の救護班から活動報告の電話が入り、次の班がどのような活動になるか、どのような環境で活動するか、どのようなものを持参させたらよいかを協議しました。被災地の情報はテレビや新聞で情報を得て、活動を想像しながら、翌日の救護班に託すものを準備しました。救護班師長から、ライフラインの状況、受診した被災者の健康状態、生活環境、支援状況、救護班の活動状況から、医療支援活動にどのような物品が必要かという情報が得られました。被災地では、津波によって失われた医療機関の役割を、被災を免れた医療機関だけで補うには限界があり、1日に診療できる患者数をはるかに越える日々が続いていました。

　その後、現地までの移動に時間を要することから、救護班の派遣期間が考慮され、5〜6日間に延長し、5月末日までに16班が石巻市での支援を続けました。その時期になっても、被災地の復興は思ったようには進んでいませんでした。現在でも日本赤十字社の都道府県支部から交代で、活動内容を変えて支援を続けています。

　日本赤十字社の救援活動は、被災現場において応急処置を行い、「避けられた災害死」や後遺症にかかる人を1人でも減らすことであり、被災により機能を失った地元一帯の医療機関に代わり、その医療の空白を埋めることです。このたびの災害では、被災地の医療が復興しても、被災者への復興支援はかなりの時間を要しています。津波災害の影響のために、2か月を経ても仮設住宅への入居の目途が立たず避難所生活をお

くる被災者も多く、避難所等への巡回診療や仮設住宅で生活する方への精神的支えとなることなどが必要だと思います。災害直後から行った救援活動が「支える医療」であれば、これからは、被災者に「寄り添う医療」が求められています。

臨床心理士とともに行う「こころのケア」活動

　日本赤十字社のこころのケア要員は、医師、精神科医、臨床心理士、看護師などで構成されています。岩手県の被災地では、被災直後から3か所（宮古市、釜石市、陸前高田市）を拠点として救護班が活動しており、そこにこころのケア要員が加わって、避難所の巡回診療や救護所で、被災者への自然なかかわりの中から心理的・社会的支援を担います。

　私は4月下旬に、岩手県のこころのケア要員として派遣されました。1人で救護装備を抱え、開通したばかりの東北新幹線に乗ったときは心細さを感じました。盛岡市の日本赤十字社岩手県支部で秋田から来られた臨床心理士の方と合流し、活動状況を確認して、現地災害対策本部のある遠野市に向かいました。遠野市では、派遣された看護師20人とともに、陸前高田市の避難所や被災施設で活動することになりました。

　翌日、医師がいないチームでどのような活動ができるか不安を抱えながら避難所を回りました。被災地は、被災直後から時が止まったような感じでした。避難所で話を聞くと、洗濯物や物品の盗難があり、そのため避難所には警察官の巡回が行われているとのことで、治安の悪化によって知らない人が避難所に入ることへの警戒心が強くなっているようでした。支援者に不安を抱き、支援への期待と復興活動への不満とあきらめのような感情が入り乱れて、複雑な思いがあると感じました。

　私は、新潟県中越地震の際、避難所を回り、被災者の話を聞かせていただいたときの被災者の訴え方との違いを感じました。被災状況も時期も違い比較できるものではないのですが、中越地震のときは避難直後にどうやって避難所にたどり着いたかを堰を切ったように話す人が多かった印象がありました。今回は、被災者の方は被災直後の離別や避難時の出来事は心の奥に隠し、「今日はどうだった。昨日はどうだった。一昨

日はどうやって過ごした。どんなことがあった」というように語り始めます。明日のことは考えられず、今日どうするかを考えて生きていること、支援者はありがたいが交代するので、継続して見守られているという安心感が得られないことを知りました。支援の限界を感じながら、診療器具を持たずにひたすら傾聴することに集中して話を聴かせていただきました。物干しがない、シーツがない、子どもの足音で目が覚めるなど、避難所の不自由さが伝わってきて、責任者の方に伝えることで支援の糸口になればと思いました。別の避難所では、震災後３日目に避難所から少し離れた場所にリラックスルームをつくり、アロマアイマスクを使ってハンドマッサージや肩叩きを行いながら、話を聴かせていただきました。人は語ることでストレスを解き放つと考えられていて、被災者の方はアロマの香りでリラックスしながら、仕事がなくなったことや従業員を解雇したつらさなどを語ってくださいました。

被災地にはボランティアの臨床心理士チームが来ていて、看護師とともに避難所を回っていました。赤十字ボランティアの臨床心理士は避難所に入ることが許可されましたが、私服のボランティアの方は避難所へ入ることができなかったと聞いて、被災者にとって安心できる救援者として活動できたことに感謝しました。私の活動は１週間で終了しましたが、ボランティア看護師や心理療法士の協力を得て、仮設住宅に移られた方への支援チームの活動が継続されています。

救護員が隠れた被災者にならないために

派遣された救護員のストレスは、救護現場や被災者の状況により、また個人により反応が異なります。今回の津波災害による被災状況は壮絶であり、帰還した救護員は、被災地の情報に触れないようにした人、情報を積極的に得た人など対応は様々です。当院では、救援活動に参加した職員に向けて支援チーム（精神科医、産業医、臨床心理士）が編成されました。アンケートが配布され、個人的に面談を申し込める体制も整えられました。５月を過ぎた頃から、各自が支援チームの面談を受け、救援活動が終わったことを実感し、普段の病院の仕事に戻っています。

File 68

日本災害看護学会
災害時における連携の重要性

渡邊 智恵
日本災害看護学会 理事（ネットワーク活動委員会）、日本赤十字広島看護大学 准教授

　日本災害看護学会は、1995年に発生した阪神・淡路大震災と地下鉄サリン事件後、災害看護の知見を蓄積していくことを目的に、1998年に発足した学会です。現在では個人会員、組織会員、賛助会員を含めて1,000人を超え、学会誌の発行、災害看護教育活動、組織会員会、ネットワーク活動、社会貢献・広報活動、国際交流、募金活動等を展開しています。

　学会発足以来、ネットワーク活動委員会は、一定規模以上の災害が発生した場合に、看護が何をしてきたのか、住民の健康ニーズや看護ニーズ等を探求し、様々な災害に対する備えや教育をするための根拠となるデータの蓄積に尽力をしてきました。しかしながら、今回の災害は、これまでの災害想定を凌駕するほどの規模で世界を震撼させました。東日本大震災は、地震後の巨大津波（暫定で最大38 m）による死者の多さと生活の糧である田畑の被害、長期にわたるライフラインの遮断や物流の途絶、液状化現象・火災等の二次災害の発生、陸路・海上・空路の途絶、福島第一原子力発電所の事故があり、避難が長期化し、いまもなお行方不明者の方もおられ、被害の全容は明らかにならず、自然災害に対する人間の無力さを感じずにはいられないものでした。

先遣隊の活動

　そのような中、日本災害看護学会は、発災当日の夕方（3時間後）に

| 表1 | 派遣者一覧表

派遣地域		派遣者　*先遣隊員
宮城・岩手方面	第一次隊	黒田裕子[*]、酒井明子[*]、山崎達枝[*]、三澤寿美
宮城・岩手方面	第二次隊	渡邊智恵[*]、立垣裕子
宮城・岩手方面	第三次隊	小原真理子[*]、伊藤尚子
千葉・茨城方面	第一次隊	臼井千津[*]、瀬戸美佐子
千葉・茨城方面	第二次隊	臼井千津[*]、小原真理子[*]
宮城・福島方面	第二期	臼井千津[*]、渡邊智恵[*]
岩手方面	第二期	小原真理子[*]、斉藤正子

災害発生 (3/11)	1週間 (3/18)	1か月 (4/11)	2か月 (5/11)

宮城方面　→　黒田、酒井、山﨑、三澤
　　　　　　　　→　渡邊、立垣　　→　臼井、渡邊
岩手方面　　　　　　→　小原、伊藤　　→　小原、斉藤
茨城方面　→　臼井、瀬戸
　　　　　→　臼井、小原

　は先遣隊派遣を決定し、発災直後と、発災から1か月半が経過した時期の2回にわたり先遣隊員を派遣しました（表1）。先遣隊派遣は岡崎水害（2008年）、佐用町水害（2009年）に続いて3度目の出動となります。今回の災害では、先遣隊員で活動可能な人からすぐに連絡が入り、広範囲な被害のために東海・関東地域の先遣隊員に連絡をとり、当日のうちに先遣隊を2ルート（宮城・岩手方面と千葉・茨城方面）で活動することを決定しました。理事長・副理事長および本部調整者のバックアップの下、当日から活動準備を行い、すべての活動を無事に遂行することができました。受け入れていただいた被災地の皆さま、快く派遣をしていただいた所属施設の方に衷心より御礼を申し上げます。

　先遣隊活動の目的は、大規模な災害が発生した場合、災害看護の専門家として現地に入り、看護ケアの提供や支援体制を現場で整える役割の一部を担いつつ、被災者などの健康問題、看護ニーズ等の情報収集と査定を行い、必要な支援を明確にすることと、この活動を通して災害看護の知識の蓄積に貢献することです。複数での活動を原則としており、記録担当者を同行することになっています。毎日の活動で得た情報は、地元の行政や看護協会に報告し、継続した被災者支援につなげるとともに、

他の組織等とも情報を広く共有していくために、学会ホームページに活動記録を掲載し、帰還後は活動報告をまとめて学会掲示版に掲載しました。

「同じ災害は2つとない」と言いますが、今回の東日本大震災は本当に特異なものであり、先遣隊活動によって様々なことを学びました。津波災害特有の疾病構造（低体温、津波肺、下痢や嘔吐、避難する際に段差につまずいたことによる骨折や腰痛の出現等）が明らかになり、在宅医療が進んだ現代の避難所看護の重要性（医療ニーズの高い人が避難している、薬の確保が難しく、持病が悪化している人がいる、避難所では看護師と保健師の連携が必要）を再認識することとなりました。また、安否不明の方が多いことにより喪のプロセスも様々であり、個別的なケアが求められること（心身両面のケアができる看護師と専門的なこころのケアのできる精神看護専門看護師等との連携が必要）、物流が途絶えた中での災害への備えについて、これまで以上に工夫が必要であること（備蓄品と量、常に持参する必要がある物をどう携帯するか、日頃からの被災地内外のネットワークが必要）を痛感することとなりました。

広域災害であり、交通遮断や原発の問題もあって外部からの支援がなかなか届かない中で、被災者でもあるケア提供者ははじめての大規模災害への対応を懸命に行っていました。避難者と同じ施設あるいは行政の施設の一角で寝泊りしながら、自分の家族や生活は後回しにして、被災者に寄り添うケアを展開された姿は、余震が続く中でどんなにか助けになり、心強い存在であったかと思います。本当に頭が下がる思いでした。

こうした活動の中で痛感したことは、少なくても発災から1週間頃までには、外部からの組織的な支援体制を確立する必要性があるということです。「被災地内のケア提供者で、無傷な人はいない（誰でもなんらかの人的被害・物的被害を受けている）」と被災地の看護協会長が話されていました。また、組織的な支援体制が機能していない中で、個人的なつながりで入ってくる組織等の調整にも時間をとられており、「ありがたいことではありますが……」と言いながらも、疲労はピークに達しておられました。

実質的な支援体制を確立していくためには、災害支援ナースを派遣する日本看護協会との連携が必要になります。佐用町水害時の連携活動の先例にならって、今後も連携をはかっていきたいと思います。今回私たちは、第1陣で被災地に入るために、先遣隊員たち

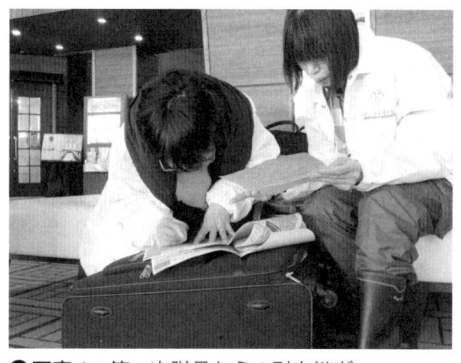

▲写真1：第一次隊員からの引き継ぎ

の個人的なネットワークを活用し、先鞭をつけたDMATチームからの情報を入手して、少しでも安全で確実な交通経路を確保しました（写真1）。1つひとつの組織や団体の力は限られていますが、「連携の精神」によって被災地支援の方法にも活路が見出せるという証となりました。

災害時要援護者への支援

　日本災害看護学会では、特に災害時に支援優先度が高い人（高齢者、妊産褥婦、小児、慢性疾患や精神障がい等をもつ人）が、今回の災害でどのような状況に置かれているのかという現状と、必要な看護について提示しました。これらの情報は、実際の救援活動に反映していただきましたが、今後、各専門領域の学会で活用していただくことを願っています。

　物資がない中で、情報にアクセスしやすい若者たちは、食料、水、ガソリンなどの配給や店の営業時間などを調べて対応することができましたが、高齢者はそうした情報へのアクセスが難しく、長蛇の列に並ぶ体力もなく、取り残されるということも、現代の災害の特徴であることがわかりました。

今回の経験を今後の災害の備えにつなげる

　この震災を機に、これまで以上に災害看護が看護基礎教育や継続教育

の中で強化され、地域力を活かした災害対応の取り組みが進み（幼稚園や小・中学校からの災害教育を含む）、災害に強い医療施設のハード面の対策が進み（地震と津波を想定した建物）、人為的災害（放射線の長期的な影響や検診体制等の検討）に対する備えの強化等がなされると思います。また、災害時における外部支援の入り方とともに、撤退の仕方についての基準づくりも必要になると思います。今回の先遣隊の被災地への入り方についても内省をしながら検討を積み重ね、次の災害に備えたいと思います。

　日本災害看護学会はこれからも「連携の精神」をもって、様々な組織（行政機関、学会、大学、都道府県看護協会、医療機関等）、地域、人と連携しながら、被災地域の復旧・復興への道をともに歩んでいきます。

＊

　震災から1か月半が経過した頃に被災地に再び行った際には、満開の桜が出迎えてくれました。自然の驚異に恐怖した直後とは異なり、自然の生命力のたくましさと美しさを感じました。この間、東北地方の方々はどんなときにも忍耐強く、過去の災害（阪神・淡路大震災、新潟県中越地震等）から学び、お互いに労り支え合うケアリング活動に溢れていました。日本の災害復興のあり方は、今後の世界の災害への取り組みにも大きな影響を与えていきます。復興への道は長く、困難なことも多々あると思いますが、これからも被災地の方々とともに歩みを進めていくよう連携していきます。

　最後になりましたが、このたびの東日本大震災でお亡くなりになった方々に対して、心よりお悔やみを申し上げます。また、避難生活を余儀なくされた方々にお見舞いを申し上げるとともに、1日も早い復興を祈念しております。

File 69

日本褥瘡学会
産学協同で被災地に送り届けた体圧分散寝具と薬剤、テープ類

田中 秀子 日本褥瘡学会 庶務担当理事、淑徳大学看護学部 教授

支援プロジェクトの立ち上げと遂行

　日本褥瘡学会では、東日本大震災で被災した地域の医療機関に体圧分散寝具を届ける支援を行いました。これは、日本福祉用具・生活支援用具協会（JASPA）の床ずれ防止用具部会・会員企業をはじめとする関連企業との産学協同支援で、震災の翌週にはプロジェクトを立ち上げ、3月下旬から5月下旬までに約750台を送ることができました（表1）。

　震災後、被災地では褥瘡の発生や悪化が激増すると予測され、日本褥瘡学会としても、支援策を打ち出す必要を感じていました。また私自身、阪神・淡路大震災直後に現地で活動した経験もあったので、今回の惨状に触れて、何か早急に支援活動をしなければと思っていたのです。

　それに弾みをつけてくれたのが、3月17日、当学会評議員である岩手医科大学の樋口浩文先生から学会事務局に届いた「学会では何か支援をしないのですか」という問い合わせのメールでした。これを機に、学会庶務担当理事である私は各理事と連絡をとり、学会として産学支援の方向でプロジェクトを始動させることに決定しました。

| 表1 | 被災各県への体圧分散寝具配送状況（5月27日まで）

県名	施設数	台数
岩手県	19	252
宮城県	17	248／車椅子用 30
福島県	19	140
茨城県	4	35／車椅子用 20
山形県*	13	24
		（計）747

＊岩手県、宮城県から受け入れた患者に対応するため、主に高齢者施設に配送した

3月19日、JASPA床ずれ防止用具部会の担当者と連絡をとり、協力を依頼したところ、快諾していただくことができました。取り急ぎ、各企業の連絡先を一覧にした「緊急時対応問い合わせリスト」を、被災地区の岩手、宮城、福島、茨城、青森各県の学会評議員31人に送り、何か困ったことがあったときに連絡していただけるようにしました。しかし、被災地は問い合わせをするところではなかったようです。まず、メールが簡単には見られない状況がありました。そのような状況でも4人の方から、現状報告の返事をいただきました。

3月23日、JASPAの担当者より、会員企業合わせて約300台のウレタンマットレスを無償で提供していただけるという連絡を受けました。これを被災地で役立ててもらうために、岩手、宮城、福島、茨城各県の4人の理事・評議員にキーパーソンになっていただき、マットレスのニーズ調査を依頼しました。被災して混乱している状況ではありましたが、その尽力で配送先は次第に決まっていきました。

次の課題は、交通網の遮断された地域に、マットレスのような大きなものをどうやって送るかということでした。

3月26日、第1便を送ろうという頃、各地の県庁では支援物資を被災地に送る活動を始めていました。千葉県庁にも一般からの様々な支援物資がうず高く積まれている状況でした。物資は自衛隊が送ってくれることがわかったため、この方法で配送しようと申請しましたが、回答の来ないまま、26日は悶々と過ぎていきました。

27・28日になると、民間の運送会社が動き始め、事態はスムーズに回り始めます。幸い、マットレスを供与してくださった企業につながりのある運送会社から送ってもらえることになりました。さらに、福島県では70台のマットレスを地元の医療機器メーカーが一括して受け取り、必要な個数を各病院に分配して届けてくれることになりました。

4月4日、理事会のメール会議で、マットレス配送に伴う送料は、学会が負担することに決まりました。

4月5日、JASPA会員以外の会社から、ウレタンマットレス200台を無償提供したいと連絡が入りました。配送には10トントラックを

チャーターし（送料は学会負担）、なんと社長自ら被災4県を回って届けてくれたのでした。

　また、製薬会社からも申し出があり、青森、岩手、宮城に、3月31日より褥瘡処置用薬剤を、5月下旬にはサージカルテープ各種を送りました。提供した施設からはお礼の手紙をいただきました。

送ったものを必ず活かすための支援

　被災地に体圧分散寝具を送るにあたっては、以下の点に配慮しました。
①避難所ではなく、医療施設に送る
　避難所ではなく、体圧分散寝具をきちんと使用できる人のいる医療施設に送ることを決めました。体圧分散寝具は使い方を誤ると、かえって褥瘡を悪化させることもあります。また、避難所でマットレスを使っても、十分なケアができない状況下では、結局は褥瘡の悪化を招くため、リスクのある人はためらわずに医療施設に送ることが望ましいのです。
②各施設、個人名宛で送る
　ニュースでも伝えられていたように、一般の支援物資は被災地でなかなかうまく行き渡らず、あるものは山積みにされる一方で、必要なものが届かないという状況がありました。せっかく提供していただいたマットレスがそのようになっては、支援の意味がありません。そこで、「どこの施設の誰宛に何台」というように個人名で送り、「受け取った」という連絡を必ず学会宛に入れていただくようにしました。

　なお、本来であれば褥瘡予防にはエアーマットレスの使用がベストですが、被災地では停電が続き、使用できなかったため、支援初期にはウレタンマットレスの供与を決めました。4月に入り、停電が解消した地域からは、高機能のエアーマットレスの希望も入りました。企業からデモ機として使用していた100台を提供してもらえることになったため、メンテナンス後、順次ニーズに従って配送していきました。

災害支援プロジェクト成否の条件

　緊急時における迅速な判断と行動が必要とされる被災地支援活動をう

まく軌道に乗せるのは、思わぬ障害もあり、なかなか困難なことでした。実際にプロジェクトを遂行してみて、次のような条件が必要であったと考えます。

①キーパーソンを決める

「ものを活かす」支援は、ものと現場をうまくマッチングさせられる人がいなければできません。特に今回は被災地が非常に広範にわたっており、各地のニーズ把握には核となって動いてくれるキーパーソンの存在が不可欠でした。

②平素からのネットワークづくり

今回の支援には、皮膚・排泄ケア認定看護師（以下、WOCN）のネットワークが大変役に立ちました。WOCN は地域ごと、また同期生ごとにメーリングリストがあり、震災で電話がつながらない状況下でも、速やかに連絡することができました。

③アドホック委員会等の設置

災害は、いつ、どこで起こるかわかりません。今後の課題として、いざというときにすぐに対応できるよう、学会内にもアドホック委員会などの部門をつくったり、災害担当者を各地域に置き、いつでも連絡をとれる体制をつくっておくことが望ましいと考えます。

*

今回の支援では、多くの企業[*1]や配送業者等、民間企業に多大な協力をいただきました。特にパラマウントベッド社の田中 良氏には最初の取りまとめから最後までお世話になりました。また、学会員をはじめ、WOCN の方々の献身的なご協力がなければ、この支援を行うことができなかったでしょう。関係各位には深くお礼を申し上げます。

(取材：壬生 明子)

[*1] 体圧分散寝具：ラックヘルスケア(株)、(株)タイカ、(株)ケープ、(株)モルテン、アイ・ソネックス(株)、アクション・ジャパン(株)、パラマウントベッド(株)、(株)ウィズ、(株)伸和、(株)ユーキ・トレーディング、ケアプロダクツ、サンセイ医機(株)、(株)ハピネス
薬剤・サージカルテープ類：興和創薬(株)、マルホ、田辺三菱製薬(株)、アルケア(株)、ニチバン(株)、日東電工(株)、スリーエムヘルスケア(株)

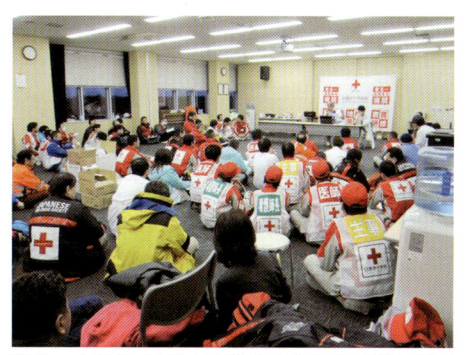

新潟・小千谷 JMAT：石巻赤十字病院対策本部でのミーティング（File 74）

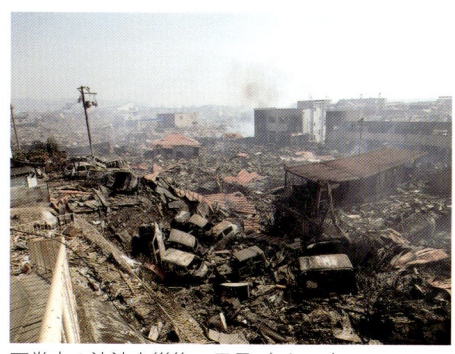

石巻市の津波火災後の風景（File 32）

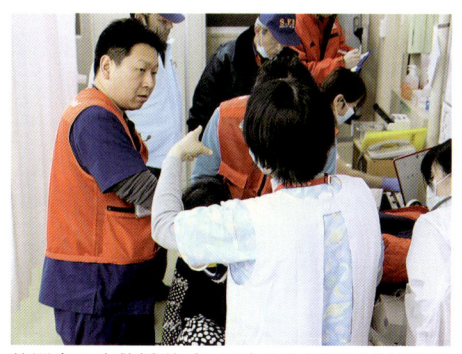

徳洲会医療救援隊（TMAT）：仙台徳洲会病院救急外来にて活動する TMAT 隊員と徳洲会病院スタッフ（File 89）

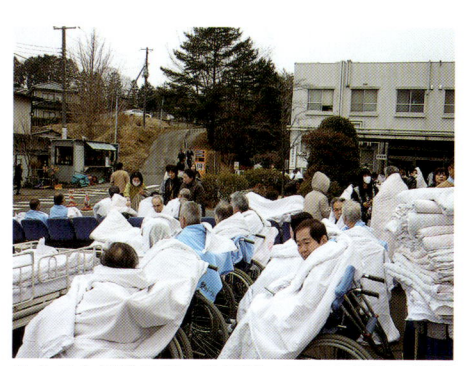

仙台社会保険病院：地震後、正面玄関前に避難した患者（File 31）

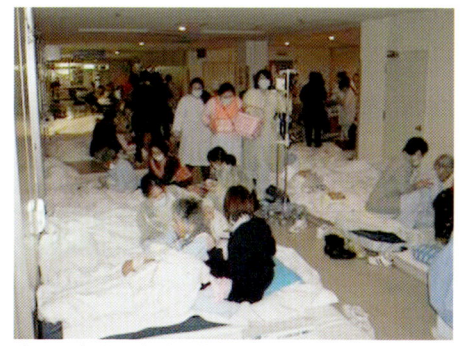

岩手県立釜石病院：外来棟の廊下にマットレスを敷き詰め、入院患者の看護にあたる（File 5）

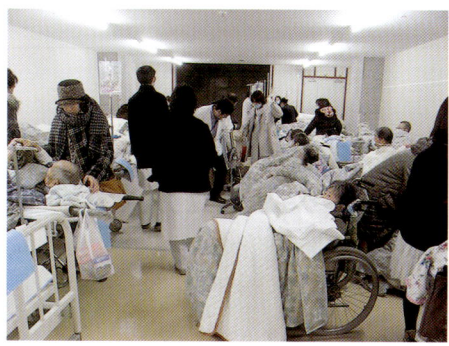

水戸協同病院：地震後、新棟に避難した患者（File 50）

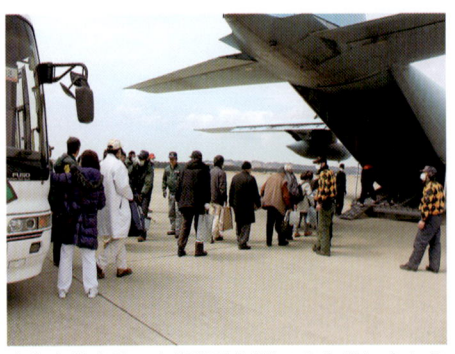

東北大学病院：自衛隊輸送機で北海道に向かう透析患者（File 30）

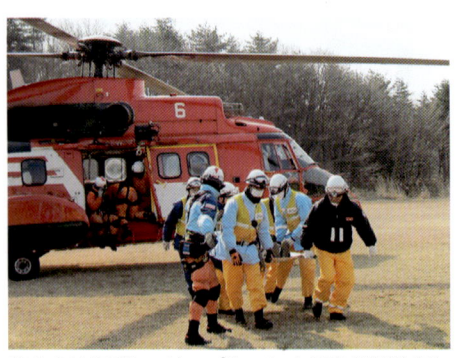

東京DMAT隊：ヘリコプターによる患者搬送（File 54）

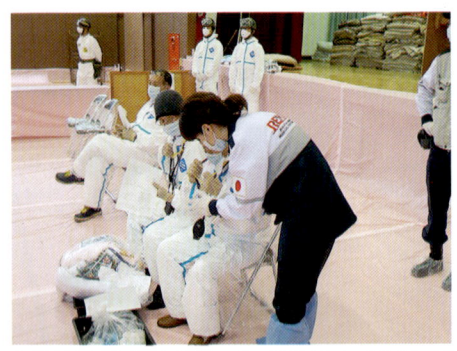

緊急被ばく医療支援チーム（REMAT）：警戒区域への住民一時立入りに際しての放射線サーベイランス現場。順番を待つ間に健康チェック（File 106）

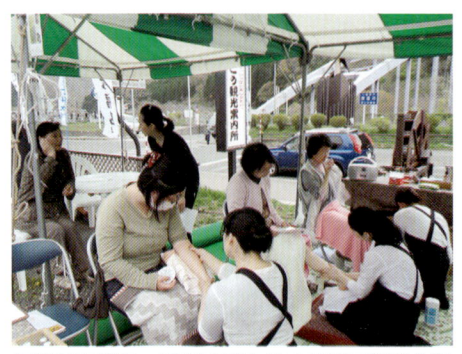

福島県下郷町：福島原発事故の影響で避難生活をされている方へアロマセラピートリートメントを実施（File 105）

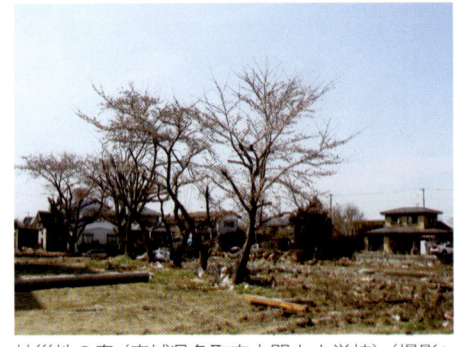

被災地の春（宮城県名取市立閖上小学校）（撮影：小齋誠進）

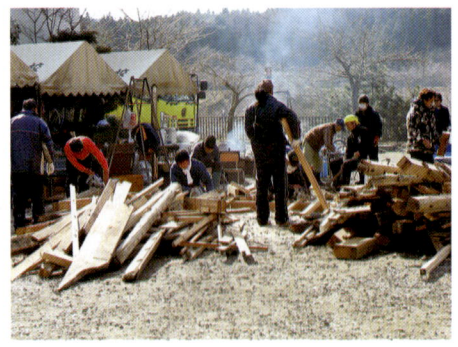

宮城県石巻市雄勝地区・暖をとっている被災者（撮影：山﨑達枝）

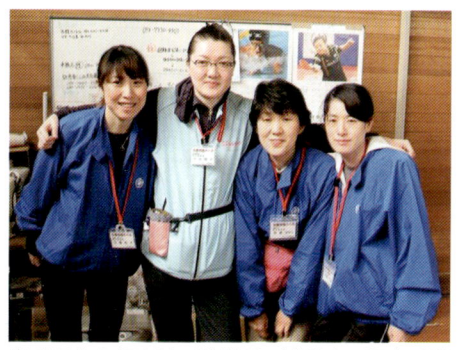

岩手県立中部病院：避難所で活動する認定看護師チーム（File 10）

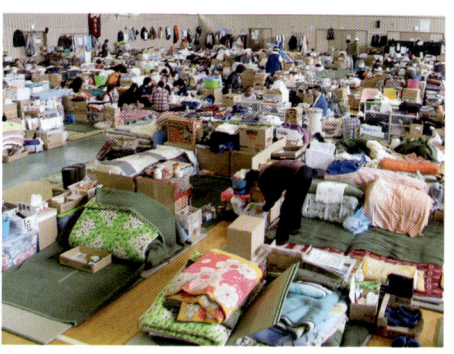

岩手県山田町山田高校避難所：被災者の方の生活の様子（撮影：山﨑達枝）

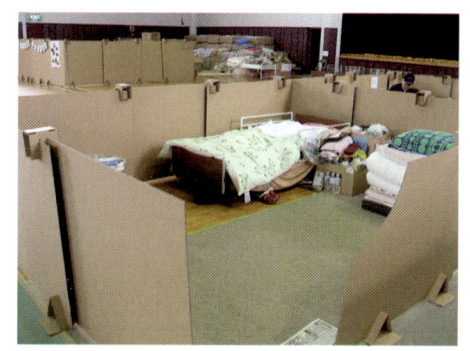

宮城県石巻市桃生農業者トレーニングセンター避難所：世帯ごとにスペースがパーテーションで区切られている（撮影：大月真由美）

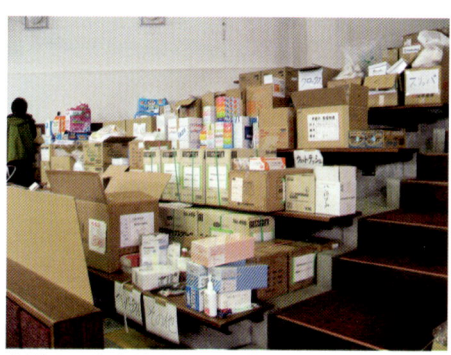

宮城県石巻市桃生農業者トレーニングセンター避難所：大量に送られてきた支援物資を種類ごとにきちんと整理（撮影：大月真由美）

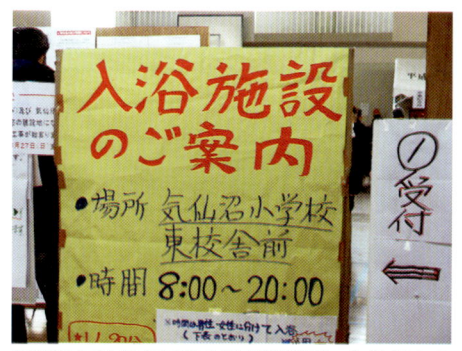

宮城県気仙沼市面瀬中学校避難所：入浴案内の手作り看板（撮影：山﨑達枝）

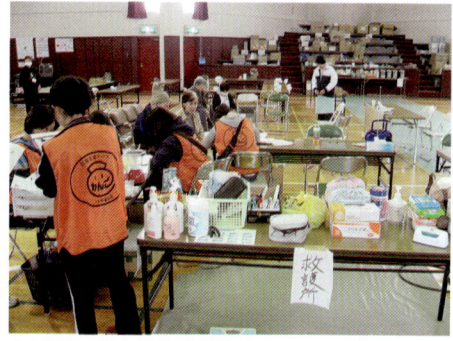

宮城県石巻市桃生農業者トレーニングセンター避難所：避難所内に設置された救護所で活動する災害支援ナース（撮影：大月真由美）

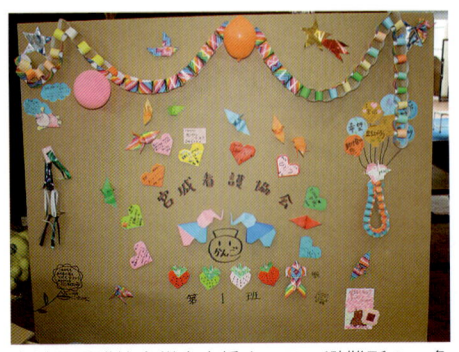

宮城県看護協会災害支援ナース：避難所の一角に設置されたボード（File 24）

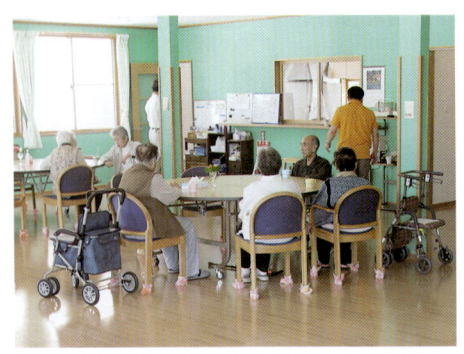

岩手県山田町：福祉避難所（撮影：山﨑達枝）

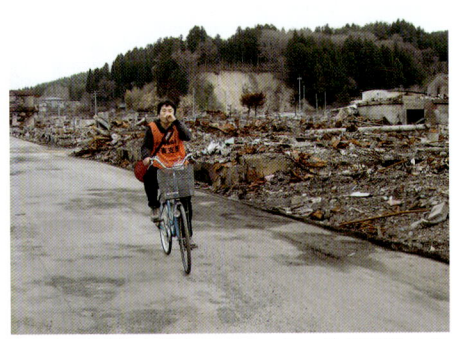

青森県看護協会災害支援ナース：物資調達のため、がれきが端に寄せられた道を自転車で移動（岩手県山田町）（File 47）

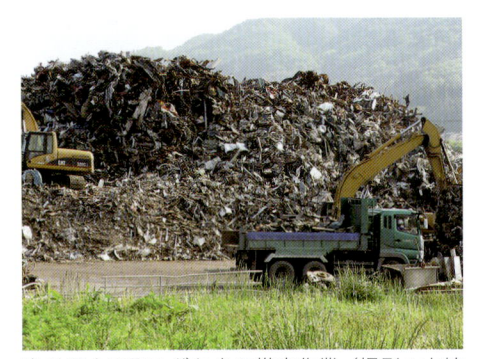

岩手県山田町：がれきの撤去作業（撮影：山﨑達枝）

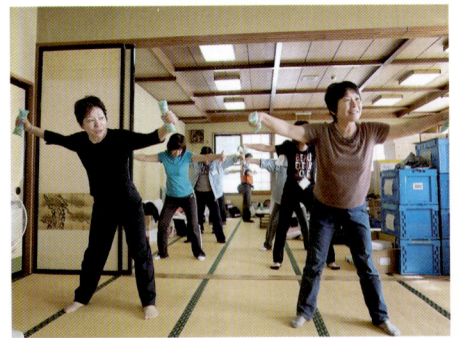

岩手県立高田病院：「私たち、陸前高田AKBです」——健康維持のため、玄米を詰めた袋を両手に握って"にぎにぎ体操"（撮影：山﨑達枝）

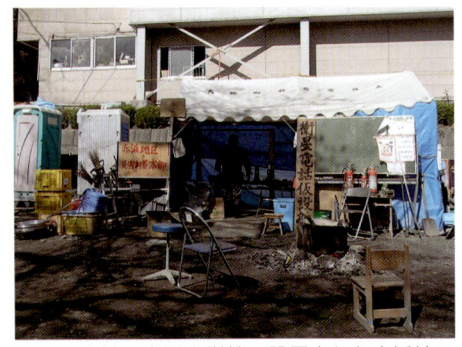

岩手県大槌町赤浜小学校に設置された赤浜地区災害対策本部（撮影：編集部）

File 70

東日本大震災における
ストーマ医療の問題点
関連学会との協同支援を通して

大村 裕子 東京オストミーセンター 所長

　東日本大震災から4か月が過ぎた現在、これまでの間にストーマ医療に携わる私たちは、ストーマ保有者が抱えた問題に対して何ができ、何が不足していたのか、この震災で得た教訓をどう将来につなげていくべきか、について考えています。

被害の大きかった岩手・宮城・福島3県のストーマ保有者は推定8,000人

　ストーマとは、大腸がん、炎症性疾患、膀胱がんなどのために外科手術により造設される人工肛門、人工膀胱を指します。ストーマ造設を受けた患者さんは肛門括約筋などの随意排泄機構を喪失するため、ストーマ袋を装着して日常生活をおくらなければなりません。多くのストーマ保有者は、内部障害として身体障害者手帳の4級が認定され、患者さんの一部負担により日常生活用具としてストーマ装具の給付が居住地管轄の地方自治体から受けられるようになっています。

　東北地方で被害の大きかった岩手・宮城・福島3県のストーマ保有者数は8,000人と推定されています。東日本大震災では津波の影響による交通路の分断で被災地に入れない期間が長く、また、ガソリンの不足などで移動手段が奪われたことが、被害状況を知る手だてを失った要因となりました。

　震災後、ストーマ保有者を取り巻く複数の団体あるいは個人が、それ

それに支援を行ってきました。日本オストミー協会（ストーマ保有者の会。以下、JOA）は全国に支部をもち、東北6県にもそれぞれの支部があります。JOAでは役所との連携、避難所巡回により、被災されたストーマ保有者の相談、不足している装具の手配などを行いました。

日本ストーマ用品協会（ストーマ用品メーカーの集まり）では、震災の4日後には、東北地方に向けて各社から提供された3,500人・2週間分のストーマ装具を東北の6か所の供給ポイントに送りました。供給ポイントの6か所は東北地方のストーマ装具販売店ですが、ここを拠点に基幹病院や避難所などにストーマ用品メーカーの営業マンが提供された用品を運んだと聞いています。3月24日には第2段階5,500人・2週間分の装具の供給が行われました。また、被災者に対するストーマ装具の1か月無償提供などの対応も行われ、遠方に避難された方にもストーマ装具販売店から無償でストーマ装具提供を受けられる措置がとられました。

被災地のニーズにあった支援を提供するために

私はET（ストーマを専門とする看護師。現在は皮膚・排泄ケア認定看護師として教育が行われている）としてストーマケアに携わるようになってから30年経ちます。その間、癌研病院での6年間の臨床を経て、1987年から現在まで東京オストミーセンターを経営し、複数の病院のストーマ外来でのケア、認定看護師コース、地域講習会の講師、医療者からの電話相談などに携わっています。東北ストーマ講習会とのかかわりは長く、東北地方には多くの仲間がいます。

震災直後は日本赤十字社などの医療チームが現地入りをしていますが、個人レベルで被災地に向かうことはできず、東京でできることを考えました。幸い、若葉オストミーセンターの小林和世さんの協力を得て、医療者向けに被災者を対象としたストーマケア相談窓口を開設し、日本ストーマ・排泄リハビリテーション学会（JSSCR）ホームページに掲載しました。避難所の保健師、ストーマ装具販売店、遠方に避難されたストーマ保有者のご家族からの問い合わせなどに対応しました。

次に、ストーマ保有者の被災状況の情報収集を試みました。ストーマ装具が不足していないか、ケアで困っていることはないかなどの情報を集めることができれば、支援の方向性が決まるからです。まず、東北6県のストーマ医療関係者にメールで連絡をとりましたが、地震や津波による被災状況がより深刻だった岩手県、宮城県とは連絡がとりにくく、この2県からは東北ストーマリハビリテーション講習会を支えてこられた舟山裕二先生、熊谷栄子さんを通して徐々に情報が入ってくるようになりました。

　震災支援では、装具供給がいかに円滑に行われたか、時間を追ってチェックすることが重要と考えています。病院単位で災害支援活動に向かう際に装具を携帯し、直接手渡したと聞いていますが、これは確実に被災地の医療機関に届き、有効に使われたのではないかと考えています。JSSCRにも全国の医療者がストックしているストーマ装具の提供の申し出がありました。しかし、被災地の医療機関でどのような装具を必要としているか、情報が得られない中でニーズを把握することは簡単ではありません。JSSCRは装具の提供を申し出た医療者にリスト作成を依頼し、被災地からの要望にマッチさせて装具を送る準備をしました。しかし、提供されたリストには様々なストーマ装具が数枚単位と極少量でリストアップされていたため、マッチングされることは困難でした。

　そこで、装具供給ポイントをマップ化して、JSSCRとJOAのホームページに掲載しました。直後から反響があり、被災地のストーマ保有者と医療者のニーズにマッチした有効な情報源になったと考えています。その後、東北地方のストーマ装具販売店、全国のストーマ外来における被災オストメイト受け入れ施設などのマップをつくりました（図1）。ストーマ装具供給ポイントは日本ストーマ用品協会、オストメイト受け入れ施設はJSSCR、ストーマ装具販売店はアルケア、コンバテック、ホリスター・ダンサック社から提供された情報をもとにまとめ、JSSCRのホームページに掲載しました。オストメイト受け入れ施設は県ごとにばらつきがありましたが、少ない地域にはJSSCRを通して呼びかけ、最終的には全国350近い病院が名乗りを上げてくれました。

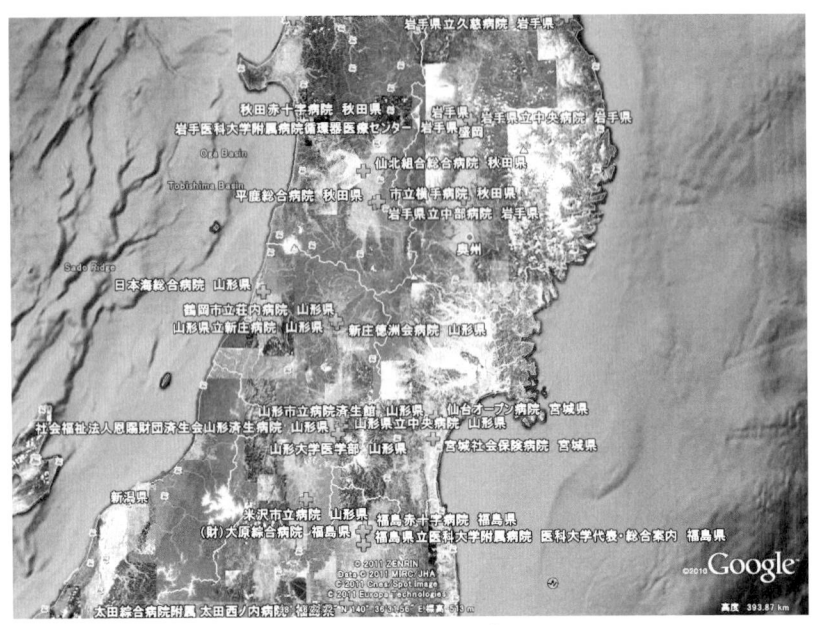

🔺図1：東北地方オストメイト受け入れ施設のマップ
Googleマップ（http://maps.google.co.jp/）にアクセスし、「オストメイト受け入れ施設」で検索すると全国マップが表示される

　身体障害者手帳によるストーマ装具は年間数回にわたり定期的に給付されますが、4月はストーマ装具給付の年度替わりになります。通常であれば、ストーマ装具給付を受けるために3月中旬には役所への見積もり提出が必要な時期ですが、役所の障害福祉課、役場には津波で流されたところもあり、簡単な手続きで給付券発行に柔軟に対応した地方自治体が数多くありました。

支援の振り返りと将来への課題

　阪神・淡路大震災での教訓は、日本ストーマ用品協会の速やかな対応によって、ストーマ装具が供給ポイントに運ばれたことに活かされました。今回の震災では、1か月に換算すると、4,500人分のストーマ装具が供給されています。しかし、この装具がどのように配布され、本当に必要なところまで届いたのかは、いまもってわかっていません。メーカー

各社の個別による活動は、ストーマ保有者が必要とする本当の意味での支援をしたといえるのか、と疑問視する声も多数寄せられています。

JOAの支部化した支援活動は今回のきめ細かい対応に活かされた反面、個別対応だったため、役員と会員の負担は大きかったと思われます。

ストーマに関連する学会は、JSSCRのほかに創傷・オストミー・失禁管理学会があります。2つの学会に所属する皮膚・排泄ケア認定看護師は多く、震災当初は両者が重複する動きをしていましたが、震災から数週間した時点で両者が調整し、ストーマ装具供給に関する支援はJSSCR、褥瘡に関する支援は創傷・オストミー・失禁管理学会が行うことを決めました。

ストーマリハビリテーションの領域では研究会や講習会が全国で行われ、20年来の活動をしているところも少なくありません。これらの研究・教育活動は地域の拠点となる病院が必ずかかわっています。今回はこのネットワークがうまく機能しました。震災を契機に「ストーマ装具供給ポイント」「東北のストーマ装具販売店」「JSSCRオストメイト受け入れ施設」マップを作成し、ネットワークを視覚化したことにより、全国のストーマ関連機関の分布のバランスがとれていないことがわかりました。この改善はストーマ関連学会の今後の検討課題と考えています。

今回、私はまず個人としてどのように震災に向き合うかを考え、次にJSSCR理事であることから、JSSCRで装具供給支援の窓口役を申し出ました。当初、JSSCRは学会として会員の安否確認、次にストーマ装具供給とストーマ保有者を受け入れる全国の病院のリストを作成し、掲載しました。時間の経過とともに全国的に支援の機運が高まりましたが、それに伴いメールの情報が重複・錯綜して送られた結果、情報が氾濫し、本当に必要な情報が埋没する状況を招いたといっても過言ではありません。医療に限らず震災支援で必要なことは、速やかな現状把握、ニーズにマッチした対応、将来を見据えたビジョンの構築、実現に向けての具体的な計画の立案と実行力であると考えます。その実現のためには、平時において、信頼のもてる太いネットワークと組織連携を構築しておくことが重要であると痛感しています。

File 71

日本腎不全看護学会
被災地への透析療法ボランティア派遣活動

佐藤 久光 日本腎不全看護学会 リスクマネジメント委員長、
衆済会 増子記念病院 看護部教育学術部長

腎不全医療関連団体との連携

　被災地への透析療法ボランティア派遣活動は、日本透析医会（会長：山﨑親雄。以下、医会）が実施母体となり、日本臨床工学技士会（会長：川崎忠行。以下、日臨工）がコーディネートし、日本腎不全看護学会（理事長：水附裕子）が協力するという形をとり、3者がそれぞれに役割を分担しあい実施しました。

　3月11日14時、たまたまこの3者は、東京で来年度の診療報酬改定に向けた情報交換のための会議を開いていました。各団体からの情報提供が終わり、いよいよ討論に入ろうとしたそのときでした。14時46分、大きな揺れがビルを襲いました。「これはただごとではない」と、そこにいた誰もが肌で感じました。

当学会事務局が被災

　当学会の事務所（横浜市）は建物にひびが入り、コンピューターも使えない状況となりました。人的被害がなかったのは幸いですが、ビルそのものが使用不可能という事態になったのです。急遽、事務所機能をリスクマネジメント委員会（名古屋市の委員長所属施設：増子記念病院）に移動させ、情報の発受信を一本化することにしました。

ボランティア派遣登録の開始

　3月14日0時24分、医会災害対策本部副本部の森上氏（日臨工）から、日臨工として被災地へのボランティア派遣を決定した旨が医会の災害情報メールにアップされました。この直後、改めて医会から当学会にボランティア派遣の依頼が寄せられました。当会でもすぐにボランティアを募集することを決定し、3月14日13時過ぎには募集要項が医会の災害情報ネットワークに掲載されました。当学会のホームページは未だ復旧しておらず、理事、評議員を頼りにメール送信することになりました。その数は50人足らずでした。

透析療法指導看護師による情報網の活用

　登録業務開始直後から、素早い反応がありました。とりわけ全国の「透析療法指導看護師（以下、DLN）」のグループでは、独自の情報網を活用し、メールによる情報交換がなされました。たとえば、東海地区ではDLNメンバーにほぼリアルタイムで情報が発信される体制がつくられました。北海道地区からは、北海道DLNのメールアドレスとともに、わかる範囲での会員メールアドレスを記したメールが届き、熊本県では、熊本の研究会のホームページへのボランティア募集情報の掲載の申し出もありました。こうして、全国のDLNに情報が発信されることになり、その数はおよそ250人に膨らみました。

　一方、透析看護認定看護師も早期に行動しました。東北大学の相澤氏（評議員）からは、3月14日早朝3時過ぎに、宮城県の被害状況と、当面の支援の必要性について、詳細で正確な情報が寄せられました。

　こうして、当学会としての情報収集とボランティア募集は、理事・評議員を中心に、透析看護認定看護師、DLNのネットワークを活用し、比較的迅速でスムーズな対応をとることができました。

石巻赤十字病院での活動

　宮城県の北東部の拠点病院であり、被災地の真中に位置している石巻

表1 東日本大震災「透析療法ボランティア派遣実績」
日本透析医会・日本臨床工学技士会・日本腎不全看護学会　（2011年6月10日現在）

陣	派遣先	月	日	曜	〜	月	日	曜	地域	業務	職種	人員
第1陣	矢吹病院（視察）ほか。透析患者の移動の変更があり、キャンセル											
		3	18	金	〜	3	19	土	山形から仙台へ	視察	臨床工学技士	2
		3	17	木	〜	3	19	土	山形から福島へ	視察	臨床工学技士	1
		3	18	金	〜	3	19	土	山形から仙台へ	視察	臨床工学技士	1
第2陣	水戸中央病院											
		3	25	金	〜	3	30	水	水戸中央病院	透析	看護師	2
第3陣	石巻赤十字病院、ほか											
		4	4	月	〜	4	9	土	石巻赤十字病院	透析	看護師	3
		4	4	月	〜	4	6	水	宮城・福島	視察	看護師	1
		4	4	月	〜	4	6	水	宮城・福島	視察	臨床工学技士	2
		4	6	水	〜	4	8	金	岩手・宮城	視察	臨床工学技士	1
第4陣	石巻赤十字病院											
		4	8	金	〜	4	16	土	石巻赤十字病院	透析	看護師	2
		4	8	金	〜	4	16	土	石巻赤十字病院	透析	臨床工学技士	1
第5陣	石巻赤十字病院、ほか											
		4	15	金	〜	4	22	金	石巻赤十字病院	透析	看護師	2
		4	15	金	〜	4	23	土	石巻赤十字病院	透析	臨床工学技士	1
		4	15	金	〜	4	17	日	岩手県	視察	臨床工学技士	2
第6陣	石巻赤十字病院											
		4	22	金	〜	4	30	土	石巻赤十字病院	透析	臨床工学技士	3
第7陣	石巻赤十字病院											
		4	29	金	〜	5	7	土	石巻赤十字病院	透析	看護師	1
		4	29	金	〜	5	7	土	石巻赤十字病院	透析	臨床工学技士	2
第8陣	石巻赤十字病院											
		5	6	金	〜	5	14	土	石巻赤十字病院	透析	看護師	2
		5	6	金	〜	5	14	土	石巻赤十字病院	透析	臨床工学技士	1
第9陣	石巻赤十字病院											
		5	13	金	〜	5	21	土	石巻赤十字病院	透析	看護師	2
		5	13	金	〜	5	21	土	石巻赤十字病院	透析	臨床工学技士	1
第10陣	石巻赤十字病院											
		5	20	金	〜	5	28	土	石巻赤十字病院	透析	看護師	1
		5	20	金	〜	5	28	土	石巻赤十字病院	透析	臨床工学技士	2

※登録人数：132人（臨床工学技士89人、看護師43人）
※派遣人数：透析室業務25人、視察7人（重複1人含）
　派遣総人数：31人（臨床工学技士25人、看護師16人）
※派遣延べ日数：245日

赤十字病院は、高台にあったため津波の被害を免れました。自家発電とプロパンガス、非常時のために貯蔵されていた水など、災害拠点病院としての体制を日常的に整えていました。

病院の医師や看護師たちは、自らも自宅が崩壊したり、家族を失ったりした被災者であるにもかかわらず、病院に寝泊まりしながら医療活動にあたっていました。とりわけ透析医療に関しては、その専門性の高さゆえ、スタッフの交代要員がおらず、休暇がとれないままになっており、透析室スタッフを休ませるために、当面、シャント（バスキュラーアクセス）に穿刺のできる応援スタッフを必要としていました。こうしたニーズに応えるため、5月末まで透析業務のできるスタッフ常時3人の派遣が決定されました（表1）。

教訓と課題

当会による災害時透析療法ボランティア派遣活動を通じ、いくつかの学びを得ることができました。以下にまとめてみます。

①透析医療という特殊性に鑑み、支援体制は、医師、看護師、臨床工学技士などの職種が一体となって行動する必要性があった。関連団体との日頃の緊密な連携と協力体制が、災害発生時に有効に機能できたことは評価に値するものだった。

② DLNによる施設を越えた日常的な地域活動が、いざというときに大きな役割を果たしうることを証明した。

③情報交換は電子メールが有効であった。しかし、コンピューターのメールアドレスをもたない会員も多くいた。今後、会員のPCメールの普及および携帯メールによる情報のやりとりの仕方やその登録などについて整備する必要がある。

*

以上、当会によるボランティア派遣活動の経緯と簡単なまとめを報告させていただきました。検討すべきことはまだ山ほどありますが、引き続き、「いま私たちにできることは何か」を考え、次の活動につなげていきたいと考えています。

File 72

宮城大学看護学部における災害支援活動

佐藤 ゆか、佐々木 久美子　宮城大学看護学部

　2011年3月11日の未曾有の大震災後、宮城大学は、様々な問題の対応に追われました。教職員は、学生の安否確認、大学へ避難してきた学生への対応、大学設備の破損状況の確認、大学行事（入学試験、卒業式、入学式等）の中止判断とその対応、新年度の開講時期とスケジュールの協議等を行いながら、看護学部として可能な災害支援活動を模索しました。支援地域や活動内容について宮城県医療整備課と協議した結果、宮城県内で津波の被害が大きかった地域の中で、看護職の支援が不足していた多賀城市と気仙沼市において、3月25日から被災者の健康面への支援を行うことになりました。

多賀城市における災害支援活動

❶多賀城市の被災状況と避難所の状況

　多賀城市は、津波によって土地の33.7％が浸水を受け、その半分が住宅地や市街地でした。津波で約5,000世帯、地震で約4,000世帯が住家被害を受け（7月28日現在。多賀城市ホームページより）、避難者は1万274人（3月15日現在）にのぼりました。

　支援を開始した時期、多賀城市には12か所の避難所が設けられており、避難所の状況はそれぞれ異なっていました。学校が避難所となっているところでは、教室ごとに数家族が身を寄せており、統制がとれてい

る状態でしたが、公共施設が避難所となっているところでは、20数か所の大小ホールや部屋に加え、廊下にもひしめき合うようにして避難者が生活していました。また、上下水道が復旧していない避難所では、衛生状態の悪化が問題となっていました。

❷主な支援内容

宮城大学は、3月25日～4月4日までの11日間、主に避難者数が多い（約500～900人）2か所の避難所（学校と公共施設）において、教員3人体制（2～5日で交代）で避難者の健康管理と避難所の衛生管理を中心とした支援活動を行いました。

〔避難者の健康管理〕

既に医療活動を展開していた医療チームと連携しながら、健康相談と避難所内の巡回を実施しました。支援活動を開始した時期は、避難所で感染症が発生しやすい亜急性期に入っており、上下水道が復旧していない公共施設の避難所では、明らかに感染症が流行していました。

この避難所内に設けられた健康相談コーナーには、日中だけでも避難者の1割にあたる50～70人の方が健康相談に訪れました。その8～9割の方は医師の診察や治療が必要な状態であり、さらにその8～9割は上気道感染や感染性胃腸炎が疑われる症状を有していました。その他、高血圧、不眠、創傷等の症状が見られました。健康相談では、問診や視診、バイタルサイン測定を中心に、対象者の健康状態の把握と記録を行い、診察が必要な人を医師につないでいきました。

避難所内の巡回においては、避難者の健康状態を確認しながら、新たに医師の診察や治療が必要な方を医療チームにつなげていきました。また、宮城大学が中心となり、継続的な健康支援が必要なケースや慢性疾患が増悪する危険性があるケースを抽出し、その情報を保健師と共有するとともに、日々その方たちの健康状態の把握に努めました。

活動期間の後半になると、衛生管理の強化と上下水道の復旧に伴い、医師の診察や治療が必要な人の数は漸減していきました。そのため、支援活動の内容を見直し、健康相談（写真1）と巡回を継続しながら、保健師と一緒に複数の避難所を巡回し、継続支援が必要なケースを中心に、

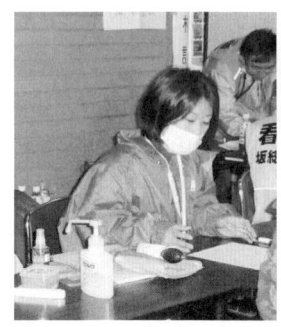

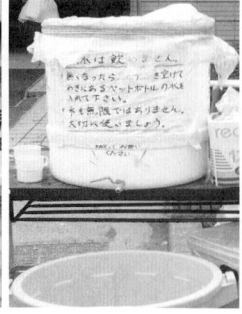

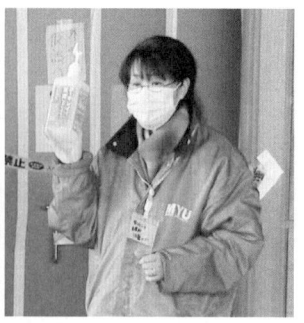

△写真1：健康相談の様子　△写真2：簡易式手洗い用タンク　△写真3：手指衛生の啓発

避難者の健康管理にあたりました。

〔避難所の衛生管理〕

　支援活動開始当初、公共施設の避難所では感染症が流行していたため、感染拡大を防止する衛生管理が急務となっていました。そこで保健師や避難所の職員と相談しながら、手洗い場の整備、手指衛生製剤の設置、避難者の方への手洗い啓発活動、トイレ環境の清掃徹底、歯磨き・含嗽の啓発活動と環境調整、化学療法中の避難者の部屋の調整等を進めていきました。

　この避難所では500～600人が生活していましたが、手洗い場は外の仮設トイレ前に1か所設置されているだけで、避難者は簡易式のタンクと蛇口がついたもの（写真2）を使用して手を洗っていました。手洗い場の整備として、固形石鹸を液体・泡状石鹸へ変更し、手洗い励行の紙を貼るとともに声かけをしていきました。また、被災地は3月後半にもかかわらず真冬並みに冷え込んでおり、手洗い用の水が大変冷たかったため、自衛隊からお湯を分けてもらうよう調整しました。

　避難所内には、アルコールの擦式手指消毒剤が所々に設置されていましたが、10か所程度に過ぎなかったため、設置場所を新たに50か所増設し、避難者へ手指衛生の必要性を説明して回りました（写真3）。その後は継続的に手指消毒剤の使用状況をモニタリングするとともに、食事の配給時に手指消毒を強化しました。

　トイレ環境の整備では、トイレや避難所出入口のドアノブなど人が高

頻度に接触する環境表面の消毒（次亜塩素酸系消毒薬を使用）を開始し、日々継続できるようにボランティアや施設職員へつないでいきました。

また、断水により、多くの避難者は歯磨き・含嗽を行うことができない状態だったため、施設職員と相談し、洗口所と洗口液を設置し、巡回しながら避難者へ歯磨き・含嗽の励行の声かけを行いました。

❸支援活動を通して得られた教訓

被災地の避難所では、日々避難者の健康を支える保健医療職が全国から集まり、短期間でメンバーが交代しました。また、避難者の健康面のニーズは状況により変化していきました。そのような中で避難者の健康管理を行っていくためには、保健医療チーム・メンバー間での情報共有や役割調整、および全体の統制が非常に重要になります。しかし、今回の震災は規模が甚大であり、全体の統制の役割を担う行政がその機能を十分に果たすことができない状態でした。そのため、被災地で活動するボランティア団体は、自己完結で終わるのではなく、他団体と連携をとりながら必要な要件を行政に伝え、調整していくことが求められます。行政職員との連携においては、自ら被災者でありながら震災直後から休むことなく働き、疲弊している職員の方々の心情を十分に配慮していくことが何より重要であるということが教訓として得られました。（佐藤 ゆか）

気仙沼市における災害支援活動

❶気仙沼市の被災状況

気仙沼市の震災による被害は甚大でした。海に面した市街地は5〜6mの津波と、その直後に発生した石油タンクの火災によって、中心街が完全に壊滅しました。気仙沼市は全国有数の漁港として知られ、魚市場の水揚げは全国8位でしたが、防波堤が破壊され、岸壁が10cmも沈み、冷蔵庫や水産加工場などの関連施設も壊滅するなど、水産業の再興が危ぶまれるほどの状況です。

人的な被害も甚大で、気仙沼市の人口7万1,000人のうち、震災による死者は973人、行方不明者は508人（6月10日現在）に達しています。

❷支援体制と支援内容

　3月25日〜4月28日までの35日間、看護学部の教員を中心に事務部、他学部の教職員の協力を得て、1クール（4泊5日）4人体制、9クールで支援を展開しました（教職員の述べ人数36人）。支援隊は岩手県一関市に宿泊し、日々の活動報告はFAX、メール等で行いました。また、各回の支援終了後に学内で報告会を行い、情報の共有をはかりました。

　宮城大学が支援に入ったのは被災後2週間が過ぎた時期であり、既に県内外から多くの支援チームが入って主に避難所を中心に活動しており、さらに新たな支援を始めようとしている時期でもありました。

〔気仙沼巡回療養支援隊の発足と活動内容〕

　私たちは地元の医師、保健師等の関係者からの被災状況や要支援者に関する現状報告を踏まえ、気仙沼市立病院の医師、被災した開業医、愛媛県医師会の医師らを中心に、気仙沼市役所（高齢介護課、健康増進課）保健師、兵庫県保健所チーム、宮城大学が合同する形で「気仙沼巡回療養支援隊」を発足させました。

　この支援隊の活動目的は、①支援の必要な要介護状態患者の把握（自宅および避難所）、②要介護状態患者への医療等のケア、③災害派遣医療職等の業務スケジュールの調整、④避難所詰め看護職の休息確保、の4点です。活動目的に沿って、①要支援者調査班、②在宅医療班、③災害派遣調整班、に分かれて活動を展開することになり、宮城大学が担当したのは在宅の要支援者調査でした。

　支援隊が発足した翌日、気仙沼市保健師が注目していたライフラインが復旧していない山間地に試験的に調査を実施するため、朝8時30分からのミーティング終了後、訪問地図、調査票、配布資料の作成などの準備を兵庫県保健所チームと協力して行いました。午後から、支援隊のメンバーが2人1組に分かれ、

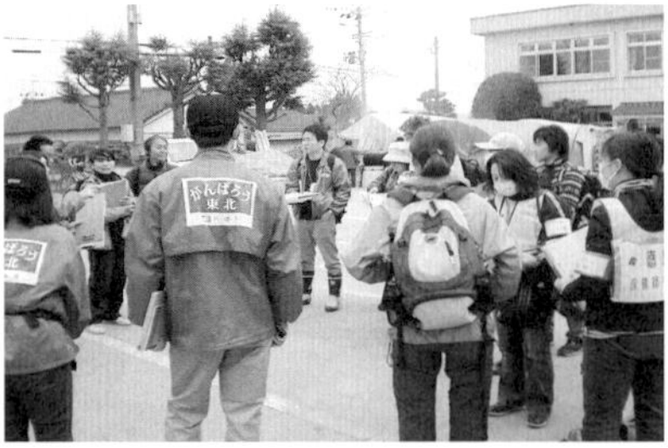

◎写真4：調査に出かける前の最終確認

依頼された地区（100世帯）の全戸訪問を行いました（写真4）。夕方4時からのミーティングで訪問結果について各グループから報告があり、在宅者に市の情報が届いていないことなどがわかりました。そこで全戸訪問調査に向けて配布資料等の見直し、作成、調査対象地の選定等を3月27日に行うことになりました。

3月28日から行われた全戸訪問による要支援者の調査は、当初支援の必要な方の発掘、被災状況の確認を主とし、調査する人員も少なかったため、保健指導等は短時間で行うことにしていました。しかし、住民からの訴えを集約する中で、聞き取りケアも含めた巡回健康相談が必要との判断の下、4月1日から各地区の民生委員や区長から情報を集め、要支援者（要介護者、新生児・乳幼児、精神科疾患患者）を把握し、訪問するという地域リソース型巡回相談に切り替えました。そのため、住民の相談にもタイムリーに対応することができるようになりました。

〔支援隊が訪問した地域住民の状況〕

最初に試験的に訪問した地区は3世代同居の家庭もありましたが、多くは高齢者世帯、独居高齢者世帯でした。したがって、住民の多くは助かったことに感謝しながらも、①受診していた病院が被災し、診療開始についての情報もなく、いつ受診できるかということ、②処方された薬がなくなること、③寝たきり高齢者の褥瘡が大きくなっているが受診できないこと、④地域の中で異常な言動をする人がいること、など様々な不安を抱えていました。

また、震災後1か月を経過した段階で訪問した住民の中には、震災後、病院に入院していたが退院をするように医師から言われ、退院した後の対応に不安を抱えている人、家をなくし、これからの生活への不安を抱えている人などがいました。

リソース型の調査を行ったことで、地区の代表である民生委員や地区長から地区の住民のことを教えていただき、地区を代表するにふさわしい方たちだと感銘しました。地区の民生委員や地区長が災害のあった当日から地区を回って住民の状況を把握し、食事に困っている人にはおにぎりを持っていったり、被災して行くところがない家族を自宅に宿泊さ

せたり、公民館を避難所にしてお世話をするなど細々とした対応をしていました。また震災後、病院に入院した人、他県に出て行った人、他の地区から入ってきた人など、地区住民のことをよく把握していました。

❸ 支援活動を通して感じたこと

　リソース調査を行った地区の民生委員、地区長は、被災した翌日から地域の住民の安否確認や支援を地区ごとに行っており、地域住民組織に十分な潜在能力があることと、住民間のつながりの強さを実感するとともに、今後の復興に向けての取り組みに十分期待できると思いました。

　また、全戸訪問のローラー作戦は、地域住民のリアルタイムのニーズ掘り起こしには最も効果があったと思います。しかし、気仙沼市の民生委員、地区長のように住民をよく把握している実態があれば、最初にその方たちから情報を得て、ニーズの高い人たちから訪問するということも、状況によっては必要だと思われました。

＊

　県外からの支援者に「地元の大学」と期待され、それに応えるべく、学部内で「何ができるのか」を支援開始とともに検討してきました。そして今回の支援を通して、気仙沼市の健康増進課、高齢介護課の課長、スタッフの方とも検討させていただいた結果、①訪問調査の台帳等の整理とまとめ、②被災者、救援支援者の疲労の適正評価と疾病予防への支援を行うこと、を決定し、現在進行形で進めています。

　最後に、宮城県でも災害マニュアルを作成しており、今回気仙沼市においても一部健康調査等に活用しましたが、もう少し落ち着いたら記憶の新しいうちに再度検討し直し、この成果をフィードバックすることが大切だと考えています。

（佐々木 久美子）

参考文献
1）気仙沼市公式 Web サイト：震災関連情報.
http://www.city.kesennuma.lg.jp/icity/browser?ActionCode=content&ContentID=1300452011135&SiteID=0000000000000
2）漁業，存亡の危機―本州一の宮城が壊滅状態，アサヒ・コム．
http://www.asahi.com/special/10005/TKY201103210136.html

File 73

岩手県大槌町民への訪問調査を通しての復興に関する提言

鈴木 るり子[*1]、村嶋 幸代[*2] [*1]岩手看護短期大学 教授・元 大槌町保健師、[*2]全国保健師教育機関協議会 会長、東京大学大学院医学系研究科地域看護学分野 教授

　岩手県大槌町（表1）は、3月11日の東日本大震災で壊滅的な被害を受けました（表2）。町の依頼を受けて、大槌町民の健康状況把握のため、全国保健師教育機関協議会、公衆衛生看護研究所、全国保健師活動研究会の協力の下、保健師による全戸訪問調査を実施しました。①全戸訪問、②フォーカスグループインタビュー、③地区診断、の調査結果をもとに、復興に関する提言書を作成し、町に提出しました。以下にその概要を報告いたします。

調査と結果の概要

　調査概要を表3に示します。調査結果は以下のとおりです。

❶調査A（全戸訪問）

〔訪問・調査件数等〕

　訪問戸数は3,728戸、相談件数総数は4,187人（在宅3,726人、避難所461人）でした。

　早急に対応が必要だったのは48人、支援の必要ありは228人、経過観察は286人でした。

　また、共同作業所全国連絡会「きょうされん」より、障がい児（者）の実態把握の調査協力の依頼がありました。回答した障がい児（者）数は113人でした。

| 表1 | 岩手県大槌町の概要

- 人口：1万5,227人、世帯数：5,647世帯（平成22年国勢調査速報値）
  人口構成：年少人口13.0%、労働人口58.5%、老年人口28.5%（全国平均20.1%）
- 土地利用：総面積のうち、山林83%、田畑3%、住宅1.2%
- 産業：漁業が主産業。1人あたり所得：170万円（岩手県平均236万円）

| 表2 | 大槌町の被害状況

- 人的被害：死者786人、行方不明者827人（うち死亡届受理者138人含む）（7月9日現在）
  震災前人口に対する割合は10.6%（岩手県内で最大）
- 行政や医療・保健・教育の機能を担う施設（役場、県立病院、診療所、学校）は壊滅的な被害を受けた。
- 大規模災害のため避難所が不足し、さらに地震・津波・火事に見舞われ、住民の52%が避難所生活をしている。

| 表3 | 大槌町民全戸訪問調査概要

1. **調査目的**
①安否確認により住民基本台帳を整備する。
②大槌町民の生活や心身の状況を把握し、健康問題を明確にする。
③早急に支援・対応が必要な場合は、速やかに行動するとともに、町の保健師につなげる。
④これらの調査結果をもとに、町の復興に向けて提言する。
⑤将来的に町の保健福祉計画等の策定に活かしていただく。

2. **実施方法**
①調査A：保健師による全戸家庭訪問（避難所を含む）
　全国から集まった保健師（協力団体：NPO法人 公衆衛生看護研究所、全国保健師活動研究会、一般社団法人 全国保健師教育機関協議会）による全戸訪問
　a）訪問調査から判明した町民の安否情報を住民基本台帳に入力し、町の人口ピラミッドを作成。
　b）健康生活調査票の記載内容から特徴的な事項を分類・集計、統計的に分析し、町の保健福祉計画の策定に活かせるようにする。
　c）障がい児（者）の実態把握：共同作業所全国連絡会「きょうされん」の依頼に協力。
②調査B：フォーカスグループインタビュー
　大槌町の復興を担う住民として、婦人部、青年団OB「波工房」、消防団のメンバーに依頼し、「がれきからの復興――私たちができること、そのために必要なこと」のテーマでフォーカスグループインタビューを実施
③調査C：保健福祉関係の社会資源に重点をおいた地区診断
　保健福祉関係の社会資源を調査。今回は特に、福祉避難所となった施設を重点的に調査し、その実態や課題を把握
④統合
　以上を統合して、5月7日～8日に町に提言（第1報）

3. **実施日程**
2011年4月23日（土）～2011年5月8日（日）

〔参加保健師〕

　2011 年 4 月 22 日（金）～ 5 月 8 日（日）までで、計 141 人、延べ 560 人の保健師が参加しました。県内参加者は 25 人（延べ 83 人）、県外参加者が 116 人（延べ 477 人）でした。

〔調査により明らかになったこと〕

　調査後、人口ピラミッドを作成しました。住民基本台帳（2011 年 3 月 11 日現在）の人口数は 1 万 6,058 人、入力済 1 万 758 人（把握率は約 67.0％）でした。入力済の 1 万 758 人中、死亡 359 人、不明 745 人、町内で生存 8,925 人、町外で生存 694 人、元から不明 35 人でした。

❷調査 B（フォーカスグループインタビュー）

　婦人部、青年団 OB「波工房」、消防団の有志に対し、5 月 5 日に実施し、集約しました。

　調査により明らかになったこととして、以下の 2 点があげられました。

①大槌町民の特徴は、町民意識が強く、大槌町を愛している。また、自然と共存した美しい町づくりを希望している。

②復興の夢を住民自身が語り合える場（住民が集う場、消防団屯所、青年団詰所など）の確保が必要。

❸調査 C（地区診断）

　社会福祉機関 6 法人（社会福祉協議会、三陸園、ケアプラザおおつち、四季の郷、城山の杜、わらび学園）を 5 月 5 日～ 6 日に訪問し、概要を把握しました。

　調査により明らかになったこととして、以下の 3 点があげられました。

①社会福祉機関 6 法人は福祉避難所に指定されていたが、大規模災害のため、災害直後は 8,000 人を超える被災者の一般避難所にもなった。

②通所の障がい者施設が全壊または一般避難所になり、通所できない等、大きな支障を来たしていた。

③訪問看護ステーション利用者の減少（30 人→ 2 人）等、訪問系サービスの利用が低下した。社会資源の不足により発生する問題は、職員の解雇、働き手の町外流出、町の資源の減少を引き起こすことになる。

復興に関する提言内容

　上記の調査結果に鑑み、大槌町の復興へ向けて、以下のことを町に提言しました。

❶受診行動や介護サービスなどの日常ケアの復活
①医・職・住の確保
②交通手段の確保
③保健・医療・福祉情報の提供
④医療機関・福祉施設の活動再開
⑤医療従事者の確保
⑥慢性疾患・生活習慣病のコントロール

❷集まることのできる場の確保（孤立化予防）
　仮設住宅で孤立しないよう「憩の場」を設置（いままでのコミュニティを考慮して入居）

❸方針・見通しを町全体で共有
　復興計画を早期に立案（雇用、住宅など生活保障の情報を共有）

全戸訪問調査を振り返って

　訪問の先々で住民から保健師に対する信頼の言葉をかけられ、この町を愛し、復興したいと願う多くの方々に、私たちは勇気づけられました。震災前の地区担当制による保健師活動が、保健師に対する住民の信頼を構築していました。

　たばこの作業小屋で、寝袋を並べ、寝食をともにした延べ560人の保健師は、自己効力感に満ちていました。この活動を通して、保健師の地区担当制による活動がいかに大事か、またそれができる保健師教育がいかに重要かを痛感しました。

　大槌町では6月18日に合同慰霊祭が行われました。失われた命のあまりの多さに、悲しみを越えた怒りを感じました。なぜ多くの住民は命を失ったのか。この現状を見据え、保健師として復興計画に携わっていきたい、と決意を新たにしました。

File 74
JMATの一員として支援活動に参加して

佐藤 和美 災害サポートおぢや 理事、前・小千谷総合病院 看護部長

　東日本大震災の地震の規模と災害の大きさと惨状は、まさに言葉を失うものでした。発災当時、私はドイツにいて、インターネットの情報に釘づけになっていました。ドイツの友人からは「放射線の影響で、いまは絶対日本に帰ってはダメよ」と諭されましたが、1週間後に日本行きの飛行機に飛び乗ることができました。しかし、閑散とした成田空港の様子に、ただならぬ震災の深刻さを読み取りました。

　それから1週間後、新潟県小千谷市の医師2人（内科医、整形外科医）、看護師4人、事務職員1人による医療チームを組み、車3台に支援物資と自分たちの食料や寝袋、ガソリンなどを積み込んで、早朝に小千谷を出発しました（写真1）。私は短期間ではありましたが、6月までに4回、宮城県石巻市を中心とした支援活動に参加することができたので、その概要を報告します。

石巻市の医療対策

　新潟のJMAT（日本医師会災害医療チーム）は、石巻圏内への支援を要請されており、私たちのチームも石巻赤十字病院に入りました。石巻市の医療対策は、市立病院が津波で水没して閉鎖されたため、石巻赤十字病院が急性期の病院として災害対策の拠点となり、石巻圏内全域の医療統括を行っていました。

　宮城県の医療災害コーディネーターの医師（3月12日県知事より委

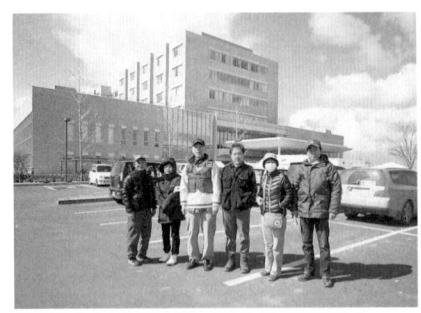

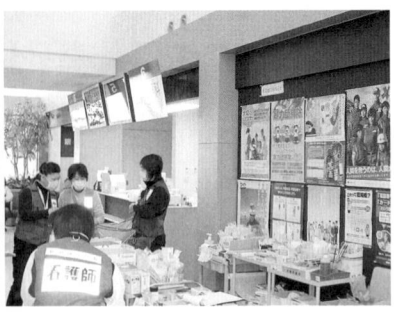

▲写真1：小千谷JMAT隊　　　　　　▲写真2：石巻赤十字病院での活動

嘱）が、石巻圏合同救護チームのGM（総合診療医）となり、石巻市・東松島市・女川町の救護と、救護医療サーベイランスとして石巻赤十字病院の医療支援を行っていました。

石巻赤十字病院は急患しか受け付けていない状況でありながらも、被災して2週間経っても1日300人以上の救急外来受診者と80台の救急搬送があり、平常の病院機能が果たせないような状態でした（写真2）。なお、赤タッグエリアは病院スタッフが、黄タッグエリアは救護チームが担当していました。

支援活動の実際

到着した当日（3月25日）、石巻赤十字病院の対策本部の夕刻のミーティングで、翌26日の活動内容の指示を受けました。

❶診療所の立ち上げ

小千谷JMATは、東松島市鳴瀬地区で九州地方の赤十字病院と合同で診療所を立ち上げ、住民の診療にあたりました。この地域も津波の被害が甚大で、車で行く途中には家屋等の残骸が広がり、人の姿を見ることはありませんでした。果たしてこの地を人の住める場所に復旧できるのだろうか、と思いました。立ち上げた診療所では受診者がまだ少なく、救護班の人員は足りていたため、小千谷JMATの医師2人は、知人が勤務する女川町の病院へ情報収集と支援に行くことにし、看護師4人は石巻市内の中規模の私立病院へ出向きました。

❷石巻市内中規模私立病院での支援活動

　この病院は幸いにも津波の難を逃れることができたのですが、すぐ向かいの道路まで津波が迫り、陸の孤島になっていました。ガスは使えず、病院前には給水車が待機している状況でした。発災当時、悲鳴が院内に響きわたり、津波が来襲する放送を誰一人聞いたスタッフはいないような状況でした。看護部長の話によれば、自身も自宅マンションが傾き、病院までの交通手段がないため、震災後はずっと病院に寝泊まりしていたそうです。多くのスタッフが極めて深刻な被災者となっていました。「家も車も全部流されてしまい、このかばんが1つあるだけです」と気丈に話す師長さんの顔は、いまでも忘れることができません。

　2週間も経っているのに、患者さんの清拭や更衣、シーツ交換ができていないとのことでした。そこで、スタッフと一緒にタオルを4分の1に切り、水で濡らして患者さんの顔を拭いて回りました。男性には髭剃りをし、オムツ交換時にはわずかな水で洗い流すのがやっとでした。また、院内の清掃や食事の介助、移動などケアの一部を支援しました。

　自宅の被害を心配している患者さんが多かったので、「まずは話を聴く」ということに努めました。家族はほとんど来院できない状況でした。息子さんの来院を心待ちにしている患者さんがいたのですが、スタッフの話では行方不明とのことで、それを聞いて胸が締めつけられるような思いになりました。

　支援物資として事前に情報を得ていたドライシャンプーや清拭タオルなどは、既に小千谷でも手に入りませんでした。私の体験では、この時期にほしくなるのは生野菜や果物、漬物などで、スタッフを元気づけたいと思い、なんとか用意できました。さらに、いまどんな物資が必要なのか、病棟では何が不足しているのかなど、帰

表1	被災者でもあるスタッフに対する配慮事項

- 被災状況の把握と適切な言葉かけ
- 生活の支援体制づくり（物資、宿泊場所）
- 家族の被害状況の把握（家族の安心確保）
- 地域での本人の役割の理解と支援
- 柔軟な勤務体制づくり
- 個人の健康管理と上司による配慮
- 施設の安全に関する情報提供
- ボランティアの有効な活用と職員の休養
（新潟県中越地震の体験から）

郷してからの支援に関する情報収集をしました。また、看護部長や師長には、「被災者でもあるスタッフに対する配慮事項」（表1）の1つである「順番に休みをとれる体制づくり」の大切さなどについても話をさせていただきました。

❸ 救急患者の外来診療の支援活動

　小千谷JMATは、27日には石巻赤十字病院に戻りましたが、「2週間も経っていれば整形外科医はいらないのでは」という医師の予想に反して、大忙しでした。「ずっと右手がしびれている」と訴える若い女性は、車で流されながら3人で車の屋根にやっと這い上がり、流れてきたはしごをつかみ、近づいてきた立ち木の枝にそれを引っかけて、一晩中はしごをつかんでいたそうです。そのはしごにおばあさんを乗せて救助されたのだと言います。まさに映画のシーンのようで、必死につかみ続けたために、いまもなお右手がしびれているとのことでした。生き延びた人々のもつすさまじいまでの生々しい体験を直接聴くことができました。

＊

　私は、先に述べた石巻市の中規模私立病院で、今年（2011年）1月に特定非営利活動（NPO）法人「災害サポートおぢや」のメンバーとして講演を依頼され、「新潟県中越地震で学んだ災害看護のあり方」についてお話をさせていただいたのですが、そのわずか2か月後に、こんな惨事に見舞われるとは……。

　大震災から4か月が過ぎようとしている現在、被災者はもちろんのこと、医療をはじめとする様々なサポート機能は疲労困憊し、悲鳴を上げるエネルギーさえ残っていないのではないでしょうか。先日、被災地でボランティアとして長期間継続して活動している尊敬する大先輩から電話がありました。「佐藤さん、助けてくれない？　ここのスタッフはもう限界なのよ。もっともっと人がほしいのよ」と、悲痛な叫び声が受話器の向こうから飛び込んできたのです。

File 75

災害看護支援機構
NPO団体としての被災地への看護師派遣

山﨑 達枝 災害看護支援機構 理事長

　災害看護支援機構（Disaster Nursing Support Organization. 以下、DNSO）は、2006年10月に内閣府より特定非営利活動（NPO）法人として認証されました。災害時に被災地で活動できる看護者の人材育成のために立ち上げた組織でNPOの認証を受けたのは、国内外においてはじめてです。

　2011年3月11日に発生した東日本大震災では、被災地・岩手県2か所、宮城県1か所の計3か所にDNSOの会員を派遣し、人的な支援を続けています。設立から被災地支援活動のこれまでを紹介します。

DNSOの事業紹介

　DNSOは、医師・看護職の医療専門職に偏らない、建築・法律・地域ボランティア等各種の専門家との連携に重点をおき、災害現場での実践活動を通して、理論と実践を統合した組織体です。事業として表1に示す7項目に取り組んでいます。

　急性期の傷病者への看護のみが災害看護ではないとの考えの下、災害の種類と特徴的疾患、災害発生場所、災害サイクル、活動場所の違いにあわせた対応・活動をすることができ、多くの専門家と協働しながら被災者・被災地域の復興に向けて活動ができるような人材育成を目指し、災害看護セミナーを企画し、実施してきました。

　また、近年の災害の多発により、災害看護の需要が高まっている現状

| 表1 | 災害看護支援機構の事業

1. 災害救援事業
   災害発生時、看護の知識・技術を活かしながら、他の専門分野や市民と協力して救援活動を行う
2. 様々な専門職や住民組織、災害救援に取り組むNGO/NPOなどと、災害時に連携をとるための仕組みづくり
3. 国内外を問わず地域活動を行う団体および個人のサポート事業
   地域の防災力を高め、専門家と市民が協同して災害に強い社会をつくるため、地域活動を行う団体および個人のサポートを行う
4. 人材育成事業
   専門職が災害時の人々の健康と生活を効果的に支援するため、また専門職と市民をつなぐ役割を果たす人材を育成する
   ①医療・福祉に関するスタッフの教育・トレーニング事業
   ②管理者におけるマネージメント能力に関する事業
   ③看護職、介護職、市民の養成講座
5. 災害医療に関する情報を発信する事業
   災害医療についての知識の普及と情報発信を積極的に行う
6. 災害看護の学問を確立するための事業
7. 地域社会を創出するための事業

| 表2 | 災害看護活動推進員認定コースプログラム（全5回）

第1回	自然災害発生のメカニズムと災害看護
第2回	情報の取り方と避難誘導
第3回	トリアージと応急処置
第4回	避難所および仮設住宅における健康・生活支援
第5回	生活状況の変化に伴う健康問題とこころのケア

を踏まえ、平成22年度より「災害看護活動推進員認定コース」を開講することにしました。災害看護活動推進員とは、各災害サイクルに準じた災害看護活動の経験知や、本コースで習得した知識・技術を基盤に、職場や地域などで主体的に災害看護活動を推進する役割を担う人材を意味しています。本コースでは、災害が発生するメカニズムを理解したうえで、各災害サイクルに対応する看護の役割を理解し、実践できる知識・技術の習得をねらいとしています。看護師、助産師、保健師の看護職のみならず、看護職以外の方でも災害看護について学びたい方ならば受講対象としています。5回のプログラム（表2）の全受講が認定の必修条件となります。

東日本大震災被災地への派遣
──「DNSO生活支援ナース」の活動紹介

　甚大な被害となった東日本大震災。被災地・被災者の皆さんは看護職を必要としており、看護職としてできる医療・看護ニーズはたくさんあります。そこでDNSOでは、被災地に「DNSO生活支援ナース」（健康の保持増進のために生活支援を行う看護職）を5月1日より8月末日まで派遣することを決め、ホームページから会員に広報し、活動参加・協力を求めました。

　当初の活動場所は、宮城県気仙沼市面瀬中学校避難所、岩手県陸前高田市広田小学校、同市福祉避難所「炭の家」で、さらに6月より3か所目の支援先として岩手県山田町「はまなす学園」に人的支援を行うことに決めました。6月20日現在、面瀬中学校にDNSO会員6人、看護大学生8人、広田小学校に学生ボランティア9人、はまなす学園にDNSO会員6人を派遣しています。

❶活動現場での主な活動
〔面瀬中学校避難所〕

　家族で避難している方々の1人ひとりの生活への支援、地域在宅者への訪問、健康相談や必要に応じた社会資源の活用アドバイス等を行っています。日本赤十字看護大学学生ボランティアの皆さんは、DNSOの指導者の元で避難者へのかかわりを学ぶ機会を得ました。また、救援物資の整理を行ってもらったところ、ひと目で物・サイズ等がわかるように整理してくださり、学生の力強さを感じました。学生を指導しながらともに活動された大学院生（DNSO会員）も、マネージメントとしての学びにつながり、大学院生も貴重なミッションとなったと思います。ほかに、奈良県の保健師や日本ホスピス在宅研究会の皆さんも多岐にわたる活動実践を行っています。

〔広田小学校避難所〕

　5月3日、お楽しみ復興支援プロジェクト（主催：DNSO、共催：福井大学有志・チーム福井）によるイベントを行いました。避難所では被

災した子どもや高齢者の活動量低下が見られているため、遊びを通して活動性を向上し、他者と交流することを開催目的としました。催し物はヨーヨー釣り、健康チェック、焼きそば実演提供等で、天候に恵まれ、小学校に避難している方や地域の方、約800人の参加がありました。

福祉避難所「炭の家」は、被災前は農村と都市との体験交流を通じ地域の活性化をはかる施設でしたが、震災後は自宅が津波で流された高齢者のために、宅老所(後に福祉避難所)として60〜90代までの入所者13人を受け入れています。DNSOは、青山会福井記念病院、三浦市社会福祉協議会、一般ボランティアの方々と協働で生活支援活動を行っています。

〔はまなす学園〕

施設代表者より、こころのケアと感染症の講義の依頼があり、「被災しながら活動をしている介護職員のために」「被災地における感染症予防について」と題して、それぞれ60分の講義を派遣された会員が行いました。参加者ははまなす学園の職員だけではなく、山田町役場や他施設の職員、災害支援ボランティアの方など約40人の参加がありました。講義は好評で、さらに続けてほしいと学園側からの希望がありました。

はまなす学園では、津波によりほとんどの入居者のデーターが紛失してしまいました。そこでDNSOでは、職員から聞き取り調査を行い、施設で準備しているアセスメントシートに入所者のプロフィールや疾病に関する事項を書き込み、その後パソコン入力という、入所者のデーターの再構成作業を行い、7月末現在にも支援活動を続けています。

❷支援活動者からの報告(気づき、感想)
- はじめての避難所での活動でしたが、不安なくできました。避難所の支援は認定コースで学んだことそのものでしたので、実践につながりよかったです。
- 多くの職種とかかわって、臨床では学べないことが多く、勉強になりました。
- 入所者の方は、些細なことでも「ありがとう」と毎回言葉をかけてくれました。普段の勤務内容と違い、自分に何ができるのかと不安でし

たが、このありがとうの言葉で、自分のできることをできる範囲でやればいいのだと気づくことができました。
- ●病院組織からはなかなか派遣される機会がなかったのですが、DNSOから現場での活動の機会を得られて、被災地の役に立つことができました。
- ●残されるもののさびしさや今後の不安が多いことを十分に考えることも大切だと思いました。

＊

　会員を被災地に派遣し人的支援活動を行ったのは、DNSOでははじめての経験です。受け入れてくださった被災地施設の方へお礼を申し上げるとともに、会員や職場・ご家族の皆さまのお力をお借りして現場に派遣することができたことに感謝いたします。実際に活動をしていると、解決しなければならない課題も次々と出てまいりますが、それも1つの進歩だと思います。今後ともDNSOにお力添えをいただけますようお願いいたします。

　最後になりましたが、この紙面をお借りして、このたびの震災にあわれた皆さまに心よりお見舞いを申し上げます。また、亡くなられた皆さまのご冥福を心からお祈りいたします。

File 76 外部地域からの看護ボランティア派遣の調整役の活動

黒田 裕子 阪神高齢者・障害者支援ネットワーク 理事長

日本ではじめての大規模災害に遭遇して

　2011年3月11日14時46分、宮城県三陸沖を震源としたマグニチュード9.0の海溝型地震が発生し、大津波を東日本にもたらしました。この震災は「東日本大震災」と名づけられました。

　3月11日当日、私は日本災害看護学会の先遣隊として、理事長名で宮城県への派遣が伝えられました。12日、先遣隊の3人（酒井氏、山﨑氏、黒田）はレンタカーで福島に入り、宮城県と福島県の両県で活動しました。先遣隊とは、大規模の災害が発生したとき、災害看護の専門家として現地に入り、看護ケアの提供や支援体制を現場で整える役割の一部を担いつつ、被災者などの健康問題、看護ニーズ等の情報収集と査定を行い、必要な支援を明確にする役割をもちます。

　東日本大震災は、日本ではじめての大規模災害として、記録に残るものになりました。このような災害がくるとは、誰も心の準備などしていなかったのです。あの日、現地の人々は二分されました。一方は、地震後に「津波が30分以内に来る」と思い、逃げた人々で、命は助かりました。しかし、「30分以内に何かをしてから逃げよう」と思った人々の多くが、津波にのみ込まれてしまったのです。その中には、未だに家族が発見できない方もいらっしゃいます。今後、いつまた今回のような大災害が起こるかはわかりません。そのためにも、日頃の備えを十分にしておくことが大切です。

| 表1 | 災害看護支援機構（DNSO）生活支援ナース

1. 要件
①臨床経験 5 年以上の看護師
② DNSO または都道府県看護協会の災害看護研修か、災害看護活動推進員認定コースを修了していることが望ましい。
③各災害時、生活支援ナース募集に対し応募登録した者から、申し出に沿って派遣日程を調整する。
④現地での活動が、おおよそ 7 日間できる。

2. 生活支援ナース活動の費用、その他
①活動の登録が始まった時点で 1 年間のボランティア保険に加入（DNSO が手続きを行う）。
②活動にかかわる交通費は自宅から現地までとする。
③宿泊費はホテルの場合は 5,000 円程度とする（DNSO が支払う）。
④食事・水については基本的に自らが持参する。
⑤避難所で宿泊する場合は、寝袋やアルミマット等を自分で用意する。

3. 活動の実際
①活動する場所の選択について
　DNSO 理事長および副理事長とで話し合い、場所の選択を行う。相手のニーズに沿って人材調整をするが、派遣場所に理事長および副理事長が実態調査に出向き、相手と話し合い、お互いが合意したうえで活動場所を決定する。
②活動者の呼びかけ
　DNSO 会員に対してはハガキで案内する。また、ホームページ・研修などの機会を通じて知らせる。
③活動期間：平成 23 年 5 月 1 日～8 月 31 日まで（その後については、現地のニーズにあわせて支援期間を決定）。
④活動場所：ⓐ岩手県：陸前高田市および山田町（福祉避難所および障害者施設）、ⓑ宮城県気仙沼市（一般の避難所および在宅被災者）
⑤活動内容
　避難者の急変時の対応、環境整備、感染予防対策と対応、日常の健康管理および相談、清潔サービス、排泄介助、散歩、被災者（要援護者を含む）およびスタッフのこころのケア等

4. 派遣に向けた調整
　活動希望者から申し込みがあれば、日程が重ならないように調整する。
　1 回に対して 1～2 名とする（1 名の場合は、活動先に常勤者がいる場合）。1 回の活動期間は、移動日と合わせて 7 日間とする。
　日程の調整がついたら、活動する者に対して各活動場所の申し合わせ事項および活動内容を紙面で郵送する。

5. 活動に向けての申し合わせ事項の内容
①活動場所の位置づけと目標
②活動場所の運営主体
③活動期間および現地までの交通機関（交通機関については、現時点で安全なルートを知らせる。ただし、出発直前に自分でも下調べして安全なルートを探すことを付け加えておく）
④必要物品
⑤服装
⑥活動内容
⑦注意事項
⑧派遣している事務所の連絡先、活動場所の連絡先。担当者の情報も付け加える。
　以上の申し合わせ事項が届いた頃に相手に電話をして、活動に対して意思があるかどうかを確認する。お互いの合意ができたら、次のことを実施する。

6. 活動の受け入れ先へ連絡
　活動する者の氏名、活動期間、職種を知らせる。

7. 活動者派遣先に対する公文書の提出（必要に応じて）
　活動場所および活動内容等について知らせる。

8. 活動するにあたっての費用負担および活動費の捻出
①活動するにあたっては、ボランティア保険をかける。活動場所までの交通費・宿泊が必要な場合は、5,000 円まで負担する。
②活動費の捻出は全国に募金を呼びかける。また、助成金を呼びかけているところに申請する。

9. 活動終了後の報告書提出
　活動修了後、活動期間、活動の内容、感想および課題を 1,600 字で記録し報告することを義務づける。これは、次に活動する者に対して引き継ぎおよび活動内容の質的向上にもなる。また、活動するにあたって、活動者の QOL も高めながらの活動展開ができる。

看護ボランティア派遣にあたっての調整

　筆者は阪神・淡路大震災の被災者の1人であり、中長期にわたって高齢者・障害者のケアを現在まで継続的に行っています。今回の東日本大震災においても、震災後早々の3月12日に、「避難所ケアのあり方を観察してほしい」と宮城県災害対策本部（医療看護課）より依頼されました。避難所を視察したところ、多くの避難者に対してケアの担い手が不足していることを感じました。看護師だけでなく、介護福祉士もすぐに必要な状況でした。医療・福祉の連動の中で、1人の人間としての命の重要性に迫られていたのです。

　このことから、全国の看護師に呼びかけ、現地で活動してくださる方を募るなど、支援体制の構築に介入しました。その1例として、特定非営利活動（NPO）法人 災害看護支援機構 生活支援ナースの派遣に関する調整を行いました（表1）。

　東日本大震災のように巨大地震の場合は、被災地の実態調査を密に行い、時間軸に沿った生きた支援活動が求められます。活動場所の選択などについても情報が偏らないようにすること、また、常に現状を把握しながら、長期にわたっての活動が必要です。しかし、活動者を募集するにあたっての手法については、今後どのようにすればボランティアナースが集まるかが課題といえるでしょう。

　私たちの活動は、初動よりも中長期にわたって「くらし」に視点をあてながら、さらにその人の自立と共生を促すことにあります。今後も活動の展開について深化したいと考えています。

File 77
HuMA先遣隊での医療支援活動を通して

反保 太一 災害人道医療支援会(HuMA)

　今回、特定非営利活動（NPO）法人 災害人道医療支援会（以下、HuMA）の看護師として、宮城県に派遣していただきました。災害現場での活動ははじめてであり、しかも先遣隊（表1）のメンバーということで、緊張の中で現地に向かいました。現地での活動を通して感じたことや、接した方とのお話、思いを伝えられればと思います。

地震発生から派遣まで

　3月11日の地震のとき、私は新宿にいました。はじめて経験する揺れの大きさに、身震いがしたことをいまでもおぼえています。その日は、たまたま新宿のホテルに泊まることができたため、ホテルのテレビで地震の被害の大きさを知り、驚愕しました。また、HuMAのメーリングリストからの情報をチェックしつつ、私自身に何かできることがあるかを模索していました。そのような折、HuMAのメーリングリストで被災地派遣の希望者を募っていたため応募したところ、18日からの先遣隊での活動が決定し、宮城県への派遣となりました。

活動拠点が決定に至るまで（活動1・2日目）

　今回の震災においては、長期的な支援が必要になるであろうということで、HuMAとしては拠点となりうる場所を設置することが必要でした。医療支援のニーズがまだ充足しておらず、HuMAのもつノウハウ

表1	HuMA 先遣隊の概要
活動目的	●HuMA 本隊の活動拠点となる場所の調査、決定 ●医療支援活動におけるコーディネート、および現地医療体制のサポート ●海外から医療支援が来た場合の活動サポート
活動期間	2011年3月18日～2011年3月21日の4日間
派遣先	宮城県
メンバー	医師1人、看護師1人、ロジスティックス（業務調整員）2人、ドライバー1人の計5人（活動2日目より、日本山岳ガイド協会の方にサポートに入っていただく）

を提供できる場所ということで、拠点を探しました。宮城県庁の災害支援本部からの情報や、既に現地で活動を行っているHuMAの会員でもある医師からの情報をもとに、現地に赴き、調査を行いました。

初日は、宮城県庁を訪れた後、登米市を訪れました。市役所等を回り、情報を提供してもらった結果、比較的状況は落ち着いており、医療のニーズも現在は整ってきているとのことでした。

現地2日目、2隊に分かれて南三陸町と石巻市の調査にあたりました。石巻市は赤十字病院が災害拠点病院として医療支援の状況を把握し、支援活動を展開していました。各機関との連絡や、医療支援に来ている医療班とのミーティングも開催されており、情報の共有もはかれていました。しかし、南三陸町はまだ医療ニーズが充足していない状態ということがわかり、南三陸町での活動が最適と判断し、ここに拠点を置くことになりました。

南三陸町での活動（活動3日目）

南三陸町での活動を行うにあたり、宮城県の災害対策本部の拠点であるベイサイドアリーナを訪れ、代表となっている医師にHuMAとして活動できる地域があるかどうか確認しました。我々の活動趣旨を説明しましたが、そのときは拠点地区の決定までには至りませんでした。その日は3つの地区を訪問してほしいとの依頼を受け、五日町、大森地区、袖浜地区を訪れました。南三陸町は津波の被害が大きく、車で向かっていると、途中までは家などが残っているのですが、少し開けてきたかと

思いきや、目に映る風景が津波にさらわれ何もなくなってしまっている状態でした。

そのような風景の中を、家並の残る高台へ向かいました。震災から10日目でしたが、いままでこの地区を訪れた医療班はなく、私たちがはじめてだったこともあり、住民の方々にはとても温かく迎えていただきました。家は残ったものの、津波が高台まで山肌を縫って押し寄せてきた、と話してくださいました。

大森地区では庭先に出ていた方に話を聞き、診察を始めました。医療班が来たということが地域に口コミで伝わり、配給が行われる場所での青空診療が始まりました。また、寝たきりになっている方がいるので診てほしいという情報があり、診療に赴きました。余震が続き不眠を訴える方、ストレスで血圧が高くなっている方、かぜ症状を訴える方が多く見られました。血圧を測りつつ、皆さんの話を聞かせていただきました。袖浜地区では避難所となっている公民館を訪れ、診療をしました。各地区を回り、話を聞かせていただくと、「来てくれてありがとう。がんばります」と皆さんが口ぐちに言ってくれました。ある人は「自分たちは家が残ったからまだいい。これからもっとがんばります」と涙ながらに話してくださいました。

人生で3回も津波にあったという方や、「遠くまで来てくれたから」とお茶を振る舞おうとしてくださる方もいて、大変な状況の中で人とのつながりや温かさを肌で感じることができました。そして、「前に向っていこう」という力強さが伝わってきました。しかし、医療に関しての情報が十分に届いていないことは否めませんでした。通院していた病院が津波で流され、今後は薬をどこでもらったらいいのかという不安を抱いている方も多く、当面の対応方法を指導するなど、その都度、情報提供を行いました。

HuMA活動拠点決定（活動4日目）

歌津地区の歌津つつじ苑を訪れ、我々の活動趣旨を説明したところ、HuMAの拠点として活動させていただけることになりました。早速、

入所中の方や避難してきている方の診療を行いました。その間、状態の悪かった入所中の方がお亡くなりになり、確認をさせていただきました。診療を行っている際に医療支援の本隊が到着したため、引き継ぎを行い、私たちは帰路に就きました。

活動を振り返って

　震災後1週間という時期だったため、まだ情報や連絡がうまく伝達できていない状態でした。情報伝達手段が断絶された影響は大きかったのですが、携帯電話での連絡がうまく機能したため、活動できたと感じています。また、他団体として活動に来ていたHuMAの会員の方からの情報網もあり、我々の活動に活かすことができました。何より、これまでHuMAが災害時の医療支援に対するコーディネート能力を培ってきたことが大きかったと思います。

　被災された方々は不自由な環境の中でも助け合いながら、前に向かおうとしていましたが、疲労が目に見えていました。だからこそ、外部の人間ができることをサポートする必要があると感じました。被災者の方から、支援に行った私自身が生きる力を分けていただいた気がしています。

　今回被災者の方々とお会いして、人間は生きる力をもっていることを実感しました。その力が損なわれないように、今後も支援が行えるようにしていく必要があります。そのためには、災害が起こったときに全体をコーディネートできる能力が不可欠になってきます。今後、全体を把握しコーディネートできるよう、学びを深めていこうと考えています。また、被災者の方々に、私たちと出会えてよかったと感じてもらえるような人間性も養いたいと思っています。

＊

　最後に、今回の震災でお亡くなりになられた方々のご冥福をお祈りするとともに、お世話になった方々に深く感謝いたします。

File 78

「キャンナス」による被災地支援活動

菅原 由美 全国訪問ボランティアナースの会キャンナス 代表

3月20日早朝、気仙沼市の避難所へ

　「自己決定、自己責任」と呼びかけただけで、看護師は今回の大震災において、とてもすばらしい働きをしました。派遣した看護師のほとんどは「キャンナス」なんて小さな団体を今回はじめて知って登録したという若者です。私は送り出しで言いました。

　「私はあなたたちがどんな人か知りません。あなたたちも私をどんな人か知らないでしょう。けれど私はあなたたちを信頼して派遣します。国家ライセンスに恥じない活動をしてください」。

　こうして派遣した看護師を中心に、介護士、ヘルパー、理学療法士、歯科衛生士、栄養士、医師、そして医療資格のないボランティアスタッフの数は、地震発生から4か月経った7月11日、延べ3,000人を超えました。本部など後方支援をした人も数えると、日本全国、そして海外まで多くいます。

　キャンナスの本部がある神奈川県藤沢市を出発したのは3月19日深夜でした。2台の車に水や食料、オムツなどできるだけ多くの物資を積み込み、看護師2人を含む計7人が第1陣となりました。まだ東北自動車道はガタガタで、座っているお尻が飛び上がるほどでしたが、サービスエリアには大きな仮設トイレが設置され、復興のための活動が着実に進んでいることがわかりました。

　翌3月20日早朝、宮城県気仙沼市に入りました。本吉地区では沿岸

部の鉄道高架が流されており、がれきが広がり、自衛隊が捜索活動をしていました。津波被害にあった場所とそうでないところがくっきりと分かれています。高台にある高齢者施設「はまなすの丘」が高齢者を中心とした避難所になっており、まずはそちらへ立ち寄りました。そこに薬剤の名前に反応した若い女性がいて、「もしかして看護師？」と話しかけると、「そうです」と言うので、連絡をとり合う約束をしました。

次に総合体育館ケー・ウエーブに入りました。派遣要請をしてきた山梨市立牧丘病院の古屋 聡院長に会うと、途端に「頼みたいことがある」と言われました。被災した医師2人を家に連れ帰ってほしいとのことでした。3月11日に被災し、救出された後に救護活動に入ったため疲労が激しいとのことでした。私たちは到着したばかりでしたが、避難所の中を見回る余裕もなく、待ちわびていた医師2人を車に乗せ、キャンナス松戸代表・安西順子看護師を1人残して、気仙沼を後にしました。

掃除が住民との信頼関係を築くきっかけに

　関東に戻り、コーディネーターを1人任命しました。私自身が阪神・淡路大震災での活動を通じて、コーディネーターがいないと現場が回らないことを知っていたからです。

　「キャンナスの仲間に呼びかけて、被災地に行きたいという人をどんどん送って」。そして、キャンナス八戸・中里藤枝、キャンナス桑名・下河素子、キャンナス焼津・池谷千尋ら各支部の代表が次々と、そしてキャンナスをはじめて知ったという若いナースたちも気仙沼入りしました。総合体育館ではトイレ掃除から始めて、夜勤をし、医療チームのコーディネーターを務め、市民会館では土足禁止を導入、爪を切って回り、「できることをできる範囲でする」というキャンナスのモットーを被災地レベルで実行したのです。この時点では医療行為は少なく、環境整備、介護、生活支援がメインでした。

　4月2日には、キャンナス仙台中央代表・鳴海 幸看護師らが宮城県石巻市に入りました。石巻市に入ってわかったことは、震災から3週間経っていたのにもかかわらず、まだ支援の入ってない場所が多くあっ

たということです。がれきが手つかずだっただけではなく、水が出ない避難所のトイレには糞便が積もっていました。

そこに入った若い看護師の報告書を紹介します。

 私たちは掃除から始めました（なんだかナイチンゲールが床磨きから始めた気持ちがわかった気がしました……）。それは結果的に、単に環境整備とか感染症予防だけでなく、心を閉ざした住民と信頼関係を築くきっかけとなったように思います。

 かかわる中で健康問題も見えてきました。不安や不眠、緊張感や疲労、寒さ、不衛生、食事の偏り、不慣れな環境での集団生活……それらから高血圧や咳、かぜ症状、目のかゆみ、さらに持病の治療が中断されている人もいました。

 ともかくニーズを拾っては、ていねいに対応するように努めました。何も言わなくても、よく話を聴く。ポータブルトイレを設置する。必要な物資を渡す。医師につなげる。ほかの避難所入所を検討する。流されてしまったかかりつけ医の代わりの医院を探す。移送を手配する。住民の中心的な人ともかかわる。市役所へ声をあげていく。自動血圧計を設置したり、血圧手帳を渡す。避難所周辺の住民ともかかわっていく。書けばきりがないですが。

 活動の中、どうサポートしていけばいいのか悩みました。私たちは被災当事者にはなれません。その葛藤もありながら、自立へのサポートという側面も考えなければいけないんだなと思いました。

 でも、幸い私は多くの頼れるキャンナスメンバーに恵まれ、話し合いながら、工夫しながら、前向きに進められました。たくさんの方から刺激を受け、たくさん学べました。とても感謝しています。

 いまも石巻が気になって仕方ありません。ぜひまた行きたいと思います。そのときはよろしくお願いします。   （稲見絵理香/27歳/看護師）

キャンナスから派遣された看護師たちは、誰もが生き生きと活動していました。「現場で判断しなさい」「指示待ちはダメ」と言うと、看護師1人ひとりが自分の頭で考え、自ら行動しました。誰もが一生懸命で、規制やマニュアルがなくても十分に被災地で機能する働きをしたのです。

気力と体力を兼ね備えたコーディネーター

　このように、多くの看護師が思いをもって被災地入りし、活動し、学ぶことができた陰には、コーディネーターの存在がありました。現場の声を拾い、グチを聞き、活動希望者の受け入れを整え、関係者からの要望を聞き、支援者と連絡をとる。最初は睡眠時間を削って、24時間電話対応をしていました。ストレスが大きな被災地支援は、受け入れを少し間違うだけでも大きな混乱が生まれますが、彼女は忍耐強く、1つひとつの情報をていねいに扱いました。その気力と体力のあるコーディネーターが、被災地での精力的な看護活動には不可欠であり、これから起きるとされる災害の救援活動のためには、コーディネーターの育成が必要であると考えます。

　彼女は看護師ではありません。看護師ではなかったからこそ、現場は自由に動きやすかったのかもしれません。また、数年前からキャンナスと付き合いがあり、モットーや支部の代表の顔を知っていたことも、うまく機能した要因でした。

　今回は医師、多くの先生方、全国・海外の市民から、アドバイス、物資、寄付金といった形で多くのご支援をいただきました。はじめての災害支援活動においてわからないことも多く、ご支援をいただけたことは感謝しきれません。日頃からもっていたネットワークが活きたこと、平時でのお付き合いこそが大事であることを実感しています。

　これから3年、いえ5年をかけて、キャンナスは被災地を支援していきます。こころのケアが大切だといわれています。まだまだ看護師の出番は多いのです。もしも間違ったことをしてしまったら修正をしながら、しかし看護師が存分に能力を活かせるように歩んでいく覚悟です。

File 79 個人ボランティア活動を行って

大山 太 東海大学健康科学部看護学科 講師

個人ネットワークで被災地情報を収集

　東日本大震災発災時、私は前週にニュージーランドにおける地震災害の救助活動より戻ったばかりで、帰国後の報告書等を大学の研究室内で作成していました。私は国際緊急援助隊（JDR）の登録隊員として、特に発災直後のレスキューフェーズにおける医療を専門として活動していますが、本職は大学の教員です。現在は臨床の看護業務にはついておりません。そのため、DMAT等の医療機関の災害支援要員などへの登録もできませんので、国内災害においての公的な活動基盤はどこにもありません。ですから、このような未曾有の大災害が発生しても、初動では何もすることができませんでした。しかし、この大災害において何もしない訳にはいかず、とりあえず古巣である東海大学医学部付属病院のERに行くことにしました。JDRでの経験を活かし、何かお手伝いできるかもしれないと思ったのです。そして発災から1週間、東海大学DMATの後方支援を、非力ながら病院のスタッフと毎日行っておりました。

　そのときにやはり重要なのは情報でした。発災直後、東北各県に派遣されたDMAT隊員の方々やNGO団体、現地の病院関係者等の中には、学会やJDRなどで平時よりお世話になっている方が多数いらっしゃることがわかりました。その方々とインターネットや電話等、様々な通信手段で連絡をとり合うことで、生の被災地の情報が徐々に集まり、そし

て次第に正確な状況が見えてきました。実はこれら草の根的な情報収集活動から得た情報は、公的に出てくる情報よりも早く、しかも全体の動きがよく見えるものでありました。常日頃の個人的なネットワークの重要性、それをつなぐ通信手段の重要性を再認識したのですが、一方でこれらの個人ネットワークでしか早い情報が得られないということは、ある面では問題だと感じました。個人ネットワークではなく、もっと公的に情報は共有されるべきなのです。

さて、せっかく得たそれらの情報を私がどのように活用するかがいちばんの問題でした。もちろん病院の皆さんとは可能な限り情報を共有しました。しかし私は大学の一教員の身分であり、付属病院の活動についてはあくまでもオブザーバーにすぎませんので、なんら決定権はありません。しかも職場である大学より公務として災害対応を指示されている訳でもないため、自分の通常の業務を調整しつつの協力活動です。せっかく最新の情報を手にしても、直ちにアクションを起こすことができなかったのです。本業との調整が個人ボランティアにとっては最もつらいところでもあります。最前線で活動する仲間からの情報を受信しながら、気を揉むだけで何もできないまま1週間が過ぎました。「銃後の守りも大事な使命」と自分に言い聞かせつつも、もどかしい時間でした。

ある NPO 法人からの誘いで被災地へ

そんなとき、知人で救護ボランティアを行っている特定非営利活動（NPO）法人ユニバーサル・レスキュー・ジャパン（URJ）の福島理事長より電話が入りました。被災地での直接的支援を検討しており、事前調査に行くのだが同行してくれないか、とのことでした。準備性に乏しく、不安要素ばかり目立ちましたが、こんなときは石橋を叩き過ぎていても何も始まりません。最低限の自己の安全と被災地の迷惑にならないことだけを確認し、思いきって彼と一緒に被災地入りすることを決めました。そして、いざ医療支援が必要と判断されたときには、速やかにその次の一手が打てるように、やはり支援活動のチャンスをうかがっておられた、JDRでいつもお世話になっている順天堂練馬病院の救急医、

杉田先生に同行を依頼しました。そして3月19日深夜、3人でリュックを背負い、被災地宮城県に向かったのでした。

　NPO法人URJは小さな団体です。私も杉田先生も、この時点ではあくまでも私的な活動の位置づけです。他所の医療チームと比べるとかなりの弱小チームです。発災直後より生じたガソリン不足もあり、弱小チーム活動は非常に困難を極めました。幸いなんとか仙台までは、伝手頼りでTMAT（徳洲会医療救援隊）の救急車に便乗させていただくことができました。早朝仙台に到着してすぐに、出発前に予め連絡をしておいた宮城県庁に赴きました。そして医療担当者より簡単なブリーフィングを受け、県も状況を完全に掌握できずお困りだということがわかりました。とりあえず県の意向をお聞きしたところ、まず手始めに県南地方の医療に関する情報が十分でないため、状況確認をしたいとのこと。今回、我々の装備は医療活動を展開するには不十分ですが、被災地のニーズ調査であれば十分可能です。特に今回のメンバー構成では、医学、看護学、そして民間支援団体の立場と違った立場で状況を分析できます。さらにこの仕事は、JDRで培ったノウハウも活かせます。すぐに我々が調査のお手伝いをすることをお引き受けしました。

　といっても、とりあえず最初の問題は、現地での移動手段をどう確保するかでした。たった1件だけ店員がいたレンタカー店を見つけ、無理やりお願いしてやっと軽自動車を借りました。しかしさらなる問題として、緊急通行車両確認標章がないと高速道路を走ることもできず、ガソリン確保も極めて困難であるということでした。メジャーなチームや公的な機関は緊急通行車両の登録も給油も優先的に進みますが、我々のような弱小チームはそうはいきません。しかし足は必要です。なんとしても緊急通行車両確認標章を手に入れなくてはいけません。早速県警に赴き、担当の警察官に状況を説明し、随分苦労をしてなんとか許可を得ることができたのです。これで辛うじて移動手段だけは確保できました。移動の問題1つとっても、個人や小さな団体には大変な困難が伴うのです。

　2日間、大急ぎで宮城県沿岸部の市町村を移動し、市役所や保健セン

ター、避難所を直接訪れ、避難されている方や医師会の先生方、行政の方とお話しをしました。そして、医療サービスの現状とニーズの調査を行いました。その結果を県庁にもち帰り、担当官にお伝えしてひとまず任務終了です。さらに調査の結果、医療支援の増強を希望していた岩沼市については、すぐに順天堂練馬病院の医療ボランティアチームに支援に入っていただけるように杉田先生に調整をしていただいたのです。こうして我々3人は、1泊3日という強行スケジュールで調査を終えました。たったこれだけですが、個人としてはこれが限界でした。

個人ボランティアを行って感じたこと

　その後、私は2回にわたり宮城県で自分の得意分野での支援活動につきました。しかしいずれも個人ボランティア活動ですので、活動資金も時間も十分にはなく、決して納得できるような活動ではありません。しかし、無理せず自分の生活（仕事）を維持しながら行うことが何よりも重要であると思いますし、それを1つの限界と認めるしかありません。また個人活動は身軽ではありますが、それがかえって被災地の邪魔になってしまう可能性もあり、十分注意しなくてはいけません。

　私は、災害対応というものは英知と人間性が試されるときだと思っています。このたびの災害はあらゆることが想定外でした。そもそも予定、あるいは想定されている範囲の出来事であれば、それは深刻な災害ではない訳です。ですから、想定外のことが次々と発生して当然です。そのような中で人々の生命と生活を、愛をもって守るのが災害対応です。そして様々な技術・知識をもった人間が大勢協力して、1つの問題がやっと解決するような状況が続きます。看護師もこの協力関係の中で、看護師としての役割をしっかり果たせるかどうかが重要です。これは個人ボランティアでも公的な支援活動でも同じことではないでしょうか。

避難所で暮らす地域住民への医療提供と健康維持支援

PART 4

File 80

避難所の衛生管理と感染対策

森下 幸子 永広会法人事務局 感染管理認定看護師

　災害時の感染対策として、いくつかの参考になるガイドラインがあります。どのガイドラインにおいても、基本は標準予防策であり、感染症発生時の経路別予防策を実践することになります。しかしながら、災害時においてはそれらを実践する人自身が被災者であったり、住民、行政、ボランティアの人々など様々な支援者がいます。また、ライフラインの不備や物品の不足があり、さらに生活領域の確保すら難しいことから、医療者が中心となって実践する病院や施設で行われる感染対策とは大きく異なることがわかります。

手指衛生

　水の確保が可能な場合は、石鹸と流水で頻回に手を洗うことが重要です。しかしながら、私が支援に入った避難所は、飲料水の確保はできているものの、手を洗う水の確保は難しい状況でした。また、水を流す下水の確保ができていないことから、洗面所の使用は禁止されていました。擦式消毒用アルコール製剤は、手洗いの代用として効果が期待できることを被災者は既に知っており、食事を準備する場所や仮設トイレへ行くために通る避難所の出入口に設置されていました。本来、手指衛生が必要な場面は、食事の準備時、食事前、排泄後、清掃後、排泄の介助後や鼻をかんだ後であり、それらを被災者や支援する人々に伝えなければなりません。しかし水が使用できない状況から、手指衛生が必要な場面を

説明するのではなく、気づいたときにウェットティッシュで常に手の汚れを除去することと、擦式消毒用アルコール製剤を乾燥するまで擦り込むことを、1日2回開催されるミーティングで説明しました。

　私は避難所内の救護室で待機する役割でしたが、廊下にはメッセージボードが設置されていて、そこには既に手指衛生のポスターが掲示されていました。このメッセージボードには、医療に関連する様々な情報が提供されていました（写真1）。

生活区域の環境整備

　今回の災害では津波の影響を受け、地面は泥状となり、乾燥すると土ぼこりが舞います。避難所内も土が舞い上がり、その中で食事を摂ったり睡眠をとる環境でした。また、諸外国と異なり、靴を脱ぎ、布団や毛布を床に敷いて寝る、座るといった生活環境がある日本においては、これらの環境はより厳しくなります。そこで、人がよく触れる場所を1日1回以上洗剤で拭き上げることが必要だと思いました。

　しかしバケツに水を入れて使用すると、その水を外まで捨てに行かなければならず、労力が必要であり、むしろ汚染を広げる可能性が高いと判断しました。救援物資の中に水をあまり使用しなくて済む家庭用洗剤があることを知り、その洗剤を用いて汚れを除去することを提案しました。布やタオルの切れ端に洗剤を吹きつけ、人が触れる場所を拭き上げ、使用した布は廃棄すればよいので便利です。また、床はほうきを用いると土ぼこりが広がり、周囲の人や臥床している人、子どもが吸い込む可能性が高いので、ほこりを除去できる使い捨てのダストモップがあれば

▶[左] 写真1：救護室の前に設置されたメッセージボード
　[右] 写真2：津波の影響を受けた避難所の外に設置された仮設トイレ

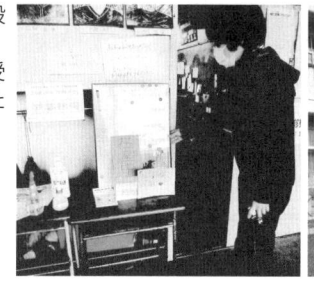

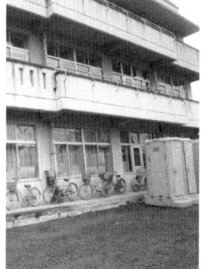

よいのでは、と行政の担当者へ提案したところ、早速必要物品へ追加してもらうことができました。

　避難所によって生活区域の状況は全く異なります。大きな体育館で300人の人が生活する避難所と、学校の教室を数家族ごとに分けている状況では、感染対策上のリスクも異なります。避難者が寝起きする場所については、混みすぎないよう、隣の布団と少なくとも1m離れるようにするのが理想だといわれています。私が支援に入った避難所では、数家族が教室ごとに分かれて生活をしており、隣の布団と1m離れるスペースはほぼ確保されていました。

トイレ清掃の提言

　上下水道が整備されていれば室内のトイレを使用できるため、比較的衛生状態を保つことができます。排泄後に使用する水をバケツなどの容器に入れて準備し、各自排泄後に準備された水で汚物を流し、清掃は洗剤と水を用いて便器内や周辺を清掃します。

　しかしながら、私が支援に入った避難所は、上下水道が整備されていない仮設トイレを使用していました。汚水槽に限りがあるため、水や使用後のトイレットペーパーを流すことはできません（写真2）。いかに清潔を維持するかを被災者自身も重要な課題として捉え、便器内や周辺の汚染部のみ少ない水で取り除き、新聞紙などで余分な水分を拭き上げていました。しかし、感染性胃腸炎が流行するリスクが高いことを考え、方法を変えるのではなく、清掃の頻度を1日2回に増やすことと、人がよく触れる場所は洗剤を用いて特に念入りに拭き上げることを提言しました。ミーティングで提言した翌日には、清掃当番の人々が雨の中、ドアノブを洗剤で拭き上げている姿がありました。

　このような仮設トイレは、高齢者や子ども、女性にとっては厳しい環境です。停電のため夕方になると外は暗く、暗闇の中、エレベータのない校舎を通って外にある仮設トイレで高齢者が排泄することには危険すら感じます。行政や被災者の男性が交代で夜間まで、寒い中トイレへ行く通路の出入口で監視してくださっているのですが、私ですら夕方以降

はトイレへ行かないように水分の摂取を控えていました。仮設トイレは、健康上のみならず、人らしい生活を奪う大きな課題です。

呼吸器に関する感染対策

　私が滞在した数日の間に感染症の発生は認めませんでしたが、外の土ぼこりが原因か、咳をする人が増え始めました。咳エチケットの遵守は重要ですが、救護部品にマスクがたくさんあったことと、生活区域が密接であることから、呼吸器感染症のリスクを下げるため、可能であれば避難所住民全員が常にマスクを装着することを提案しました。子ども用のマスクを1箱持参していたので、救護室のメッセージボード前へ設置したところ、とても喜ばれました。顔が小さい子どもは、大人用のマスクでは効果が期待できません。小児用マスクも救援物資には必要と考えます。

　私が行った時期は4月中旬でしたので、少し気温が上がり天気がよいと、被災者の人々は日中は自宅や街の片づけへ行くことが増えました。しかし、津波後の土ぼこりを吸い込むことで発症のリスクがあるレジオネラ肺炎やアスペルギルス肺炎、結膜炎、傷から細菌が侵入して起こる破傷風など、いくつかの感染症を危惧しました。そこで、これについてもミーティングで説明し、外出時はメガネ、軍手、N95マスクの装着を促し、N95マスクを救護室の前に設置しました。外出から戻り結膜炎や咳の症状を訴える人が増えたので、市販薬を渡し、氏名と症状を記録し、翌日の医療受診を勧める調整を行いました。

＊

　災害支援ナースとして被災地へ行ったのは、私ははじめての経験であり、多くのことを学びました。限られた情報と環境の中で、いかに被災者や支援する人々を感染症から守り、感染症の拡大を防止できるかを考えて行動した数日でした。私は数日しかこの場にいないことを基本に、避難所の人々が実践できる感染対策を提案することが役割であったと思います。また、人が生活する場所ではない避難所を快適にすることよりも、早く人間らしい生活ができる環境を整備するべきであると考えます。

File 81

災害時に必要とされた皮膚・排泄ケア

中川ひろみ 日本看護協会看護研修学校認定看護師教育課程皮膚・排泄ケア学科 主任教員

　阪神・淡路大震災やスマトラ沖地震[1]ではクラッシュ症候群や外傷が多数見られましたが、東日本大震災では津波による低体温症や呼吸器感染症が多く発症しました。さらに、ライフラインの復旧が遅れた被災地に、褥瘡が集団発生する傾向が見られました。褥瘡ケアのほかにも、失禁ケア、ストーマケアも必要とされました。Stephenson[2]によると、2010年1月に発生したハイチ地震においても、頸部損傷、脊髄損傷患者23例にⅡ～Ⅳ度の褥瘡が発生したと報告されています。これらのことから、褥瘡予防ケアは、災害直後早期から必要であると考えられます。

　私は日本看護協会災害支援ナース派遣コーディネーターとして被災地に赴きました。私が担当した避難所26施設において、災害時に必要とされた皮膚・排泄ケアについて報告します。

避難所で必要とされた皮膚・排泄ケア

❶スキンケア

　ライフライン復旧までに災害発生から5週間程度を要した避難所では、自衛隊によって仮設風呂が提供されていました。それまではシャワーや洗髪は困難であり、スキンケアは水を必要としない洗浄剤を用いて、ヘドロなどの汚れを除去しました。

　避難所ではウイルス性腸炎や呼吸器感染症が多く発生していましたが、断水のため手洗いはできなかったので、被災者に手指消毒剤の使用

を徹底しました。スキンケア不足に伴う真菌感染などのスキントラブルが見られる被災者もいたため、医師に報告し、薬剤を用いました。

❷褥瘡ケア

〔要介護者の入所・入院〕

　災害発生 17 日目の避難所 26 施設における要介護者は 133 人であり、褥瘡有病率は 15% でした。褥瘡はⅠ～Ⅱ度が多くを占めていました。しかし災害発生 40 日目には、要介護者は 42 人、褥瘡有病率は 2.4% に減少しました。被災地の保健師が、災害発生直後から在宅の褥瘡患者を施設入所および入院させていたからです。災害発生後、60 人の褥瘡患者が入院し、このうち避難所からの入院は 7 人でした。

〔褥瘡発生の要因〕

　褥瘡発生の要因は、硬く冷たい体育館や教室の床にあったと考えられます。床上での高齢者の仙骨部の体圧は 100 mmHg を超えていたことから、外力によるものと推察されました。また避難所の 1 人分のスペースは、同一体位で過ごすしかないほど狭く、雑魚寝状態で、隣の人とは体位変換もできないような間隔しかありませんでした。プライバシーが確保できないため皮膚の観察が困難であったことも、褥瘡発生に影響したと考えられました。特に高齢者は、床上の避難所生活が長期化すると、関節拘縮や ADL の低下が起こり、廃用症候群、深部静脈血栓（DVT）、肺塞栓のリスクが高まります。

　欧米の避難所では、簡易ベッド使用が基本となっています[3]。これは 1940 年のロンドン大空襲時に、地下鉄構内で雑魚寝の避難生活をしたことで、肺塞栓を含む複数の疾患が多く発生しましたが、簡易ベッドの使用で減少したことに関連します。日本でも、体圧分散寝具と一体化した簡易ベッドの開発を早急に検討する必要があると考えます。

　在宅や施設では、停電によるエアーマットレスの停止が褥瘡悪化の要因となりました。さらに、食事は 1 日 2 回、炭水化物中心の低カロリーのものが継続していたことから、低栄養状態も褥瘡発生に影響していると考えられました。

〔皮膚・排泄ケア認定看護師の活動〕

　前述のように、避難所で発生した褥瘡はⅠ～Ⅱ度であり、災害支援ナースはポリウレタンフィルムや創傷被覆材を用いて悪化を防止し、巡回医療チームや現地医療機関とも連携しながらケアにあたりました。

　皮膚・排泄ケア認定看護師の資格をもつ災害支援ナースは、左半身不全麻痺を伴う80歳男性の弾性ストッキングによる足背の圧迫を早期発見し、フィジカルアセスメントを行い、ストッキングを除去しました。その後の医師による超音波エコーで膝窩動脈が完全閉塞していたことが明らかとなり、災害支援ナースの判断が適切であったことが裏づけられました。

　物資が限られていた避難所で、災害発生12日目の段階で災害支援ナースが行うことのできた褥瘡ケアは、布団を重ねることによって体圧を調整し、体位変換を行うことでした。そこで私は、要介護状態の被災者の体圧測定を行い、結果を行政に報告するとともに、避難所の要介護状態の被災者を福祉避難所に集約しました。福祉避難所には日本褥瘡学会から提供された体圧分散寝具を設置しました。災害発生1か月後には、福祉避難所にベッドを設置し、車椅子・杖・靴も提供し、理学療法士や作業療法士とともに寝たきりを防止しました（写真1）。また、栄養士の協力が得られ、栄養の改善をはかることもできました。

❸創傷ケア

　破傷風は1人に発生しました。破傷風は、破傷風菌が産生する毒素の1つである神経毒素により強直性痙攣を引き起こす感染症です。破傷風菌は芽胞の形で土壌中に広く常在し、創傷部位から体内に侵入するため、被災による外傷は、破傷風の症状を観察する必要があります。

　また、津波から逃げた際に足指や爪を損傷したり、低体温による足の凍瘡も見られ、下肢の観察やフットケアも必要とされました。

❹失禁ケア

　高齢者はトイレに行くことをためらい、水分摂取を控えようとします。このことが脱水を引き起こし、DVTのリスクを高めるため、水分摂取を指導しました。

▶写真1：福祉避難所の環境
①ベッドの高さ調節と棚の設置により安全を確保し、リハビリテーションを促進
②プライバシーを守るダンボールの壁
③褥瘡予防のためウレタンマットレスを使用
④理学療法士による靴と杖の選択
⑤段差をなくしたカーペット

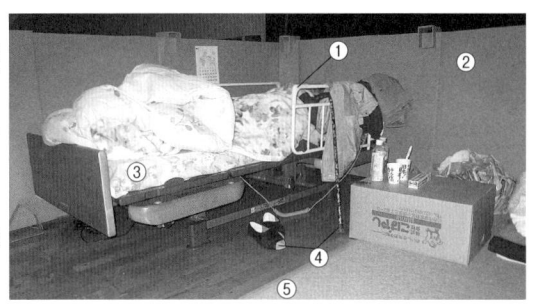

　しかしながら、排尿回数が増えることは、高齢者にとって重大な問題でした。屋外に仮設トイレが設置されましたが、避難所からの距離や段差、寒さにより、これまで排泄が自立していた歩行介助を要する高齢者が自らオムツを着用するようになってしまったのです。
　このため、災害支援ナースは24時間体制で排尿誘導し、不必要なオムツの着用を最小限にするよう努めました。さらに、水のいらない自動ラップ式トイレのラップポンを設置し、屋内での排泄の自立を援助しました。

❺ストーマケア

　避難所生活のストーマ保有者については、被災地の保健師から情報を得て、巡回を行いました。ストーマ用品については、日本オストミー協会と日本ストーマ用品協会から支援物資として提供されていました。
　ストーマ保有者はセルフケアが可能であり、被災前と同様に管理されていましたが、ストーマ装具を交換するのに時間を要するため、トイレの確保に難渋されておられました。今後は、仮設トイレにも障害者用トイレを設置する必要があると考えます。

災害に備える

　災害医療は、集団にとって最善の医療を目指します。一方、皮膚・排泄ケアは個人にとっての最善のケアを目指します。災害看護では、災害に関する看護独自の知識や技術を体系的かつ柔軟に用いるとともに、他の専門分野と協力して、災害の及ぼす生命や健康生活への被害を極力少

なくするための活動を展開します。つまり、災害時には集団と個人を対象とするケアのバランスが重要であると考えます。

筆者がコーディネーターとして担当した避難所は、ライフラインが断たれ、物資も不足していましたが、皮膚・排泄ケアとしては、スキンケア用品を効果的に用いて、人海戦術での体位変換や失禁ケアへの介入が可能でした。また、避難所に体圧分散寝具などの資源や人材を投入することも困難なことではありませんでした。むしろ、必要のない避難所に過剰な体圧分散寝具やベッドなどが支援物資として置かれることがないように、復興計画も踏まえて施設の集約を考慮するなど、どこに、どれだけ、資源や人材を供給するのかを、行政とともに検討することが必要でした。

以上のことから、災害時において看護師は、行政や被災地の医療施設、医師、保健師、認定看護師、理学療法士、作業療法士、栄養士などのリソースと連携したチーム医療を展開するとともに、避難所の集約をも考慮した包括的な調整や支援活動を行わなければなりません。そのためには、常日頃から災害に備えて自己研鑽を積み、医療・介護・福祉を連動させた地域における防災対策や、災害時の広域活動体制を整備し、様々な組織団体と情報共有をはかるなどのシステム構築が必要不可欠です。

引用文献
1) Lim J.H. et al.：Medical needs of tsunami disaster refugee camps. Fam Med, 37 (6)：422-428, 2005.
2) Stephenson F.J.：Simple wound care facilitates full healing in post-earthquake Haiti. J Wound Care, 20 (1)：5-10, 2011.
3) Simpson K.：Shelter deaths from pulmonary embolism. Lancet, 236 (6120)：744, 1940.

File 82

日本看護協会災害支援ナースに参加して

山﨑 英雄 市立長浜病院 呼吸器内科・呼吸器外科病棟

深夜に到着した派遣先で見た光景

　私は、日本看護協会の災害支援ナースとして、福島県郡山市の多目的ホール「ビッグパレットふくしま」へ派遣されました。派遣前、必ずしも的確ではない情報が氾濫し、自分自身で情報を精査しなければならないほど、非常に広域かつ様々な事象が発生した災害でした。ただ、最終的に自分として信頼でき、確実な情報が得られたのは、災害看護の研修などで知り合った仲間からの情報でした。

　そうこうしている間に、派遣前日＝移動のための集合日を迎えました。4月17日夜、集合場所の日本看護協会で参加メンバーとはじめて出会いました。福島県へ派遣となった6人のうち、私はグループ内で最年少でした。自己紹介している間もなく、岩手県へ派遣となるメンバーとともに大型バスにて東京を出発しました。

　高速道路でありながら、福島県に入ると徐々に段差が大きくなり、バスの振動も大きくなってきました。郡山市内に入ったのは真夜中でしたが、コインランドリーやコンビニエンスストアが明々と照明をつけて営業しており、「都市機能としては回復しているな」と感じていると、やがて宿舎に到着しました。宿舎であるビジネスホテルは派遣先施設から至近距離であるにもかかわらず、空調やシャワーなども利用可能でした。すぐ近くで多くの方が不自由な生活をしているのに、こんなにいいところで休んでいいものかと、気持ちがうまく整理できませんでした。

派遣先での活動

　翌朝より、ビッグパレットふくしまでの活動を開始しました。活動期間中、約2,000人の住民の方が生活しておられました。建物内は、毛布や段ボールで仕切られた避難住民の生活・居住空間が廊下にまで広がっていました。今回支援に入った建物の至近距離でカラオケ・パチンコなどの遊興施設や自動車ディーラーなどが通常営業している状況と、目の前に広がっている非常に苛酷な生活環境で生活しなければならない状況との、あまりにも違いすぎる現実にとまどいました。

　やや混乱した気持ちの中で、日本看護協会災害支援ナースとして、ビッグパレットふくしま内に災害対策本部を置いていた2町村の保健師の指揮下で、大きく2つの業務を前派遣チームから引き継ぐ形で開始しました。1つは保健師活動の支援、もう1つは感染症観察室での支援でした。

❶保健師支援活動

　保健師支援活動は、日中は地元保健師と協力して、避難所内の住民の健康調査、居住状況の確認などを行いました。私が派遣された時点では、避難されてきた住民の方が、建物内のどこでどのように生活されているかを記した居住区画地図ができあがっていました。

　派遣初日の朝礼で、この地図作成のための個人情報調査をした際、関係者以外の人が同様の書面を提示して個人情報を集めている状況があり、住民が個人情報を収集されることに疑心暗鬼になっているとの情報がもたらされました。私は、大きな衝撃と怒りにも似た感情を感じました。一方で、全国各地からいろいろな形態で支援に入っているため、身分を明らかにすることは、活動するうえで重要であることを知るとともに、わかりやすく明示することは難しいことだと思いました。

　夜間は、日中に臨時診療所が運営されているスペースで、避難されている方の健康相談に応じました。夕食配給後から消灯までの時間、避難されている方が訪れ、血圧測定して帰っていくというのがほとんどでした。健康相談とはいうものの、それほど内容のあるものではなく、「兄ちゃ

んどこから来たん？　独身？」といったからかい半分の、時間つぶしで血圧測定に来られる方が多くを占めていました。

　今回、災害支援ナースの力が発揮されたことの1つにこの活動があげられると思います。住民自身での健康管理の一助となることができただけでなく、夕方や夜間に個別に対応が必要であるケースに対して、地元保健師がきめ細かい対応をすることが可能になったのだと思います。

❷感染症観察室での活動

　もう1つの大きな活動は、感染症観察室での活動でした。こちらは、地元保健師の活動拠点である避難所内の臨時診療所から離れた場所での活動となったため、災害支援ナースが中心となり、地元保健師と協働して運営を行いました。この感染症観察室は、ホールの一部を区切り、コンクリートの床の上に断熱材を敷いた上で、最大40人程度の感染性胃腸炎が疑われる住民に対して、保健室のような形態で保護・看護を行っていました。

　感染症観察室は、4月上旬より感染性胃腸炎と考えられる嘔吐・下痢症状を訴える住民が急増したため、症状がおさまるまでの期間、他の住民から隔離し、保護観察および感染拡大防止目的で設置されたという経緯があるそうです。すぐそばにトイレがあり、食事や衣類は看護師により調整・提供されるため配給などの心配をすることなく、回復するまでの間を過ごすことができました。私が活動した頃にはすっかり感染性胃腸炎も沈静化しており、事実上の生活支援が必要な方が数名入室されているだけでした。

　24時間責任をもって看護してもらえる後ろ盾があるからこそ、地元の保健師は、住民を感染症観察室へ誘導することができ、普段は病棟勤務している看護師だからこそ、限られた状況の中でも必要な看護を提供することができたのだと思います。また、災害支援ナースが活動したことで、被災者である地元保健師が、自身の生活の復旧・復興のための時間を確保できるようになったそうです。災害支援ナースが派遣されるまでは、地元保健師は文字どおり不眠不休で、自らが被災者であるにもかかわらず働いていたということで、派遣の最大の成果だと思います。

送り出す側と受ける側の温度差

　今回の活動を通じて感じたことは、送り出す側と受ける側の温度差をどのように埋めていけばよいかということでした。感染性胃腸炎と思われる住民が爆発的に増加してから、日本看護協会災害支援ナースが派遣されました。一連の判断に「たら、れば」の言葉は適切ではないのですが、もう少し早く派遣されていれば、感染症の拡大を防げていたかもしれません。また、近隣の医療機関・診療所は既に復興していたので、避難所内に感染症観察室を設置する必要はなかったのかもしれません。

　今回の場合、被災者の方にとっては地元から離れた場所での避難所であり、普段の生活であれば機能するはずの住民同士のつながりをはじめ、子どもたちを見守る学校などの教育機関や、高齢者を見守るケアマネジャーなど様々な「お互いを見守る体制」が崩れた結果、地元保健師が24時間体制で住民を見守る必要が発生したのだと思います。自身も被災し、テレビやインターネットなどの情報から途絶され、ほかからの支援があってはじめて休息が確保できた地元保健師から、「"震災から1か月が経ったので、既に復興が進んでいるのでしょう？"と言われた」と話されたときの怒りと落胆に満ちた表情を忘れることができません。

　今回の災害は「未曾有の大災害」との表現が多く聞かれました。一方で、支援に関しては「○○のときはこうだったので」と、前例主義に走っていた印象がありました。今後、再び同様の震災が起こったときのために、送り出す側と受ける側とをつなぐ看護・保健・福祉分野の災害時連携コーディネーター制度を創設し、研修システムを確立していくことが必要であると考えます。それは迅速な復興のために「被災した住民が、周囲の支援を受けながらお互いを見守る体制の再構築」を目指して、災害支援ナースが災害の規模に応じて適切な支援活動を提供していくことにつながると思います。今回の活動が、今後に活かされることを祈念してやみません。

*

　今回の震災で亡くなられた皆さまのご冥福をお祈りいたします。

File 83

災害支援ナースとして被災地へ
避難所活動を振り返って

小松 裕保 富士重工業健康保険組合 総合太田病院

　2011年3月11日に発生した東日本大震災。日本看護協会災害支援ナースとして、群馬県看護協会を通じて3月31日～4月1日までの4日間、宮城県石巻市内の避難所において災害支援活動を行いました。マスコミを通じて流れてくる被災地の状況・映像を見て、「何か少しでもできることを被災地に入って行いたい」という気持ちで参加しました。

被災地へ出発

　派遣当日8時30分、私たちは大型バスに荷物とともに乗り込み、最初の目的地でもある宮城県看護協会へ向け日本看護協会を出発しました。災害支援ナースのメンバーは、関東近県はもとより、大阪、福岡から駆けつけた看護師で構成されました。初対面であると同時に、これから被災地へ向かう私たちの表情は一様に硬く、緊張と不安でいっぱいでした。

　日本看護協会から5時間かけ、宮城県看護協会に到着。現地コーディネーターから、活動内容についての出発前オリエンテーションを受けました。今回の活動は、各避難所内に常駐し被災者の方々への看護支援を行うことが主であり、13か所の避難所を15人のメンバーで担当することとなり、それぞれの担当避難所が割り当てられました。

想像をはるかに越えた光景に……

　私たちグループ一行は、宮城県看護協会から中型バスに乗り換え、壊滅的被害といわれる宮城県石巻市を目指し、仙台から北上しました。小雨まじりの中、バスが石巻市内へ近づくにつれ、仙台までの車窓とは一変しました。交差点には警察官が立ち、津波にさらわれた家の残骸や車が泥土に散乱し、ときにはバスの通行を妨げてしまうほど道端にがれきが散乱している惨状でした。津波は、これまでの生活を一瞬にしてここまで変えてしまうものなのかと、言葉では言い表せない気持ちに追いやられ、身に詰まる思いでした。

　私たちを乗せたバスが避難所に着く頃には、既に日も落ち雨足も強さを増し、冷え込みが強くなり、夜の寒さをいっそう厳しいものにしていました。周囲の光景をバスのライトだけが映し出し、停電中の避難所は漆黒の闇となっていました。私が活動する石巻市立湊小学校に着いたときは既に夜になっており、懐中電灯の明かりだけを頼りに、現地コーディネーターとともに踝までぬかるんでいる校庭を歩き、避難所入りをしました。宮城県看護協会を出発する際、長靴に履き替えて避難所入りするように指示された場所の１つに湊小学校があげられていた理由をようやく理解することができたのでした。

　校舎内に入ると、１階部分は窓ガラスがなくブルーシートで覆われ、校舎内は津波による汚泥のため土足での移動を余儀なくされていました。受付は２階に設置されていました。電気はもとよりライフラインは壊滅状態であり、トイレには濁った水が汲まれたバケツがいくつも置かれていました。この水は、小学校のプールから汚れた水を汲んで排水に使用していることを後で知りました。校舎内の数か所の明かりは、校舎玄関前に駐車している電源車から送電されているため、制限付きの明かりが点いている状況でした。

　一夜明け、目を疑うほどの光景にしばしその場に立ちすくんでしまいました。息を止めてしまうほど想像をはるかに超えた状況でした。小学校のプールの中に自動車が浮き、校庭のあちらこちらにがれきの山、避

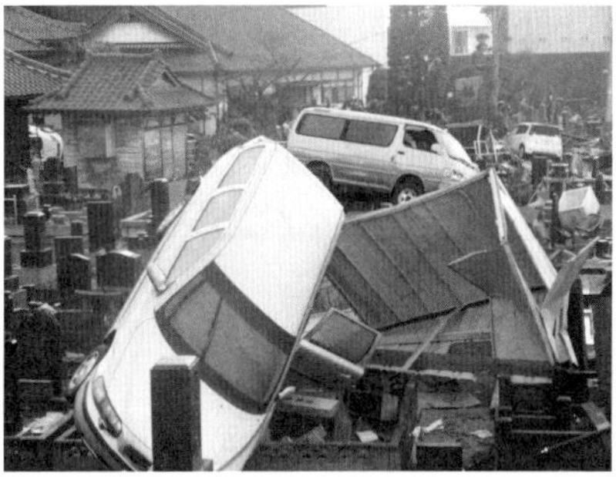

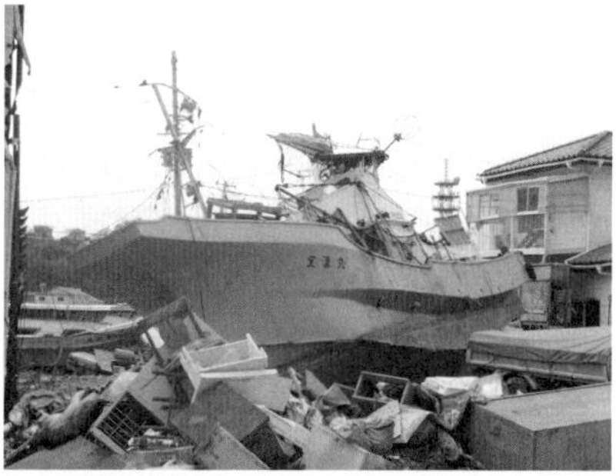

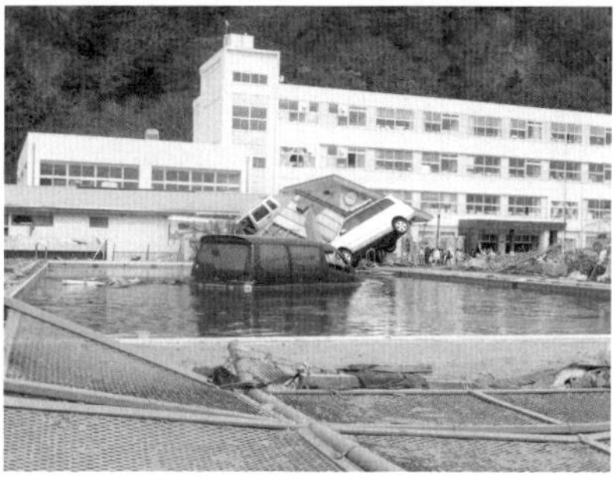

○写真1：石巻市の津波被害の様子
（左上）避難所裏の墓地に押し流されてきた複数の自動車
（右上）住宅地内に打ち上げられた漁船
（右）　小学校のプールに浮いている自動車

難所裏の墓地内には複数の自動車が押し流され、住宅地内に漁船が打ち上げられた状況が目に入ってきました（写真1）。津波が残した痕跡と同時に、テレビでは伝わらない潮のにおいが風に乗って来ました。私に何かを訴えかけてくるようにさえ感じました。

湊小学校で活動開始

　災害支援ナースをはじめ、巡回医療チーム、薬剤師会、ボランティア、マスコミ、自衛隊、米軍による様々な支援が展開される石巻港に近い湊小学校。度重なる余震の中、支援活動は開始されました。湊小学校では300人を超える被災者の方々が、その周辺地区ごとに分かれ、教室内で避難生活をおくっていました。毎朝、避難所統括者、各地区の代表者（班長）、ボランティア団体代表者、災害支援ナースによるミーティングが行われ、私たちもそれに参加し、現地の情報収集を行いました。ミーティングでは、ライフラインの復旧状況、ボランティアによる活動予定、避難所統括者からの連絡事項が伝えられました。

私たちは、避難所内に設置した希釈イソジン液によるうがいの励行を呼びかけ、避難所内に感染予防策の啓発を行いました。さらに、健康調査票をもとに、治療・診察が必要な人がいないか避難所内で健康聞き取り調査を行い、受診が必要と思われる人には巡回医療チームへの受診を勧めました。巡回診療終了後にはカルテからの情報収集を行い、医療・介護が必要な人のケア、服薬介助などに努めました。

　活動2日目の朝、巡回診療に訪れた1人の医師から、「医療間の連携が必要」だということと、「被災者の方の健康を維持するには、どんなに小さなことでもいいから話を聞くことだ。"お腹が痛いのですか""腰はよくなりましたか""昨夜はどうだったですか""ご飯は食べられましたか"それを次から次へとつないでいければ、被災者の症状の悪化を未然に防ぐことができるはず」という話を聞き、ハッとしました。被災者1人ひとりが発する言葉、『こころ』に耳を傾けることが災害支援ナースとして必要であり、重要であることを強く感じました。

被災者の思い

　活動中に出会った1人の青年の言葉がいまも心に残っています。彼は避難所内で、救援物資管理を行う地元の青年であり、被災者の1人でした。彼自身、津波に巻き込まれ、一命は取り留めたものの、多くの友人・知人は津波の犠牲になってしまいました。彼は、地震発生時の様子や津波が押し寄せたときの話をし、「この津波で、いろいろなことが変わってしまったけど、こうして日本中の人たちが自分たちを心配して応援してくれている。1人ではない。絶対に負けない。時間はかかるかもしれないけど、元気な姿と元気になった街をみんなに見てもらいたい」と、救援物資の前で語ってくれました。被災者のがんばりを自分のできることで支援していきたいと思いました。

File 84

被災地ボランティアを経験して
京都府看護協会災害支援ナースの活動

河原 宣子 京都橘大学看護学部 教授

「まいったねー」――一言芳恩

　支援活動を終えて避難所を後にしようとしたときでした。避難所にいらっしゃった高齢の男性に出会いました。これからご自宅を片づけに出かけるのだと仰っていました。活動終了のご挨拶と感謝の言葉を述べると、うつむき加減で肩を落とされ、ため息とともに、しかし穏やかに「まいったねー」と呟かれました。その表情と声はいまでも忘れられません。男性の肩に手を添えることしかできなかった自分。そして、「私たちは本当に被災者の方々にとって有意味な活動ができたのだろうか？」という思いで胸がいっぱいになりました。活動中、幾度となく感じた「無力」――その2文字が再び頭に浮かんできました。しばらく男性のお話を伺って、別れを告げ、帰路に就きました。「私は、この男性の苦悩に向き合い、寄り添う活動が本当にできたのだろうか……」。

京都府看護協会災害支援ナース――明るく真摯な仲間たち

　京都府看護協会では、平成22（2010）年度より災害支援ナースの登録を開始しました。2011年4月30日現在、31人の登録者がいます。多くの会員に支えられ、東日本大震災に際しては、災害支援ナース15人と災害看護ボランティア16人を派遣しました。筆者も3月26日～29日まで、宮城県石巻市に災害支援ナースとして派遣されました。
　支援活動が終了した後に、実際に活動を経験した災害支援ナースたち

と集う機会があり、様々な体験や思いを語り合いました。「東北自動車道から東京に戻り、新幹線に乗って京都へと帰ってくると、街がどんどん明るく、そして"普通"になる。切ない、不思議な気持ちになった」という1人の支援ナースの語りが心に響きました。

避難所での支援活動──途絶えたライフラインと満天の星

　震災から約2週間が経過した頃、筆者は宮城県石巻市にある避難所（小学校）に派遣されました。当時、約300人の方が生活しており、1階まで津波が達したため、2～4階の20余りの教室を居住スペースや倉庫などに使っていました。災害支援ナースの活動拠点は2階にある保健室でした。津波の爪痕は「泥と砂」という形でも残っており、床や廊下を掃いても掃いても砂がなくなることはありませんでした。したがって、居住スペースとなっていた教室は土足禁止になっていました。

　電気・水道・ガスなどのライフラインはすべて途絶え、灯油などの燃料も少ない状況でした。泥や砂で真っ黒になった手や足、顔を洗うこともできず、断水のため水洗トイレも使用できません。既に学校中のトイレは汚物でいっぱいになっていて、校庭に仮設トイレが設置されていました。電気がないので日没後は真っ暗の中、懐中電灯を片手に仮設トイレに行くことは、高齢の方には大変困難であり、各階に簡易トイレが設置されていました。簡易トイレといっても、カーテンの仕切りなどがあればよいほうで、プライバシーも十分に保てていません。筆者が活動していたときにも、夜間のトイレが不足しているということで、使用可能な道具を駆使して、相棒の支援ナース（職場の同僚とペアを組んでいました）と簡易トイレを設置しました（写真1）。簡易トイレに溜まる排泄物は、断水のためトイレに流せず、密閉してやむなくごみ置き場に捨てましたが、ごみ収集が行われているかは定かではありませんでした。このように、生活を営むうえで重要な「排泄」環境は劣悪でした。

　気温が低く、下痢や嘔吐という症状も出ており、感染予防や環境整備が急務でした。頭に浮かんだのは、Florence Nightingaleの「Notes on Nursing」。新鮮な空気、清潔さ……その重要性を痛感しながらも、援助

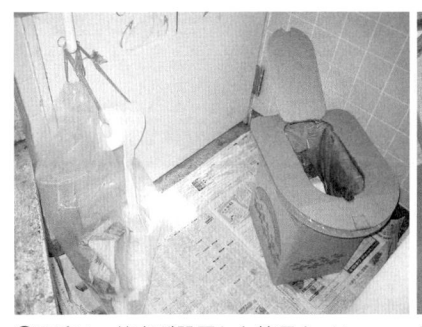

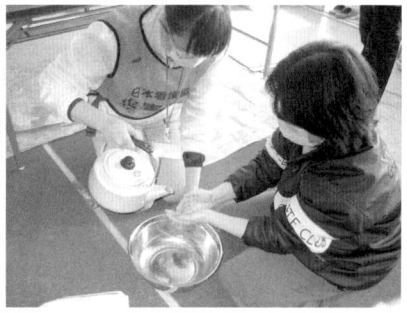

▲写真1：筆者が設置した簡易トイレ　　▲写真2：手洗いの実施

が十分できない無力感でいっぱいでした。

　そのような中、全室訪問と全員への声かけ、観察を毎日心がけました。避難者の方に少しでも心地よさを味わっていただきたいと、「手洗い」も実施しました（写真2）。市役所の方や養護教諭のご協力により、お湯や物品を確保して全室訪問し、昼間に避難所に残っている方のほぼ全員、約70人の手を洗いました。泥で茶色くなった手洗い後の水からは、被災生活の苦しみやつらさが伝わってきました。「ありがとう」と声をかけられるたびに感じる無力感。ライフラインが途絶えることは、被災者の生活にとっても支援者の活動にとっても大きく立ちはだかる壁となっていました。

　ある夜、ごみ置き場や仮設トイレに出向いた際に、ふと空を見上げると、そこには満天の星が広がっていました。自然と「きれいだなぁー」という言葉が出てきました。光に溢れている現代の日本。暗闇の与えてくれる美しさもあるのだ、と再認識しました。自然は、今回の震災のように脅威でもあり、同時に私たちの心を癒す存在でもあります。自然とともに生きていく意味をかみしめた体験でした。

多職種間の連携、そのためには

　今回、宮城県に派遣された災害支援ナースは、基本的に避難所内で寝泊まりし、活動しました。筆者の派遣先の避難所内には保健・医療チームが常勤していなかったため、訪れた保健・医療チームのコーディネー

トは暗黙の了解で災害支援ナースの役割でした。筆者らが活動中は、医療チーム、薬剤師チーム、医師、保健師、こころのケアチーム、行政などが訪れました。前任の災害支援ナースからの申し送りと、短時間での避難所全体の情報収集から、効率的かつ漏れのない采配が必要でした。ケアの継続性という視点から考えると、より工夫が必要であったと反省します。短時間しか滞在できない支援チームが最大限にその力を発揮できるような環境を整える必要があったと思います。

　また、地域アセスメントをもっとしっかりと行うべきだったと痛感します。宮城県看護協会に到着してから派遣先が決定したため、派遣先の地域がどのような文化的背景を有するのか十分に把握できないまま、現地に赴きました。その土地に住む人々のビリーフは何かを理解していないと、声かけ1つとっても的はずれなものになってしまうのではないかと思います。避難所のコミュニティづくりにおいても、もっと有効な手段があったかもしれません。自然災害が多いわが国における連携のあり方を見直し、日常からの備えをしていくべきだと再認識しました。

これからへ

　避難所からの帰路、最初に立ち寄った道の駅で水洗トイレを使用したときの安堵感と、水道から水が流れ出たときの感動は忘れられません。顔も手も洗えず、歯磨きすらできない被災地の方を思うと、申し訳なく感じました。様々な思いが交錯しますが、支援をする者はその思いのうえに、自分たちは何を考え、どう行動したか、自分自身を振り返りながら、これからの災害看護の実践はどうあるべきか、学問的に何が必要なのかを考え、方法論を創り出していかなければならないと思います。

　筆者は教育現場に勤めており、現在は、自身の体験を授業等で学生や教職員に伝えています。そして、体験を話しながら、つくづく感じました。被災地で感じた生命力――私たちは支援活動をしたつもりだった。しかし、癒され、勇気をもらっていたのは実は自分たちだったのだと。

　活動中にかかわったすべての方々に心から深謝いたします。日出ずる国、日本の未来を信じて。

File 85

避難所で生活する被災者への支援
兵庫県看護協会災害支援ナースの活動

神崎 初美　兵庫県立大学地域ケア開発研究所 教授

災害後、慢性疾患患者はどうやって薬を手に入れたか

　3月19日、東日本大震災後8日目、私は関西広域連合の活動の中で、兵庫県看護協会災害支援ナース先遣隊として、宮城県松島町の避難所に派遣されました。松島町の北東にある東松島町の津波被害が甚大であったのに比べ、松島町は日本三景の1つである松島の美しい小さな島々に守られたため、他の地域に比べて被害が比較的小さく済んだということです。この日、朝から新たに東松島町からの避難者100人を受け入れ、医師とともに診療室を開設し、看護支援を行いました。

　私たちはすぐに1人ひとりの健康状態を確認し、日頃から服薬していた人には、持参薬の有無と残薬の確認を行いました。意外にも、けがをされている人の数は少なかったのです。今回の災害の特徴の1つなのですが、地震よりもむしろ津波にあったことによる被害がほとんどでした。したがって、家があるのかないのか、生命があるのかないのかという両極端な状況でした。

　避難されてきた人々は、津波にあい、家も薬も流され身一つで逃げてこられた方々ばかりなので、さぞかし薬がなくて困っているのではないかと思っていたのですが、ここに避難してきた人たちはなぜか皆さん薬を持っていて、その薬が今日明日にもなくなるという状況でした。そして私たちの任務は、残薬の状況を1人残らず聞き、次の医療班に薬の持参を依頼することでした。

では、慢性疾患をおもちの皆さんは、あの未曾有の災害の大混乱の中で、どうやって薬を手に入れたのでしょうか？　後で医院の医師に聞いたのですが、近くの総合病院が震災当日からトリアージ診療とは別に、薬を持って逃げられなかった方には定期薬処方が必要だと認識し、翌日から投薬処方外来を開始したそうです。しかし、近隣の調剤薬局は被害が大きく、すぐに業務を開始することは難しかったので、病院が3日分を処方し、その後に調剤薬局が再開して7日分を処方したとのことです。プレドニゾロン（プレドニン®）服用者は、病院や調剤薬局で今後薬が手に入らなくなる可能性があることの説明を受け、もしプレドニン®が手に入らなくなったとしても、影響を最小限にするため、手持ちの分を半量ずつ服用するように言われ、それをきちんと実践していました。服薬切れが命取りとなる乾燥甲状腺（チラーヂン®）服用者には、多めに薬が処方されていました。病院や調剤薬局も被災していただろうに、多くの機転が人々の健康を守ったのだということを聞き知ったときには、胸が熱くなりました。

　今後は、次に起こるかもしれない災害に備えて、服薬されている方々に対しては、1週間分の薬は常備し、いつも持ち歩くバッグの中に入れておくように、常日頃から指導する必要があると思います。この災害が起こるまでは、「3日分あれば大丈夫」と私も患者さんに伝えてきましたが、今回の経験から、1週間分程度は備えが必要だと実感しました。特に、チラージン®やプレドニン®など血中濃度を低下させてはいけない薬を服用している人は、薬を多めに維持しておくようにすべきでしょう。もし、災害時に薬が持ち出せなくても、どんな薬を服薬しているかがわかるように、財布の中にいつも服薬内容が記述されている小さなメモかカードを入れておき、薬の内容や量が変更になったら必ず書き換える習慣をつけておけば、患者さんは災害時に出会った病院や診療班の医師にも、適切な薬を処方してもらえます。

　また、病院や医療者は、どんな種類の災害が起こっても、薬が無事であるような管理体制にしておくことが必要です。もし地域が被災したとしても、直ちに処方外来を開始できるようにしておくべきだと思います。

薬物血中濃度の維持が必要な患者さんに関しては、日頃から薬を多めに保管しておくように指導しておく必要があります。災害時には、薬の処方は薬剤師だけが対応するのではなく、看護師や保健師も補助する場面があるため、薬物の副作用や飲み合わせについても説明ができるような体系的な災害対応が今後は必要と思われます。今回、私自身も災害後1週目の時点では、看護業務よりも患者さんに処方された薬の説明に多くの時間を費やしました。忙しすぎて投薬ミスなどを起こさないかヒヤヒヤしていましたので、どんなに忙しくてもダブルチェックなどの基本を忘れずに実施することが重要だと思います。

生活不活発病（廃用症候群）を予防できるように働きかける

　避難所など狭い環境で安静状態が長く続くことなどにより、骨が弱り、心臓や肺の機能が低下し、床ずれ（褥瘡）が起こりやすくなります。そのうえ、被災の悲しみで生きる意欲が減退し、うつなどを起こしやすくなります。被災前から活動量の少なかった高齢者はなおさら、寝たきりの状態が続くことになります。生活不活発病（廃用症候群）は被災後の課題の1つです。

　私が実際に出会ったある80代の女性は、被災前までは車椅子からトイレ移動を自力で行っており、支えてもらいながらお風呂にも入っていた方ですが、「被災後は臥床したまま動こうとしない」と家族から伝えられました。女性は被災により気落ちして元気がなく、生きる気力も失っていました。医師とともに訪問した際に、「少しでも起き上がって被災前の状態を維持しないと、寝たきりになってしまいますよ。せめて被災前に自力でできていたトイレ移動はしてね」とお伝えしました。それまで支えて介護していた家族も、家の片づけや事務的な手続きであまり介護に時間が割けないようで、フルで使えていた介護保険制度も、訪問看護ステーションが被災し、全く使えないとのことでしたので、無理もない状況でした。しかし、このまま放っておくと生活不活発病（廃用症候群）は起きてしまうのです。家族や周囲の方にそのことを説明し、できるだけ体操やマッサージなどを行っていただくよう伝えました。足の

マッサージは、いままで動かしていない体に急に実施すると、急性肺動脈血栓塞栓症になる可能性もあるため、生活不活発な状態を最初からつくらないことが何よりも大切です。

福祉避難所について

　福祉避難所とは、一次避難所（通常の避難所）で過ごせない人々、つまり要支援で避難所環境に適応できない身体・知的・精神的問題をもつ人が入所できる施設です。1996年に災害救助法の下、指定されるようになり、日本では能登半島沖地震ではじめて設置されました。それ以降は、災害から1週間程度経過すれば、災害時要援護者の方は福祉避難所に移動できる状況でしたが、今回の災害は被害が甚大で、被災地域も広大であったため、開設が大変遅くなったという課題が残りました。

　福祉避難所では、概ね10人の要援護者に生活相談職員（生活支援、こころのケア、相談等を行う専門職）等が1人配置されています。避難所はバリアフリーで、水回りが確保されているということが条件になっているので、比較的よい療養生活が維持されます。しかしながら、今回の災害では、この条件を満たしていない福祉避難所も存在しています。

　平時は家庭で問題なく過ごしている方でも、避難所では不自由なことが多すぎて、家と同じように過ごすことは困難です。避難所で不自由な思いをしている人々を見つけた場合は、速やかに福祉避難所に移動できるよう、医療職同士や行政と連携し、手続きを進める必要があります。ご自宅で被災されている方も同様です。ただし、福祉避難所はご家族と一緒には入れないため、対象となる方の意思決定を支える働きかけが必要となります。

File 86

私の想い──災害支援ナースの活動を振り返って

山川 桂子 大和会 東大和病院 救急センター

故郷の岩手を想う

　3月11日の地震発生時、東京在住の私は故郷・岩手県の状況がとても気になり、家族の安否確認に必死でした。東京でも大きな揺れを体感したため、ただごとではない予感がし、テレビに目を向けると、見たことのない光景が映像に映し出されていました。言葉を失ってしまうほどの衝撃的な映像を目の当たりにし、しばらくは興奮状態でした。

　テレビで報道される被災状況の映像を見るたびに胸が痛み、親族や友人の安否不明の知らせに涙がこぼれました。日々の生活もままならない状況にある中、ライフラインが途絶え、ろうそくの灯りでの生活をおくる毎日。3月はまだ雪が降り、氷点下の寒さの日もある東北は、灯油などの燃料も買えず、食事や暖房の確保にも苦労している状況でした。家族と毎日メールや電話で励まし合いましたが、電話から聞こえてくる声に、涙が溢れました。家族はもちろんのこと、たくさんの被災している方々のことを想うと胸が張り裂ける気持ちと、故郷・東北の情景を思い出し、いまでも涙してしまいます。

　震災から数日間、行方不明だった兄が無事であることが確認でき、その兄が地元の消防団として生存者の救出や遺体確認などを手伝っているとの知らせを受けました。私は看護師であり、「故郷が被災しているのに何をしているのだろう」と自分を責める一方で、「助けたい、力になりたい」と、日々気持ちばかりが高まって焦っている状態にありながら、

何もできない自分に憤りを感じていました。

災害支援ナースとして被災地に

　「災害支援ナースとして派遣させてほしい」と職場に毎日嘆願し、震災発生から1か月後、被災地への派遣が決まりました。そして4月10日から3日間、宮城県石巻市の避難所で支援させていただきました。

　震災後1か月は、復興への取り組みが徐々に始まる時期とされています。しかし、まだライフラインが復旧していない地域もあり、復旧しても度重なる大きな余震の影響で、再度ライフラインが停止するなど、被災地の復興は先が見えない状況でした。派遣期間中に経験した、底から突き上げるような地鳴りは、いまでも忘れることができません。

　私たち災害支援ナースを乗せたバスは、4月10日早朝に仙台へ到着しました。仙台は震災の影響を受けているものの、だいぶ平常の状態に戻っているように見えました。しかし石巻市へ近づくにつれ、その光景は別世界のようになり、言葉を失うほどでした。壊れた家屋や車の数の多さ、そして周囲に立ち込める海水とヘドロのにおいに驚愕しました。

　私が派遣されたのは避難所になっている学校で、約100人の方が避難生活をされており、ライフラインは復旧されている状況でした。

　派遣初日、活動は手探りの状態から始まり、避難者の方の状況把握に精一杯でした。多くの方は、震災の体験を涙ながらに話してくださいました。海水に何時間も浸かっていた方、命の境目にあった方、ご家族や大切な人を失ってしまった方など、様々な状況で避難者の方と向き合い、「私にできることは何か」と、毎日考えながら活動しました。

　避難してから1か月が経過し、少しずつ生活のリズムができてきている状況で、日中は仕事や家の片づけに行かれる方もいました。学校の先生方も毎日忙しくしており、ボランティアの力がなければ運営は成り立たないと感じましたが、そのボランティアも被災している状況で、支援物資の管理にも苦労している様子でした。

　4月とはいえ、東北地方はまだまだ底冷えがし、雪が降る日もあります。インフルエンザや嘔吐下痢症などの感染症の罹患も多く、体調管理

はもちろん、栄養面や衛生面の把握や管理に努めました。感染症の方の管理や夜間のラウンドも、状況に応じて行いました。毎日派遣で来られる医療班に体調不良の方の診察を依頼し、薬が必要な方の対応を行うなど、医療班と綿密な関係を築くようにしました。そして何よりも、避難されている方たちが不安にならないようにと心がけました。

　毎日、そばに寄り添って話をする時間が貴重で、3日間という短期間でしたが、顔と名前をすぐにおぼえてもらえました。元気になってもらいたいと願う一方で、逆に元気をもらい励まされることもありました。それは、私が東北出身であり、方言に助けられたからだと思っています。被災者の方と接するたびに、たくさんの不安や悩みを抱えていることを感じ、今回の災害は本当に恐ろしいものだったと痛感しました。中には、すぐに避難できるようにと、布団のそばに長靴を入れた袋を置いている方もいました。緊急地震速報の警告音が鳴るたびに、全員が恐怖を隠せない状況でした。私自身も恐怖感はありましたが、これが現実なんだと思い、声をかけ合いながら、「守りたい」と心の中で思っていました。

帰郷後、テレビでその後の避難所の様子を見て

　震災から3か月後、私が派遣された避難所がテレビに映りました。あのとき出会った方がコメントをしていらっしゃいました。まだ避難生活をされている状況に切なくなりましたが、笑顔で話す姿に、うれしさと安心した気持ちになりました。

　私はいまでも、テレビの映像を見たり、職場の人や友人と話すだけでも涙が出てきます。でも、過酷な状況下で生きている被災地の方たちに一歩でも近づきたい、そして力になりたいと思い、微力ながらも力になれたこと、そして何よりも「看護師でよかった」と心から思います。

　現在も多くの方が心を痛め、苦しい生活をおくっています。被災地の復興が少しでも早く進み、そして元気を取り戻せるように、自分にできることは何かを考え、これからも活動していこうと思います。

　このたびの震災でお亡くなりになられた方、行方不明の方、被災された方に、心よりお見舞い申し上げ、ご冥福をお祈りいたします。

File 87

石巻市の避難所での支援活動
石川県医療救護班に参加して

大月 真由美、廣川 由美子 白山石川医療企業団 公立つるぎ病院

看護支援に行った経緯

　1995年に発生した阪神・淡路大震災をきっかけに、災害看護について学びたいと思い、日本看護協会、日本災害看護学会、特定非営利活動（NPO）法人 災害看護支援機構の研修会に参加し、災害時における看護のあり方、被災者のこころのケア、復興支援など多くのことを学びました。

　石川県では2006年に災害支援ナース登録が始まり、私たちも研修を受けて登録をしました。新潟県中越地震（2004年10月23日）ではボランティア活動を行い、能登半島地震（2007年3月25日）でもボランティアや医療班として活動し、避難所をめぐり、診療の介助や被災者の話を聴き、ケアを行ってきました。

　2011年3月11日に発生した東日本大震災では、被害が甚大で広範囲である状況から、石川県医療対策課は発災後、岩手県と宮城県に救護班の要請がないか問い合わせ、3月16日に要請を受けました。災害対策基本法74条の規定に基づき、石川県は宮城県石巻市と南三陸町へ医師会と石川県下の病院から医療支援に入ることを決め、3月19日に宮城県に向けて医療チームが出発しました。

　3月20日、石川県から各医療施設に災害医療救護支援の要請があり、当院でも医療救護班1班の派遣が決まりました。医療救護班の支援は3月25日〜28日で、当院では医師1人、看護師2人、薬剤師兼調整

員1人の4人で現地に入ることとなりました。当院から現地に行くまでのルートを確認し、この時期から考えられるニーズや被災地からの情報をもとに、紙オムツやタオル、医療品、医薬品などの支援物品を準備しました。現地へは当院の救急搬送車を使用することとなり、車内に医療資器材、支援物資、ガソリンの予備タンクを積み込みました。

　3月25日早朝に石川県を出発し、北陸自動車道から通行可能になった磐越道を経由し、災害対策本部のある宮城県庁に向かいました。高速道路は、警察、自衛隊、電力会社、水道会社などの災害支援車両が続々と被災地に向かっていました。ボランティア車両もあり、被災地を支援したいという想いは皆同じだと感じました。高速道路のサービスエリアは給油制限がかかっており、給油を待つ長蛇の列ができていました。

　宮城県庁に到着し、医療整備科の担当者に宮城県の被災状況などの説明を受け、活動拠点である石巻赤十字病院で手続き後、ミーティングまで待機となりました。病院には多くの支援スタッフが集まっていましたが、スムーズに対応してくださいました。石巻赤十字病院の災害対策本部では、毎日朝と夕の2回ミーティングがあり、主に各医療班の医師が参加して情報提供と情報収集をしていました。初日のミーティング後、先に支援に入っていた石川県チームより引き継ぎを受け、翌朝、広島県の医療チームと雄勝地区の災害対策本部へ向かうことになりました。

雄勝地区避難所での支援活動

　3月26日（実働1日目）、余震が続いており、外は雪で、車はうっすらと白くなっていました。気温が低く、寒い日でした。避難所への物資の搬送も一緒に行ってほしいとの指示があり、向かう避難所に不足していると思われる物や依頼物品と、病院の地下から毛布や食料、味噌、水、オムツなどを車に積めるだけ積み込み、広島JMATと石川県の2チームの3隊で雄勝地区に出発しました。

　雄勝地区に入るには北上川沿いの道を走るのですが、津波で橋が落ちて道路が寸断されているため、冬季は閉鎖している山道を開き、車で1時間かけて行きました。その山道も、途中にがけ崩れで車1台がやっ

と通り抜けられる幅のところもあり、巡回診療を行う地域に入ることは容易ではありませんでした。ようやく到着した雄勝地区で私たちが目にした光景は想像を絶するもので、現実ではない感じがしました。雄勝地区は海岸沿いで、津波の被害も甚大であり、海に家が浮き、道路は廃材ばかりで、周囲はがれきの山、木々や電線には服や布団、海のブイが引っかかっており、車が跡形もなく変形し、家の上にさらに家が乗っている状態で、一瞬の間にすべてを流しつくしてしまう津波の跡に、町は想像を絶する地獄絵図のようでした。学校や病院、公共施設も津波の被害を受け、3階建ての3階の窓ガラスまでが割れ、水が入っている状況でした。テレビの映像では見ていましたが、目の当たりにすると声も出ませんでした。

　ようやく雄勝地区の災害対策本部であるクリーンセンターに到着し、門間保健師より巡回診療を行う地域の説明を受けました。この地区避難所には規模の大小合わせて16か所1,400人余りの方が避難されており、高台の民家や建物、海沿いから離れた幼稚園や小・中学校などが避難所となっていました。当時、行方不明者は170人余り、死者は110数人おられました。行方不明者がまだ多く、警察や自衛隊による捜索が移動中の私たちのすぐそばでも行われており、被災者や家族のこころのケアの必要性を感じました。

　クリーンセンターからは保健師の情報をもとに3班が分かれて活動することとなり、私たちは高台の民家避難所を中心に1軒1軒回って診療を行うこととなりました。道路は車が1台分通行できるように整備されていましたが、標識看板は流され、地図上では目印となる建物が実際には津波で流されていて跡形もなく、家を探すのに苦労しました。この地区は同姓の家が多く、行き交う車は県外支援車輌や自衛隊の車で道を聞いてもなかなかわからず、外で作業している人や通行人に尋ねながら回りましたが、個人宅の避難所を探すのに時間がかかりました。

　訪問した個人宅の避難所には高齢者が多く、高血圧の治療薬が津波で流され、内服の中断をせざるを得ないという方もいました。その方々を順番に診察し、持参した薬品で対応ができれば薬をその場で処方し、対

応できない薬については後日、届けることを約束しました。また、自宅で食事療法を行っていた方も避難所での食事を余儀なくされており、食べるときの注意点や生活指導を行いました。巡回診療で診察を行った中では、不眠やかぜ症状の訴えが多く、咳嗽や喀痰の症状が主に見られました。前日、足にやかんのお湯をかぶり受傷したという熱傷の方の診察・処置を行い、今後の処置の方法を家族に説明し、次回の診察までの分の衛生材料をお渡ししました。

　ライフラインが途絶えガソリンなどの燃料も不足しており、寒さ対策が十分にできない状態の中で、被災地の皆さんはがんばっておられ、早急な支援対応が必要だと感じました。また、断水状態が続いておりトイレが使用できない状態で、自分たちで畑に穴を掘り、トイレをつくって使用していました（写真1）。周囲をブルーシートで囲み、「使用中」の看板もついていて、避難されている住民の皆さんの緊急時の知恵に感心しました。

　短いかかわりの中でも、多くの方がたくさん話をしてくださいました。3歳の男児は、発災前はトイレへ自分で行くことができていたのですが、発災後はオムツでの排泄に戻ってしまった、と母親が話しておられました。60代男性は診察後、「妻が行方不明のままで、まだ見つからない」と涙ぐんで当時の状況を話してくださいました。どれだけ皆さんのお役に立てたかわかりませんが、大人も子どもも早い時期からの精神面のケアの必要性、重要性を感じました。巡回診療後、クリーンセンターへ戻り、保健師に3歳児の状況を伝えました。

　3月27日（実働2日目）、前日と同様に、民家避難所の巡回診療を行いました。前日訪れた避難所に不足していた物資や薬を届けました。その後、前日に家を探せず訪問できなかった避難所に向かいました。避難している方が、空から見える

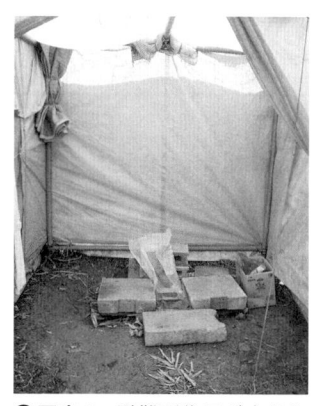

🔺写真1：避難所住民が自分たちでつくったトイレ

ようにと、道路に緑のスプレーで大きく書いた SOS の文字が印象的でした。25 人の方が避難されている民家の避難所では、当初なかなか物資が届かなかったと住民の方が話をされていました。

別の避難所では、お寺に 10 人程度の方が避難していました。ここでもかぜ症状の方が多く、診察と内服薬の処方をしました。糖尿病の方は、食事のバランスをとることやカロリーコントロールができず、どうしたらよいか困っていましたので、血糖測定を行い、薬の内容を確認し、生活指導をしました。インスタント食品が多いため栄養の偏りがあり、健康管理もままならない状態でした。孤立した避難所では、水やインスタント食品はある程度届いてはいましたが、物資の配給をする人も車も不足していると感じました。

私たちが石巻赤十字病院から来たことを話すと、ある女性から「日赤病院に産婆として兄嫁が働いている。兄貴の行方がわからなくなっていたが、3 日目に見つかったことを伝えてほしい」という伝言を預かりました。被災地では、2 週間経っても連絡がとれず、家族や親戚の安否がわからない状況とのことでした。その女性は、最初は「水も食料もあるので大丈夫ですよ」と言っていましたが、「仕事に来ていて、地震の後、着の身着のままで避難しています。男性の下着はあるけれども女性の下着がなく、着替えも洗濯もできません。履物もなく、借り物の長靴で過ごしている状態です」と話してくださいました。私たちは避難所の中で履くために準備していた内履きズックを持っており、活動が残り少なかったので、失礼とは思いましたが「少しでも役に立てれば使ってください」と提案しました。女性が履いてみると、サイズがぴったり合い、「どこかに行かなければならないときに使います」と笑顔でもらってくださいました。女性にズックと持っていた新品の下着を渡し、保健師に女性用の下着や服がないことを報告し、巡回診療を終えました。

避難されている方々のニーズや気持ちを少しでも聞きたいと思い、被災地を巡回しましたが、最初は誰もが「ありがとうございます。水も足りています。食べ物も届いています。大丈夫です」と話していました。外部から来た私たちに、「こんなこと言ってもいいのだろうか」と話を

されない方も多かったのですが、話し始めるとつらい思いや家族を亡くした悲しみ、家族がバラバラにいる不安を話されました。話された後は気持ちも幾分楽になり、表情も変わっていく様子を見て、話を聴いてわかり合うことの大切さを改めて学びました。多くの不安やつらさを抱えながらもがんばっている石巻の人々の姿がとても印象的でした。

　避難所での巡回診療を終え、石巻赤十字病院に帰って来た私たちは、今日出会った女性の伝言を紙に書き、石巻赤十字病院で働いている産婆さんに渡していただけるようお願いしました。私たちは活動中、この病院で寝泊まりをさせていただいており、巡回診療の書類などをまとめていると、伝言を受け取った助産師の方から携帯電話に連絡があったので、出会った女性の様子や、親戚も無事であることなどを伝えました。その夜、次に巡回診療を行う石川県医療救護班に引き継ぎを行い、3月28日、帰路に就きました。

活動を振り返って

　現地では情報が錯綜する中で、避難所の状況や避難者のニーズにあった物資の支援が必要だと感じました。マスコミで取り上げられている避難所には様々な支援の手が届いているようですが、孤立している箇所はいくつもあり、情報も乏しく、置き去りにされているところがあるように感じました。

　また、避難所で働く人たちも被災者であることを忘れてはいけません。私たちが会った地元の災害対策本部の保健師も、交代要員もなくがんばっていました。地元の人でないとわからないことはたくさんあるとは思いますが、働き続けるスタッフの健康面、気持ちの面など細かいところにも支援が必要だと感じました。私たち外部の者が支援をすることで、少しでも被災者の助けになることができればと思いました。

　今回の石巻市での支援を通して、貴重な経験をすることができました。今後もいろいろな形で微力ながら支援を継続していくとともに、被災された方々の1日も早い復興を願い、亡くなられた方々のご冥福を祈りたいと思います。

File 88
一般ボランティアと看護師ボランティアとしての活動

板垣 喜代子　弘前医療福祉大学保健学部看護学科

　私は大震災の発災当日は、10日後に異動して4月1日に新しい職場の着任を予定していました。震災発生直後から情報、交通、物流の障害が発生した中では、仕事の引き継ぎと荷物の搬出が精一杯で、残念ながら直ちに救援活動に参加することはできませんでした。
　異動後から上司とともに被災地の方々に支援できることはないかと情報を集め、弘前市災害ボランティアとして岩手県野田村へ日帰りバスで4月以後2回、看護師ボランティアとして石巻市で1週間、活動しました。今回は、この2つの活動報告をさせていただきます。

弘前市災害ボランティア活動：岩手県野田村

　4月に異動後、弘前市による岩手県野田村への日帰り災害ボランティアバスの運行を知り、4月23日と5月14日に参加しました。
　弘前市社会福祉協議会に災害ボランティア参加申し込みをしました。市が負担したボランティア保険がかけられており、交通費も無料でした。申込み後に担当者からFAXで活動の概要と持ち物が記載された書類が届きました。
　1回目は午前4時45分集合、5時にバス4台で出発というスケジュールで、100人以上の参加者があり、男女比は1対3で女性が多かったです。バスの中で「被災地でのボランティア活動について」という弘前市社会福祉協議会作成の書類が配られ、ガムテープにペンで名前を書いて

名札にして服に貼り、「弘前市」と書かれた腕章を腕にはめました。

　現地に到着後、持参した長靴、軍手、厚手のゴム手袋、マスク、帽子、ゴーグルを着用しました。活動は、野田村災害ボランティアセンター（以下、野田ボラセン）の指示で班編成とリーダーを決め、被災家屋と庭の清掃、側溝の泥出し、「がれき拾い」と名づけられたがれきの撤去作業を行いました。活動時間は午前9〜12時と、昼食休憩を1時間とり13〜15時まででした。

　私は男女混成班のリーダーとなり、午前中は、野田ボラセンから依頼主の方の名前と地図と作業内容が記載されたファイルを預かり、道具を持って現地へ徒歩で移動しました。当初の要請よりも広範囲に、全員でそのお宅の納屋の清掃と車庫・庭・側溝の泥出しを行いました。被災者の方が住宅西側にある楓の樹を指して、「この楓は昭和8年の津波でも流されなかったんだ」と声をかけてくださいました。集めた泥は巨大な土嚢用袋に詰めて道路脇の庭先に置き、終了後に活動内容を書類に記載後、野田ボラセンにファイルを提出しました。

　次に、岩手銀行前の住宅地付近で「がれき拾い」をしました。地表のがれきと土中に埋もれたがれきを手作業で拾い集め、土嚢袋に入れました。がれきの中にはガラスや陶器の破片が多量にあり、慎重に作業をしました。作業中、メンバーが正確に時を刻む腕時計を見つけました。私も写真を数枚見つけたので野田ボラセンに届けました。歩行中に土中から斜めに突き出している包丁を見つけたので、一緒に届けました。

　2回目は、弘前大学人文学部ボランティアセンター（以下、弘大ボラセン）と弘前市参画センターが協同する体制をとり、当日の運営は弘大ボラセンが行いました。参加者48人で、学生と社会人、男女比はほぼ半分くらいでした。

　午前中は3つの班に分かれ、2班はがれき拾い、1班は寺院の清掃で、私はこの班に加わり避難所の寺院の集会所の玄関掃除を行いました。掃除は被災者の男性が先に始めたので一緒に行いましたが、最初、この方は何かに怒っている感じでした。そのうちに、他の被災者が避難所から引っ越す前にお世話になった集会所の掃除をしないことに腹を立てい

るようでした。きれいに掃除をした後は、この男性の表情が柔らかくなっていたのが印象的でした。

　午後は仮設住宅が建設された野田中グラウンドに行きましたが、引っ越しのニーズが少ないため、がれき拾いをしました。

看護師ボランティア活動：宮城県石巻市

　私は上司の紹介で、全国訪問ボランティアナースの会「キャンナス」が募集した看護師ボランティアとして1週間、石巻市中央公民館に宿泊して活動しました。上司からの事前の情報は、避難所名と、食事は「電気でお湯が沸く」、活動は「避難所やトイレの掃除、青空バザーをするかも」という限定されたものでした。

　当時はインターネット上では石巻市の生活情報が少なく、私は食料1週間分と寝袋、聴診器を用意しました。出発前夜に上司から、キャンナスのホームページで災害ボランティア登録が必要と連絡を受け、登録しました。

　翌日、仙台へバスで移動後、仙台駅前で石巻行のバスを待つ間に私の活動場所が決まり、石巻駅からタクシーで中央公民館に行きました。

　キャンナスは、石巻市内3か所の避難所で寝泊まりしながら活動しています。石巻市中央公民館には131人、渡波小学校には約400人、湊中学校には約40人の方が避難されており、ライフラインは上下水道が使用できたのは中央公民館のみで、ほかは仮設トイレを使用していました。電気はすべてで使用できました。

　キャンナスが募集したボランティアは、看護師のほかに、保健医療福祉職で理学療法士、作業療法士、歯科衛生士、介護福祉士、カウンセラー、アロマセラピスト、また無資格の人もいました。

　ボランティアは全員キャンナスのロゴ入りの白いウィンドブレーカーを着用しました。活動は1週間程度の長期の人と、1〜3日間の人が組んでリーダー役を決め、キャンナス本部との連絡は携帯電話を使用して行い、毎夜の本部への報告はメールで行いました。キャンナスは大量の救援物資も避難所に運んでいました。救援物資は生活の支援として、被

災者のニーズにあわせて配布していました。

　私は4月29日14時頃に現地に到着後、リーダー役のキャンナスボランティアからオリエンテーションを受け、公民館職員と各部屋の被災者に挨拶をしました。リーダー役の看護師は「ここの人はADLが自立しており、いまは被災者の自主性を尊重して保健室の先生のような対応をしている」と言いました。しかし、連休中に自宅の片づけで多忙な人や、体調が悪くても訴えない高齢者、ストレス等で次第に体調を崩す人も出始めていた時期でした。ペットの対応で人間関係が悪化しそうな部屋もあり、私と同時期のボランティアは被災者の健康管理のために積極的に介入していきました。

　私は、呼吸器感染症の80代女性の検温、清拭、爪切り、水分・栄養補給、清拭後の更衣用衣類の準備、衣類の洗濯と屋外での洗濯物干し、散歩の付き添い、巡回医療チームの診療の介助を行いました。肺炎の疑いのある80代男性が緊急に医療機関を受診する際の付き添いと、受診先の看護師と地元保健師へ情報提供をしました。かぜをひいて血圧コントロール不良の50代男性に巡回医療チームへの受診を勧め、家族が行方不明の60代男性の話を聞いて血圧測定後に血圧の上昇に気がつき、定期的な血圧測定を促しました。ほかに、含嗽用コップの消毒、トイレと通路の清掃、感染症の予防、病気療養中のお世話、生活不活発病の予防まで、多岐にわたりました。

　今回の活動で新たに学んだのは、避難所での健康管理は、災害の種類、被害の規模、避難所の立地やライフラインの復旧、被災者の年齢と家族構成、がんや慢性疾患の既往、心身の健康状態、医療と介護ニーズの把握が重要だということでした。

　さらに、被災者の自治、炊き出し等の社会的サポートの有無、地域単位の避難かどうか、地域のコミュニティとのつながり、周囲から孤立しているか否かということも把握して、被災者を支援するべきだということを学びました。

File 89 東日本大震災：TMATでの活動を通して

高橋 淳 徳洲会 東京西徳洲会病院 看護副主任

　3月11日14時46分頃に、東京西徳洲会病院の救急処置室で大きな揺れを感じました。すぐに災害対策本部が立ち上がり、院内の被害状況とけが人の有無を確認しました。その後、テレビで被害状況の把握をしたところ、津波から逃げる車が映し出されました。
　「これは大変なことが起きている。すぐにでも被災地に行かなければ」と思い、院長、看護部長に特定非営利活動（NPO）法人TMAT（徳洲会医療救援隊）の隊員として被災地に行く旨を伝えました。TMATのコアメンバーである清水一起医師と黒野義孝看護師長、後藤啓之主任薬剤師、そして私の4人で、19時に徳洲会グループの仙台徳洲会病院に向けて出発し、被災地における2週間の災害支援活動を行ってきましたので、ここに報告します。

先遣隊としての活動

　3月12日午前5時過ぎに仙台徳洲会病院に到着。高速道路は若干の段差があったものの、大きな陥没や橋の崩落などはなく、スムーズに仙台までたどり着くことができました。途中、ラジオから「仙台市若林区にて数百名の遺体を確認」というニュースが流れてきましたが、大きな被害のない高速道路を走っている自分たちには信じ難かったのをおぼえています。
　仙台徳洲会病院に到着後、同じく先遣隊として出発していた、四街道

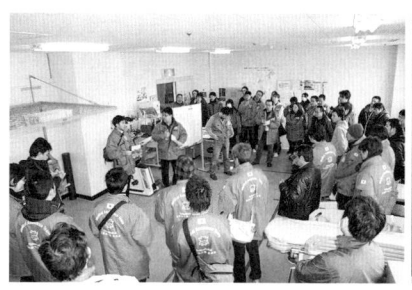

▲写真1：朝のミーティング風景（中央左から宮坂薬剤師、清水医師、河内医師）　▲写真2：仙台徳洲会病院に集合した各病院の救急車（仙台徳洲会病院屋上より）

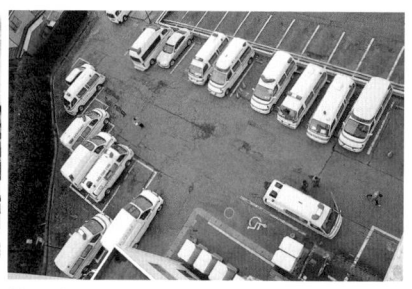

徳洲会病院の荒尾看護主任、鎌ヶ谷総合病院の長岡看護師長たちとミーティングを行い、夜が明けるまで少しの仮眠をとりました。

夜が明けると千葉徳洲会病院の先遣隊も合流し、総勢13人のTMAT隊員が集まりました。仙台徳洲会病院スタッフとミーティングの後、私は鎌ヶ谷総合病院の長岡看護師長と救急外来の応援を任されました。仙台徳洲会病院も断水と停電（主要な医療機器は非常用電源を使用）という大きな被害を受けていた中で、多くの受傷者が搬送されてくることを予想し、予めどのような症例を受け入れるかを仙台徳洲会病院救急スタッフとTMATスタッフで話し合いました。多発外傷とCPA（心肺停止）患者はすべて受け入れるという方向で救急業務をスタートしましたが、搬送されてくる患者さんは、避難中に転倒した、割れたガラスで足を切った、信号が機能していないため車で出会い頭に衝突したなど、二次災害にて受傷した方のみでした。

翌朝13日の9時まで、休憩をとりながら救急外来を担当しましたが、倒壊した建物の下敷きになったなど地震災害ならではの外傷患者が運ばれてくることはありませんでした。今回の震災では、トリアージのカラーは黒か緑しかなかったということを後から聞きました。

13日、朝のミーティング（この頃には全国の徳洲会グループからの応援として、23病院から数十名とTMAT隊員数十名が仙台徳洲会病院に集結していました：写真1、2）で、先遣隊は気仙沼方面、石巻方面、南相馬方面の3方面を視察し、帰路に就くことになりました。

511

私たち東京西徳洲会チームは石巻方面の視察に出発しました。途中、仙台新港などを視察しながら石巻に向かいましたが、目を覆いたくなる光景が広がっており、津波の恐怖を感じました。視察後、仙台徳洲会病院の TMAT 仙台本部に視察報告をし、東京へと戻りました。

本隊派遣

　13 日の深夜、帰路に就いた私は、翌 14 日、勤務先で報告を行いました。その時点で、TMAT から本隊派遣の要請が届いていました。「行かなければ」「助けなければ」という思いから、再度、所属長と看護部長に勤務調整をお願いし、本隊派遣に応募しました。

　いま考えると、疲れ切っている体で被災地に向かおうとしたことは、冷静さを失い、興奮状態にあったのではないかと振り返ることができます。14 日深夜、TMAT が用意したシャトルバスで仙台へ向かいました。

　本隊として、私は宮城県気仙沼市階上(はしがみ)中学校、岩手県大船渡市リアスホールの 2 か所で活動を行いました。

❶階上中学校での活動

　気仙沼市階上地区にまだ医療支援が行われていない 1,000 人規模の避難所があるとの報告を受け、階上中学校に向かいました。ライフラインは寸断された状態でしたが、近隣の工場から発電機を持ち込み、必要最低限の電力の確保はできていました。排泄に関しても仮設トイレが用意されており、衛生状態はある程度保たれていたように思います。

　階上中学校避難所では気仙沼市議の守谷氏がリーダーとなり、各集落にチームリーダーを置き、統制をはかっていました。指示命令系統が確立されており、「報告・連絡・相談」ができていたことで、単独で行動する人もなく、被災後の混乱を最小限に抑えられたのではないかと思います。

　私たちは保健室を間借りし、24 時間体制の仮設診療所を開設しました。体育館には気仙沼市の保健師が常駐しており、情報を密に交換し、被災者の体調管理を行っていました。また、私たちは階上中学校を拠点に 3 ～ 4 か所の巡回診療も行いました。仮設診療所に来院する被災者

の多くは、慢性疾患の内服薬処方希望が多く、急性期疾患や外傷は少なかったように思います。

今回、階上中学校では米国 TMAT チーム（Dr、NP［ナースプラクティショナー］、PA［フィジシャンアシスタント］）と一緒に活動を行いました。1,000 人以上の被災者に対して医師の数は 3～4 人と少なく、各医療者のサポートはあるものの、実際に診療から薬剤処方までできるのは医師のみであり、医師に対する負担は大きくなっていました。NP と PA は診療から薬剤処方まですることができるため、医師の負担軽減をはかるという重要な役割を担っていました。私は看護師ですが、彼女たち（NP、PA）の診療技術、アセスメント能力、臨床薬理学能力の高さに脱帽しました。

❷ リアスホールでの活動

岩手県庁でのミーティングの後、私たちは大船渡市に向かいました。大船渡市役所に到着後、市の職員や保健師とミーティングを行い、1,000 人規模の避難所であるリアスホールで活動することが決定しました。

リアスホールでは、水以外のライフラインは復旧している状況でした。私たちは活動を開始するにあたり、施設責任者と活動場所の確認など細かな打ち合わせを行いました。そして、翌日より 24 時間体制の仮設診療所の開設とともに、施設内の巡回診療と近隣の避難所への訪問診療を開始しました。

仮設診療所を訪れる被災者は階上中学校と同様で、慢性疾患に対する内服薬処方希望がほとんどでした。近隣の訪問診療所でも同様のケースが多かったように思います。

ある家族が、仮設診療所に娘のことを相談しに来ました。「娘が話さなくなった」「夜中に突然、大声を上げ泣き出す」「隣に避難している子どもを叩いてしまい、困っている」という内容でした。「いままでこんなことはなかったのに……」と母親は涙を流しながら話をしてくれました。詳しく聞いたところ、祖父母が目の前で津波に流されたのを見ていたとのことでした。間違いなくそれが原因であると感じましたが、私たちのチームには精神科医や臨床心理士などの「こころのケア」ができる

スタッフがいないため、話を聞くことしかできず、問題解決に至ることができませんでした。

今後に活かすために

　今回の災害は複合型災害であり、被災した範囲が広範囲でした。通常であれば、被災3日後には物資搬入はスムーズになると思いますが、今回の震災では主要国道が寸断されたことにより物資搬入に時間がかかりました。また、物資を搬入する車に必要な燃料の確保も困難でした。日頃からの燃料の備蓄や、物資・医療機材の備蓄、輸送手段の改善は必要不可欠であると感じました。たとえば、オフロードバイクを使用したバイク便などは有効であると思いました。

　今回の震災では、目の前で家族や友人を失った方が多数いました。活動当初からこころのケアができる精神科医や心療内科医、臨床心理士などの介入は必要であると強く思います。

　また、後方支援部隊（事務局）の存在は必要不可欠です。第一線で活躍する人間も必要ですが、後方で物資の調達・人員調整をはかるなど、事務局で活動できる（マネジメントができる）人材の育成が必要だと感じました。

＊

　東日本大震災にて多くの方が犠牲になりました。謹んでご冥福をお祈り申し上げます。全国で多くの医療者が被災地に向かい、活動を行ってきました。そして、現在も復興への足がかりを模索しながら、医療支援を行っております。

　私個人の考えですが、診療から処方まで医師の責任は重大です。医師が疲弊してしまっては、よい支援ができません。日本でも、米国などで導入しているNP・PA制度（中間診療師）、国内で議論されている特定看護師制度の早期導入を望みます。

File 90

看護師による
被災地支援の市民活動

川上 嘉明 東京有明医療大学看護学部 准教授

NPOの合同支援に加わり被災地へ

　新聞やその他のメディアから報道される現地の様子に、なんとか支援活動をしたいと思われた看護師の方は、少なくなかったのではないでしょうか。しかし、どこに連絡すればよいのか、どんな活動ができるのかがわからず、思いが遂げられずにいた方もいらしたと思います。

　東日本大震災後、大学教員である私はちょうど春休み期間にあたり、まとまった時間がとれる状況にありました。新聞では病院から溢れた要介護高齢者が避難所で過ごす様子、現地の看護師が不眠不休で看護する様子が伝えられていました。何かお手伝いができないかと考えていた中、知人が参加するNPO団体の合同活動に加わることとなりました。

　発災から約3週間後の4月6日から石巻市に入ることになりましたが、現地の復旧状況がわかりません。自家用車にガソリン、寝袋、食料等、キャンピングの一式を積載し現地に向かいました。実際のところ、現地で何が求められており、何ができるのかわからないままの出発でした。

　…津波という"波"の概念では理解できません。巨大な水の塊に叩きつけられたようです。道路、または川を境に、我々が親しんでいる街という世界から全く未知の、その片鱗も思い描くことができなかった崩壊の世界へ一変します。それは一部の世界でなく、車で走れど走れど延々と続きます。

　人間による人工物の世界が、それは我々の足元を堅固に築いているはずの基盤なのですが、もろくいとも簡単に粉々に崩れるものであることをさらけ

出しているようです。　　　　　　（現地から送信したメールより：以下同）

　現地 NPO は、社会福祉法人やボランティア団体の合同組織でした。インターネット等で探し当てたと言って、居ても立ってもいられなかった看護師たちが全国から参加していました。彼ら/彼女らは災害看護を改めて大学で学ぶ看護師であったり、まとまった有給休暇をとって（中には職場には内緒で）参加する看護師もいました。

　活動の場所が組織から割り当てられましたが、そこでは必ずしも医療処置を中心とした専門性が必要とされていたわけではありません。少なくとも私が活動に入った避難所では、被災後の大混乱の時期は過ぎ、被災者は徐々にまわりの状況を落ち着いて見られる段階に入っているように感じました。パッケージ化された一律の救援が必要な段階から、個々のニーズにあった対応が求められている段階でした。

　…発災から 3 週間経過し、住民それぞれは大きな痛手を負いながらも、援助を一方的に受ける立場ではなく、自らの役割をもってアイデンティティを立て直そうとしているように見えます。我々支援者は、その後方支援に回る立場へと変更が必要な時期となっているようです。
　悲しさに歯を食いしばりながら、それでも前を見て進もうとする生命の力が発揮できる最良の状態をつくる支援が必要となっています。

福祉避難所で必要な救援物資とは

　派遣先の福祉避難所では、1 日 1 回、人数分の食料が運び込まれました。1 人につき、おにぎり 3 個、食パン 1 袋、菓子パン 3 個、鶏のから揚げ弁当 1 個といった具合です。未だその理由がわかりませんが、いずれも消費期限が当日または翌日までのものでした。鶏のから揚げ弁当が 1 週間続いたことは驚きでした。公共施設を利用した福祉避難所は、当該自治体の職員によって管理されているようでしたが、この食料がどのように調達されているのか、職員もわからない様子でした。

　半壊家屋で過ごす地域住民には食事の手当てさえ十分でないとのことで、福祉避難所はまだよいほうなのかもしれません。しかし、高齢者は食欲が目に見えて落ちてきます。福祉避難所となっている小学校にはプ

ロパンガスと大鍋が用意されており、避難所で過ごす主婦らに看護師も加わり、炊き出しを始めました。

　被災者の主婦らが、なぜか大量に届く「茨城産」のチンゲン菜やニラの調理を始めました。本日は、被災地から離れたスーパーに買い出しに出かけ、油揚げ、しいたけ、えのき、根菜類、そしてたっぷりの豚肉が入った豚汁の炊き出しを、主婦の皆さまにしていただきました。

　体に染みる温かさ、滋養を約束するような香り、おにぎりを前にため息をつき、食が細くなったお年寄りもおかわりをする様子に、避難所となっている体育館内がわきました。

　残念なことに、被災者の枕元に溜まる一方の食料、段ボールに入ったまま誰も手にしなくなった食パンが廃棄されていました。食料だけでなく、現地に運び込まれる救援物資の中のある種類のものは溢れかえっています。何かが足りないと伝えられると、その物がどっと送られてくるのでしょうか。しかし、我々の生活を支えている物資は、その時々の必要によって多岐にわたり、また、多くの物は、個々人特有のニーズを満たすため個別性に富んでいます。

　私が現地で調達し提供した物は、眠れない被災者のための「耳栓」、肥厚した爪を切るための「ニッパー式爪切り」、要介護高齢者が外出するときの「リハビリシューズ」といったものでした。

大きな余震の恐怖と、想像を超えた生々しい現実

　現地に入った翌日４月７日の夜、大きな地震に見舞われました。まるで洗面器に入れられ、力まかせに揺さぶられているようでした。翌日、恐怖から現地を離れた仲間もいました。それでなくとも、現地に入ってから３日ほど、私自身が精神的に不安定であることを自覚していました。

　今日は、被災者と遺体安置所等をめぐりました。「壊滅」という言葉の意味が、はじめてわかりました。「こんなことが、起こるのか……」という言葉でしか語れない世界です。生きているからここにいる、死んでしまったからここにいない……そうした事実しかここにはありません。ただ、悲しいと思い始めると、とめどなく底なしの悲しみに落ちていきます。

その被災者から、ふとした会話の間に、津波に流されやっと助かった壮絶な体験が話されます。話をお聞きすることによって癒されるならば……などということで済まされるものではなく、かける言葉など全く見つかりません。我々の想像力をも、はるかに超えています。

　かける言葉も見あたらない、いや言葉を探すことさえ不遜である状況に、ただ茫然とするしかありませんでした。私には今年小学1年生になった子どもがいます。全校児童の7割が津波にのまれた小学校もありました。がれきの中に転がっていた泥のついたランドセルを思い出すことは、いまも苦しすぎる生々しい現実として迫ってきます。

活動を振り返って

　今回の活動は、マスメディアから報道される現地の実態に心を動かされたことから始まります。一方、現地の被災者は、窮状の中から復旧の道筋をたどろうとしていました。現地の苦境は誰かが手当てすればよいものばかりではなく、苦しくとも被災者自身の力で解決することが大切であるものが少なくありません。この場合、支援者は後方支援をし、その支援が徐々に消えても問題がないゴールを目指すことが必要です。

　発災当初は、訓練された組織力をもつ団体によるシステム化された支援が機動力よく迅速に提供されることが不可欠です。一方、被災にも経過があります。私が活動した時期は、いわゆる急性期を過ぎつつある段階で、被災した個々人が健康や自分自身を取り戻すための個別のニーズに応えていく必要があると思われました。このような状況では、NPOといった足回りのよい市民組織こそがニーズを拾い上げ、解決の仕組みを現地の住民主体でつくり上げることができると思います。

　今回、自腹を切って現地活動に飛び込み、寝袋で雑魚寝をしながら支援活動を担っている多くの看護師と出会いました。そうした志のある看護師がNPO等の市民活動に参加する際、所属する組織の後援を受けながら職能を発揮できる基盤を築けないでしょうか。そうした看護師は、日常に戻ってから被災の実態と備えを自らの組織や地域に伝え、その後の看護実践に活かすことができると確信しています。

File 91
福祉避難所での活動を経験して

根岸 京子 東都医療大学

はじめての被災地での活動

　私は5月1日〜5日、岩手県陸前高田市に設営された福祉避難所「ホロタイの郷　炭の家」で看護師としてボランティアに参加しました。もともとここは公営の宿泊施設ですが、今回の震災においては、筋力低下などで避難所生活が困難な高齢者などのための一時避難住居となりました。私が活動した時期は、約20人の高齢者が入居していました。

　参加の経緯は、以前より災害看護について研修を受けていた特定非営利活動（NPO）法人 災害看護支援機構からの派遣で、私にとっては今回が被災地ではじめての活動でした。この施設は4月4日より福井県勝山市が運営を開始し、その後、青山会が引き継ぐ形となり、災害看護支援機構からも看護師1人が派遣されることとなりました。

　私の主な業務は、入居者の健康チェックや内服薬の管理・配薬、入浴介助でした。この施設はとても恵まれたことに水道や電気などが使用でき、入居者は週に2回ほど入浴が可能で、外部からの入浴希望も受け入れていました。

　私が派遣された時期は震災から約1か月半が過ぎていました。時間の経過とともに必要な物が変わっていくことは理解していましたが、被災地に入るときにいったい何が必要なのか全くわからず、自分の身の回りの物や食料だけを持っていくことにしました。現地に行くと、予想していたように支援物資が溢れており、食べきれず賞味期限の迫った食料

やしなびた野菜などがたくさんありました。調理はボランティアの方々が行い、3食とも常に温かい食事を摂ることができていました。下着類など各自の着替えもあり、使用しないオムツが山積みになっているなど、ここはいろいろな面で恵まれており、支援物資の配給の難しさを感じました。

病院から看護師と作業療法士、社会福祉協議会から社会福祉士、介護施設から介護士やヘルパー、ケアマネジャーなど、6か所のボランティアチームが入っていました。介護未経験者の一般人もボランティアに参加していましたが、たとえば、歩行介助やトイレ介助などがうまくできないことに関しては、介護経験者の指導の下、入居者のお世話を行っていました。

夜には夜間勤務者を置き、入居者の安全を確保していました。日中もトイレの介助だけでなく、ゲームや歌などのレクリエーションや散歩などを行い、入居者が少しでも楽しく過ごせるよう工夫を凝らしていました。1週間に一度はリハビリテーションのボランティアも入り、とても活発な避難所であったと思います。

ボランティア間で意識の違いも

しかし、ところどころで入居者の方たちの思いを知ることになりました。入居時は帰宅願望を訴える人が多くいたようですが、時間の経過とともに現在の避難生活を受け入れているのか、帰宅願望を口にする人は数人でした。入居者の方は、今回の震災で薬1つすら残らず津波に流されてしまったこと、三陸海岸は昔から津波の被害が幾度もあり、そのたびにつくった堤防も津波を防げなかったこと、数日前の地震で津波が起こらなかったため、今回の地震では油断したのか、近所の友人が逃げ遅れて流されてしまったことなどを、私に語ってくれました。

いちばん心に響いたのは、1週間ごとにボランティアが入れ替わることのさびしさを訴えられたときでした。新しいボランティアの人が来ると必ず、いつまでいるのか質問して、そのボランティアの帰宅日を知ると、一瞬にして悲しい表情に変わるのです。この短期間の活動で私たち

は何ができるのか、たださびしさを残しているだけではないか、とさえ感じもしました。ボランティアは人々の手助けを行うために被災地に入っているのに、逆に被災者の方の心に負担をかけているのではないかという思いもあります。

　入居者と同様に、施設の責任者である地元住民の方の心の傷も未だに心配です。この方とは、活動当初はなかなか話す機会がなかったのですが、数日経つと自分の置かれている状況や気持ちを話してくださるようになりました。この方は30代で、震災で職場の仲間や多くの大切な人を失い、夢も絶たれた状況であり、つらさを紛らわすために働き、夜も眠れない状態だと話していました。自宅に帰っても家を失った親戚がおり、気の休まる場所がないそうです。時々、投げやりな言葉も聞かれ、ただ「暗い」と言うだけでは表せないような複雑な表情をしていました。

　たとえば、高齢者ならば、年金などで生活を維持できるかもしれません。しかし、働かなくてはいけない年代なのです。もし私が同じ立場だったらと想像すると、目の前が真っ暗で何をどうしてよいのかわからない状況に陥ると思います。早期にこころのケアを行ったほうがよいことは承知しており、重要性も感じていましたが、いざ自分だったらどんなことをしてほしいのか、どんなことができるのか、とても悩みました。そこでは話を聴き、何気ない世間話で終わりましたが、それでよかったのかと考えてしまいます。

　今回、活動をしてきた中で感じたことは、それぞれのボランティアの意識が違う中での活動の難しさでした。がれき撤去のボランティアに来たつもりが、介護ボランティアになってしまい、とまどう人たちもいました。宿泊所で夜中まで飲酒するなど、ボランティアに参加する人の意識の違いが大きいことに驚き、とまどいました。そのような意識の違う人たちとともに、被災者の方々のために活動していくには、私はどうかかわっていけばよかったのだろうかと考えます。

継続性のあるボランティアを

　看護業務に関しては、サポートする主体の入れ替わりがあったので、

ちょうど引き継ぎの時期でした。前任者の方が数多くの書類を作成してくださったのですが、書類がただ置かれていた状態だったため散在しており、有効活用できませんでした。結局新たにつくり直したため、継続性が断たれてしまったように感じました。人の出入りが激しい中で継続性を保ったボランティアをすることは難しいことなのでしょうか。

病院からの派遣は入れ替わりの時期であったので、看護部長、病棟師長1人、三浦市社会福祉協議会施設長が、現場の状況把握とボランティア体制の見直しを兼ねて派遣されました。しかし、組織をまとめる人ばかりが集まった状況になり、活動当初は入居者の看護や介護ではなく、人員の管理にばかり目を向けがちになってしまい、困惑しました。

私にとっては最初の派遣先であり、これからも活動は続いていくので、人が代わるたびに入居者が希望することを随時ボランティアに説明しなければならない状況は避け、誰が来ても入居者に負担のかからないよう、継続性のあるボランティアをしたいと考えていました。しかし、なかなかうまくいかなかったように思います。

これまでの業務の見直しなどを行いたかったのですが、皆にその必要性を理解してもらえず、看護師が3人いても入居者へのケアは1人で行う状態が数日続いていました。実際の細かい業務も誰にも目を向けてもらえず、私の帰り際になって引き継ぎの不十分さに慌てることもありました。組織の構成は、様々なポジションの人員により成り立つということを実感しました。

今回の活動では、私には何ができるのか、何をしたらいいのか、と常に自問するとともに、自分の未熟さを実感した日々でもありました。今回経験したことすべてを今後の課題とし、被災地の人々に適した支援を考え、自分にできることを提供していきたいと強く感じました。

File 92

東日本大震災リハビリテーション支援関連10団体
石巻市の福祉避難所での リハビリテーション支援活動

嶋 亜希 輝生会 初台リハビリテーション病院 リハケア部

発災から派遣まで

　2011年3月11日14時46分。4階病棟で勤務していた私は、入院患者の安全を確認した後、マグニチュード9.0の大地震が東北地方太平洋沖で発生したことをテレビのニュース速報で知りました。時間の経過とともに明らかになっていく被害状況。中でも、病院のテレビの大画面で見た東北の海岸を襲った大津波の映像は忘れられません。逃げまどう人々が鮮明に映し出され、胸の奥に強い痛みを感じました。同時に、これから私たちには何ができるのだろうか、と考える日々が始まりました。

　被災地での活動が災害急性期医療から避難所での自立支援や巡回診療にシフトし始めた4月中旬、100日単位での活動計画を策定し、具体的な活動を行うことを目的として立ち上がった東日本大震災リハビリテーション支援関連10団体（以下、リハ支援10団体）に、回復期リハビリテーション看護師として登録しました。

　4月27日、宮城県石巻市よりリハ支援10団体に「仮設住宅等に移ることを前提とした方々に、仮設住宅等でできる限り自立した生活がおくれるように、入所中に自立生活支援のためのリハビリテーション（以下、リハ）サービスを提供したい」という要請がありました。5月6日から9日間、前後2日の引き継ぎ期間を設け、医師、理学療法士（以下、PT）、作業療法士（以下、OT）、看護師2人が1つのチームとなり、リハ支援が開始されました。場所は宮城県石巻市桃生農業者トレーニングセン

523

ター（以下、桃生トレセン）で、私はその第2陣として、5月13日〜21日まで、熊本機能病院のリハ医、PT、OT、船橋市立リハビリテーション病院の看護師とともにチームを組み、リハ支援活動に参加しました。

福祉避難所での支援活動の実際

　5月13日、仙台に到着して見たものは、普段と変わらない街並みでした。ところが、沿岸地域に近づくにつれ広範囲に及ぶ壊滅的な状況を目の当たりにし、震災当日にテレビの大画面で見た映像が鮮やかによみがえって、目頭が熱くなりました。この光景を心に焼きつけて、被災された方々にかかわっていこうと思いました。

　桃生トレセンは、要支援から要介護3程度の方20〜30人と家族10人程度を入所対象とした、一次避難所の劣悪な環境から仮設住宅へ移るまでの間を過ごす福祉避難所です。私が支援活動に参加する直前に、石巻市の看護師14人が市の職員として配属されました。各県看護協会（宮城、山形、秋田）から派遣された災害支援ナース、PT・OTの県士会より派遣されたPTとOT、介護ヘルパー、栄養士会から派遣されたボランティア等、様々な方と連携しながら運営していくことが求められました。

　それまでは様々な支援チームやボランティアが話し合い、引き継ぎながら必要なケアを提供してきたようですが、石巻市の看護師が配属になったことから、役割を明確にしていくためのミーティングが繰り返し行われました。発災から2か月、地元の復興支援活動が中心となることが理想の時期と考えました。そこで、入所者の血圧測定、睡眠や服薬確認等の健康管理業務と夜勤、および現場の運用に関してのリーダーを石巻市の看護師に担っていただくことになりました。

　私たちが具体的に行ったことは、対象者の自立に向けての支援で、大きく分けて以下の2つです。1つ目は感染と安全の視点を取り入れた「寝・食・排泄・清潔の分離」の環境を整えること。まずは、桃生トレセン内にある必要のない大量の物資を、住居スペースとして使用しないステージ裏に片づけ、必要な物資を使用頻度にあわせて分類し、表示し

ました。そして、入所される方の入居スペースを可能な限り自立に向けた、「その人」にあった設定にしていきました。

　入所者は一次避難所や被災された自宅等から、石巻市の保健師によって選定されます。住居スペースは決まった広さで、段ボールを使用して公平に区切ります。入所者の事前情報をもとに、どこのスペースに「お家」をつくるかを決め、作成します。入所と同時にOT、PT、リハ医、看護師が「お家」に行き、その人の身長や動作にあわせてベッドの高さと位置を決め、清潔なリネンでベッドを作成します。多くの方がサイズのあっていない支援物資の靴や草履を履いているので、歩き方にあわせた、サイズのあった靴を選びます。持参されている杖も、適切な長さに調節したり、適した種類の杖に交換します。「その人」にあった調整をすることこそが、自立への第一歩です。自分で起き上がり立ち上がれること、つまずかず1人で安定して歩けること、につながるのです。

　寝たり休んだりする場所はベッドを中心とした「お家」です。食事はベッドから起き上がり、靴を履いて歩き、食事スペースで摂ります。メニューは来る日も来る日も物資のおにぎりとパンとお弁当でしたが、テーブルに花を置き、寄付された陶器の皿や湯飲み、お碗を使用しました。非日常の中に日常を工夫したのです。

　また、入所日に震災前と前避難所での排泄に関する情報収集とアセスメントを行います。排泄パターンや排泄動作にあわせて、桃生トレセン内にあるいくつかのトイレから「その人」にあったトイレを選択し、要介助や要見守りの方でも可能な限り、トイレに誘導します。「お家」の掃除は入所者自身が行うように誘導し、不足部分のみ介入します。その人の力を引き出すかかわりです。

　2つ目は「コミュニティの形成」を促す環境づくりで、桃生トレセン内に自然発生的にコミュニティが形成されることを目的としています。食事スペース脇に電気ストーブと椅子、ソファーが置いてあり、入所者の談笑スペースとなっていたので、そのスペースの拡大と充実をはかりました。一次避難所での身動きができない生活が影響し、下肢の浮腫が著しい方が多かったのですが、談笑スペースに使用していない畳式プ

ラットホーム2畳分を追加で設置し、下肢を挙上した状態でくつろげるようにしたところ、「足を伸ばして柔軟体操ができる」「日本人は畳だ」と好評でした。入所者の皆さんが1日のスケジュールを紙に書き、飾りつけをして談笑スペースに掲示しました。毎朝の集団体操もここで行いました。しかし、この輪に入りたいけど入れない方、この輪ではないほうがいいのかもしれないという印象の方、入所したばかりで少し離れた位置から様子をうかがっている方もいました。そこで、小さくてもいいから別のスペースが必要だと判断し、確保したところ、新しい顔ぶれの方が集まりました。

　私たちの支援目的は、福祉避難所での安心した生活ではなく、ここを出た後の生活をイメージして、必要な支援を行うことです。たった20～30人でも生活の多様性、個別性があり、今後移動する仮設住宅で孤立していくことのないような支援が必要なのではないかと思います。

支援活動を通して感じたこと

　今回の福祉避難所でのリハ支援活動では、日頃の回復期リハビリテーション看護師の視点を活用できたと思います。日頃は恵まれた環境にいての実践ですが、「非日常」という状況を理解し、限られた人、目の前にある物を工夫し、活用し、行動することが求められました。福祉避難所という非日常の中では、被災された方の声を聞き、ニーズは何か、できることは何かを考える力が重要であり、避難所であっても人間の尊厳を守るかかわりを大切にしていくべきだと強く感じました。

　今回の災害は未曾有の被害状況であり、長期的な復興支援活動が必要です。復興は始まったばかりです。これから私たちにできることは何かを、もう一度考えていく必要があります。

*

　最後に、被災された方に心よりお見舞いを申し上げます。また、亡くなられた多くの方に哀悼の意を表しますとともに、ご遺族の方に心からお悔やみ申し上げます。

File 93

故郷である宮城県の避難所での
アロママッサージの実施

土手内 利佳 オリエンタル・アロマセラピィ・カレッジ

被災地・名取市閖上(ゆりあげ)の風土と震災発生後の状況

　私の故郷である宮城県名取市閖上地区は、東北地方の中核都市である仙台市の南東部に位置し、太平洋沿岸地域の全国的に有名な赤貝の産地で県内有数の漁場でした。また、沿岸部より少し内陸部に位置する小塚原地区や牛野地区では田園風景が広がり、稲作やセリ、カーネーション、バラの栽培など農産業が営まれていました。当該地区は仙台平野に属し、海岸から市街地、田園へと続く風景を遮る高台はほとんどなく、遠くには蔵王連峰や泉が岳などの山々を見渡すことも可能な地勢を有しています。この地域を 2011 年 3 月 11 日、地震とともに大津波が容赦なく襲い、その風景やそこにあった人々の日常生活を瞬く間にのみ込んでいきました。

　震災発生後、電話が通じるようになってからは、遠く離れた家族や親類と毎日のように連絡をとり合う日々が続きました。家財一切を失った喪失感、巨大津波の襲来による恐怖体験のフラッシュバック、過密状態で暮らす親族家族間の関係調整、余震の断続的な発生など疲労要素が多重である中、行方不明となっている親族の身元確認のため遺体安置所に通い続ける日々。震災発生 2 週間後には、心身両面の疲労度がピークに達し、親族家族の関係性にも徐々にゆがみが見られるようになってきました。これらの状況は、被災者の多くが体験している過程であろうと考えます。

震災後約 2 か月が経過し、災害応急対策期から復旧・復興対策期への移行期にある現在、避難生活を続ける中で生じる身体症状、地震・巨大津波というかつて経験したことのない災害に直面した被災者の心理および社会的苦痛、「なぜ自分だけが生き残ったのか」という霊的苦痛などの問題に対し多角的なアプローチを行うためには、対象者の身体に触れながらの傾聴・実践が可能であるアロママッサージが有効と考えました。そこで、避難所での生活を余儀なくされている被災者の方々へ、下腿または前腕を中心としたアロママッサージを行いました。

避難所生活の現状とアロママッサージ実施環境

　閖上地区住民は、被災地区から約 8 km 内陸部に位置した名取市立館腰小学校体育館に避難しており、アロママッサージのボランティア活動を行った 2011 年 5 月 4 日現在で 178 人が生活の場とされていました。避難開始当初は、より多くの方が体育館内に居住されていましたが、5 月 3 日より一部の方が仮設住宅へ移動されたこともあり、各世帯の居住スペースは約 1 畳半、支援物資のジュースやカップラーメンが入った段ボールで区切られるなどスペースは幾分確保されている印象でした。床面には、薄地の敷布団が 1 枚と、掛け布団として毛布が配布されていました。

　アロママッサージは、各世帯スペースにお伺いし、持参したバスタオルやタオルを使用して、下腿部マッサージは仰臥位に、前腕部マッサージは長座位になっていただき実施しました。マッサージに使用するオイルは、表 1 の 2 種類を用意しました。この 2 種類をポンプ付き遮光ビ

表1	アロママッサージに使用したオイル
A：座位や仰臥位など同体位でいることが多い避難生活による下腿浮腫症状の発生予防＋心理面でのリフレッシュ効果
レモン 15 滴＋ローズウッド 10 滴＋サイプレス 10 滴をホホバオイル 150 mL にブレンド
B：プライバシーの確保が困難で非日常的な毎日が長く続いている現状でのリラックス・催眠効果
ベルガモット 15 滴＋ローマンカモミール 10 滴＋サンダルウッド 15 滴をホホバオイル 150 mL にブレンド

ンに用意し、対象者の症状にあわせてブレンドオイルを選択し、香りの確認と施術に対する了承を得て、各人約5mLを使用しマッサージを行いました。

アロママッサージ実施と対象者との対話

　アロママッサージは、10時30分～16時まで、20～70代の男性2人、女性8人、合計10人に実施しました。
〔50代女性〕
　「痩せるオイルってない？」。終始明るく笑顔で語るこの女性も、マッサージを行い、下腿の筋肉の拘縮状態に左右差があることを告げると、1年前にアキレス腱を損傷し手術を受けており、「受傷部に負担をかけないようにかばいながら生活していたから」と話され、さらに「大人たちはもうこの生活に限界を感じているよね」と、避難所生活に対する心労についても語り始めました。労いの言葉をかけながら、避難所生活の問題点を聴取すると、睡眠も十分にはとれていない状況に言及し始めました。そこで少し会話を止めてマッサージに集中すると、目を軽く閉じ、リラックスしている様子が深い呼吸から読み取ることができました。施術後、下腿末梢部に冷え症状が見られることに言及し、靴下の着用を促しました。
〔60代女性と甥の20代男性〕
　「次、私やってもらえるかしら」「脚をお願い」と言って仰向けになったこの女性は、左下腿から始めて5分も経過しないうちに目を閉じ始め、マッサージ開始から10分後にいびきをたて始めたため、終了後は少しの間声をかけず、そっとタオルを掛けたままにしました。甥が運んできたコーヒーの香りと声かけで目を覚まし、「もう終わったの？　すっかり寝てた。気持ちよかったぁ」と満面の笑みを浮かべ、コーヒーを口にされました。
　甥はその様子を見て、「気持ちいいんだね。僕、アロマに興味あるんです。僕もお願いしてもいいですか」「高校生のときから香水をつけることが好きで、サンダルウッドは僕の癒しの香りです」と言って、手持

ちのサンダルウッドの精油を見せてくれました。ハンドマッサージを始めると、被災時の状況を語り始めました。「その日は夜勤明けで、家で寝ていました。すごい揺れがあって、これはヤバイと思いましたが、避難所へ逃げるのでは手遅れだと思ったので、平屋建てでしたが屋根に這い上がり、しがみついて波を逃れました」。この男性にはアロマスプレーをプレゼントしましたが、彼が好きだという精油をお借りし、スプレーに2滴滴下してよく振り噴霧したところ、香りを嗅いで「微かにサンダルウッドの香りがしますね。癒されます」と笑みを浮かべました。

活動を振り返って

　今回の活動は限られた時間内で行ったため、被災者の方のお話や体に耳を傾けるには十分ではなかったと感じています。しかし、お話を伺う中で、避難住民の年齢層が小学生から高齢者まで広範囲に及んでおり、生活パターンに相違があるため、早朝からの物音や安全確保のために照度は落としてあるものの、終夜照明が点灯していることにより睡眠が妨げられていることがわかりました。また、感染防止のため設置されている消毒液の使用や洗濯物を手洗いすることによるあかぎれ・乾燥・湿疹と、下腿末梢部の冷え症状が共通して見られました。

　アロママッサージは対象者に直接触れて話を聴くことにより、疾患に結びつく問題点やヒントを汲み取ることができます。今回の経験を通して、健康増進・予防・継続ケアとしてアロマセラピーを用いることは、大変有効であると確信しました。

File 94

被災者にも支援者にも必要とされる精神的支援

宇佐美 しおり 熊本大学大学院生命科学研究部 教授

　3月11日14時46分、東京都の品川駅で大きな揺れと音を体験し、その場を離れることができませんでした。駅を出た後も周囲の高層ビルが揺れ続け、「安全なところはどこにもない」と感じ、隣の人と不安や恐怖を共有しながら時間が過ぎるのを待っていました。東京でもこのような状況でしたので、震源地は計り知れない恐怖だったと推察します。

こころのケアチームへの参加

　私は4月9日～15日まで、精神看護専門看護師（以下、CNS）として活動している菊陽病院から、こころのケアチームの一員として宮城県多賀城市を訪れました。沿岸部の七ヶ浜町や仙台塩釜港は壊滅状態で、自宅や仕事場にいた多くの方がどのように窮地を逃げられたのか、想像を絶するものがありました。避難住民や支援者の方は、津波に車が流され、車の窓が割れた隙になんとか逃げたこと、アパートが崩れ、避難が数秒遅れていれば自分は死んでいたこと、津波で家の屋根と一緒に流され、屋根にしがみつき、翌日自衛隊が助けに来てくれたこと、そのときの暗闇の中での出来事などを話してくださいました。九州で生活をしている私には、全く別世界でした。壊滅状態を目の当たりにし、住民の方から話を聞けば聞くほど悲しくなり、何もできない自分に強い怒りと無力感を感じました。それでも「CNSとしてできることは何かないだろうか」と模索しました。

私が活動したのは、多賀城市文化センター（避難者は当時約500人）、多賀城市総合体育館（同640人）、塩竈公民館（同100人）、塩竈体育館（同150人）の避難所でした。被災者の方と接触がとれるよう、当初、看護師としての支援チームに入らせていただきましたが、状況がほとんどつかめなかったため、「こころのケアチーム」を表に出し、避難所に県や市から支援に来ている保健師さんたちと情報交換しながら支援を行いました。医療支援チームの医師、看護師、介護福祉士、ヘルパーなどから、「様子が変」「心配」と紹介された方の面接を行いましたが、被災者の方が直接、面接を希望されることもありました。私が活動を行ったのは急性期治療の段階が終わった頃で、糖尿病、高血圧、心疾患などの慢性疾患のコントロールがうまくいかない、必要な薬がない、不眠が続く、痛みが止まらない、という訴えが多く聞かれました。

被災者への精神的支援

　今回の大震災で、人々は「死ぬかもしれない」という恐怖を体験し、「大切な人・財産などをなくす」という喪失や、生活の場が永遠に奪われ、「安全・安心して生活できる場がない」という生活上のストレスを抱えていらっしゃいました。4月7日の大きな余震で建物がさらに倒壊し、人々は重ねてショックを受け、4月11日の大きな余震では「避難所も倒壊してしまうのではないか」という不安が出始めました。この時期は、新しい職場や学校へ移動する予定の方も多く、「自分の今後も心配だけど、被災した両親や家族を置いて自分だけこの土地を出て行くことはできない」と罪悪感に駆られている方も大勢いらっしゃいました。

❶外傷後ストレス反応

　避難所で出会った方の多くは、外傷後ストレス反応で、不安や恐怖、またこれらを身体症状（下痢や吐き気、食欲不振、不眠）という形で表現され、「周囲も苦しい思いをしているのだから、自分だけ弱音を吐いてはいけない」と自分を励まし続け、それが限界にきているという方たちでした。私は「この反応は外傷後ストレス反応で、正常な反応であり、うまく対処すれば誰でも乗りきれる」ことを伝えながら支援を行いまし

た。また被災者の中には、「重要な人を亡くされた方もいるのに、自分は生き残っているのだから、悲しんではいけない」というサバイバーズ・ギルトの感情[1]が強く、自分の感情や苦しみを抑圧し続けてきたために、不安症状が顕著に現れている方もいらっしゃいました。

　ストレスが引き金となり、フラッシュバック、過覚醒、不安反応が強く現れ、これに対する支援を求める方もいらっしゃいました。避難所の生活上のストレスが引き金となり、1978年の宮城県沖地震のことを思い出したという方は、そのときの恐怖から今回のことに至るまで、自分がどのような思いで日々を過ごしてきたのかを話し、「1978年のことは話ができるけれど、今回のことは怖くてまだ話せない」と語りました。この方とは、どうしたら日々の生活上のストレスと震災に伴う外傷後ストレス反応を乗りきれるのかを話し合い、生活上の直接的なストレスについては、怖さや不安を表現すること、信頼できる人との間でできれば言葉に出して語り、泣き、表現することが大変重要であることなど、ストレス回避や症状管理の方法をお伝えしました。翌日この方は、症状管理がうまくいったと報告してくださいました。大震災から1か月が経ち、これまで抑圧していた不安反応が自然と現れる中で、被災者の方と外傷後ストレス反応という正常な反応とそのプロセスについて話し合い、この不安症状をどう管理できるのかをともに検討していくことで、その後の症状悪化を抑制することが重要だと感じました。

❷精神科疾患の発症

　震災で家が崩れたことをきっかけに歩けなくなり、過換気が起こり、もともとあった自己免疫性疾患も悪化し、「病院に入院させてほしい」と泣き続け、避難所の住民が心配しているという方がおられました。この方のこれまでの経歴を伺うと、自己免疫性疾患のほかに、うつの既往があったことがわかりました。うつ状態をさらに悪化させないために、抗うつ薬による管理とストレスマネジメントが必要なケースでした。このような場合、自己免疫性疾患の主治医と連携をとり、精神科医による精神科診断と抗うつ薬の処方を依頼することもあります。しかし、今回は精神科医も不足しており、精神科の入院ベッドもなかったため、自己

免疫性疾患の主治医に抗うつ薬や抗不安薬の処方を依頼しました。また、避難所の職員と巡回保健師とともに対応方法を検討し、避難所職員が中心となり、その後の対応をしてくださいました。

このように、避難所で生活する人々は外傷後ストレス反応を強く体験されていましたが、自分が体験している不安や恐怖と向き合い、また時々目をそらしながら、日々をなんとか乗りきって生活をおくることが可能なのだということ、そしてこのことが"外傷後ストレス障害"への移行を抑制していくのだと実感しました。

しかしその一方で、これまではっきりと診断されていなかったのに、今回の大震災で、気分障害や外傷後ストレス障害と診断される状態となった方も多く存在しました。診療所も減っている中、精神科治療へどうつなげるのかを検討していく必要性を強く感じました。

支援者への精神的支援

支援者への精神的支援も重要であると感じました。特に避難所の職員や、他県から長期にわたり支援に来ている人も抑うつや不安を体験されていました。支援をしているうちに二次被害を受けていく過程があるにもかかわらず、支援者への精神的支援まではなかなか手が回らないというのが現状でした。また、被災者であり支援者でもある人々は、他県から入っている支援者の調整に忙殺され、休む日がない状況が続いていました。このような方々に物理的な休息と交代要員を定期的に提供するとともに、支援者も自らが体験している過酷な状況の中での支援を語り、悲しみや苦しさを表現しながら自身の抑うつや不安を管理していくことが非常に重要だと感じました。実際、支援者自身も外傷後ストレス反応を体験されていました。

外傷後ストレス反応を乗り越えるために、集団精神療法に参加した後、不安反応が強くなった支援者もいらっしゃいました。震災という同じ苦しみや悲しみを被災者同士で表現していくことは、外傷後ストレス反応を乗り越えるためには重要なことですが、集団で早期に行うと、本人が自覚していない不安や恐怖が、ほかの人の話を聞くことでより強化され

るため、時期の検討が必要です。外傷後ストレス反応が出ているときは、まず医療者が被災者に1対1で対応する必要があります。このようなケアは支援者にも積極的に提供していくことが必要だと感じました。

独立した判断と行為

両親や家族が被災した自宅の掃除や今後の生活の立て直しにあくせくしていて、統廃合された学校で子どもたちが不適応を起こしていることに気づけなかったり、高齢者の抑うつがさらに強くなるということも起こっており、大震災によって引き起こされた人々の不安や恐怖は計り知れないと感じました。

病院では、医師や看護師、臨床心理士、精神保健福祉士など、あらゆる職種がともに仕事をしていますが、今回のような大震災の後では、各人の独立した判断と行為が求められます。「この対象者の反応は正常なプロセスなのか」「有効な症状管理の方法は何か」「精神科治療への移行が必要なのか」「症状管理に向精神薬が必要なのか」「どれくらいの期間で回復していけるのか」「資源がない中で、最大限活用できる社会的資源は何か」「どのような連携体制をとると、現実的に被災者や支援者が楽になれるのか」などの判断が必要でした。病院ではチームで話し合いながら治療や看護ケアが進められますが、災害時ではそれは困難であり、自分が「いま、ここで」判断し、苦しみを軽減するための行為を実施しないと、被災者の苦しみが続くので、そうせざるを得ませんでした。

*

今回、CNSとして被災地に赴き、自分の力を磨いていくことの必要性を実感しました。また、被災者や自らも被災されていながら他者を支援し続けている方の前向きな姿、苦境に立ち向かっていかれる姿に敬服し、胸を打たれました。被災地の1日も早い復興を願っています。

引用文献
1) パトリシア・アンダーウッド：サバイバー・ギルト，災害後の人々の心を理解するために．日本災害看護学会誌，7(2)：23-29，2005．

File 95

子どもたちが「日常」を取り戻すための支援を

塩飽 仁 東北大学大学院医学系研究科保健学専攻小児看護学分野 教授

石巻市での支援活動

　東日本大震災前の石巻市は、人口約16万2,000人の宮城県第2の都市でした。それが、県内の死者数約9,000人のうちの実に3分の1を石巻市住民が占めるなど、甚大な被害を受けました。私は石巻市に3月16日、26日、4月15日、以降は2～3週間に1回の割合で訪れています。

　私はまず、3月16日に東北大学病院医療チームの一員として石巻市を訪問しました。そのときは「震災から1週間が経過しているのだから、ある程度の緊急態勢はできあがっているだろう」と考えていましたが、とんでもない思い違いでした。市内各所ではまだ浸水が引かない中、日本赤十字社をはじめ、様々な医療チームが応急処置に追われている状態でした。私たちも2,000人以上が避難している学校に仮救護所を設置して活動しましたが、受診が必要な人に校内放送で呼びかけるのが精一杯で、各教室を巡回して被災者たちの様子を確認する余裕などは全くありませんでした。その日は、そのような重く物々しい雰囲気の中、廊下にも校庭にも子どもたちの姿は見あたらず、「どうしているのだろう」と不安を抱えながら帰途に就くしかありませんでした。

　次に現地を訪れた3月26日には、「東北大学保健学科として組織的に動こう」という目標をもち、現地の実態とニーズを把握すべく、学科の教員と2人で県庁、宮城県東部保健福祉事務所、石巻市役所を回り

ました。このとき教訓として得たのは、このような非常時においては、専門性を伝えたほうが役に立つということです。市役所の健康推進課で私たちは、「何かできることがあったら言ってください」と申し出たのですが、「そういうのがいちばん困る」と一喝されました。当時、市役所は救援の最前線となっており、1階は汚泥でドロドロで、次々と飛び込んでくる懸案事項に職員が右往左往し、2階は仮避難所となってごった返していました。このような状況下での「なんでもやりますから、指示してください」といった姿勢は相手を困惑させるだけで、むしろ「私はこういうことができる」と得意分野を提示したほうが相手は依頼がしやすくなるのです。実際、私が小児精神を専門としていることがわかると、「国府台病院児童精神科の医師が来ていて、夕方に避難所の方と会議を開くから参加してくれないか」と具体的な指示が出ました。それが後述する支援活動へとつながったのです。

　また、発災直後の現地で痛切に感じたのは、「電気や水道と同様、通信手段もライフラインだ」ということです。現地ではパソコンやFAXはもちろん、すべての固定電話、携帯電話、「万能」といわれたIP電話さえもつながらず、外部と完全に遮断されていました。公共機関では今後、大災害に備えて衛星電話などの通信手段を整備していく必要があると感じました。

"地元の活動"を後方支援する

　石巻市の子どもたちを支援する活動については、現在、私が窓口となり現地とやりとりをしています。現地のカウンターパートは、子どもたちに遊びや居場所を提供する活動をしている特定非営利活動（NPO）法人の代表の方で、自らも被災者です。この方とは、前述の石巻市役所での会議で出会い、次に現地を訪れた4月15日には、まっすぐこの方を訪ねました。避難所となっている学校を一緒に回ったのですが、この3回目の訪問でようやく子どもたちに会うことができました。

　電気も水道もまだ不十分でしたが、校庭のがれきは概ね隅に寄せられており、子どもが遊ぶのに十分な空間ができていました。その空間で子

どもたちは、地元や他県からの学生ボランティアたちとボール遊びやおにごっこをするなど、元気に遊んでいました。

　このとき、NPO法人の方の「そろそろお絵描きをさせてやりたいが、道具がない」という言葉を聞いて、私は次回訪問時に持参することを約束しました。そして同時に、「これだ！」と思いました。他県からの支援者は、復興とともにいずれはその地を離れていきます。ですから、支援内容や体制は、最終的には地元の人自らが担えるものでなければなりません。ならば、外からプログラムをもち込むのではなく、現地で活動している人の後方支援を行うことのほうが有用だと思ったのです。私たちは、いまもこの支援の仕方がベストではないかと考えています。

　同じように、医療者として支援に入る場合も、そこに常駐しない限り、現地のニーズは見えてきません。医療行為に従事するなら、組織の一員として参加し、診療を再開している地元医療機関と連携するほうが、地元ニーズにかなった支援ができると実感しました。

被災地の子どものこころのケア

　子どものこころのケアについて、大前提として知っておいていただきたいのは、被災地の子どものほとんどは"もともと健康な子"であり、カウンセリングなど特別なケアを必要としない子のほうが圧倒的に多いということです。あれだけ悲惨な経験をしたわけですから、どの子にも多かれ少なかれ、不眠や食欲不振、情緒不安といったストレス反応は出ていました。しかし、それらは一時的なものであり、現在では治まっています。

　ですから、多くの子どもにとって今後必要とされるのは、「普通の生活に戻ること」、親や教師に見守られながら遊んだり学んだりするといった、被災前の平穏な環境を取り戻していくことです。そのために必要なのは、子どもたちを見守る活動を支援していくことであり、精神看護というよりは各戸訪問などの保健活動的なものだと思います。

　一方、PTSD（心的外傷後ストレス障害）などのケアが必要な子どももいます。このような子どもは、学校が再開されても学校に行かなかっ

たり、行っても以前とは様子が異なるなどの行動で発見しやすくなります。文部科学省では、教員や臨床心理士の大幅増員をはかっており、そうした子どもについては、学校という公共の場でのケア体制が整備されつつあります。

災害時に備えたこころのケアの手引き書

「災害時のこころのケアについての手ごろな資料が、ありそうでない」ということも、今回強く実感しました。後日、様々な資料をあたり、最も有用と思われたのが「災害時の『こころのケア』の手引き」[1]（東京都福祉保健局）です。いざというときは、このようなシンプルかつ要点を網羅した手引き書が有用だと考えます。インターネット上でダウンロードできますので、これから被災地でケアにあたる方は一読されることをお勧めします。

細く長くつながっていく

現在、最も深刻なのは福島県の原発事故による状況でしょう。人々の関心も支援の手も、そちらに比重を移しつつあるように感じられます。しかし、福島県以外の多くの被災地の復旧・復興も、まだまだこれからであり、身体的にも精神的にも通常の状態に戻るまでには時間がかかるでしょう。そのような中、被災者の支えとなるのは「時々でよいから顔を見せる」「必要に応じて手を貸す」といった、細く長くつながっていく姿勢だと思います。心身ともに疲弊している人にとって、「忘れられていない」ということが何よりのケアになるということを、皆さんにも知っていただきたいと思います。そして、私自身も医療者として、そのことをいま一度、心したいと思っています。

（取材：角谷 三樹子）

引用文献
1) 東京都福祉保健局：災害時の「こころのケア」の手引き．http://www.fukushihoken.metro.tokyo.jp/chusou/video/leaf/files/saigai.pdf

File 96

福井大学学生の被災地での ボランティア活動

酒井 明子[*1]、浦山 幸子[*2]、大竹口 友香[*2]、井上 いぶき[*2]
福井大学医学部看護学科 [*1]教授、[*2]3年

学生の被災地への思い「なんとかしたい」

❶超急性期の被災地の状況

　東日本大震災が発生した翌日、私は日本災害看護学会先遣隊として被災地へ入る決断をしました。災害発生直後の超急性期でした。被災地は、災害による人的・物的な被害状況の確認および安否確認の最中であり、情報不足の状態でした。

　死者・行方不明者は日を追うごとに増加し、指定避難所以外で住民は自主的に家を探し、避難所としていました。津波や原発の影響で、住民は何度か避難所移動を余儀なくされ、被災者の心身の苦痛も増加していました。また、非常に寒い時期で、積雪もあり、気温は零下の厳しい環境でした。肺炎や喘息の増悪など呼吸器疾患の増加、ストレスと寒冷による呼吸器疾患の悪化、石油不足による厳しい寒さから起こる低体温症、車中泊の方の肺塞栓症、感染症の増加、津波時に泥水を飲んだ可能性があることと、寒冷・ストレスによる下痢などの胃腸症状の出現などが見られていました。

　避難所ではケアを行う人が圧倒的に不足しており、被災者の話をゆっくり聞く余裕がなく、個別の対応には限界がありました。やっと避難してきた人々が、「生きているだけでもありがたい。もっと大変な人がいるから……」と言い、お互いに支え合って我慢している姿を見ると、早い時期に人的支援が必要であることを痛感しました。また、特別養護老

人ホームなどでも、避難者も抱えて24時間体制であるため、看護師不足を訴えていました。援助者も被災者であり、1週間もすると支援に限界を来たしている状況で、援助者に休息のとれる環境を提供するためには、看護師などの増員が必要であることは明らかでした。さらに、子どもたちへのこころのケアや学習への支援が必要であり、日本語が理解できない外国人の方々も不安そうで、被災地のニーズは計り知れないものがありました。

　人手不足と資金不足もあり、ボランティアセンター開設も難航していました。このためか、ボランティアによる支援も遅れており、家屋の片づけもできずに災害直後の被害そのままの状態が続いていました。

❷学生からのメール「何かできることがあれば、活動させてほしい」

　現場での支援活動に限界を感じていたところ、当大学の医学部の学生から、毎日携帯メールが入ってきていることに気づきました。通信状態が悪く、メールが一気に飛び込んできたのです。「何かできることがあれば、活動させてほしい」という熱心なメールでした。「自己完結で活動するか」と返信したかったのですが、「いま、現場活動は難しい」と返信しました。原発の問題もあり、余震が続く中、学生ボランティアを派遣することは教員としては慎重に考えなければなりませんでした。

　そこへ、福井県が現地でボランティアセンターの開設支援を行うという情報が入ってきました。「熱心な学生がいるので、一緒に同行させてやってほしい」と依頼したところ、「すぐに出発するので、急いで準備するように連絡して」との返事がありました。そのとき学生は春季休暇中であったため、県庁で物資の仕分け作業を行っていました。出発まで数時間の余裕しかなかったのですが、学生はすぐに決断し、その日のうちに現地へ出発しました。

　福井県は、福井地震、福井豪雨、雪害、重油流出事故、原発問題など、災害による危険性の高い地域であり、災害に対する意識は比較的高い県であるため、災害発生翌日には、災害ボランティア派遣についての会議が開催され、「チーム福井」として岩手県陸前高田市を支援することを決定していました。福井県は陸前高田市までボランティアをバスで送迎

し、宿泊場所として現地のお寺を確保していました。食事もおにぎり程度は皆で食べられるように手配済みでした。ボランティア保険の加入手続きもされていました。

❸ 学生のボランティア活動

　学生は、3～4月は現地の災害ボランティアセンターの窓口業務、物資の仕分け作業、在宅の巡回支援を行いました。3月はかなり寒い時期であり、物資の仕分けにも体力が必要で、活動を継続するためには十分な食事と睡眠の重要性を感じたようでした。また、在宅巡回で孤独と不安でいっぱいの高齢者と接した学生は、「行かないでほしい。ここにいて」と言われ、短期間の活動しかできない自分の活動の限界を感じ、地域のサービスが早く再開され、元の生活に戻れる日を願っていました。

　4月半ばを過ぎ、大型連休が近づいてきました。被災地で子どもたちが元気に遊ぶ姿があまり見られないことが気がかりだったため、「ひとときのお楽しみ復興支援プロジェクト」（主催：災害看護支援機構、共催：福井大学、チーム福井；図1）を企画しました。協力者は9人の学生と10人の教職員です。綿菓子、ポップコーン、スーパーボールすくい、輪投げ等、お祭りの要素を取り入れた催し物や健康相談（血圧測定、呼吸機能チェックなど）を行いました。企画・運営は主催者側で行いましたが、実施は地元住民の方や婦人会の方々に協力を仰ぎました。連休中だったためか、いくつかの団体による同じ目的のイベントが重なり、賑やかな1日となりました。約800人の住民の参加があり、被災者も支援者も笑顔がこぼれていました。

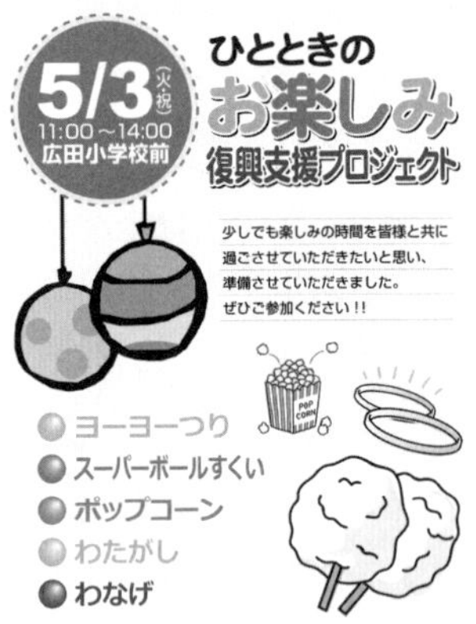

　被災地から戻った学生は、災害看護の講義の中で、被災地の現状と被災地への思いについて、何かを思い出したのか、涙を流しながら語っていまし

▲図1：ひとときのお楽しみ復興支援プロジェクト

た。その言葉を聞いて、多くの学生が涙を流し、「自分たちもなんとかしたい」「いま、自分たちにできることを考えたい」という言葉が返ってきたのです。学生たちは、その後も自分たちが体験したことをあらゆる場で発表し、ボランティアの仲間を募り、いまは夏季休暇のボランティア活動を自分たちで企画しています。

　大震災が起こったとき、学生は何かを感じ、何かを行い、そしてこれから何ができるかを考えました。被災地に行く人、行かない人、様々な考え方があり、それぞれの支え方があります。大切なことは、「なんとかしたい」という思いが自然にわき上がることなのだと思います。そのような気持ちが重なり合っていけば、お互いに協力しあおうという形が自然にできてきます。目的を同じにする人たちがつながり合っていけば、大きな力になります。

　けれども、私たちが外部からできる支援には、自ずと限界があります。最終的には、すべての被災された人たちが自立して生きていくことができるように、1人ひとりがいまできることを、真剣に考えていくしかないのではないでしょうか。これからも学生の被災地への思いを行動につなげていけるように、少しでも支えていければと思います。　（酒井明子）

被災地でのボランティア活動

❶被災地の様子を目の当たりにして

　私たちが最初に岩手県陸前高田市に着いたときに見て衝撃を受けたのは、どうしたらこのようになってしまうのかと思わず考えてしまうほどに、跡形もなく崩れた民家や施設などのがれきの山が、目の前に広がっている光景でした。メディアで放送されていたものを見ていたときは、現地に行かないと全然実感なんてわからないだろうと思っていたのに、実際に目の当たりにすると、むしろそのほうが現実味はなく、信じられない思いでした。まだやっと道路が少し整備された状態で、ほかはほとんど手をつけられていないがれきの山……。もしも自分たちが住んでいる町がこんな状態になったら、と思うと、被災者の方々の気持ちは計り知

れないものであると痛感しました。

　しかしその後、避難所の1つである広田小学校に移動した私たちは、さらに驚くことになりました。まだ十分に電気もガスも復旧していないその場所では、トイレに「大小別々の場所ですること」と示されており、被災者の方々が生活されている各教室は日中でも光が入りにくい場所であるため薄暗く、さらに小学校の裏手につくられた特設風呂はプールの隣にあるため隙間風が吹き、焚き火で貴重な水を使ってお湯を沸かすため、温度調節がしにくいという環境で、「人として最低限の生活をおくることは、これほどまでに大変なことだったのか」と実感させられる状態だったからです。震災後2か月経ってもここまでしか復旧できないのかと、とても驚きました。

❷お祭りで子どもたちとふれあって

　そんな少しあ然とする中で、私たちは大学の先生たちと一緒に小さなお祭りを開催しました。きっかけは、先生の「子どもたちがのびのびと遊ぶことができる時間をつくりたい」という言葉でしたが、実際には、避難所の子どもたちは、数少ない遊び道具を自分たちで上手に利用して元気に外で遊んでおり、それを最初に見たときは、震災の影響を感じさせない子どもたちの力は本当にすごいと感じました。

　しかし、時間が経つにつれて少しずつ、子どもたちの様子は大人を心配させないようにと踏ん張っているカラ元気も含まれている、ということに気づきました。無料で配る屋台の綿あめや焼きそばに最初はあまり近づいてこなかったり、着ぐるみを遠巻きに見ていたり……そんな様子が、いつの間にか素直に甘えることができなくなってしまったことを表しているようで、とても胸が痛みました。しかも、自分たちがなんとか子どもたちに楽しんでもらおうと思ってやっていたのに、気がつけば逆に子どもたちに元気を分けてもらっていることに気づき、情けない気持ちにもなってしまいました。私たちは屋台を出すのははじめてで、慣れない作業でとまどい、不格好な綿あめをつくるのにも時間がかかり、子どもたちを長いこと待たせてしまったにもかかわらず、きちんと列に並んで待ち、もらったら「ありがとう」と笑顔で応えてくれる子どもたち

に、「自分たちは何もできないのだろうか……」と落ち込んでいた自分は、とても温かい気持ちと、がんばろうという力を逆に分けてもらったのでした。

❸ボランティアの方たちのための食事づくり

2日目は、宿泊していたお寺に残り、食事・清掃を担当することになりました。被災者の方のところへ行って医療・看護を提供する医療ボランティア、がれきを撤去する一般ボランティアはどれも体力が資本となる労働であるため、私たちには「おいしい食事を摂って、元気に活動してほしい」という思いがありました。ところが実際は、調理担当は料理をあまり得意としない看護学生3人であったため、不安は募るばかり。「私たちでなんとかできるかな？」という会話を前日から何度もし、献立に悩むことになりました。

約30人分の朝食と昼食のおにぎりにするご飯を炊くため、起床は4時50分。業務用の炊飯器にお米をセットし、炊ける頃に調理場に向かいました。朝食に間に合うように6時からつくり置きしてあったお味噌汁を温め、おかずを茶碗に盛ります。こうした慣れない一連の作業は、とても大変でした。しかし、私たちの状況を見た他の学生やボランティアの方がたくさん手伝いに来てくださって、それぞれができることを自分で見て、聞いて、考え、行動し、協力することで、食後の片づけや食器洗い、昼食用の30人分のおにぎりづくりもスムーズにこなすことができました。

食材は豊富にあるものの、献立はほとんど任されていたため、悩んだ末に夕食はカレーをつくることになりました。ところが、急に予定よりもボランティアの人数が10人近く増え、翌日までもつようにと多めにつくっておいたカレーがきれいになくなってしまうという事態になりました。献立や担当が決められていないことと合わせて、まだまだボランティア体制が整っていないことを実感しました。

被災地の大変な状況を実際に感じたとき、ボランティアの人たちからは「余裕」がなくなり、そうすると「笑顔」もなくなってしまいます。ボランティアにとって一生懸命さはもちろん大切ですが、「余裕」を失っ

てはいけないということを痛感しました。「おいしい」と言ってもらえたとき、おいしい食事は「余裕」をもつために重要な役割を果たし、また食事を通して笑顔や和やかな雰囲気が生まれることを知り、「限られた材料の中で、できるものをつくる」という私たちの日常生活ではなかなか得られない考えも実感することができました。直接的に被災者の方に何かを提供したわけではなかったのですが、被災者を支援するボランティア同士での支え合いが、いかに大切かを感じた1日でした。

❹医療活動への参加

　最終日である5月5日は、広田小学校での医療活動に参加させてもらいました。被災地は、震災により介護施設も機能が停止し、デイサービスなどの援助を受けていた高齢者が数多く孤立している状態にありました。チーム福井はそうした高齢者を探し、入浴介助や健康チェックなどの支援を行う活動をしていました。

　その中で私たちは、ある男性の入浴介助を手伝わせてもらいました。移動中に荒れた街を通ったとき、「変わり果てた街を目にして、男性はどんな心境になるのだろう」とつらい気持ちになりました。しかし、車中の男性の表情に悲しさはうかがえず、真の心境はわかりませんでしたが、私たちに地域のことを説明してくださり、車内は明るい雰囲気でした。

　実際、学校の外に設置された特設のお風呂は、前述のように隙間風が吹く私たちでも寒いと感じるような場所にあったため、高齢の方が入るには悪環境でした。床も滑りやすく、きれいにしてもすぐに汚くなってしまう外では、どんなにがんばっても付け焼き刃でした。しかしそんな環境でも、入浴にきた男性は快く入ってくださり、私たち学生にも入浴のお手伝いをさせてくださいました。大勢に介助されるのは恥ずかしいだろうと思うのに、「ありがとう」と何度も言ってくれる男性の笑顔に、とても心が温まるとともに、「少しでもお役に立てたのかな」という希望がもてました。男性は入浴後も「気持ちよかった」とすてきな笑顔を見せてくださいました。被災者の方の笑顔に、暗くなっていた私の心は元気づけられました。

❺ボランティア活動を振り返って

　被災地でのいろいろな意味での感動は、実際に赴かなければ感じることはできないことで、つらさや悲しさも、いままでに感じたことのないほど大きなものでした。津波によりあらゆる物、資料が喪失したため、どこで誰が孤立しているのか、どこに助けを必要とする人がいるのか情報が何もない状態でした。私たちが自ら出向き情報を収集することが必要な被災地では、現地の人の「助けて」という声はとても小さく感じられました。ボランティアが訪問してはじめて発見できる孤立地区も多く、まだまだ助けを必要としている人がたくさんいると思うと、もっと多くの人が長時間、現地で活動することが求められているのだと思いました。

　しかし、今日得た情報をカルテに残し、今日立てた計画をほかの人が実施できるようボランティアの体制を整えることにより、チーム福井の活動は成り立っているのです。被災者の方の支えとなることができており、正確な判断とその時々で変化する状況の理解と、そして何よりも顔も知らないボランティア同士の信頼感があるからこそ、活動が続行できているのだと感じました。震災から2か月が経ち、デイサービスなどの機能も少しずつ回復しつつありますが、さらにこれから、医療ボランティアが行っていたことを地域に委託していくことが必要とされていると知りました。

＊

　今回のボランティア活動では、自分たちにできることなんて本当に数えるばかりしかなく、元気も被災者の方に分けてもらうほうがはるかに多く……実際、本当に何もできなかったなぁという気持ちが大きかったです。しかし、本当に何もない場所で一からやり直そうとする人の強さと、どんなにつらくても誰かを思いやる優しさがあるということ、共存の大切さなど、たくさん学ぶことができ、本当に感謝の気持ちでいっぱいでした。この感謝の気持ちを少しでも返すことができるように、私たち学生は少ない力ながらも、これからも様々な場面で尽力していきたいと思います。

（浦山　幸子、大竹口　友香、井上　いぶき）

File 97

日本赤十字看護大学学生の被災地でのボランティア活動

小原 真理子[*1]、湯田 明日香[*2]
日本赤十字看護大学 [*1]国際・災害看護学領域 教授、[*2]看護学部3年

教員として被災地における学生ボランティア活動を支援する

　日本赤十字看護大学（以下、本学）では、学生災害救護ボランティアサークルが東日本大震災の被災地に赴き、宮城県気仙沼市面瀬中学校避難所で8人、石巻赤十字病院で2人が活動に取り組みました。8月にも再度活動を行う予定です。被災地での活動以外にも、赤十字の義援金キャンペーン、救護物資の搬送などにもボランティアとして取り組んできました。活動の基盤となっている本学の学生災害救護ボランティアサークルの設立経緯と、学生が活動を通して学んだことについて紹介します。

❶災害看護教育の導入

　元・日本赤十字武蔵野短期大学では、1998年度より看護教育の特色として、必修科目として災害救護論60時間2単位の授業、加えて1992年度より必修1単位の実習（2002年より選択）を導入しました。その後、2005年に日本赤十字看護大学に統合され、災害看護授業科目として、必修科目1科目（30時間2単位）と選択演習科目3科目（1科目30時間1単位）を設置し、現在まで教育を展開してきました。

❷学生災害救護ボランティアサークルの設立

　2000年4月、日本赤十字武蔵野短期大学学生有志が学生災害救護ボランティアサークルを立ち上げました。サークルの目的は表1のとおりです。

　日本赤十字武蔵野短期大学と日本赤十字看護大学との統合を契機に、

| 表1 | 学生災害救護ボランティアサークルの目的

- 赤十字・消防といった縦割りのボランティアを包み込む組織をつくること
- 地域に根差した災害ボランティア組織をつくり、町内での災害に備えた町づくりに積極的な役割を果たすこと
- 災害時に現場でのトリアージ、ファーストエイドを積極的に行い、災害拠点病院としての武蔵野赤十字病院での傷病者に対する治療に、病院としてのリソースの多くを向けられるようにすること
- 病院に駆けつけ、傷病者の応急手当ての一翼になってもらうこと
- 国内・国外での大規模災害時にボランティアとして駆けつけること

| 表2 | ボランティアのための活動準備の説明内容

- 参加者名簿の作成
- ボランティア保険の加入
- 交通経路の確認と予約
- 連絡体制
- 日本赤十字社ボランティアのユニフォームの貸出
- 自己完結的な活動として、水・食料品などの必携

日本赤十字看護大学災害救護ボランティアサークルに移行し、現在もなお、先輩の意思を引き継ぎ、活動が継続されています。当ボランティアサークルは、本学フロンティアサークル教育部門に位置する武蔵野地域防災活動ネットワーク（COSMOS）とともに協働し、活動を展開しています。

❸東日本大震災被災地における学生救護ボランティア活動

〔事前オリエンテーション〕

3月11日の東日本大震災発生後、筆者は学会や赤十字から派遣され、被災現場での支援活動に取り組んできました。得られた経験知を大学の授業で学生や院生に伝えました。ボランティアサークルの学生を中心に、「5月の連休を使って被災地でボランティア活動を行いたい」との申し出があり、筆者が所属する特定非営利活動（NPO）法人 災害看護支援機構に相談し、気仙沼市面瀬中学校避難所での受け入れが決定しました。参加学生は、前半グループ（5月1日〜4日）4人、後半グループ（5月4日〜7日）4人で、筆者は5月3日〜6日に参加しました。

参加学生には保護者の同意の確認、参加動機の文書を提出してもらい、事前のオリエンテーションでは、ボランティアのための活動準備（表2）、活動内容と注意点、被災者の方々へ配慮する点、ボランティアのマナーについて説明を行いました。

〔面瀬中学校避難所の概要〕
①避難所に居住する被災者の被害状況と生活環境

　避難者数は当時 100 数世帯，約 280 人でした。津波ですべてが流された地区であり，避難者の約半分は津波で家が全壊し流された方，または家は残っていても住めない状況の方でした。家は残ったものの，独居や障害がある方は，余震が続き不安なことから，避難所に来ているケースもありました。避難所の生活環境を表 3 にまとめました。

②避難所の支援体制

　事務局（市の保健師・事務員）に加え，事務局支援事務員 3 人（他県から派遣），奈良県保健師（厚生労働省派遣），日本在宅ホスピスケア研究会（以下，日ホ）看護師，群馬県の介護ボランティアスタッフが支援のため常駐していました。支援者は数日～10 日程度で後任者と交代し，支援を継続していました。

　支援者の職種は様々でしたが，看護職を中心に 24 時間体制をとって

| 表3 | 避難所の生活環境 |

居住空間	●体育館床にマットや畳を敷いていたが，5 月 23 日にフロアを 1 ～ 4 丁目の 4 区画にして，東京都からの支援物資のマット 260 枚を敷き，間仕切用段ボールで仕切りをつくった。1 人あたりの面積はマット 1 枚の広さ，仕切りは約 50 cm（避難所生活が 1 か月に及び，その間に築かれた関係から，被災者は壁をつくるような仕切りの高さは望まず，この高さに決まった：写真 1）。
衛生環境	●水道が復旧し，洗面所，トイレは通常どおり使用できるので，手洗いや食器洗いは，洗面所で行われている。 ●体育館内の男女別トイレは水洗式。紙類は流さないように，汚物ごみ袋を設置している。 ●随所に速乾式手指消毒液を設置し，手洗いを励行している。 ●体育館入口に設置された洗濯機で各自が洗濯を行える。
電気	●電気が復旧し，暖房も使用できる。
食事	●最初はボランティアがつくるおにぎり 1 個だけの 1 日 2 食だったが，自衛隊の炊き出し支援により 1 日 3 食になった。 ●飲料水はペットボトルの水を使用している。
物資	●衛生用品は体育館の舞台に整理されている。 ●被災直後 1 週間は物資が不足していたが，2 週目からは依頼した物はほぼ配給され，地域の人が来ても渡せるように揃えている。
日常生活	●日中は仕事に行っている人や家の片づけに自宅に戻っている人もいる。

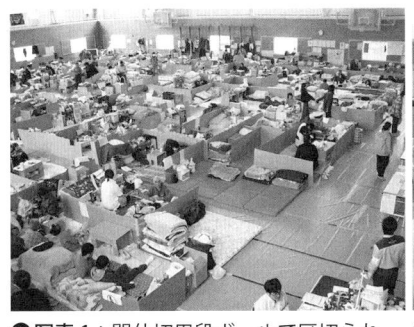

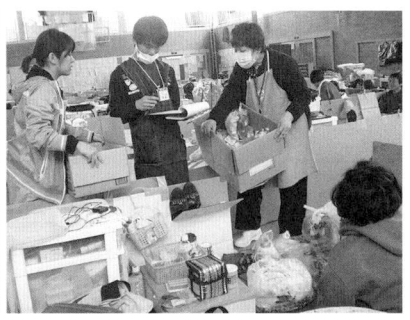

▲写真1：間仕切用段ボールで区切られた各世帯　　▲写真2：物資の仕分け

いました。事務局と日ホの看護師が避難所に泊まり、奈良県保健師は8〜18時頃まで活動し、約1時間かけて宿泊所に戻っていました。役割分担として、奈良県保健師は避難所の健康管理、全体的な管理、訪問者の対応と日中のコーディネートを、看護師は個別のケアや支援の必要な方へのケア、在宅支援、こころのケア、医師の診療支援を、日ホは在宅支援（民生委員から要請のあった方、看護師が地域から情報を得た方）を中心になって行い、医師は眼科診療（毎週火曜日）、歯科診療、こころの相談を担当していました。

③避難所の運営とコミュニティ

ミーティングは1日4回行われました。8時の全体ミーティング（事務局、医療・保健・介護スタッフ、民生委員、自治会長）で、その日の事業の確認と割り振りをし、次に医療・保健・介護のミーティングで個別の割り振りを行いました。16〜16時半に医療・看護・介護のミーティング、報告事項などがあり、19時に最終ミーティングを行いました。避難者代表のミーティング参加は、人材の偏りがあるため、避難している元・市職員をキーパーソンとしていました。

避難所のコミュニティは、地区ごとに顔見知りが多く、概ね固まっているようでした。被害にあった別の地区の人も若干いましたが、人間関係は悪くありませんでした。区画の「丁目」でトイレ掃除当番、ごみ出し当番を決めており、配膳は「丁目」ごとに順番に行い、日々順番が変わるようにしていました。

〔学生ボランティアが取り組んだ主な避難所内の活動〕
①介助用トイレの掃除
　トイレの掃除を通して、学生は「多くの人が使うため、トイレの環境を清潔に保つことが感染予防につながると考え、頻回な見回りと消毒に努めた。また、皆が清潔に使用できるよう、わかりやすい使用方法を周知する必要性を感じる」と所感を述べています。

②加湿用濡れタオルの交換
　加湿用濡れタオル交換の目的と方法について、学生は以下のように認識していました。
- 目的：館内の乾燥防止、かぜなどの感染症の発症防止など。
- 方法：体育館の2階にある手すりに等間隔に濡れタオルをかけていく。
- 気づいた点：機会があれば、加湿計を用いて、どちらの方法が湿度を保てるか計測してみたい。それが、望ましい避難所環境を整える一助になればと考える。

③物資の仕分けと配給（写真2）
　物資の仕分けと配給を通して、学生は、他の地区なのに持っていく人、何度も配給の列に並ぶ人、家族全員の分を1人でもらいにくる女の子など、様々な被災者の態度に対し、「平等に配布することが難しい」「すぐに配ることができない」「支援者の思いが届くのに時間がかかる」と考え、クジで配分の順番を決めるなどの工夫を凝らしていました。

❹学生ボランティアの派遣を振り返って
　ボランティア終了後、学生たちは活動を振り返るとともに、心の整理などを目的に、活動を通して学んだこと、感じたことについて、レポートを記載しています。学生のレポートを通して、被災者の自立やボランティアの意味づけなどについて、以下の考えを知ることができました。
- 住民がボランティアの力に頼らず、自分たちの力で生活を少しずつ行っていくという変化を見ることができた。
- できることは限られていても、継続的にボランティアが訪問することで、住民の方の生活にメリハリをつけられるのではないかと感じた。
- このボランティア活動を一時的なものにせず、これからも続けていく

ことが重要だと感じた。

　学生の被災地における支援活動の場づくり、動機づけ、意味づけ等を通して、教員としての支援のあり方を学ぶことができました。今後も取り組んでいきたい役割と考えております。

　学生ボランティアを快く受け入れ、ご指導いただいた気仙沼市行政の皆さま、災害看護支援機構および日本在宅ホスピス研究会の皆さまに感謝いたします。また、被災者の皆さまの復興に向かおうとする姿勢が伝わってきました。皆さまの健康を心からお祈り致します。　　（小原 真理子）

被災地で学生ボランティアを体験して

❶ボランティアに行く前の思い

　5月1日〜4日の4日間、気仙沼市立面瀬中学校の避難所で、学生4名とともにボランティアを行いました。ボランティアに行くことになったとき、私は「何かできることを被災者の方のためにしたい」という思いよりも、「自分に何ができるのだろうか。被災者の方との会話の中で、不意に傷つけてしまうようなことはないだろうか」と不安でいっぱいでした。しかし、自分の目で見て、耳で聞いて、そこでしか感じられないことを感じてこようと思い、被災地に向かいました。

❷避難所に入って

　私がボランティアに入った避難所は、体育館が住民の居住スペースとなっており、地区ごとに分けられていました。体育館内の壁にはたくさんの情報——避難所にいる方の名簿、安否情報、保険や医療機関の情報、避難所の生活、そうじ分担表、感染症予防など、大きく分けると震災関係のものと避難所での生活に関するものが掲示してありました。

　避難所に実際に入って感じたことがあります。すでに2か月近く生活しているためか、場所は体育館なのに、生活の場という雰囲気を感じました。私の中では、避難所は一時避難をする場というイメージであり、生活の場というイメージはなかったため、驚きました。そして、この中で活動するということは、ボランティアの期間中、この地域の方々とと

もに生活をさせてもらうことであり、この場に自分たちが引っ越してきたような感覚をもちました。同時に、「生活の場であるここで行える援助とは一体なんなのだろう。人々の暮らしがある中で、どこまで踏み込んでかかわっていいのだろうか」ととまどいました。

❸日々の仕事

　私たちは、現地のスタッフやボランティアスタッフとともに活動しました。日々の仕事としては、配膳・掃除の見守り、介助用トイレの見回りと掃除、お茶会の準備等でした。当たり前ですが、被災者は患者ではないため、自分たちの生活に関しては自分たちで行います。しかし、ここではトイレやごみ箱に関しては、掃除の時間はきれいになるものの、1日の時間の経過とともにトイレが汚れても、ごみ箱がいっぱいになっても、そのままになっていました。大勢の人が生活しているため、「誰かがやってくれるだろう」と思うのかもしれません。しかし、誰かが気づいて行動しない限り、改善されません。私たちは、住民の方にやっていただくため極力手を出さずに見守りつつ、どのようにすればよいのかと考えました。ボランティアが手を出すのは簡単ですが、いずれ住民の方々が自発的に行えるようにと、自ら行動していただけるように援助する難しさを知りました。

❹学生の仕事

　学生だけでの仕事としては、体育館内の乾燥対策として、2階の手すりに濡れタオルを干す（写真3）ことと、支援物資の仕分け・配布を行いました。濡れタオルは1日3回干しましたが、すぐカラカラに乾燥していました。多くの方はマスクをしていましたが、避難所内は乾燥しているので感染症が流行しやすい環境だと感じました。

　支援物資の仕分けには、ボランティア期間の大半を使いまし

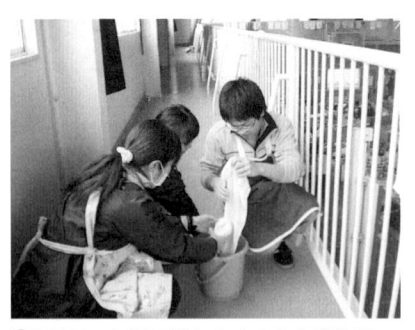

▲写真3：加湿用濡れタオルの交換準備

た。まず、ステージ上にあった物資を食器類、お菓子、カップラーメン、飲料、おかずに分け、食品は賞味期限の早いもの順に並べ替えました。すでに賞味期限が過ぎてしまっていて、残念ながら廃棄処分にしたものもあります。また、たとえばお湯を大量に必要とするものなど、避難所では食べられない食品もありました。衣類の仕分けでは、どんなものが何枚あり、住民の方に十分に配れるかを考えました。衣類の配布では、もめることがないようにと配布方法を工夫しましたが、中には枚数制限を守らない方、何度ももらいにくる方もいました。

　物資の仕分け・配布を通して感じたことが２つあります。１つ目は、支援物資を送る側は責任をもち、被災者の方のためになるものを送らなければならないということです。震災直後、「支援物資は被災者の方に役立つ」と思い、多くの人が物資を送ってくれました。しかし現実には、避難所まで届いたとしても仕分けする人がいなければ、そして十分な数がなければ、被災者に配布することができないのです。さらに、避難所で使えるものを送らなければ、ただ場所をとるだけになることがわかりました。２つ目は、「衣食住」が十分に満たされない中での物資の配布は難しいということです。私はこれまで「衣食住」が満たされない状況になったことがないため、「物がなくて不安」という気持ちはわかりません。しかし、衣類配布の際にルールを守れなかった方々は、「物がなくて不安」という気持ちを強くもっていたのかもしれないと思います。

　ただ１つ、切ないと感じた出来事がありました。未就学児くらいの子どもがカップラーメンを見て「ぜーんぶちょうだい」と無邪気に言ってきたことです。大人たちが「物がなくて不安」という気持ちをもっていることを、子どもなりにしっかりと感じているのだろうと思いました。

❺住民の方との会話から感じたこと

　住民の方と話す機会もありました。「居住スペース内の段ボール仕切りができてから、寝転がっても家族の顔だけが見える」「２か月近くが経ち、ようやく少し眠れるようになった」などと話してくださった方や、「避難所では、同世代で仲のよい友だちがいない」と話す高校生の女の子がいました。震災当日のことを涙ながらに話される高齢の方がいまし

た。どの方とのお話でも、そのときの状況・思いを私は想像で考えることしかできません。ただただ隣で話を聞くことしかできませんでした。しかし、震災によってたくさんの苦しみが一気にその人たちを襲ったということはわかりました。また、多くの方には、言葉にする思いだけでなく、言葉として出せない思い、まだ自分の中で整理できない思いがあるのでしょう。話の中から、この震災のすさまじさを強く感じました。そして、被災者の方は、今後それらの気持ちをどのように表出するのだろうかと不安に思いました。この避難所では約250人の方が生活していたのですが、それならば250通りのそれぞれの状況や思いがあると思います。さらには、この震災の被災者の数だけ被災体験があるわけで、その体験がその人に与える影響はとても大きいと感じます。

❻ボランティアから戻って

ボランティア中にはあまり実感していませんでしたが、戻ってきてから実感したことがあります。それは、自らも被災者でありながら、懸命に避難所で生活する住民のために働く行政の方など、仕事をしている方のことです。それを感じたきっかけは、帰りのタクシーの運転手さんでした。その方は、津波で事務所が流されてしまったこと、同僚が営業中に津波に巻き込まれて亡くなったことを話されました。「生活があるから働かないと」と話していましたが、きっと様々な思いをもちながら働いていたのだと思います。避難所で働く人も、自分たちのこともありながら、気持ちの整理もつかないまま働いているのではないかと感じました。このことをもっと早く実感していれば、その人たちのことを考え、思いやる行動ができたのではないかと思いました。

今回ボランティアを行い、多くのことを見ていろいろと感じましたが、その中でも、復興にはかなりの時間がかかること、被災者の方の心の傷はずっと残るだろうと感じたことが印象に残っています。今後も多くの支援が必要であり、時間が経過しても震災のことを忘れてはいけないと感じました。私も今後も支援していきたいと思います。

避難所の皆さん、スタッフの皆さん、ボランティアの機会をくださった先生方、かかわったすべての方に感謝いたします。　　　　（湯田 明日香）

File 98

避難所で暮らす被災者への支援活動
海外からの医療支援者の立場から

原田 奈穂子 Boston College William F. Connel School of Nursing（米国），Pre-doctoral fellow, MSN, RN

　私は震災発生時、大学院に在籍していたため米国にいましたが、ある医療支援特定非営利活動（NPO）法人による外国人医療者を含む医療者派遣活動の一環として、3月14日～28日まで宮城県気仙沼市階上地区の避難所で医療支援をする機会に恵まれました。今回は、慢性疾患をもつ方、高齢者、精神科疾患をもつ方、外国人への支援活動と、インフルエンザ対策、および海外からの医療支援者の立場から感じたことについて報告します。

慢性疾患をもつ方への支援

　避難所にいた被災者の多くが、薬やおくすり手帳を避難時に紛失されていました。私たちが本格的な活動を開始した15日の時点で使用可能だった薬は、総合感冒薬、感冒症状緩和薬、消炎鎮痛薬、抗生物質などのみで、降圧薬、抗凝固薬、抗てんかん薬、精神科治療薬などの慢性疾患治療薬はありませんでした。幸い、仙台市内と東京にあるNPO法人の本部との連携により、上記の必要な薬剤および医療物資が24時間以内に入手できたので、慢性疾患をもつ方の治療を再開することができました。

　薬剤が到着するまでの間は、薬・おくすり手帳の紛失への対応として、細かな問診とバイタルサインの確認、フィジカルアセスメントによって緊急性を判断しました。高血圧の既往者の血圧は軒並み普段よりも高

かったのですが、幸い緊急高血圧症に至るケースはなく、翌日の薬剤到着を待って治療を開始、または診療機能のある近隣医療機関に徒歩で受診をお願いしました。抗凝固薬治療中の方には、薬がないときは翌日必ず再受診するように伝え、確実に薬剤治療を再開できるようにしました。糖尿病の方は、ほとんどがインスリンをもって避難されていましたが、経口薬管理が必要なのに被災後2週間近く薬を飲んでおらず、血糖計測器もなくされている方が多く見られました。食事が1日2回だったこともあり、避難所巡回時に、可能ならば配られた食べ物を3回に分けて食べること、それが無理ならば、低血糖対応として手元にすぐに食べられるものを携帯するように伝え、ご家族に低血糖症状と対応策について説明しました。てんかん薬を服薬中の方には、同じ避難所内に駐在している市の看護師・保健師と連携をとり、できるだけ私たちの目の届く範囲の場所で生活していただき、発症時にすぐに対応できるようにしました。

高齢者への支援

　避難所には寝たきりの方はいませんでした。半身麻痺の方が1人いたのですが、市の看護師・保健師が駐在していた部屋のすぐ隣で生活しており、日常生活の援助も受けていました。

　家屋が倒壊しなかったため、避難所に来なくてもある程度の自給自足の生活ができていた地域住民のうち、寝たきりの方がいるご家庭を何軒か、巡回診療で訪問しました。そのうちの1人は、「在宅支援を受けていたときから褥瘡があったのだけれども、震災後、支援サービスが途絶えたため悪化したようなので、入院適応かどうかの見極めをしてほしい」という依頼でした。拝見したところ、ご家族の手厚い介護により褥瘡はすべてステージⅠ程度のものでした。ただし、今後の処置用品が補給できないということが問題となっていたため、機能再開した近隣の外科への処置内容の報告を含めたメモをご家族に渡して、在宅支援が再開されるまで、専門医による継続治療受診が可能になるよう手配しました。

　巡回診療で訪問したご家庭は、一様に家族の疲労度が強く、在宅サー

ビスが受けられない期間が長期化すると、患者・家族両方に問題が出てくるのではないかとの懸念がありました。「寝たきりの家族がいるため、避難所への移動は難しい。さらに、避難所では身の回りのケア時のプライベートな空間の確保が難しく、においや汚物処理など周囲への気遣いがあり、避難所に移れなかった」という話をあるご家族から伺ったときは、一般的なスフィアプロジェクト（人道憲章と災害援助に関する最低基準の策定プロジェクト）等の災害時のマニュアルでは対応できない、日本の高齢社会が生み出す災害時の健康保健ニーズを知りました。

精神科疾患をもつ方への支援

　ご家族も含めて自己では服薬管理が難しく、避難所に来るまで5日以上服薬できていなかった方がいました。避難所入居時には陽性症状が出ていたので、やはり避難所駐在の看護師・保健師の近くで生活していただき、何かあればすぐに対応できるような環境にしました。服用中の薬はすべて無事だったようですが、中断しているものも混在していました。まずは投薬中の薬剤のみを家族に確認してより分け、1日4回の分包セットにしました。支援団体のスタッフが流動的だったため、人が入れ替わっても継続して投薬が行われるよう、毎回の投薬記録のチェックリストをつくり、看護スタッフ内でチャージナースを決め、新しいスタッフが入ってきたときに申し送ることについて記したメモを作成しました。

　避難所から徒歩で1時間くらいの親戚の家に身を寄せていた、統合失調症の診断歴のある30代の女性が家族に付き添われ、避難所内の診療所に来院されました。20年前に診断されて以来、治療は受けていなかったということでしたが、慣れない親戚との共同生活で病状が増悪したようでした。診療所に入ってからも興奮状態が続いたので、カーテンで区切ったプライベートが多少確保できるスペースに案内し、医師がほかの方の診察をしている間に家族と本人からできるだけの情報を入手し、医師が早期に治療方針が立てられるようにしました。近くの精神科病院が機能を維持していることがわかったので、紹介状を用意し、市の

スタッフの方と連携をとり、その日のうちに受診できるよう車で転送を行いました。

インフルエンザ対策

　震災後1週間くらいの時点で、他の避難所にインフルエンザ感染者が出たという情報を受け、医療支援NPO法人、避難所の運営委員、避難所駐在の市の看護師・保健師と共同でインフルエンザ対策マニュアルを作成しました。判別キットも治療薬もアウトブレイクに対応できる量には程遠かったので、予防とスクリーニングに主眼をおきました。

　熱発が主訴の方には、本来の診療室とは別の部屋で受診できるようにしました。臨床症状で判定し、陽性とみなしたら隔離専用の部屋に移すことを決め、看護スタッフが1日2回巡回することとしました。厳格な隔離は物理的に不可能だったので、成人家族の入室は可能として、入口にアルコール手指消毒薬を設置しました。その頃はまだ水道が復旧しておらず、供給される水は飲料を賄うために貴重だったのですが、インフルエンザ予防の観点から、トイレ後の水による物理的洗浄は有効とのチームメンバー内の相互理解に基づき、トイレ脇にタンクを設置しました。また、密集した居住空間を考慮して、マスクを居住者全員に1日1枚配布し、拡散を防ぎました。

　早期からの予防対策が功を奏したのか、私の活動中には陽性反応者が1人出たのみでした。予め陽性者が出たときのマニュアルがあったため、作成にかかわったメンバーは私以外すでに活動を終えてその場にはいなかったにもかかわらず、すぐに隔離部屋に移動させることができ、二次被害を防ぐことができました。

外国人への支援

　私が活動を行った地域は水産加工工場が多くあり、そこには東南アジアや中国から来た方が大勢働いていたとのことで、避難所にも外国人が20人ほどいらっしゃいました。ほとんどが20歳前後だったので、慢性疾患などの健康問題がある方はいませんでした。しかし母国と全く連絡

がつかない状態であり、「本国に戻れるのかわからず、不安は大きい」と話していたので、食事や睡眠のパターンに大きな変化がないかなどを聞きに毎日巡回しました。彼らは避難所でもあまりほかの方たちとコミュニケーションをとってはいない様子だったので、健康のことだけではなく、海外での報道等の情報提供をしたり、日常生活について幅広い話題を取り上げて、気分転換になるようはかりました。

中学校・高校には、JETプログラムという外国人教師が英語を教えるプログラムがあります。被災地にもプログラム参加中に被災した外国人がいたので、できる範囲ですがほかの避難所へも赴いて、彼らを探し、健康ニーズを把握するように努めました。彼らは年単位で日本に滞在しているので、言葉などにはあまり問題はなく、年齢も20～30代なので大きな健康問題は見受けられませんでした。しかし、その当時断片的にしか入ってこなかった原発事故の情報もあいまって、被ばくに対する不安が彼らにはとても強かったように見受けられました。私自身も限られた情報しかもっていませんでしたが、ニュース内容を共有し、被ばくによる健康被害について誤解をしている場合は、正しい知識を伝えました。普段は自分が米国で「外人」の立場なので、様々な条件により災害時に援助を受け難くなる「弱者」になりやすい彼らには、積極的にかかわるようにしました。

海外からの医療支援者として

米国でナースプラクティショナー（NP）の課程を修了している私は、海外でNPもしくはフィジシャンアシスタント（PA）として活動している日本人の仲間が多くいます。私が支援活動をしたことを知り、4人の仲間が私の後に続いてくれました。彼らは日本人の医師と協働し診療にあたりました。

私が参加したNPO法人は日本が活動基盤で、私たちは外部からのスタッフという立場で参加しましたので、私は最初に現地入りした人間として、後に続く仲間がそのNPO法人のチームメンバーとして最大限能力を発揮できるようにコーディネートを行いました。スタッフの医師や

看護師に、米国の医療や私たち（NP/PA）の米国での役割、教育背景、それぞれの専門性などを話して理解を深めてもらいました。

　また私は、米国からそのNPO法人を通して参加してきた日本語を話せない米国人医師と協働して活動にあたりました。前述のとおり、一般診察と変わらない状況での医療支援だったので、患者さんとの細やかなコミュニケーションをとることは活動の中でとても重要でした。患者さんの負担を最小限にするため、私が問診をとり、フォーカスフィジカルエクザミネーションを行ったうえで医師に英語で伝え、確定診断を絞り込む形で、できるだけ患者さんが私たちのやり取りで待つことがないように努めました。一方、日本と米国で薬剤名や一般成人向けの用量が異なる薬剤もあり、そのような状況を踏まえての支援活動には独特の難しさがありました。患者さんには、言語や文化の壁により必ずしもスムーズにいかない診療について最初にお断り・お詫びをしていたのですが、多くの方々は海外から支援に来てくれたということに興味をもってくださり、逆に労いの言葉をかけていただくことが多く、米国人医師らを含め私たちを好意的に受け入れていただいたことに感謝しています。

＊

　海外にいたにもかかわらず、NPO法人を通して国憂の事態にささやかながらでも一専門職としてかかわれたことは非常に幸運でした。日本は国連やOECDを通して主に経済的に国際社会に援助をしてきた立場でしたが、今回の震災では援助を受ける側になりました。日本が各国の支援をなかなか受け入れない状況を米国に戻ってからいろいろ聞かされ、日本の国民が医療に求める水準、臨床水準、医療と災害医療支援のあり方について改めて考え、学ぶ機会にもなりました。支援活動を行っただけではなく、これからの災害看護を発展させるべく、今回の経験を昇華していきたいと思います。

File 99 海外からの個人ボランティアの避難所における看護支援

城川 絵理子
Sydney Adventist Hospital（オーストラリア），RN, MN（Leadership）

日本への帰国

　2011年3月11日、東日本大震災が発生した日本時間の14時46分、オーストラリア・シドニーは16時46分でした。私はシドニー郊外の病院でアフタヌーンシフトをしていました。そのとき、スタッフや患者さんから次々に声をかけられ、半信半疑でテレビを見てみると、どのチャンネルも津波の映像一色でした。そしてその直後から、電話やメールで私の家族や日本の人たちのことを心配するメッセージが私のもとにも届き始めました。多くの患者さんや同僚から支援の申し出ももらいました。街の人たちも、私が日本人とわかるとお見舞いの言葉をかけてくれました。オーストラリアの人たちは皆、日本のことを心配し、心を痛めていました。

　テレビやインターネットで災害の規模を知るうちに、「医療が必要な人たちが医療機関のキャパシティをすぐに超える。これから被災地には、何千人もの医療スタッフが必要になる」と思いました。私は災害看護の経験もトレーニングを受けたこともない素人ですが、被災地の看護師を手伝いたいと考え、看護師長に連絡をして、日本に帰る旨を相談しました。同僚たちが私のシフトをカバーすると申し出てくれて、有給休暇で帰国できることになりました。

　同時にボランティア先も探しましたが、まだ急性期であったため、団体も個人も活動先はなかなか見つかりませんでした。しかし、被災地

人手がいるはずだと確信していたので、3月15日にシドニーを発ちました。移動中もなるべく多くの情報を集め、ボランティア活動や災害医療についての基礎知識もこの間にできるだけチェックしました。

避難所での看護活動

　帰国後、看護ボランティアを募集していた福島県の自治体と連絡がとれ、3月17日に飛行機とバスを乗り継ぎ、予想よりもスムーズに避難所に到着しました。その避難所は福島第一原子力発電所から約35〜36 kmの距離にあると説明され、「ここもいつ避難命令が出てもおかしくない場所ですが、いいですか？」と何度も確認されました。

　放射線の影響が怖くなかったと言えば嘘になりますが、何万もの人が暮らし、何千もの人が避難していたところですから、避難になったらそれを手伝おうと思いました。その避難所には最大で約2,000人、3月17日には約1,300人が避難していました。その多くは原発のある町の住民で、役場機能や災害対策本部もその避難所内にありました。

　私は3月17日〜31日までの15日間、その避難所に滞在し活動しました。災害医療においては亜急性期にあたります[1]。その間、約700〜1,500人の方が避難していました。ただ、出入りする方が多く、正確な人数や年齢別の把握などは役場でも困難のようでした。何人の高齢者や子どもがいるのかはわかりませんでした。避難所となった体育館は新しく、電気、上下水道などのライフラインは整っていました。そこに医務室があり、被災した町の保健師が中心になって活動しており、個人ボランティア、自身も避難している看護師、避難を受け入れた自治体の保健師などが手伝っていましたが、皆がはじめての経験で、混乱していました。

　1日約70〜80人の方が、体調不良等で医務室を利用していました。その多くはかぜなどの感染症の症状、そして慢性疾患、特に高血圧や糖尿病の悪化でした。多かったニーズは、慢性疾患をもつ人たちへの薬の手配でした。地域の医療機関もまだ完全に機能していなかったことに加え、ガソリンや車の手配などが困難だったこともあり、薬局や医療機関へのアクセスは長い期間、最重要課題でした。困っていたときに、地元

やボランティアの医師、薬剤師が避難所での診療や薬の手配などを協力してくれました。

　その他、精神科疾患の悪化や高齢者の不穏行動も見られました。救急搬送は1日平均約1～2件ありました。普段では救急車を呼ばないケースでも、救急隊のご厚意によりお願いすることもありました。CPR（心肺停止）が1件、既往による傷の消毒を毎日約2件。震災による人的被害が少ない地域だったこともあり、PTSD（［心的］外傷後ストレス障害）等の症状を訴える人はあまり見られず、子どもたちもみんな元気だったことが救いでした。ただし、我慢強い人が多かったので、ストレスや体調不良を抱えて我慢している人たちをフォローしきれていないのではないか、と常時心配していました。

今後の課題

　亜急性期の避難所での活動を通して最も必要性を感じたのは、「避難所での看護、保健活動のシステム構築とそのトレーニング」です。ヒト、モノ、カネ、そして情報のすべてのリソースが限られる中で活動していくには、実効性のあるシステムが必要不可欠です。避難所では、自治体の保健師も私たちボランティアの看護師も皆が災害看護の未経験者でした。役所の職員も同様でした。私は活動の土台となるシステムがないことを知り、目の前の問題を——そのほとんどをその場しのぎで——解決することに追われました。気になっていても優先順位の低い事柄は後回しになりました。災害緊急時における保険診療の制度等についても情報が混乱し、「保険証もお金もないから診てもらえない」と考えている避難者もいました。支援者間での情報共有、避難者への情報提供の難しさを実感しました。

　避難所での看護・保健活動を少ない人員で効果的に行うためには、すぐに動くことができる具体的なマニュアルやガイドラインなどのシステムが必要です。たとえば、災害時の医療制度や、避難所の運営方法、記録用紙、関係機関との調整方法、一般薬の処方法、緊急時の対処法、必要物品とその管理方法、医療廃棄物の処理法、衛生管理の方法などにつ

いてです。そしてそれには、ある程度のフレキシビリティをもたせ、現場の保健師、看護師、行政職員にエンパワーメントをもたせるようにしておくことが重要と思われます。

　リソースが圧倒的に限られている状況下において、安全な看護を提供するために、個々の保健師、看護師にトレーニングが必要となります。被災地の保健、看護を長期的に支えるのは現地の保健師、看護師です。今後はすべての看護職に災害看護を学ぶ機会が与えられることを望みます。International Council of Nurses[2]も個々の看護師における災害看護スキルの向上の必要性を指摘し、Disaster Nursing Competencies のフレームワークを作成しています。Undergraduate レベルでの教育も、日本[3]や中国[4]などで行われています。しかし緊急で必要なのは、現場で判断し、リーダーシップをとる中堅もしくはベテランのトレーニングです。そして、個々の保健師、看護師のスキルを最大限に活用するためには、実際に機能するシステムが最低不可欠です。

　今回の震災で、私たちは「想定外」の災害が起こることを知りました。将来どのような自然災害や人的災害が起こっても、今後「想定外」は準備不足の言い訳にはなりえません。「想定外」を想定し、災害対策やリスク・危機管理を進めていくことが必要でしょう。

＊

　今回の活動を通して、私はたくさんの学びを得ました。被災地の保健師さん、役場の皆さん、住民の皆さん、ボランティア仲間たちに心から感謝いたします。そして、被災地の復興をこれからも応援していきます。

引用文献
1) 酒井明子，菊池志津子編：災害看護．p.22-24，南江堂，2008.
2) International Council of Nurses：ICN Framework of Disaster Nursing Competencies, ICN, 2009.
3) 小原真理子：学士教育における「災害看護」―教育活動を通して開発した内容と方法．看護教育，47(3)：228-232, 2006.
4) Chan S.S. et al.：Development and evaluation of an undergraduate training course developing International Council of Nurses Disaster Nursing Competencies in China. J Nurs Scholarsh, 42(4)：405-413, 2010.

File 100

災害後1か月経過した2か所の異なる避難所での医療支援
海外から日本に駆けつけての個人ボランティア活動

小山 幸子 Flinders Medical Centre, Cardiothoracic Ward（オーストラリア）, RN

　3月11日に東日本を襲ったマグニチュード9.0という巨大地震による被災地の様子は、日本から遠く離れたオーストラリアにもリアルタイムで伝わってきました。テレビに映し出された、地震と津波により破壊された被災地の様子に大きな衝撃を受け、まるで地震が身近に起きたかのような錯覚に陥ったのでした。

　東日本大震災以来、被災地の人々を思うと気持ちが落ち着かない日々を過ごすことになりました。4月初旬に予定していた2週間の休暇に入ったのですが、日に日に「この休暇を利用して被災地で支援したい」という思いが強くなり、思いきって上司に被災地でのボランティアのために休暇を延長できないか相談したところ、快く承諾してくださいました。

　私が被災地を訪れたのは震災から1か月が過ぎた頃で、医療における緊急ニーズが減り、避難や避難所での混乱がある程度落ち着き、災害からの復興に移り始める前の段階の recovery phase（回復期）でした。本稿では、私が訪れることになった2か所の避難所の様子と、私が行った支援内容に加え、支援を通して感じたことをまとめます。

個人ボランティアとして被災地へ

　災害援助を決めた時点でどこのボランティア団体にも所属していなかった私は、個人ボランティアとして被災地に行くことを決心しました。地震と津波による被害が広大であり、数県にわたり無数の避難所が点在

していたために、どの避難所に行くべきかまず悩みました。ちょうどそのときに、福島県で災害支援を終えてオーストラリアに戻ってきた方のブログから、福島県は他県に比べて医療者の派遣が遅く不足していたことを知りました。そこで、インターネット上でボランティアを募集していた福島県内の各避難所に電話連絡し、最終的に「ビッグパレットふくしま」を訪れることにしました。

一次避難所「ビッグパレットふくしま」での医療支援

　最初に訪れた一次避難所のビッグパレットふくしまでは、原発から20 km 圏内で避難の対象となっていた富岡町と川内村の方が避難生活をおくっていました。多いときには約 2,500 人が避難されていたようでしたが、徐々に旅館やホテルなどの二次避難所に移る方が増え、私がボランティアとして支援を始めた頃には、避難所の規模は 1,800 人程度に縮小していました。それでも溢れんばかりの人々で、会議室はもちろん、廊下や渡り廊下まで埋め尽くされ、騒然とした雰囲気でした。

❶診療所での医療支援

　避難所の一角には診療所が設けられていました。私が訪れた時点では、他県から派遣された医療チームや、日本看護協会から派遣された看護師など、十分な数の医療者が支援していました。そこで現地の保健師と相談し、比較的受診が増えて忙しい準夜帯や、医療者が減り医師が不在となる深夜帯にかけて、診療所を手伝うことになりました。

　診療所では受診に訪れた方を看護師や保健師が予診し、その後、医師の診察を受けてもらうという効率のよい体制になっていました。医師が不在の夜勤帯では、緊急性にあわせて看護師が市販薬で対処し、朝の診療まで待ってもらう、または朝早めに医師に連絡するなど、常に医療における状況判断と問題解決の能力が求められていたように思います。

❷避難所での医療支援

　被災して避難生活を強いられながら、果敢に指揮を執り続けていた保健師や看護師は、大規模避難所の診療所や調整をこなすのに精一杯だったようです。そこで私は、個人ボランティアというフレキシブルさを利

用し、診療所に訪れることなく健康問題を抱えつつ避難所で過ごしている方を抽出し、受診につなげること、健康をおびやかすリスクを潜在的に抱えている方を把握し、支援すること、災害下のヘルスプロモーションにかかわることにしました。

気になる方に声をかけ、フィジカルアセスメントを行う中で、潜在していた問題を顕在化させ、数人の方を受診につなげることができました。中には1か月間薬を中断したままになっていた方や、義歯の欠損により食事を4日間も十分に摂れていない方などがいました。今回はじめて喘息や高血圧を指摘され、内服を開始した方、いままでの内服薬と違う名前や用法の薬を臨時診療所で処方された方など、薬に不安を抱えている方が多く、内服薬や疾患に関する情報提供も積極的に行いました。

会津地区での災害医療保健支援

日を追うごとにビッグパレットふくしまでの医療ニーズが落ち着き、十分な数の医療者も確保できていたので、1週間程度で支援を終えることにしました。その後は、事前に連絡をとり合っていた、私とほぼ同じ時期にオーストラリアから福島県の会津若松保健所にボランティアに訪れていた方の勧めもあり、会津若松保健所に移動し、会津地区に点在する二次避難所の調査（ローラー作戦）に加わることになりました。

会津地域には原発20km圏内の大熊町の方が主に避難していました。私が訪れた時点では、体育館などの一次避難所には900人弱の方が、二次避難所とされる旅館やホテルなどには8,000人以上の方がいらっしゃいました。

❶ローラー作戦を通しての支援

ローラー作戦の目的は、会津地域に点在する二次避難所を隈なく訪れ、聞き取り調査を行うことで、避難されている方すべての健康状態や保健・社会的背景を把握し、問題が浮上した場合は緊急度にあわせてそれぞれ対応することでした。

会津若松保健所では医療救護班とは別に、他都道府県からそれぞれ派遣されてきた保健師、看護師、医師、事務などで構成された保健班がロー

ラー作戦に加わりました。保健班は毎朝、担当保健師から前日の活動報告と当日の指示を受けた後、目的地に移動しました。目的地のホテルや旅館の各部屋を訪れ、調査票をもとに被災した方の背景や健康保健状態を確認し、気がかりなことがあれば、その場でもち合わせた情報を提供、もしくは保健所に問題を提起できるよう調査票に特記しました。

聞き取り調査では、健康状態の把握から、子どもがいる家庭においては健診や予防接種、通学状況を把握し、障害のある方に対しては障害の程度、避難前と現在の状況、必要な援助を確認するなど、幅広い健康保健に関しての知識を要求されているように感じました。また、1回限りの訪問であるため、「いま私が目の前にいる方の問題を見落とすと、今後ケアが受けられず困ることになるのでは」という緊張感や責任の重さを感じずにはいられませんでした。

2か所の避難所での災害医療支援ボランティアを通して感じたこと

❶一次避難所

大勢の方が1つの空間に寄り添い、ボランティアによる支援物資を頼りに暮らす一次避難所では、被災後1か月にわたる食生活と生活環境の不十分さから、体力の低下による罹患や慢性疾患の増悪、集団感染などが見られ、それを食い止めるための支援が大切だと感じました。また、今後の一次避難所の縮小と診療所の廃止を考え、避難者の自立を支え促すためにエンパワーすることも同時に必要とされていたように思います。ただ、将来への不安と避難生活に心身ともに疲労し、自分自身でのケアが難しいと感じる方もおり、被災した方の自立と援助を支援することのバランスを難しく感じました。

❷二次避難所

ホテルや旅館に避難されていた方は、一次避難所に比べて食生活や生活環境ともに恵まれているようでした。そのためか、健康状態が悪い方は一次避難所に比べて少ないように思えました。ただ、地方自治体のある災害対策本部などから遠く離れた場所に避難している方の中には、健康保健的支援が必要なケース（障害のある方、乳幼児、妊婦、1人親家

庭など）が見逃されていたり、情報や支援物資が継続的に入ってこないことによる不安を表出したりなど、一次避難所とは異なる問題が潜んでいるようでした。

　二次避難所の場所にかかわらず、ホテルや旅館で1人暮らしで、知人が少ない方などは、気持ちを共有したり悩みを相談したりする機会が少ないためか、閉塞感と孤独感からストレスをかなり溜め込んでいるようであり、自営業を営んでいた方などは深い喪失感と怒りや、社会的保障の不透明さによる将来への計り知れない大きな不安を抱えているようでした。被災した方の話に耳を傾けながら調査を行う中で、訪問時に見せた硬く緊張した表情が穏やかになり、語調が和らぐ様を感じながら、被災した方と地方自治体をつなぐ役割の重要さを感じた支援でした。

活動を振り返って

　今回、東日本大震災後1か月ほど経過した福島県の一次避難所と二次避難所という環境の異なる2か所の避難所を個人ボランティアとして訪れ、被災した方の保健医療支援に加わる機会を得ました。災害援助に関しての知識や経験をもち合わせていなかったため、手探りでの支援となりましたが、いままで看護師として積んできた経験と知識が十分に役に立ったのではないかと感じています。ただ、知っていたほうがよりよい援助ができたのではないかと感じさせる文献に支援後に出会うなど、事前に学んでおく必要性を感じました。災害看護について理解を深めるために、7月からオーストラリアのFlinders大学が提供するInternational Disaster Nursing（国際災害看護）コースで学んでいます。

　私の被災地でのボランティア活動は終わりましたが、被災地の復興はまだまだで、長期的な支援を必要としています。災害支援でかかわった福島県の方たちに関心をもち続け、今後もなんらかの形で継続して復興の手助けをできたらと考えています。震災による避難と避難生活という混乱の中、私を個人ボランティアとして受け入れてくださった避難所を統括する方や、被災された方に感謝するとともに、少しでも早く皆さま方に心穏やかに暮らせる日が来ることを願わずにはいられません。

解　説

地域保健の観点からみた課題と
今後の展望について

國井 修　日本ユニセフ協会

　筆者は日本ユニセフ協会震災復興支援フィールド・マネジャーおよび宮城県災害保健医療アドバイザーとして、発災1週間後から約2か月間、主に宮城県内の被災地で支援活動を行った。

　これまでバングラデシュ大洪水（1998年）、インド洋大津波（2004年）、ミャンマーサイクロン（2008年）など、多数の犠牲者を出した大水害の被災地で支援・調査活動に携わったが、これらと比較しても今回の大震災の惨状には目を覆い、その支援の困難さに頭を抱えた。支援活動を振り返り、地域保健の観点から東日本大震災の支援活動における課題と今後の展望について解説したい。

多すぎた災害関連死のリスク要因

　まず、災害時に守るべき最重要・最優先のものは「人命」である。災害の発生を皆無にできない以上、直接および間接死亡を最小限に抑えるためのあらゆる策を講じることが必要である。

　地域保健の役割は、直接死亡よりもむしろ間接死亡（または災害関連死）、さらに災害による直接的・間接的な健康影響を低減・予防することにある。阪神・淡路大震災では6,434人の死者のうち、10年間で919人が災害関連死と認定されたが、今回の大震災では岩手、宮城、福島3県の113病院への調査だけでも、災害関連死疑いは発災3週間で282人に上った。その大部分が高齢者で、死因は呼吸器疾患、循環器疾患が半数以上である。災害関連死の原因・誘因、またその予防法についてはさらなる研究・分析が必要であるが、一般に、高齢者で基礎疾患を有していること、避難生活における悪条件（栄養摂取低下、脱水、寒冷または高温多湿の環境、ストレスなど）がリスク要因と考えられている。

　東日本大震災は、阪神・淡路大震災と比較してもリスク要因が多く存在する。

まず高齢者率は、阪神・淡路大震災の被災地域の14.6%に対し、今回は気仙沼市30.0%、女川町33.7%などで、2倍以上である。
　さらに避難所の住環境の悪さが関連死に拍車をかけた。避難者はピーク時に40万人以上といわれ、発災後3か月時点でもなお約9万人が劣悪な環境下で避難所生活をおくっていた。当初は土足で出入りし、泥やほこりで汚れた体育館や教室に、1人あたり1畳分もないスペースで生活する人々が多かった。これは塵埃の吸入による呼吸器障害をもたらし、インフルエンザなどの呼吸器感染症が容易に蔓延する環境をつくり上げ、プライバシーが保てないため精神的ストレスも増強させた。土足厳禁にし、定期的な清掃を行い、隣の世帯との仕切りを導入するなどの策が講じられたが、2か月以上も改善されなかった避難所もある。
　水・衛生対策も遅れた。3か月以上も上下水道が不通で、手も顔も十分に洗えず、仮設トイレの数が十分でなく、朝は長蛇の列で、歩行が困難な高齢者は新聞紙に排泄していた。緊急支援の国際ガイドラインでは、飲料水として1日1人あたり最低2L、洗顔・手洗いなどを含めると7L以上を提供すべきとされているが、今回この基準を満たせなかった避難所が多かった印象がある。
　このような劣悪な環境下、感染症の流行も懸念されたが、手指消毒の徹底、マスクの使用、インフルエンザ疑い患者の隔離などにより、大きな流行は避けられている。ただし、大規模災害後はできれば1週間以内に立ち上げるべき感染症サーベイランスは遅れ、予防対策もかなり後手に回った地域が多い。保健所も壊滅的な被害を受け、職員自体も被災して対策が困難な地域もあったが、外部からの支援を借りてでもサーベイランスの立ち上げ、感染症対策は早期に行うべきである。

福祉避難所が要介護・要支援者のケアに活躍

　栄養問題も深刻であった。発災約1か月後に宮城県内の避難所420か所のうち332か所で実施した栄養調査では、1日の平均エネルギー摂取量は1,546 kcalで、国が避難者の摂取目標とする2,000 kcalを大きく下回った。被災者100人未満の小規模避難所197か所では約8割が1日3食を提供している一方で、500人以上の大規模避難所11か所のうちの5割は1日2食で、エネルギー摂取は1,340 kcalと、避難所が大きいほど食事の提供回数も摂取カロリー数も少なかった。避難所を巡回していると、高齢者には噛めそうもない堅いクッキーが朝食に出され、毎日菓子パンやカップ麺で高齢者は食べなくなり、逆に子どもたちがそ

れらを過剰に食べて太っていくなどの問題も見られた。これには様々な要因があるが、特にニーズに応じた調達・配送が計画的・体系的になされなかったことが問題である。広域に大人数の食料を提供するには、行政と自衛隊と民間企業とボランティアが連携協力し、その計画・実施・評価をする必要がある。地域保健の観点からは、栄養士・保健師が中心となり、避難所の食事・栄養摂取の状況を定期的に把握し、積極的に食事改善に関する提言を行うことが重要である。

避難所での要介護・要支援者へのケアも課題であった。日本看護協会災害対策本部の調べでは、発災1か月後の時点で、避難所の要医療者は避難者全体の9％、要介護・要支援者は1～2％。300人の避難所であれば、要介護・要支援者が5人程度おり、このケアのために看護師が毎日当直していた避難所もあった。

このような要介護・要支援者を集めて、効率的・効果的にケアしようと今回活躍したのが福祉避難所である。これは阪神・淡路大震災の際、要介護者などへのケアが不十分で、災害関連死が相次いだことを教訓に創設された。対象は高齢者や障害者に限らず、妊産婦、乳幼児、病弱者など避難所生活で支障を来たし、なんらかの特別な配慮を必要とする者である。しかし、被災市町の福祉避難所開設に対する見解、施設責任者の理解、要介護・要支援者の避難所移動などに伴う問題があり、その設置が遅れた地域もある。

ただし、福祉避難所も一部の要介護・要支援者の一時的な避難の場でしかない。また、在宅の被災者でも支援を必要としている人も多くいる。今回の教訓から、災害時要援護者に対する緊急支援のあり方、地元の資源と外部の支援をどのように連携協力させるかなどをしっかり検討する必要がある。

仮設住宅での支援とこころのケアが引き続き重要

今後の重要課題は、仮設住宅での高齢者、要介護・要支援者への支援である。阪神・淡路大震災では、仮設住宅に移り地域のつながりが薄れたことなどから、高齢者を中心に250人以上が孤独死した。今回の被災地では、高齢者の割合とともに、在宅1人暮らしも多く、65歳以上人口の2割近くに上る。そのため仮設住宅にサポートセンターを設置し、集会場、総合相談窓口、高齢者へのデイケアサービス、子育て支援などの機能をもたせたのだが、仮設住宅に移動が始まって3か月の時点でも、その内容や計画が十分に煮詰まっていない状況である。

また、こころのケアも引き続き重要である。支援物資が与えられ、大人数で助

け合って生活してきた避難所から、すべてを自力でやらねばならない仮設住宅に移り、大切な家族や家財の喪失感とともに、健康への懸念、将来への不安などを抱えて生活する人も少なくない。こころのケアは単に精神・心理などの専門家を派遣することで解決するものではなく、専門家のアドバイスを得ながら、地域、学校、職場など様々な「場」で生活支援を含めた総合的な対策が必要である。

大震災の教訓を地域保健の戦略に変えて復興へ

これ以外にも今後の地域保健の課題は山積しているが、特に自らも被災者でありながら、地域保健の復旧・復興に身を粉にして活躍している人々に次のようなアドバイスをしたい。

まず、行政にすべての責任があり、すべての対策をやらなければならないと考えないこと。復興支援には多くの日本人、また世界の人々が協力したいと思っている。外部の専門家・有識者に相談し、ボランティアや民間組織も活用し、様々な関係機関とつなげ、行政はその調整役と考えるとよい。

我々が海外で緊急援助をする際のスローガンは「Build Back Better」、災害前よりもその地域をよい状態に興そう、復旧に留まらず復興を目指そう、というものである。今回被害が大きかった地域は、災害前から少子高齢、医療過疎、老老介護など、様々な問題を抱えていた。これらをすべて解消することはできないが、日本が、世界が注目する中、また支援を得やすい環境にある中、「あるべき」地域保健のあり方とは何かをみんなで考えながら、それを具現するための戦略や計画を立てて実践することが重要である。それによって、少しは「よりよいもの」に近づくことができる。足元にある問題を拾いながらそれを解決するよりも、将来の夢を描きながらそれに向かって前進するほうが楽しい。

途上国に比べて、日本には復旧・復興のための資金があり、物資があり、優秀な人材がいる。ただ、不足しているのはビジョンと戦略と調整能力である。しかし意識しながら実践することで、これらの能力を補い、培うことはできる。緊急および復興支援にかかわれることは得難い経験である。自分自身を研鑽し、新たな能力を養い、次に同じような災害が（発生してほしくはないが）発生してしまった場合の即戦力になることもできる。

今回の大震災は大きな災いではあったが、それを被災地域のよりよい復興の機会にし、教訓をしっかり戦略に変えて、よりよい災害対策の準備をしてほしい。

解説

災害時のこころのケアについて

中島 聡美
国立精神・神経医療研究センター精神保健研究所 成人精神保健研究部 犯罪被害者等支援研究室長

災害による心理反応の経時的変化

　2011年3月11日に発生した東日本大震災は、かつてないほどの規模の被害と衝撃を日本にもたらした。この震災は、東北地方から関東地方を含む広域であるうえに、地震だけでなく津波、火災、原子力発電所事故などが複合した災害であり、その被害の甚大さから復興には長期間かかることが予想されている。また、約2万3,000人（2011年6月8日時点、警察庁報告）という多くの死者・行方不明者が発生したことで、被災者は深い心の傷を負うこととなり、地域や経済、生活面の復興だけでなく、精神的な回復も重要な課題となると考えられる。

　災害による心の反応は時期によって異なるといわれている。岩井[1]は過去の研究と阪神・淡路大震災の経験から、被災者の心理状態には3つの時期があるとしている。災害後、数時間から数日間といわれる「茫然自失期」では、災害の衝撃に人々が圧倒され、避難や救助に追われる時期である。このときの被災者の心理は混乱と恐怖が中心であるが、その後、互いの助け合いや英雄的な行動、安全な環境や生活の場を確保するための活動に気持ちが向けられ、徐々に精神的に高揚した状態へ向かう。この時期には、外部からの救援者が多く入るようになり、被災者と一緒になって被害からの回復へ積極的に向かっていくことから、「ハネムーン期」と呼ばれている。しかし、ライフラインが回復し、仮設住宅がつくられる頃になると、初期の高揚段階がなくなり、外部の救援は縮小していく。被災地および被災者は、将来を踏まえた生活の再建のために、様々な現実的な困難に向き合わざるを得ないようになる（「幻滅期」）。うつ病やアルコール関連障害などのメンタルヘルス上の問題は、災害直後よりもむしろこの幻滅期に顕著になるといわれている。災害時、身体医療の外部支援の需要は、被害直後から被災地の医療機関の再建までの間にほぼ集約される。それに比較して、メンタルヘルスの

支援の需要については、中長期にわたって続くことが特徴であろう。

災害による心理的影響と反応

　災害の心理的影響は、大きく3つに分けて考えることができる[2]。1つ目は、命の危険を感じたり、あるいは悲惨な光景を目撃したりなどの「トラウマ（心的外傷）体験」であり、この体験に対する反応として、再体験、回避、過覚醒などのPTSD（[心的]外傷後ストレス障害）症状が現れることがある。今回の震災でも、津波の光景が繰り返し頭に浮かんで苦しくなったり、眠れなくなったりという被災者の話も報道等で伝わっている。2つ目は、家族や友人の死、家や財産や地域の破壊による「喪失体験」である。このような喪失体験に対して、悲嘆反応や抑うつ症状、心身の不調などが生じやすい。3つ目は、災害後に発生する様々な「生活上のストレス体験」である。避難所や仮設住宅での生活、新しい環境への不適応、生活の再建の困難など様々な就労や生活上の問題がストレスとなって、心身の不調を来たすものである。そのほかにも、大切な人を失った被災者は、助けられなかったことや自分が生き残ってしまったことに対する自責感を強く感じることがある。また、今回の震災では、原発の事故が発生しているため、人的災害の要素がある。このような人災に対しては、国や過失があると考えられる関係者に対する強い怒りの感情も発生する。

　これらの被災者の心理的反応の多くは、このような"被災（「異常な事態」）に直面したことによる正常（通常）の反応"であると考えられており、生活の安定とともに軽減していく。Norrisら[3]は、自然災害においてはトラウマ体験に対する回復力（resilience：ストレス体験から回復する弾性力）が働くため、一過性の適応的な反応や、うつや不安、睡眠障害、身体症状、飲酒・喫煙の増加などの精神的反応を来たすが、特段の専門的治療を要せず回復する人が被災者の全体の約75％であり、残りの25％がうつ病やPTSDなどの不安障害、アルコール等の物質依存などの臨床上問題となる反応を呈するとしている。

　精神健康の悪化には様々な要因が関連しているが、特に、被災の程度のひどかった人——命の危険や重症を負った人、家族など大切な人を失った遺族、家屋や財産を失った人、移住した人——において精神障害の発生のリスクが高いといわれている[4]。阪神・淡路大震災後の調査でも、震災後約4年経過して仮設住宅に住んでいた被災者では、9.3％がPTSDの診断を満たしており、約1割にトラウマ

症状が長期化していたことが明らかにされた[5]。また、スマトラ沖地震で被災したスウェーデンの遺族の調査でも、身内を喪失した遺族において自殺念慮がある人や、PTSDの症状の強い人、複雑性悲嘆が疑われる人が約40%と、喪失者がいない被災者（約10%）と比べて多いことが報告されている[6]。今回の震災では、死者・行方不明者が多く、遺族はさらにその数倍に上ると考えられることから、遺族の悲嘆や抑うつに対するケアが必要になると予測される。

災害時のこころのケアのあり方と留意点

災害時のこころのケアは、被災後の被災者の状況や、被災地の精神医療の資源や機能を踏まえて、包括的な支援の一部として行うことが必要である。前述したように、多くの被災者が回復可能であることから、まずはその回復力を高め、回復過程を促進するようなアプローチが重要である。

具体的には、まず被災者の安全と生活の確保が最優先事項であり、その後、医療や地域保健の一環として広義の精神的ケアを提供したうえで、より専門的な医療や心理的介入を必要とする人に対して、精神保健の専門家によるケアを提供していく形が望ましい。また、長期にわたる精神的ケアは、最終的には被災地の地域精神保健や医療が行うことを考えると、初期から被災地域の行政機関や医療機関と連携し、そこに引き継げるような形で外部支援を行うことが必要である。そのためにも、被災者に対する直接的なケアだけでなく、被災地での精神科医療機関や市町村の保健所、精神保健福祉センターが十分機能できるようにする支援が重要である。今回の震災では、太平洋沿岸部の精神科医療機関や保健師の被災があったため、被災地外部からの精神科医療や地域保健の支援が災害初期より行われた。

東日本大震災では、阪神・淡路大震災、新潟県中越地震の経験が活かされて、かなり組織的に外部支援が行われたことが特徴的である。1つの例として、外部からの支援は必要ではあるが、そのコーディネートには多大な労力を要することから、被災地の負担を軽減するため、厚生労働省が被災地と支援者（こころのケアチーム）のコーディネートを行ったことがあげられる。また、派遣されたこころのケアチームも、被災地域のニーズにあわせ、地域との連携を重視した形で支援を行った。当センターでもこれらのこころのケアチームの活動の指針になるように「心のケアチームマニュアル」を策定し、ホームページ上[7]で公開したが、

その中で具体的な活動として以下の3つをあげた。
　①震災によって障害された既存の精神医療システムの機能を支援する。
　②震災のストレスによって新たに生じた精神的問題を抱える一般住民に対応する。
　③被災地の支援者（救急隊員、警察官、行政職員、保健職、医療関係者等）の精神的ケアを行う。

　実際に派遣されたこころのケアチームは、被災地の医療機関の診療補助や、診療が中断した患者の避難所や在宅での診療、避難所の巡回や在宅訪問など、不安や不眠、急性ストレス反応などを来たした被災者の対応にあたっていたことが報告されている。

　もう1つの例として、災害初期の対応として心理的応急処置（psychological first aid；PFA）[8]が広く用いられたことがあげられる。PFAは米国国立PTSDセンターと米国国立子どもトラウマティックストレス・ネットワークが開発した、精神保健の専門家に限らない支援者が広く使用できる初期対応である。この対応は被災者を傷つけることなく、実際的な支援を提供する中で、安心、安全、必要な情報の提供を行い、被災者の対処を助け、必要な資源に結びつけることを主眼としたものである。初期においてはこのように被災者を病理化せず、回復を促進するようなかかわりが望ましいと考えられる。

　震災から3か月を経過し、被災者の急性期のストレス反応などは軽減しているが、今後は生活の再建が困難な人や、遺族など被災の程度の強かった人々を中心に、PTSDやうつ病などより専門的な精神医療を必要とする人を早期に発見し、支援や医療に結びつけていくことが重要となるだろう。しかし、問題を抱えていても精神科医療機関に対する一般の人の敷居は高く、なかなか医療に結びつきにくいことが心配される。このような早期発見・対応のためには、市町村・県の保健師、プライマリケア医療機関、精神科医療機関、地域包括支援センター、福祉機関などがネットワークを形成し、様々な相談窓口を通して必要な人を医療に結びつけていくことが必要である。

　震災から時間が経つにつれて、被災地外の人々の関心は薄れ、支援が減少してしまいがちであるが、こころのケアは長期的な取り組みである。医療関係者にはぜひ長期的に被災地に関心をもち、被災地のニーズに応じた支援を継続していくよう望みたい。

引用文献

1) 岩井圭司：自然災害（総論と災害前準備）．金 吉晴編：心的トラウマの理解とケア，第2版，p.63-73，じほう，2006．
2) 加藤 寛：自然災害（中長期）．前掲書1），p.85-95．
3) Norris F.H., et al.：Looking for resilience：understanding the longitudinal trajectories of responses to stress. Soc Sci Med, 68：2190-2198, 2009.
4) Norris F.H., et al.：60,000 disaster victims speak：Part I. An empirical review of the empirical literature, 1981-2001. Psychiatry, 65：207-239, 2002.
5) 加藤 寛，岩井圭司：阪神・淡路大震災被災者に見られた外傷後ストレス障害―構造化面接による評価．神戸大学医学部紀要，60：147-155，2000．
6) Johannesson K.B., et al.：The effect of traumatic bereavement on tsunami-exposed survivors. J Trauma Stress, 22：497-504, 2009.
7) 国立精神・神経医療研究センター ホームページ：東北地方太平洋沖地震メンタルヘルス情報サイト．http://www.ncnp.go.jp/mental_info/index.html
8) 兵庫県こころのケアセンター ホームページ：サイコロジカル・ファーストエイド実施の手引き．http://www.j-hits.org/psychological/index.html

被災地で暮らす
住民への支援活動

PART 5

File 101

特別養護老人ホームにおける看護支援ボランティアを体験して

小野 幸子 宮城大学看護学部老年看護学 教授

　東日本大震災後、本学学部教育における老年看護学領域実習の施設に対し、被災状況や支援ニーズを電話で伺った際に、ある特別養護老人ホームより看護支援ボランティアの要請がありました。この特養は実習施設の系列施設で、「施設自体の損壊は必ずしも大きくなかったが、職員の多くが被災したため退職せざるを得なかったり、精神的に不安定で出勤困難に陥るなどの問題が派生している。特に看護職はもともと配置数が少ないため、容易に不足状態になり、勤務継続可能な看護職も過酷な勤務状況から疲弊して判断力が低下し……施設の存続ができるか否かという状況にある。いつからでも、何日でもよいので、支援に来てもらえないか」という大変切羽詰まった状況にあることが伺えました。すぐにでも支援したいと考えましたが、実際には車のガソリンが確保できるようになった震災から約1か月後の4月12日〜17日（4月12日〜16日の5日間は筆者と本学准教授1人の2人体制、16日〜17日の2日間は本学助教の2人体制）の看護支援ボランティアになりました。

特別養護老人ホームの概要

　支援を行った施設はこの町に唯一の特養で、2006年5月に開設されたユニット型全室個室（1ユニット10人）であり、長期利用定員が4ユニット、ショートステイ利用定員が1ユニットの総計5ユニット50人で、デイサービス（利用定員20人）を併設するとともに、居宅介護

支援事業を実施していました。職員は、通常体制では看護職が長期・短期利用施設に常勤4人、デイサービスに2人、ほか介護職、理学療法士（月2回）、管理栄養士、事務職員など総勢86人であり、職員体制は1.7：1以上でした。

しかし、震災により職員の60％が家屋の被害（全壊、半壊、浸水など）を受け、かつ家族を失った者が2人、家族不明者が8人と合わせて12％を占め、看護職も勤務可能が全体で3人（1人は妊婦）という状況でした。嘱託医による1回/週の来診は維持されていましたが、協力病院である町立病院も津波により1階（外来診療室、検査室、手術室など）が損壊して機能できる状態になく、2階の一部を外来診療部門として仮設して機能を維持していました。そのため、検査や手術が必要な場合は仙台市内の病院へ送る体制をとっていました。

看護支援ボランティアの内容と捉えられた課題

職員は被災を受けながらも勤務を継続して過重労働になっていることから、利用者さんの健康生活を維持し、より適切なケアを継続するためには、看護職の心身の休養が必要と考えました。そこで、現地看護職が日々実施している看護業務の代行を目的とし（表1）、現地に到着した2日目の午後から、現地看護職の勤務を解放しました。

看護支援ボランティアは、引き続き継続して実施される必要性は明らかでしたが、筆者にとっては大学教員としての本業があり、また施設での宿泊体制（必要に応じて夜間も対応）という通常の生活とは大きく異なる状況に対して体力的に限界がありました。そこでボランティア終了後、大学に戻り、表2に示した活動を実施しました。

この体験を通じて捉えられた課題とその根拠を表3に示します。

活動を振り返って

実習指導を通じて臨地現場の看護に関与しているとはいえ、臨地現場における実践的看護活動から離れて長い筆者は、施設利用高齢者の安全かつ安楽を保障した看護実践活動を担うことに多少の不安がありまし

表1 | 現地で実施したこと

支援日時			実施内容	備考
支援1日目（4月12日）	13時～	情報収集	●施設職員への挨拶、施設見学、利用者の居室の見取図入手 ●利用者への挨拶、利用者の状態確認、医療的処置、1日・1週間の経過、注意が必要な（急変の可能性も含む）利用者とその状態確認 ●看護職の1日のケアおよび業務の内容、具体的な援助方法など ●介護職員・協力病院と連携方法 ●看護ケアや業務の見学・参加	
	17時～	情報収集と整理	●「看護業務の1日の経過」「経過観察表」の作成 ・「看護業務の1日の経過」の整理 ・各入居者の発熱・便秘・血圧上昇時などの包括指示の把握 ・4ユニットの居室の配置、全入居者（長期・短期利用者）の氏名、性別、年齢、疾病、病状、治療とその経過および現在の状態の概略、日々必要な医療的処置（経管栄養、血糖測定、インスリン注射、点眼、軟膏処置など）	利用者個々の理解と安全な看護業務遂行上、各利用者の診療録・看護記録から情報収集
支援2日目（4月13日）～6日目（4月17日）	午前中	長期・短期利用者の看護活動	●「看護業務の1日の経過」「経過観察表」を活用しつつ、現地看護職とともに看護活動に参加	
	午後～17時[*4]		●「看護業務の1日の経過」「経過観察表」に基づいて活動 ●処方薬の確認と1回の配薬用として分包 ●便秘利用者[*1]、急変（意識消失）利用者[*2]の対応 ●受診が必要な利用者の付き添いと医療施設の医師・看護師への申し送り、診療介助と診療結果の受領および家族の相談対応 ●口腔ケア、個別用のワセリンの設置、環境整備、特に除菌・消臭剤（クレベリン）の設置と居室の整理整頓など	基本的に、現地看護職を勤務から解放 [*1]：包括指示に基づく対応 [*2]：久しぶりの入浴による一過性の血圧低下
		デイサービス利用者の看護活動	●施設到着時の健康状態（変化）の把握による判断と対処	
		施設職員と家族に対する看護活動	●可能なこころのケア ・職員：集団→個別[*3] ・家族：介護職員の要請による対応	[*3]：1回約1時間半の集団ケア×2日
		その他	●施設職員との良好な関係づくりのための努力	

[*4]：4月12日～16日の5日間は筆者と本学准教授1人の2人体制、16日～17日の2日間は本学助教の2人体制

| 表2 | 看護支援ボランティア終了後に実施したこと

- 依頼者である実習施設副施設長（調整担当者）に、実施した支援状況と環境・ケア上の改善案を報告・提案
- 施設の要請に基づき、可能な物資および「急変時の対応のあり方」のフロー図の提供
- 継続的な「こころのケア」のために専門家の紹介
- 日本老年看護学会や看護系大学協議会からの支援の働きかけを県行政へ橋渡し
- 他大学の要請（本施設への看護支援ボランティアを実習に位置づけたい）への対応
- 本看護支援ボランティアメンバーの施設訪問によるその後の状況把握（GW活用）
- NPO団体 Community Life Support Center に看護職派遣の依頼

た。しかし、看護職への支援ができてこそ施設利用高齢者が守れると捉え、臨床看護実践力に信頼がもてる教員とともに看護支援ボランティアに出向しました。現に、被災を受け苦悩の真っただ中にある一方で、高齢者ケアの担い手としての使命感から、過重労働になりながらも1か月を乗りきり、今後もケアを継続していく看護職や介護職、またそれを支える施設職員に出会い、痛ましい思いとともに力強さも感じ、心より頭が下がりました。そのため、そのことをまず言語化して労をねぎらい、施設利用者のケア上、把握できた様々な問題・課題については可能な限り目をつむり、改善策は大きな変化を伴わない範囲に留め、少なくても現地で実践されてきた看護業務を遂行することに力点をおきました。

　把握できた様々な問題・課題については、現地看護職というよりも、教育を担う我々にとっても課題であり、今後取り組んでいく必要があると捉えています。また、災害の急性期を脱しつつあるとはいえ、復興にはかなりの期間を要することが予測されます。真に復興するまで支援を継続し、ともに乗りきっていけるように努力したいと考えています。

＊

　今回の看護支援ボランティアは、実習施設の副施設長の要請によって開始したものです。このような貴重な機会をくださったことに心から御礼申し上げます。また、看護支援ボランティアに賛同し、協力してくださった本学の河原畑尚美准教授、田中美江助教、橋本 翼助教に感謝いたします。

　本稿は、第16回日本老年看護学会 分化会2「施設ケア：東日本大震災における高齢者ケア施設の現状と課題」にて報告したものの一部に加筆したものです。

| 表3 | 看護支援ボランティアを通じて捉えられた課題とその根拠

課題	根拠
課題1：支援先への移動手段と宿泊施設および自分たちの生活必需品（食料、衣類、常備薬など）の確保	ボランティアである以上、支援のために必要な準備は支援者が用意周到で臨む必要があり、支援先の方々に負担をかけるようなことになってはいけない
課題2：支援ニーズの適時的・適切な把握の方略の確保 →客観的立場の人（第三者）による把握が必要 →支援ニーズを把握している県の行政・看護協会・社会福祉協議会、NPO団体などとの連携	・支援ニーズは日々変化する（支援とのタイムラグが生ずる可能性がある） ・施設職員は客観的に支援ニーズを捉え、要望を言語化できる状況にない
課題3：継続的看護支援ボランティアの確保 →近県（全国）のケア施設のネットワークによる相互支援関係づくり →施設における看護職の役割および施設ケアの標準化による支援提供者の確保	・そもそも特養では看護職の配置数が少なく、施設間の支援体制が組みにくい
課題4：施設職員や利用者・家族への継続的な「こころのケア」提供者の確保	・施設利用者や家族および施設職員も被災者であり、殊に被災による苦悩の中で、施設利用者のケアにあたることによる心身のストレスは計り知れないが、つらさを我慢して表現しない者が少なからず存在する ・被災の小さい（ない）職員の中には、罪悪感や自責の念をもつ者もいる
課題5：ケア施設における看護（職）の充実 →生活の場である特養における看護職の役割機能に関する意識や看護実践能力の向上（研修・学習機会の確保、自己研鑽の向上など） →今回の災害経験を活かした施設における「対応（ケア）マニュアル」作成	・予防的看護の視点が不足（便秘、感染予防など） ・基本的な看護ケアの技術（薬物管理法、器具の消毒、経管栄養法など）の向上 ・最新の医療・看護に関する研修の機会が必ずしも多くない ・既成の災害時の対応マニュアルは活用できるのもではなかった
課題6：関連学会など災害支援ネットワークの構築 →どのような組織の、誰が、どのような支援が可能かの明確化	・今回要請された看護支援ボランティアは継続的に実践することが求められるが、どこに、誰に、継続支援を依頼できるかの情報がない
課題7：被災地にある大学（教員）として、支援継続のための自己の健康管理 →自分自身を維持する方策 →看護支援ボランティア実施中における健康管理	・被災地にある大学（教員）として被災地や被災者の支援の必要性は十分に認識できるが、自分自身も被災者であり、ライフラインの断絶など通常の生活の維持ができない状況に置かれ、心身のストレス状態にあることを認識してボランティアに臨むことが必要である

File 102

原発30 km圏内、放射線で閉ざされた町の苦難

鉦打 健　長崎大学病院

孤立した在宅療養患者

　福島県知事から長崎県知事への要請を受け、長崎大学病院は県と協働して福島県への支援を開始しました。その第1陣として、震災発生から3週間以上が経過した4月3日、我々長崎大学病院チーム（内科医、歯科医、看護師各1人）は、医療支援の一切を断たれ孤立した在宅療養患者の巡回診療を目的に現地入りしました。

　福島第一原子力発電所の30 km圏内、屋内退避指示区域に残された住民は約2万人、そのうち「寝たきり」等の自力避難困難者はリストアップされただけで159人、そのほとんどが南相馬市に居住していました。沿岸部の津波被害は甚大で原形を留める家屋はなく、見渡す限りがれきの原野が広がっていました。それに比べ、津波を免れた地域は倒壊した建物もなく、震災前の風景がそのまま残されていました。ただそこには行き交う車両はなく、人影も消え、木々のざわめきのみが聞こえる、まるで時間が止まってしまったかのような静寂がありました。

　地域の入院・入所施設は閉鎖され、主に内服処方を行う外来が2か所稼働しているのみで、地域医療は完全に崩壊していました。現地には、医療支援が必要な在宅療養患者が多数いるにもかかわらず、外部からの支援は震災後3週間全く届いていなかったのです。本来なら、既に救済されているであろう患者さんの目の前には、放射線という大きな壁がそびえ、外部からの支援・物流は途絶し、報道機関さえも現地への立ち

入りには自主規制を敷き、支援を求める声が社会に届くこともない状況となっていました。

巡回診療から見えてきたもの

　我々が住民の自宅を訪問すると、残り少ない経管栄養剤を白湯で薄め、狭窄しかかった胃管チューブで辛うじて栄養補給を続ける寝たきりの高齢者がいました。介護する家族もまた、水・食料は配給に頼らざるを得ない状況の中、栄養剤の入手やチューブの交換ができない環境を受け入れる以外に選択肢はなかったのです。寝たきりの患者さんの多くは、生命の維持で手一杯という危機的状況の中、脱水・低栄養はもとより、誤嚥性肺炎、関節拘縮、褥瘡、尿路感染などのハイリスク状態にありました。衛生管理も不十分で、内服が途絶えた慢性疾患患者の病状悪化は必至であり、何より専門家の目がない療養環境では、異常の早期発見が困難であることは誰の目にも明らかでした。事態の長期化は、そのまま全身状態の悪化を意味し、そればかりか、多くの場合、その介護を担っているのは高齢者であるために、新たな健康障害者を生むリスクをもはらんでいたのです。数か月前に脳出血を患った足の不自由な独居高齢者がいました。食事は、友人がもってきてくれる米と配給の缶詰のみで、減塩食などとは程遠い献立が3週間続き、血圧は200 mmHgを超え、いつ再出血が起こっても不思議ではない状態でした。

　さらに深刻なのは、電話が不通で連絡手段がないこと、屋外のトイレにたどり着くまで照明もなく、急な段差がいくつもあること、風呂が使えないこと……数えればきりがないほどの問題点が見つかりました。しかし、我々には降圧薬を処方する以外、状況を改善できる術がなかったのです。自治体が把握していない患者さんも含め、地域に取り残された患者さんをすべて把握し、要緊急搬送患者の早期発見を行うことは急務でした。そのため、急変のおそれのある患者さんを発見しても、フォローできる時間的余裕も手段もなく、かなわないであろう再訪問の予定を立てて自らを納得させ、無力感に苛まれながら目の前の患者さんから離れるしかなかったのです。巡回が進むにつれ、「あの人は大丈夫だろうか」

という不安の数と、「なんの支援にもなっていない」という無力感の数が増えていきました。

　避難所で重度の褥瘡を発症して自宅に戻り、十分な処置もなされないまま敗血症を合併するおそれのある患者さんが緊急搬送されました。自立生活していたリウマチの患者さんが、震災後、薬を入手する手段がなく、激痛に耐えながらベッドの中で身動きできなくなっていました。たまたま隣人に発見された頸部骨折の独居高齢者、娘と孫を亡くし、不眠と食欲低下を訴える高齢者、入所していた高齢者施設が津波被害を受け、何の準備もないまま寝たきりの親を引き取らざるを得なかった家族、我々の呼びかけにかすかな声を発し、自衛隊が台所の小窓から家に入り、ようやく生存を確認できた高齢者……様々な人に出会いました。訪問した住民の中には、「長崎から来た」と伝えるだけで深々と頭を下げられ、涙を流し迎えてくれる方もあり、その不安の強さをうかがい知ることができました。未だに続く余震と放射線への恐怖を感じながら、窓もカーテンも閉め切り、いつ来るかもわからない救援物資を待ち、氷点下となる外気温でも十分な暖房もできず、細々と命をつないでおられました。その心中を察すると、声がつまり涙を抑えることができないこともありました。しかし、こういう環境に追い込まれてもなお、明るく前向きに過ごしている住民のたくましさに勇気づけられ、「もてなすお茶もない」と詫びながら、我々の体調を気遣ってくれる住民の温もりに触れ、「少しでも力になりたい」という思いを強くしたのです。

原発 30 km 圏内に留まり、住民を守ろうとする人々

　原発 30 km 圏内の 7 万人の住民のうち、5 万人が避難しました。自治体関係者や医療関係者も例外ではありません。そのような中で、地域に残された 2 万人の住民を守るため現地に留まり、今回我々が活動を行うために、災害ボランティア・自衛隊・住民などから情報をかき集め、訪問先のリストをつくり上げた自治体関係者がいました。行方不明者の数も、避難した住民の数もはっきりしない中での作業は困難を極め、想像を超えるものだったに違いありません。

また、震災直後から、押し寄せる外来患者の診療を続け、避難所の巡回診療を行い、消えかかる地域医療の灯りを灯し続けようと奮闘している医師や看護師がいました。地域に残り、必死に住民を守ろうとする彼らもまた、被災者だったのです。家族の行方が未だにわからない人、津波で家を失った人、家族を避難させ１人現地に残った人、誰もがすさまじい事情を抱えていました。それでも、地域住民を守るため最後の砦になろうと、自ら受けた苦難や放射線への恐怖を押し殺し、昼夜・休日を問わず献身的に働き続ける彼らの姿に強い衝撃と深い感動をおぼえ、そんな彼らの一助になろうと誓いました。

被爆者医療に携わる長崎大学病院の一員としての使命

　滞在１週間で、チーム全体で299人の訪問診療を行い、２人を緊急搬送し、次の着任者に託しました。派遣を終え帰路に就いたとき、ホッとしたのと同時に、平穏な場所へ戻れる環境があることに罪悪感をおぼえました。そこに残れば救える、救えないにしても何かの役に立つかもしれない、という状況をわかっていながら、その場を離れることは、ある意味大きな罪ではないかとも思いました。

　そして考えました。私が受けた累積線量は $40\ \mu Sv$、健康被害が起こりようのないわずかな線量でした。発生した原発30 km圏内における支援の空洞化をどうすれば回避できるのか。長崎は広島とともに原爆が投下された土地です。長崎大学病院は長年にわたり被爆者医療に携わり、そこで積み重ねた豊富な経験とデータがあります。チェルノブイリ原発事故にも深くかかわってきました。今回、我々が率先して原発被害を受けた地域に赴いて活動を行い、安全性をアピールすることは、重要な責務であると感じています。それだけに留まらず、人が人を助けようとする行動を触発するため、現地が直面している苦悩を今後も広く発信し続けなくてはならない、それが現地の惨状を目の当たりにし、住民の苦しみを肌で感じた我々の使命であると思います。

File 103

気仙沼巡回療養支援隊での活動報告

渡辺 光子[*1]、菅井 亜由美[*2]　[*1]日本医科大学千葉北総病院 皮膚・排泄ケア認定看護師、[*2]星ケ丘厚生年金病院 皮膚・排泄ケア認定看護師

震災1か月後の褥瘡ケア支援

　発災1か月後の気仙沼市では、東京都、東京都医師会、全日本病院協会等を中心に、およそ30の医療チームが全国から派遣され、地域を分担しながら組織立った医療支援活動が展開されました（写真1、2）。私は日本医科大学チームのローテーションメンバーとして、4月14日〜17日に現地に赴きました。当チームの役割は、主に唐桑地区（唐桑半島山間部）を中心とした仮設診療所や避難所での診療活動でした。

　気仙沼市では3月下旬に、地元医療機関、行政、NGO（非政府組織）が協力し「気仙沼在宅支援プロジェクト」（http://yuunomori3.jugem.jp）が発足し、医師、保健師、看護師が中心となり、被災者宅への訪問

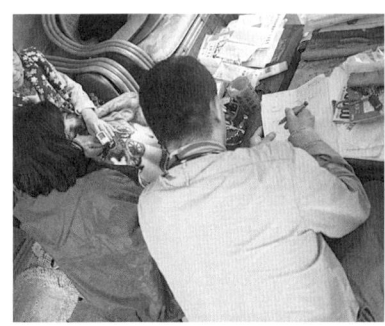

○写真1：在宅巡回診療の様子

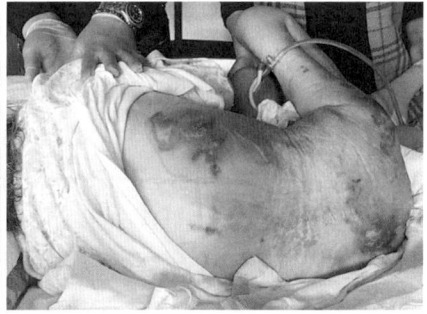

○写真2：巡回診療した療養者の褥瘡（許可を得て撮影）

褥瘡発生部位:
- 肋骨部（背部）: 1
- 大腿部: 1
- 下腿部: 2
- 踵、足、足趾: 3
- 腸骨部（腰部）: 3
- 大転子部: 4
- 仙骨部: 9

褥瘡深達度（NPUAP）(n=12):
- I・II度: 0%
- III度（3）: 25%
- IV度（7）: 58%
- DTI（deep tissue injury）疑い（2）: 17%

●図1：巡回した療養者の褥瘡発生部位（左）と褥瘡深達度（右）

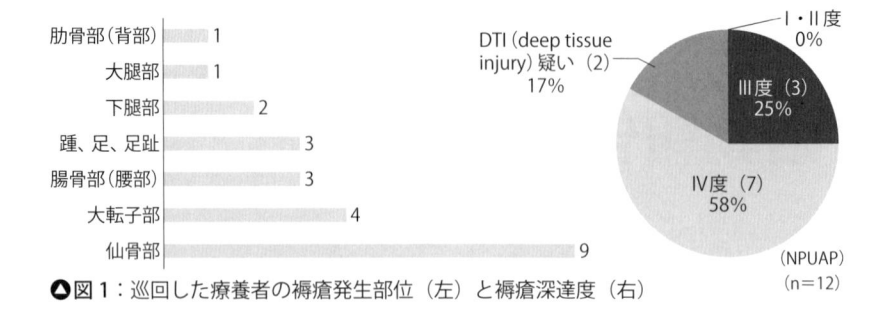

診療と在宅ケアを中長期的に支援する活動が始まっていました。その活動として「気仙沼巡回療養支援隊（JRS）」があり、対象者に褥瘡患者が多かったことから、皮膚・排泄ケア認定看護師（以下、WOCナース）として巡回療養支援隊に加わることとなりました。

❶褥瘡患者の状況

4月15日〜17日の3日間、JRSチームに加わり、褥瘡患者計12人のケアにあたりました。この時期にJRSがフォローしていた褥瘡患者は約40人で、その約4分の1にあたる療養者を巡回したことになります。褥瘡は仙骨部や大転子部、足部に多く、すべてIII度以上（NPUAP）の重度褥瘡を有していました（図1）。前半2日間は日本プライマリ・ケア連合学会東日本大震災支援プロジェクトチーム（PCAT）の医師と日替わりでチームを組んで回り、最終日は形成外科医を中心に理学療法士、栄養士など計6人のチーム編成で、デブリードマンを必要とする褥瘡患者らを重点的に巡回しました。

初日に訪問したうちの1人は、津波で家が流され、知人宅で間借り生活をしながら高齢の母親の世話をする老老介護の世帯でした。震災当日は寝たきりの母親を背負って車に乗り込み、高台へ避難したそうです。震災後は、ベッドやマットレスなど介護用品のすべてを失いながらも、救護用ゴムボートをエアーマットレス代わりにして、懸命の介護が続けられていました。体の5か所にII〜III度の褥瘡を発症し、局所治療が続けられている状況でしたが、いずれの創も回復傾向にありました。褥瘡部の洗浄と創傷被覆材交換のほか、持参した清潔ケア用品やクッショ

ンの提供、摘便、足浴などのケアを行いました。JRS事務局に高機能マットレスの手配を依頼し、無事マットレスが届けられたことを後日確認しました。もしゴムボートが活用されていなければ、褥瘡はさらに悪化していたことでしょう。限られた物品を最大限活用する工夫があったからこその回復傾向であり、その知恵と努力に敬服する思いでした。

　自宅は損壊を免れたものの、2週間以上の停電によるエアーマットレスの機能停止や、訪問看護や介護など様々な介護福祉サービスの停止に伴い、褥瘡が悪化している自宅療養者が多数を占めました。関節拘縮が進行したり、真菌症を発症したりしている方が多く、リハビリや入浴などの介護サービスが停止した影響を強く反映していました。ベッドの頭側を挙上したまま電動ベッドが停止してしまい、2週間そのまま過ごして褥瘡が悪化した方もいました。しかし、この頃より一部では現地のデイサービスや訪問入浴が再開され、復興の兆しも感じられました。

　特別養護老人ホームの巡回では、4人の褥瘡患者を診療、ケアしました。施設では被災後、定員を2割以上超過して被災高齢者を受け入れており、ここでも停電時のエアーマットレス停止による褥瘡の再発や悪化、および栄養状態の低下が目立ちました。また、避難所までは支援物資が届いていても、高齢者施設では石鹸などの日用品すら不足している状況でした。医師によるデブリードマン、褥瘡処置のほか、ケア用品やクッションの提供、停電時のエアーマットレス対処法の説明、同行した理学療法士によるずれ予防やポジショニングについての説明など、職員への情報提供を行いました。スタッフは自らも被災者でありながら非常に奮闘していましたが、絶対的なマンパワー不足があり、今後も長期的支援が必要であることを強く感じました。

❷情報の共有とケアの継続性

　現地では頻繁に訪問医師が入れ替わるために処置方法の変更が生じやすく、療養者や家族が混乱するという問題が起きていました。これに対して、私より2日早くJRSで活動を開始していたWOCナース（旭川医大・日野岡蘭子氏）により、褥瘡の簡易マニュアルや記録用紙が整備され、治療方針の統一化がはかられました。

また、褥瘡写真を事務局の共有パソコンに取り込めるようになったことで、局所状態の共有化が進みました。ご本人やご家族の心情に配慮したうえで、許可の得られた方には、カメラ付き携帯電話などで写真を撮らせてもらい、褥瘡の状態を画像で共有しました。このように次々と医師や訪問チームが交代する状況では、継続性を保つ環境づくりが重要であることを実感しました。

❸支援物資の充足状況
　仮設診療所や避難所では、医療支援物資である薬剤や創傷被覆材、衛生材料（ガーゼ、包帯、絆創膏など）については、種類の制限はあるものの、ほぼ不足なく使用できました。逆に、在宅や高齢者施設では物資が不足しており、巡回時にはこれらの支援物資の需給を調整する役割の必要性も感じました。

❹褥瘡関連学会との連携
　発災8日後、WOCナースが会員の多数を占める「日本創傷・オストミー・失禁管理学会（JWOCM）」のホームページに、同会災害対応委員会による「東北地方太平洋沖地震情報収集/提供 掲示板」が立ち上がりました。以後、被災地の会員や、支援に赴くナース、その他全国の会員をつなぐ貴重な情報交換ツールとなり、私自身も支援活動の前後などで大いに活用しました。このようにタイムリーに、専門性を共有する多数の仲間と交信できたことの意義は大きかったです。
　また、今回の活動をきっかけに、JWOCMとJRSの間で、WOCナースの継続的な支援が決定し、以後数週間にわたる派遣が実現しました。現在では仙台オープン病院所属のWOCナースがコーディネーターとして、その役割を引き継いでいます。
　なお、褥瘡関連の支援物資については、各メーカーの多大な協力のもと、「日本褥瘡学会」が主に体圧分散マットレスと薬剤を、JWOCMが主に創傷被覆材やケア用品を担当し、被災地の担当者へ直接送り届けることで、有効活用されるような取り組みがされていました。

*

　被災から1か月が過ぎ、気仙沼市全体の医療支援は、避難所や仮設

診療所を中心とした体制から、従来の地域医療を取り戻す方向への転換期にありました。今回の活動を通して最も感銘を受けたのは、自らも被災者である地元の医師や保健師を中心に、行政や特定非営利活動（NPO）法人が真に連携し、気仙沼市の今後の新たな地域医療、福祉、介護の構築に向けてビジョンを掲げ、活動を展開している姿でした。

　重度褥瘡は、その発生から2～3週間後には壊死組織が軟化して最も感染のリスクが高くなり、外科的処置の必要性も高まる時期を迎えます。そのような中、早期に褥瘡患者がピックアップされ、褥瘡治療が開始されていたことの意義は非常に大きく、多くの療養者が褥瘡のさらなる悪化を食い止められたといえるでしょう。

　現在JRSでは、無償の災害支援体制から、本来あるべき地域による保険診療体制へのシフトを支える活動が進められています。地域の巡回診療を支えるJRSの活動にわずかながらでも協力できたことに感謝し、ここで得た経験を多くの方と共有して、これからの看護に活かしたいと思います。

（渡辺 光子）

在宅療養支援活動を通して感じた看護師だからできる役割

❶被災地で創傷ケア技術と訪問看護の経験を活かすために

　2011年3月11日、私は7階にある病棟のスタッフステーションで勤務をしていました。14時46分、ゆっくりとした揺れが起こり、それはいつまで続くのかと思うほど長く感じました。揺れがおさまり、ロビーにあるテレビで状況を確認していると、大きな津波が自動車や建物をのみ込んでいく映像がリアルタイムで流れてきました。どこで何が起こっているのか、すぐには理解できない映像でした。しばらくすると、1995年に経験した阪神・淡路大震災が頭に浮かび、大変なことが起こっていると、当時の悲惨さがフラッシュバックしてきました。

　阪神・淡路大震災の翌日、私は神戸に行きましたが、道路はすべて亀裂が入り、段差をがれきで埋めながら現地に入りました。建物は例外なく傾き、あちこちで火災による煙があがっていました。病院に運ばれて

くる患者さんは大きな傷を負い、重症の患者さんは不足する薬剤のため症状のコントロールができず、何もできない自分に悲しみ、苦しみました。そんな中で、患者さんやご家族が「助けてくれてありがとう」「体を拭いてくれてありがとう」「そばにいてくれてありがとう」と言ってくださいました。このとき、看護師はモノがなくても何かができる職業なのだと改めて実感しました。

そのような経験から、今回甚大な被害を負った現地のために何かできないかと考えていたときに、日本創傷・オストミー・失禁管理学会から「現地では停電や医療施設の損壊などから必要なケアが受けられず、重度の褥瘡が多発しているので、現地に入って褥瘡ケアを含む巡回療養支援をしてほしい」と依頼を受けました。皮膚・排泄ケア認定看護師としての創傷ケア技術、6年間の訪問看護の経験が活かせると、所属施設の理解の下、気仙沼巡回療養支援隊にボランティア参加しました。

❷被災地で求められる褥瘡ケアとは

私が現地で活動したのは5月7日からで、震災から2か月が経とうとしている時期でした。岩手県の内陸部からレンタカーで現地に入りましたが、道中は本当に震災があったのかと思うほど穏やかな風景でした。しかし、気仙沼の沿岸部に近づくにつれ景色は一変し、川にはあるはずのない車やがれきが至る所に集まっていました。そして、ある地点を境に完全に建物がなくなり、すぐ隣は外観的にはほとんど異常なしと、はっきり分かれていました。これが津波の恐ろしさだと認識し、この経験をした方たちの痛みに対応できるのか、不安になりました。

気仙沼の医療の状況は、5月時点でも、市内に40か所ほどあった医療機関のうち10か所程度はまだ再開できず、訪問看護ステーションも1か所のみの再開ということでした。震災による重篤な患者さんの治療などの関係で、それまで入院していた患者さんが在宅療養となり、震災前はなんとか自宅で生活していた人も、震災によるけがや疾病、住宅環境の変化により活動性が低下し、支援を必要とする状況になっていました。また、自宅で療養していた人は、停電の影響や、介護者である家族の状況によって介護力が低下し、褥瘡が多発していました。

私が活動した巡回療養支援隊は、避難所でなく在宅で療養している患者さんの医療支援を目的に立ち上げられたものです。震災直後からその必要性を確信した医師を中心に、出身も派遣団体も違う保健師が一緒になって、地域のローラー作戦で支援が必要な人をピックアップし、巡回療養支援隊が在宅医療を行っていくというものでした。私が行ったときには80人近い利用者さんがいました。そのうち褥瘡をもつ利用者さんは40人以上で、ほとんどは皮下組織より深い褥瘡を保有していましたが、先に活動していた皮膚・排泄ケア認定看護師の介入により、感染による敗血症など最悪の状況は回避され、ライフラインの復旧に伴い体圧分散寝具も入り始めていました。また、拠点となる事務局には、全国から届けられた薬剤や創傷被覆材、スキンケア用品が多種多様に準備され、物品は潤沢といってよいほどでした。

　褥瘡は日常生活の中で発生するものです。褥瘡のケアには、日常生活における原因をていねいにアセスメントし、それを除去するケアと、創の状況に応じた適切な薬剤や創傷被覆材を選択することに重点がおかれます。今回のケアはそれだけでは不十分で、市内のほとんどの社会資源が使用できない中で、同じく被災した家族が継続してケアできる方法を考えることが不可欠でした。どんなによいケアでも、介護者の負担になったり継続できなかったりでは、褥瘡は治癒しないからです。

　また、震災から2か月経った時点では、無償の医療がいつまで続けられるのか、どの時点で地域医療への移行が可能なのかなどを考慮する必要がありました。重要なのは、自分ができることではなく、利用者さんには何が必要か、自分は地域に何を求められているのかということだと思います。これは私自身が看護師として働いてきた経験や、皮膚・排泄ケア認定看護師として多くの患者さんをケアしてきたことに加えて、対峙しなければならないことでした。私にできたことは、体圧分散寝具の調整や、自宅で使用可能なモノを使い、次回の訪問まで家族が困らないよう安全に経過できるケアの選択でした。これは、普段から日常生活を見ている看護師にだからこそ求められ、また可能な役割だと思います。

❸目に見えない状況を察知してケアをする

　1日に4～6件の訪問診療・看護を医師とペアで行いましたが、はじめて伺うお宅で受け入れてもらえるのか、短期間で入れ替わる医療者にとまどいはないだろうかと心配しました。しかし、訪問したほとんどのお宅では、「どこから来ていただいたのですか？」「遠いところありがとうございます」と、逆に励まされることが多いほどでした。

　これまで行ってきた訪問看護との違いは、身体的な痛みやつらさ以上に、津波からどのように逃げたのか、何を失ったのかという体験をほとんどの方が話されることでした。これは利用者の方々が、この体験の痛みを話すことで乗り越えようとしている対処法なのだと思いました。ある利用者さんのご家族は、「市の発展のためにあるプロジェクトを計画し、準備を中心的に進めているところにこの震災が起こり、以後ほとんど会話をしなくなり、動かなくなった。話しかけても返事もできない。認知障害が起こっているのではないか」と心配されていました。その利用者さんは、私たちが訪問している間もほとんどお話はされませんでしたが、ところどころで下を向いたり、何かを必死でこらえているように見えました。そばにいること以外、本当に何もできなかったのですが、私たちが帰るとき一緒に立ち上がり、靴を履き、私たちをじっと見送って、頭を下げてくださいました。ご家族の方もこの行動に驚いていらっしゃいましたが、この方はいろいろな苦しみを心の器に閉じ込め、溢れ出ないようにじっとこらえているのではないだろうかと思えました。

　今回のような甚大な震災は、人の体だけでなく、社会生活、心理的な状況も大きく変えてしまいます。その中で急性期から身体的なケアをしながらも、そこにかかわる様々な目に見えない状況をいち早く見て察知し、ケアを行っていく。それが看護師のできることだと強く感じました。

＊

　最後に、震災にあわれた方が少しずつでも心休まり癒されることを、少しでも早く健康を取り戻されることを、1日も早く日常を取り戻されることを祈り、自分にできることから目を背けないでいたいと思います。

（菅井 亜由美）

File 104

セカンドハウス「よりどころ」の活動拠点、"ここさこらんしょ" in 福島を開設

村松 静子 在宅看護研究センター LLP 代表

3.11、いまの私に何ができるか

　3月11日18時49分、私の携帯に1通のSMSメールが届きました。「我が家は全員無事です。停電していてパソコンが使えません。明日の市民講座への参加は、残念ですができません。またご連絡します」。福島の一訪問看護師・保 美菜さんからでした。東京でも交通機能が途絶えていたのです。これは大変なことが起こっている、とっさにそう思いました。

　1986年、3年1か月続いた課外での訪問看護ボランティア活動に終止符を打って設立した看護師集団「在宅看護研究センターLLP」は、組織形態を変えつつ時代を乗り越えて来ました。その主な事業は、"その時は家で"の推進、"心温まる1本の電話""介護家族交流の支援""メッセンジャーナース認定の後援"などです。LLPとしての活動がこれからというときに東日本大震災は起こりました。「何かしなければ……。しかしその被災はあまりに広範囲で、高齢者が多い。私たちに何ができるか、いまの私は何をすべきか……」。はやる気持ちを抑え自問自答しました。そんなとき、テレビを介して目に入ったのが、避難所での生活様相。憔悴し耐えている避難者の姿を目の当たりにした私は、長年温めていたセカンドハウス構想の具現に向けて着手することを決意したのです。

　私が描いているセカンドハウスとは、施設ではなく、"必要なときに"

自由に利用でき、いつでも自宅に戻れる、その人らしく、生き抜く、を支える一軒の「家」。第二の我が家・別邸・別荘の感覚での住まいのことです。乳幼児から高齢者まで、生から死まで、そこには寄り集まった人々の負担感を感じない当たり前の助け合いをする生活があるのです。ボランティアで駆けつけるナースたちも泊まって心を安らげる、まさに皆にとっての「よりどころ」。そこには「生きていくうえに必要な心の支え」という意味があります。そんな人としての当たり前の願いを込めて、セカンドハウスを「よりどころ」と命名しました。

福島の地にセカンドハウス「よりどころ」の拠点をつくろう

　保さんから再び届いたメール。「春野菜が収穫を迎えたのに、畑で置き去りになっています。直売所での販売もできず、自分たちで食べることも不安の中です。これから畑の汚染は大丈夫なのか？ この土地でつくり続けられるのか……。子どもたちは大丈夫なのか……。地震の不安よりも放射能汚染の脅威をひしひしと感じています」。救いを求める声に聴こえました。放ってはおけない。いまの私にできることがある。彼女が住んでいる福島に、セカンドハウス「よりどころ」をつくろう。私は密かに決意しました。そして、被災地の福島につくろうと、実行推進プロジェクトを立ち上げました。

セカンドハウスにふさわしい賃貸物件探しに奔走

　被災地の訪問看護師は、すぐに利用者さんの安否確認に奔走したといいます。「避難所に行ったほうがいい」と避難を勧め、自力で避難できない人は手伝って移動させました。自家用車のシガレットから電源をとって一夜を明かした人もいました。酸素濃縮器が必要な人は、自家発電のある医療機関や停電していない親戚にお願いしたりしましたが、何より、ご家族自ら素早い対応をされていたといいます。充電式の吸引器も貸し出しました。自力では水を確保できない人には、ペットボトルで何回か運びました。最小限の水で陰部洗浄等を行い、オムツも提供し、経管栄養食の不足にも対応しました。

そんな中で保さんは、私がインターネットを介して探し当てた一軒家の賃貸物件を見るために奔走してくれたのです。物件探しはとにかく大変でした。大学の先生にも協力を依頼しましたが、不特定多数での使用は難しく、あきらめかけたときもありました。しかし、5月9日、不動産屋から届いた1通のメール。5月2日に問い合わせていた物件を、家主さんの意向で「当センターへ貸したい」というものでした。

福島の地に"ここさこらんしょ"誕生

5月11日、私は40万円の現金を持って福島へ向かいました。賃貸住宅の契約のためです。案内された6DKの一軒家の2階の窓からは、吾妻山の雪ウサギの姿が見えました。気に入りました。勇気がわいてきました。こうして、セカンドハウス「よりどころ」"ここさこらんしょ"（保さんが命名。福島弁で「ここに寄っていらっしゃい」の意）の開設が決まったのです（写真1）。

私は早速、日本財団の「東北地方太平洋沖地震 災害にかかる支援活動助成」を申請しました。借家の中には何もない、その空間からの出発でしたので、ほしいものをどうやって割安で揃えるかという知恵が求められます。地方密着型で自給自足、地元の人たちが中心になり協働してつくりあげる生活の場です。心身のストレスを抱えた人がいたら、その人の内に元々備わっている底力をみんなで包み込み、生きる力を引き出そうという同志が寄り集まって築く家庭です。多くの方々の力をお借り

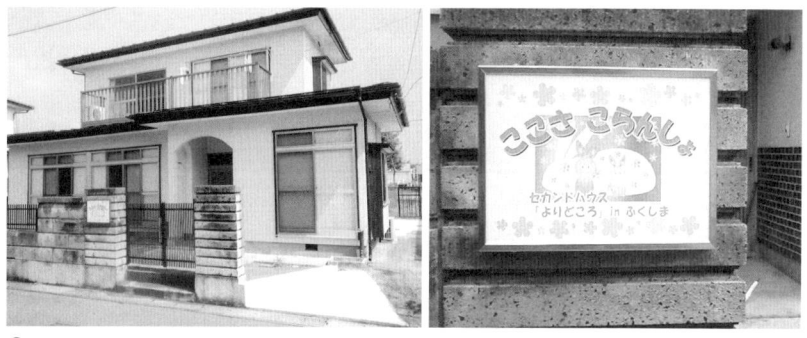

▲写真1：セカンドハウス「よりどころ」"ここさこらんしょ"

しながら、一丸となって取り組み始めました。「電子レンジ、炊飯器（5合炊き）、木製の下駄箱、縦型の掃除機あります。掃除機は紙パックを探してみます。炊飯器5合炊きでは小さいでしょうか」「ドラム式洗濯機乾燥機能付き、使用しないものがあります。7kgです。梱包工夫してみます」等々、同志は皆、本業をもっているのに、そのやりとりは同じ方向を向いている同志だからこその動きでした。

　6月1日から3週間は、熊本の村中知栄子さんが滞在し、保さんと力を合わせて挨拶回りをしたり、保さんのご主人の運転で避難所へ足を運んだり、チラシを配布したりしました。6月18日には多くの同志が駆けつけて、始動式を行いました。ここでは、生活をともにし、セミナーや集会も行います。村中さんの後を継いで、飛騨から源内さんが2週間滞在。7月18日には、「茶話会」にご近所さんもお手伝いをかって出てくれました。

　近い将来は、看護といろいろな職種の方とのコラボレーションもあるでしょう。在宅医療の受け手も担い手も、ここで心を癒し合えるような一軒家です。「私、自分らしい最期を迎えたい！」——そんな声が聴こえてくるような……。"ここさこらんしょ"の活動は、看護学生や若人が寄り集まる真夏から本格化していくはずです。

File 105
アロマセラピーの実践を通した震災ボランティア活動

小山 めぐみ 孝敬会 朱クリニック/オリエンタル・アロマセラピィ・カレッジ 校長

　東北地方太平洋沖地震における原発被害により、福島第一原子力発電所から20km圏内の双葉郡楢葉町地区の住民は避難所生活を余儀なくされました。福島県南会津郡下郷町では、町をあげて楢葉町民を迎え入れました。震災後、福島県は地震・津波・原発被害だけでなく風評被害も受け、経済にも大きな影響を及ぼしています。一方、各地域においては復興支援活動が盛んに行われるようになってきました。

　下郷町では、町で避難生活をされている楢葉町民を激励し、親睦を深めるため、商工会主催による「楢葉町民とのふれあい交流会」イベントを開催しました。オリエンタル・アロマセラピィ・カレッジは、南会津郡出身の当校卒業生を介して下郷町商工会からイベントの協力を求められました。そこで、イベント会場のテント内にアロマセラピーブースを設置して、当校卒業生・在校生からなるボランティアチームよりセラピスト5人が参加し、避難住民の方へ芳香浴とアロマセラピートリートメント（以下、AT）による支援活動を行いました。

　被災者看護の1つとして、被災者の有する身体的症状・心理的変調が精油選択にどのような影響を及ぼし、ATが被災者にどのような効果をもたらしたかについて報告します。

アロマセラピートリートメントの対象と方法

　下郷町商工会の承認を受け、イベント参加者約200人のうち、原発

表1｜感情表現のカテゴリー化

カテゴリー	内容
1	怒り、興奮、動揺、欲求不満、イライラ、情緒不安定、緊張
2	不安、心配、悲しみ、憂うつ、ショック、恐怖感

表2｜使用したブレンディングオイル

カテゴリー	内容
1	*Cananga odorata var. genuina*（イランイラン）、*Cupressus sempervirens*（サイプレス）、*Citrus sinensis*（スィートオレンジ）、*Santalum album*（サンダルウッド）、*Boswellia carterii*（フランキンセンス）、*Cymbopogon citratus*（レモングラス）
2	*Citrus aurantium var. amara*（ネロリ）、*Citrus reticulate*（マンダリン）、*Rosa centifolia*（ローズアブソリュート）、*Boswellia carterii*（フランキンセンス）、*Lavandula angustifolia*（ラベンダー）、*Santalum album*（サンダルウッド）

植物油は両方とも *Vitis vinifera*（グレープシード）を使用し、2％のブレンディングオイルとした。

被害（避難所生活者）と風評被害を受けた20〜80代の25人（男性2人、女性23人）を対象とし、同意を得て実施しました。対象者の内訳は、原発被害20人、風評被害5人でした。施術者は医療者（医師、看護師）でもあり、国際アロマセラピスト連盟（IFA）認定アロマセラピストの有資格者で、精油に関する知識やAT技術に差がない者としました。

10分の問診後、施術部位はヘッド（頸部から頭部）、ハンド（両前腕から両手指）、フット（膝下から足部）のうち、問診情報から適所を選びました。また、問診により心身の状態を把握し、東洋医学の観点から感情表現をカテゴリー化（表1）して、2種類のブレンディングオイル（以下、BO；表2）から1つを選択しました。体位は座位または簡易ベッドに臥位となり、15〜20分間の施術を行いました（写真1）。

アロマセラピートリートメントの効果

身体的症状では、避難生活後の肩こりや腰痛の発症・悪化が58％と最も多く、その他むくみ15％、不眠12％の訴えがありました（図1）。AT部位は、フットが66％と最も希望者が多く、続いてハンド17％、ヘッド17％でしたが、症状によっては腰背部のATが適応する対象者もい

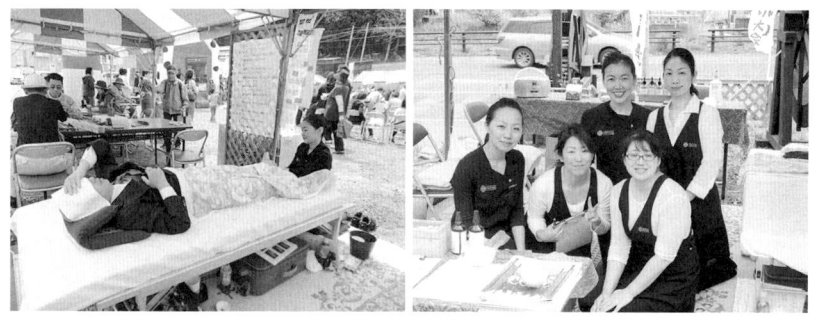

●写真1：アロマセラピートリートメント実施の様子

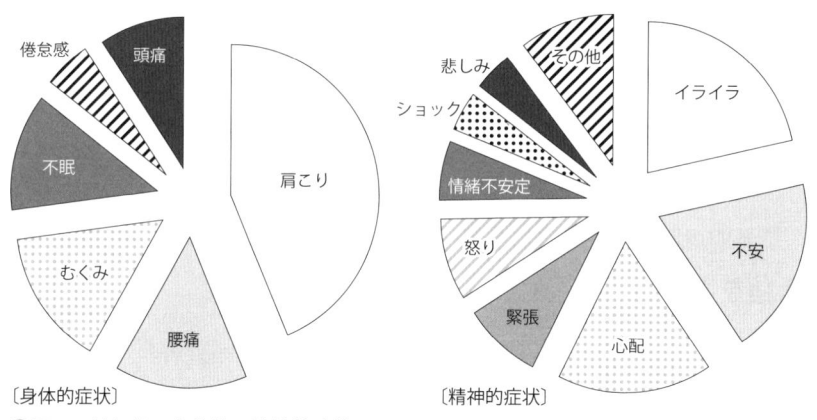

●図1：対象者の身体的・精神的症状

ました。

　精神的症状では、カテゴリー1に59％、カテゴリー2に41％が属し、年齢に有意差はありませんでした。カテゴリー1では *Cymbopogon citratus*（レモングラス）を選択した対象者が38％、カテゴリー2では *Santalum album*（サンダルウッド）を選択した対象者が33％と最多でした。レモングラスには疲労した心にエネルギーを与え、気持ちを前向きにする効果がありますし、サンダルウッドには緊張した心を解き放ち、平和な気持ちに導く効果があるため、選択率が高かったと考察されます。

　以下は、AT直後と翌日に対象者より得られた感想です。
● ヘッドマッサージを受けて頭が軽くなりました。朝もいつもよりは早

めに起きられ、5時間くらいしか寝ていないのにもかかわらず、1日中、頭は重いと感じず楽になりました。
- マッサージをしていただき、本日の朝は目覚めよく起きることができました。こちらの避難先に来てからというもの、体調が崩れやすく、朝はめまいなどが起きていることもありましたので、本当に受けてよかったと思っています。また、マッサージをしてくださった方にお話をしていただいたこともうれしかったです。実は、看護学校に通学していたことがあり、訳あって3月6日に地元に戻ってきた矢先、今回の震災に遭遇しました。マッサージをしてくださった方が看護師であると知り、在宅で終末期に入られた方にしてあげられることを考えて学んでいることなどいろいろなお話を聞いて、自分が本当にやりたかったことを改めて思い出しました。未だにストレスのせいか、生理の遅れや肩こりなども出てはいますが、これからの福島のためにもがんばっていきたいと前向きになれました。

活動を振り返って

今回1人30分の時間をとったことにより、各人の被害状況の訴えを傾聴することができ、心身の状況と選択した精油に被災者特有の傾向があることを把握できました。対象者の86%がAT未経験者であったことからも、ATをしながらの傾聴は対象者にリラクセーションとリフレッシュ効果をもたらし、安心感を与えました。また、怒りや興奮などの感情をもつ被災者には、神経鎮静効果のあるレモングラスが怒り・興奮を鎮め、サンダルウッドが不安の軽減をもたらしました。

今回の対象者は肩こりや腰痛の症状が多かったのですが、施術部位(ヘッド、ハンド、フット)の選択肢が少なかったため、心身のケア効果を高めるためには、ニーズや状態に対応できる個室環境や施術部位の検討の必要性も感じました。しかし、このようなイベントにおいてのボランティアは継続ケアが困難であるため、今後は定期的に施術が受けられる施設の設定とチームづくりを行っていく活動が必要と考えています。

放射線被ばくに対する医療支援

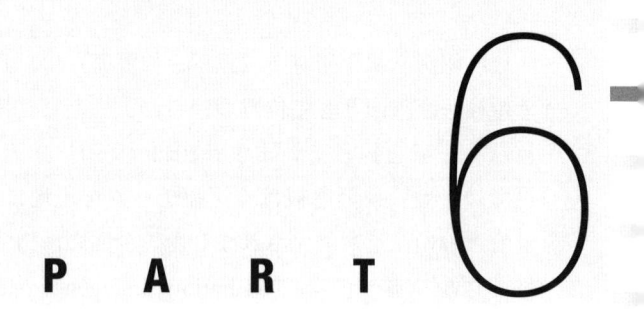

PART 6

File 106
緊急被ばく医療支援チームでの看護職の活動を通して

根里 明子[*1]、工藤 紀子[*1]、安東 佳子[*2]、丸山 恭子[*3]
放射線医学総合研究所 重粒子医科学センター病院 [*1]副看護師長、[*2]看護師長、[*3]総看護師長

　放射線医学総合研究所（以下、放医研）は、我が国における緊急被ばく中核医療機関として位置づけられ、また東日本ブロックにおける三次被ばく医療を担っています。2011年3月11日に発生した東日本大震災では、翌日に緊急被ばく医療チームを現地に派遣し、3月16日からは看護師の派遣も開始されました。今回の派遣活動を振り返り、緊急被ばく医療支援チーム（Radiation Emergency Medical Assistance Team；REMAT）における看護師の役割と活動について述べたいと思います。

震災初期の派遣：
オフサイトセンターでの医療班メンバーとしての活動

　3泊4日の予定で、3月26日8時に放医研を出発し、7人乗りレンタカーには6人の職員とその荷物、小児の甲状腺被ばく線量測定に使用する線量測定器、人数分のタイベックスーツ（汚染防護服）、ポケット線量計や他機器が詰め込まれました。既に宿泊地のライフラインは回復していましたが、現地は混沌とした状態が続いており、現地に到着しないと求められているニーズがわからない状況でした。

　オフサイトセンターに到着したのは12時30分過ぎでした。昼食を摂りながら引き継ぎを受け、その後、すぐに仕事は始まりました。医療班には放医研の医師2人、看護師1人、放射線安全課職員1人、厚生労働省職員3人、文部科学省職員1人、近畿大学医師1人、広島大学

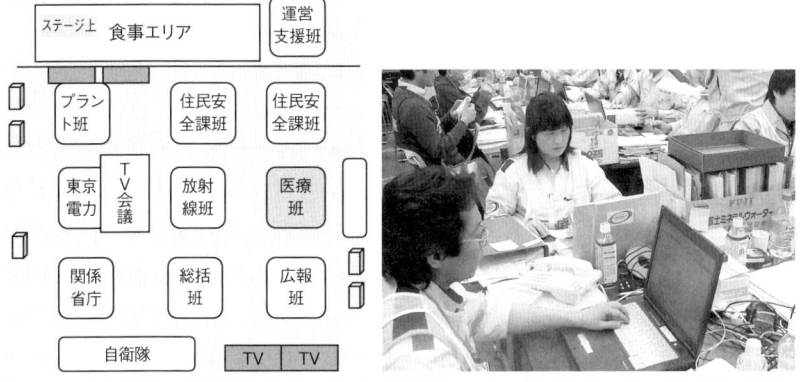

▲図1：県庁講堂に設置されたオフサイトセンター　▲写真1：オフサイトセンター医療班の様子

医師3人と看護師1人、福島県相双保健福祉事務所職員1人、東京電力社員1人の15人が所属していました。スタッフは医療班もオフサイトセンター内もすべて男性で、女性は1人だけでした（図1、写真1）。

　まずはじめに、放医研から持参していった安定ヨウ素剤の残数確認とその他の薬の確認を行った後、医療班の連絡表と役割分担表の作成に取り組みました。医療班はスタッフの入れ替わりが激しく、電話対応も煩雑なため、確実な連絡を心がけました。役割分担表は、仕事の進捗状況を把握するだけでなく、仕事の効率向上に役立ちました。多数傷病者が出た場合の対応マニュアルをフローチャートで作成中だったため、その後は、資料の事前準備や会議への出席などの業務に追われました。搬送の経路・手順、誰がどこまで搬送するのか、医師は同乗するのか、どこの病院が受け入れ可能か等、細部にわたり検討し決定しました。また、その当時は、小児の甲状腺被ばく量がいちばんの懸案事項になっていたため、測定に影響のない空間線量の低い測定場所の確保、どの地域の小児を対象とするのか、測定の手順、さらに親の不安を煽らずに測定する方法を検討するプロジェクトも進行していました。

　派遣中は当直体制だったこともあり、1日数時間程度の休憩時間しかありませんでしたが、帰宅したときには疲労感よりも妙な高揚感がありました。

警戒区域への住民一時立入りへの支援

　オフサイトセンターの要請を受け、5月10日から開始された警戒区域への住民一時立入りに、放医研から医師、看護師、放射線管理要員を派遣し、住民の健康管理、医療、人および荷物のサーベイランス等に指導的立場で参画することになりました。緊急被ばく医療の専門医師や看護師が同行することにより、立入り住民の不測の事態にも対応が可能となるためです。

　一時立入りの報道は先行していましたが、実際に派遣要請を受けたのは出発の2日前でした。顔合わせや打ち合わせの時間もなく、福島県庁オフサイトセンター集合と連絡が入り、新幹線で向かいました。

　現地に到着後のミーティングで、一時立入りの現場には、看護師は自分1人ということを知り驚愕しましたが、自分の役割を果たそうと覚悟を決めました。私たち医療班は、警戒区域への出入りの起点となる"中継基地"で活動を行いました（写真2）。住民への問診、タイベックスーツ更衣介助から、HOT区域内（汚染エリア）での傷病者の確認や除染が必要になった際の支援と指導が主な活動内容となりました。

　一時立入り当日、医療班は朝6時にホテルを出発し、2時間ほどかけて中継基地に到着しました。会場はピンク色のシートで養生されており、自衛隊の除染テントもすでに設営されていました。会場には多数の報道

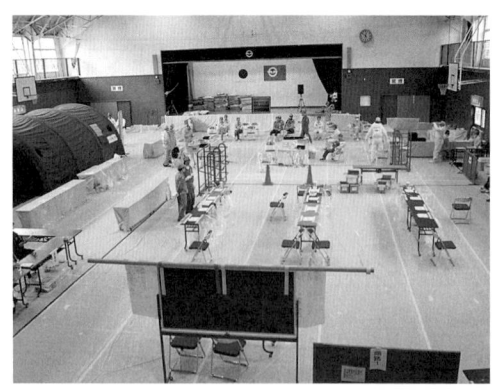

●写真2：中継基地：川内村村民体育センター（スクリーニング会場全体図）

陣が詰めかけており、緊張感で張り詰めた雰囲気を感じました。HOT区域とスクリーニングレベルの確認、除染必要時の対応と急病人発生時の搬送方法等を自衛隊、同行スタッフと再確認し、住民の到着を待ちました。住民到着後、医療班より警戒区域立ち入りにおける手順の説明が行われ、その後は大きな混乱もなくスケジュールどおりに進行しました。

　タイベックスーツを着用する住民からは「これでは身動きがとれない」「自分の家に帰るのにこんな恰好をするなんて」といった意見も聞かれましたが、大変な事態の中にあるにもかかわらず、整然とした姿に感動しました。立入り初日は約100人の参加者で、数名の体調不良の方が発生しましたが、除染が必要な住民はいませんでした。

　一時立入りは、5月10日の川内村をはじめとし、葛尾村、田村市、南相馬市等で実施されており、看護師の派遣も続いています。現在は、DMAT等の医療チームの協力もあり、現場では、自衛隊、消防隊、医療機関等の役割分担の明確化、指示系統の統一等が求められます。一方、今後、さらに他の市町村において一時立入りが実施されることから、当院では継続した派遣対応体制を整備する必要があります。

　私たちは、通常勤務をこなしながら、派遣、さらに緊急被ばく患者発生時には、その対応と受け入れも求められます。今後も可能な限り、看護課として協力支援をしていきたいと思います。

File 107
緊急被ばく医療を通して学んだこと

吉田 浩二 長崎大学病院

　私は、今回一緒に支援活動を行っている橋口香菜美看護師とともに、長崎大学病院での看護業務の傍ら、長崎大学大学院医歯薬学総合研究科保健学専攻修士課程放射線専門看護師養成コースに在学し、放射線の作用や放射線防護、リスクについて勉強しています。放射線専門看護師養成コースとは、昨年度、国内ではじめて新設されたコースであり、専門的知識に基づく放射線看護の提供や、放射線防護などの知識をもった看護師を育成することを主な目的としています。今回私は、原発事故という予想もしていなかった事象により、緊急被ばく医療にかかわることとなりました。

緊急被ばく医療チームでの活動

　東日本大震災発生の翌日の3月12日、福島第一原子力発電所1号機の水素爆発、放射能漏えいの報道がありました。報道があったときから、招集がかかるかもしれないと思っており、覚悟はできていました。実際、翌日の13日に長崎大学緊急被ばく医療チームに招集がかかりました。
　当初は、福島県内の避難住民の安全管理とスクリーニング目的で、医師、放射線管理者、診療放射線技師に看護師を合わせた5人が先遣隊として集められました（写真1）。14日に現地福島県に入ったものの、長崎大学チームは震災の混乱により思うように活動ができず、待機と会議を繰り返していました。福島県は、四重苦（地震、津波、原発事故、

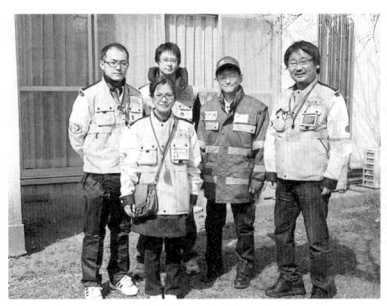

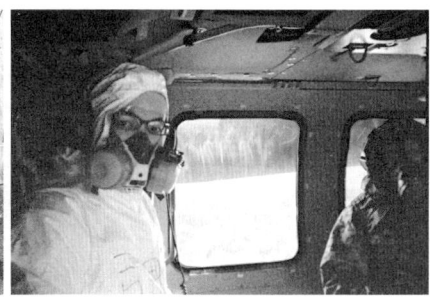

●写真1：長崎大学緊急被ばく医療チーム（先遣隊）

●写真2：福島第一原発の傷病者搬送のため、ヘリコプターで傷病者との合流地点へ向かう

風評被害）の問題を抱え、その中でも原発事故については、大事故のおそれを有する不安定な原発、医療者の放射線に対する知識不足、子どもの被ばくの問題、住民の不安、環境汚染に関する問題等々、多くの課題が山積していました。

　14日の3号機の水素爆発後、不安定な原発に対する大規模被ばく災害に備えるため、15日より福島県立医科大学病院（以下、福島医大）にて緊急被ばく医療の受け入れ態勢を構築することとなりました。福島医大内は「医療スタッフも被災者である。震災後より医療スタッフ不足の問題もあり、休日の勤務体制で業務している。スタッフの疲労も限界に達している。またメンタルも落ち込んでいる」という状況で、協力態勢が得られる状態ではありませんでした。

　そのような状況の中で、16日に第一原発にて傷病者が発生し、待機場所である福島県災害対策本部医療班のミーティングルームに搬送要請が入りました。医療者がヘリコプターに同乗し、搬送を行わなければならない状況でした。その場を統括していた広島大学の医師が、まず手を挙げました。私はまわりを見渡して、すぐに「看護師います」と手が挙がっていました。いまにも爆発しそうで不安定な原発や環境データ、負傷者の状況、現場周囲の空間線量などの情報がない中で、恐怖感もありましたが、それよりも使命感のほうが大きかったのだと思います。それからは、一緒に派遣されていた医師らにアドバイスをもらい、できる限

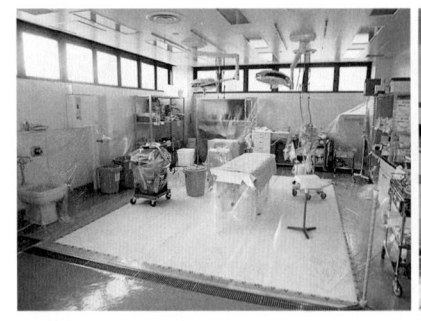

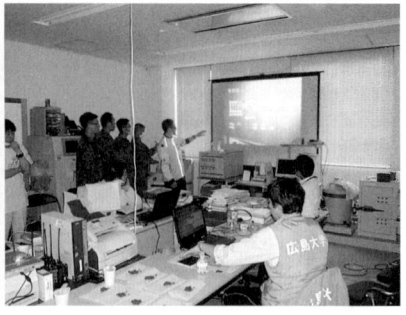

●写真3：汚染管理区域内スペース　　●写真4：スタッフ指導の場面

りの対応を頭の中に思い浮かべました。

　その時間はあっという間に過ぎ、ヘリポートへ向かいました。実際に防護具を身につけ、ガスマスクをし、医師と自衛隊員とともにヘリコプターに乗り込み（20 km圏内には自衛隊ヘリコプターのみが入ることができました）、線量計を手に、急性障害が出るかもしれないことを覚悟し、死をも覚悟し、現地に向かいました（写真2）。家族へ連絡する時間さえありませんでした。

　ヘリコプターの中では、医師と現場に着いてからの行動確認や点滴の準備などを行いました。無線で現場に到着したという連絡が入ると、再度恐怖心がわいてきました。ヘリコプターは福島第一原発から11 km地点（当時は20 km圏内退避）に着陸しました。現地に降りたとき、放射線を測定する電離箱の表示は3.0 μSv/hでした（当時の福島市は10.0 μSv/h程度）。「3.0 μSv/h？　表示の間違いではないのか？」と疑問に思いながらも、傷病者との合流地点に向かい、傷病者の受け入れ（問診、診察、サーベイランス、ルート確保）を行い、福島医大に搬送しました。処置の後で個人線量計を見ると、ほとんど数値は上がっておらず安全だったことがわかり、安堵しました。また、安心感と一緒に充実感も感じることができ、貴重な体験ができたと思っています。

　その後は緊急被ばく医療チームとして福島医大を拠点とし、福島医大のスタッフと協同して二次被ばく医療の受け入れへの支援（写真3）、後方支援病院開拓への支援、現地スタッフの指導（写真4）、災害対応

に携わっている消防士の検診に取り組んでいます。

活動を振り返って

　今回の活動を通して、緊急被ばく医療にも対応できる放射線専門看護師育成の重要性を実感しています。緊急被ばく医療は、医師、診療放射線技師らとのチーム医療であり、その中で、他職種の方々に看護師の視点から発言ができたことは大きかったと思います。多職種が共有しあうリスクコミュニケーションの重要性、そのための他職種間（特に医師、診療放射線技師）との意見交換の必要性を学びました。

　看護師には、住民や医療者から多くの質問があります。その質問を総合的に捉え、アセスメントし、的確に答えられるような知識が必要であり、そのためには、放射線に関連する核種、単位などの全般的な学習はもちろん、放射線防護や放射線リスクについて考えることの必要性を学びました。

　また、今回の活動では、実行に移すことの重要性についても学びました。ただ考えるだけでは改善になりませんし、意見を述べるだけでも改善になりません。考えたことを皆で協議し、実行に移すことが必要です。

*

　今回は、医療者にとって身近であるはずの放射線が医療者自身から受け入れられていない、理解されていないという問題がありました。診療の場では、診断や治療で非常に多くの放射線を使用しており、医療にとって放射線はなくてはならないものです。しかし同じ放射線が問題となり、大きな事件として連日報道されています。私はこれらの報道により、放射線がただ怖いだけの存在になってしまわないかが心配です。これを機に、放射線と身近な存在である医療者が放射線に対する正しい知識をもち、患者さんや住民と向き合ってもらいたいと思います。私も、この活動を通じて学んだことを広く伝えていく使命があると感じています。今後も多くの方々に感謝し、少しでも福島県の復興、日本の復興のお役に立てるように支援していきたいと思います。

解説

地域住民等の放射線被ばくに対する不安に看護職はどう対応すべきか

草間 朋子 大分県立看護科学大学 学長

医療職者として必要とされる放射線被ばく・放射線影響の知識

　日本の原子力利用・開発の過程では、おそらく起こらないと考えられてきた最悪の事故（国際原子力放射線事象評価尺度のレベル7）が、東北地方太平洋沖地震と、その後の津波に伴う複合災害として、福島第一原子力発電所で発生してしまった。事故後2か月以上経った現在も、事故の収束の見通しが立たないまま原子力発電所からの放射性物質の放出が続いていることも、従来の原子力の安全対策、防災対策上の想定外の事象であり、長期間にわたる避難等で不便で不安な生活を強いられている周辺地域の住民だけではなく、多くの国民の原子力に対する不信、不安を喚起している。

　また、人間の五感で放射線や放射性物質の存在を直接知ることができないことによる不安や、放射線被ばく・放射線影響に関する知識の不足などによる不安から、避難区域（警戒区域）などより避難している住民等に対する医療を含めた様々な生活上の支援活動に支障があったことも、行政等に対する不満をいっそう増大させることになった。

　さらに、原子力事故に関して発信される情報が一元化されておらず、情報の量そのものも不足していたことや、放射線被ばく・放射線影響に対する誤解が、広範囲で多様な風評被害を生む結果となった。

　地域住民の方々の身近で対応する看護職には、放射線被ばくや放射線影響に関する正しい理解が不可欠とされる。

放射線被ばく・放射線影響に対する住民の不安への対応

❶避難所における住民への初期対応

　避難所では、避難した人々の放射性物質による身体表面汚染の検査が行われ、

汚染が一定のレベル（GMサーベイメーターによる測定で10万cpm）を超えた場合には除染等が必要とされた。除染にあたって注意すべき点は、皮膚に傷をつけないこと（正常な皮膚は放射性物質の吸収のバリアとなるが、傷があると放射性物質は急速に体内に吸収される）、さらに除染の際に飛散した汚染水が口や鼻から体内に入らないようにすることである。

住民の中には「放射性物質による汚染があった」というだけで、吐き気や悪心等の症状を訴える人々もいる。しかし、被ばく線量が1,000 mSv（ミリシーベルト）（全身急性被ばく）以下の場合、急性放射線症に関連した悪心・嘔吐等の初期症状は出現しないことが、人の放射線影響に関する情報により明らかにされている（表1）。

今回の事故では、住民の被ばく線量が20 mSv/年を超えないようにするため、事故発生翌日には福島第一原子力発電所から20 km圏内の住民に対する「避難」指示、20～30 km圏内の住民に対する「屋内退避」指示が出された。さらに、事故発生から2か月以上経った5月には、20 km以遠の一部の区域は計画的避難区域とされ、20 mSv/年を超える可能性のある住民の避難が実施されている。

これらは住民に放射線被ばくに伴う健康影響が出現しないようにするためにとられた措置である。避難された方々を含め多くの人は、放射線被ばくの程度（被

表1｜放射線被ばくに伴う健康影響

被ばく線量	健康影響
～10 mSv	●早期影響は発生しない ●がんの罹患率の増加は認められない
100 mSv	●早期影響は発生しない ●10万人以上を対象にした疫学調査では、がん罹患率の増加が認められる可能性がある ●がんのリスクは0.55%
1,000 mSv	●悪心・嘔吐が発生する可能性がある ●数100人以上を対象とした疫学調査では、がん罹患率の増加が認められる ●がんのリスクは5.5%

表2｜緊急被ばく医療体制

初期被ばく医療	●避難所 ●事業所内医療施設 ●周辺の医療機関
二次被ばく医療	●地域防災計画による指定医療機関
三次被ばく医療	●放射線医学総合研究所緊急被ばく医療研究センター ●広島大学緊急被ばく医療推進センター

ばく線量の大小）に関係なく、「放射線・放射性物質」による健康影響の発現に不安を抱いているので、看護職等は放射線影響に関する科学的な情報をしっかり理解し、それをもとにして、放射線被ばくに伴う健康影響についてわかりやすくていねいに説明していく必要がある。

❷二次、三次緊急被ばく医療

放射線被ばくに伴う健康影響が発生する可能性のある場合には、汚染の程度、被ばく線量、予想される健康影響の重症度に応じて、表2に示す二次、三次の緊急被ばく医療体制が活用されている。今回の事故では、作業者、一般住民ともに、この緊急被ばく医療の対象になる者はいなかった。緊急被ばく医療にあたる看護職に必要とされる知識を表3に示す。

❸住民の健康相談（特にこころのケア）等の長期間にわたる対応

事故の数か月後から、今後長期間にわたって地域住民が心配することは、がんや遺伝的影響を含めた、いわゆる晩発性の影響である。住民の多くは被ばく線量の多寡にかかわらず、「放射線の被ばくがあった」というだけで健康影響の発症を心配している。

放射線影響に関しては、①広島・長崎の原爆被爆者、②放射線治療や診断を受けた患者、③放射線作業者、などを対象にした大きな規模の長期間にわたる疫学調査が実施されている。これにより、健康影響と被ばく線量との関係（線量反応

表3 | 緊急被ばく医療に必要な知識
（一般医療との違い）

- 放射線被ばく・放射線の健康影響の特徴
- 放射線の被ばく線量を推定するための対応
  ・臨床症状の観察
  ・被災者からの試料（血液、尿など）の採取等
- 放射性物質による汚染への対応
  ・身体表面の除染
  ・汚染した創傷の処置
  ・内部被ばくに対する処置
- 放射線被ばくに対する医療処置
- 安定ヨウ素剤の投与（予防的処置）
- 医療スタッフ自身の放射線防護

表4 | 放射線傷害の発生する最小の線量[1]
（急性被ばく）

放射線傷害	最小線量
白内障	200 mSv
発赤・紅斑	3,000 mSv
脱毛	3,000 mSv
一時的不妊（男性）	150 mSv
奇形の発生[2]	100 mSv
末梢血中のリンパ球数の減少	500 mSv

[1]：1％の発症率、[2]：胎齢3～8週の胎芽

関係）が明らかにされており、放射線被ばくによる健康影響が発生する最小の線量（「しきい線量」と呼ばれる。主なしきい線量の値を表4に示す）が国際機関から提示されている。しきい線量は感受性の高い個人に影響が発生する線量であり、被ばく線量が100 mSvを超えない場合には、感受性が高いとされる胎児や子どもでも放射線被ばくによる影響は発生しないと考えて差し支えない。

　今後、放射線影響として最も大きな関心の対象になるがんに関しては、100 mSv以下の場合には、現在までの疫学調査の結果では、放射線誘発がんのリスクの増加は認められていない（日本の場合、放射線被ばくに関係なく、すべてのがんによる死亡割合が30%を超えている）。子どもや若年者の被ばくで心配される遺伝的な影響（子どもや孫の代になって現れる影響）に関しては、人の疫学調査の結果では発生が認められていない。

　がんと遺伝的影響に関しては、放射線被ばくによって生じた突然変異をもった単一の細胞が発症のもとになると考えられることから、100 mSv以下の被ばくの場合でもリスクがあるとの仮定をとっている。この仮定をとった場合の、がんおよび遺伝的影響のリスクを表5に示す。

　今回の事故では、被ばく線量が20 mSvを超える場合には「避難」等の措置がとられているので、放射線被ばくが原因でがんを含めた健康影響が発生する可能性は極めて小さいと考えて、住民の健康相談にあたっていただきたい。

避難した住民や事故処理にあたった作業者の健康管理等

　原子炉の通常運転時は、管理区域と呼ばれる区域で働く人々以外が被ばくしないように、放射線源や環境の管理が行われている。今回は原子力発電所作業者以外に、自衛隊員、警察官、消防士など多岐にわたる人々が事故処理にあたっており、しかも被ばくの上限値は250 mSv（通常時は5年間に100 mSvおよび1年

表5	放射線誘発がんおよび遺伝的影響のリスク
がん	0.11% / 20 mSv
遺伝的影響	0.004% / 20 mSv

[参考]
- 自然発生（放射線被ばくがない場合）のがんによる死亡のリスクは約30%。
- 疫学調査では、100 mSv以下の被ばく線量では、がんの罹患率の増加は認められていない。
- 疫学調査では、放射線誘発の遺伝性の疾患の増加は認められていない。

（国際放射線防護委員会2007年勧告をもとに作成）

間に 50 mSv）に設定されている。今回の事故処理で業務上被ばくした人々に対しては、長期間にわたる健康管理が必要とされる。

また、避難した人々の放射線影響に対する不安の解消のためにも、定期的な医学的フォローが必要となり、看護職の活躍が期待される。この場合には、放射線被ばくに伴う晩発性の影響として、特にがんに関する科学的な情報を理解したうえでの対応が求められる。

看護職の放射線被ばく・放射線影響に関する基礎知識を充実させるために

医療領域では放射線が診断・治療の目的で日常的に利用されており、放射線・放射性物質の利用なくして今日の医療は成り立たない。看護職を含めた医療者の放射線被ばく・放射線影響に関する知識の不足が、日常的に患者や患者家族に不安を与えている事例が少なくない。今回の原子力事故を契機に、看護職の基礎教育に「放射線看護学」を復活させることを提案したい（昭和 51 年までは指定規則に「放射線看護」があった）。

健康相談等にあたる看護師、保健師が不用意に発したひと言が、患者・患者家族、一般の人々等の放射線影響に対する不安に大きな影響を与えかねないことを認識していただきたい。

他県に避難されてきた住民・患者への支援

PART 7

File 108 埼玉県看護協会
被災地から埼玉県下に避難された住民への支援活動

向田 良子 埼玉県看護協会 会長

　3月11日に発生した東日本大震災を受けて、埼玉県看護協会は、15日に災害支援対策本部を設置し、日本看護協会等からの支援要請に対応しました。また、埼玉県が福島県双葉町の町民だけでなく、役場機能を含めた集団避難の受け入れを決定したことから、埼玉県看護協会は17日には埼玉県保健医療部に支援の申し出をするとともに、活動内容の調整をしました。同時に、ホームページでのボランティア募集と、施設の看護管理者に看護職の派遣依頼を行い、必要人員の確保に努めました。

さいたまスーパーアリーナでの支援活動

　3月18日から、県下最大の避難所となった「さいたまスーパーアリーナ」で活動を開始しました。当初は2交代、24時間体制で3～4人の看護職の配置を計画しました。17日には既に800人の避難者がいましたが、19日には双葉町から一度に1,800人の避難があり、その中には30人余りの人工透析中の患者さんもいるという情報から、急遽、支援者の増員を決定しました。

　避難所内に救護ステーションを開設し、避難者受け入れ当日から、医師・看護師とコメディカルや介護職を1つのチームとして避難者のトリアージを実施し、持病薬の服用者や感染症者など医療優先度の高い人への対応を行いました。さらに妊婦もいるとのことから、助産師を24時間体制で確保しました。

3月19日〜21日の連休には、救護ステーションには多い日で190人ほどの医療職ボランティアが集まったため、ボランティア登録を開始し、職種や活動可能時間等を調整しました。あわせて、協会役員・職員が救護ステーションのまとめ役となり、指示の一元化や業務調整をすることで、混乱していた救護ステーションの体制が整備されました。さらに、朝・夕のミーティングは、業務の確認とともに、コミュニケーションの構築にも効果的でした（写真1）。

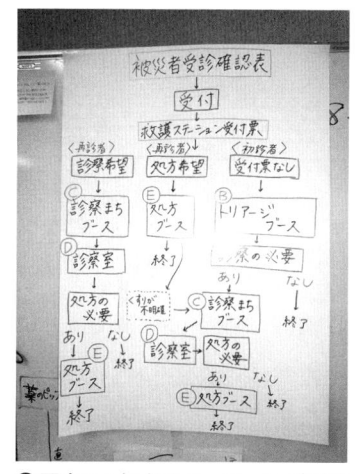

⬤写真1：朝夕のミーティングで業務の確認

　インフルエンザなどの感染症患者のための隔離室の整備、認知症の方や乳児に対する夜間のみの個室の確保なども、できる範囲で実施しました。途中から治療の必要な避難者は地域の医療機関を受診することになり、救護ステーションの規模や役割は縮小されていきました。しかし、医療的処置が少なくなる半面、これから先の生活の不安や、それらに伴う不眠などを主訴に救護ステーションを訪れる人が増えてきました。

　スーパーアリーナが避難所機能を閉鎖した3月31日まで、看護職ボランティアは延べ627人、うち埼玉県看護協会が依頼した看護職は延べ200人でした。自然発生的に集まる多数の医療職ボランティアの調整や、職種間の連携などを担うコーディネーターの役割は大変重要であり、看護職がその役割を担うことが適切であると、今回の体験から実感しました。また、飛び入りの看護職ボランティアについて、資格証明をどうするかが課題となりました。

旧県立騎西高校での支援活動

　双葉町民の第二次避難所となった旧騎西高校へは、3月30・31日の

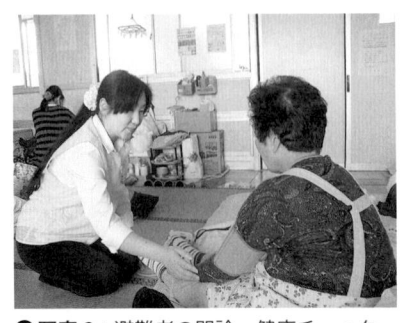

○写真2：避難者の問診・健康チェック

両日にかけて移動が行われました。ここでも看護職員の支援が必要になるという予測から、支援体制を整備しました。会員からも、支援要請に応じられる旨のうれしい回答を得ていました。

　ここでは、避難者に対する健康相談をメインとし、受診が必要なときは地域の医療機関を利用することが基本となることから、当初、健康相談は保健所と市保健センターの保健師が避難所内を巡回して対応することになっていました。しかし、移動や避難生活でのストレスや疲労から体調を崩す町民が多く、さらに保健師の業務過多や双葉町保健師の疲弊などの問題が生じ、埼玉県看護協会へ看護職の派遣依頼がありました。当協会では、4月6日から近隣施設の協力を得て、2人体制で派遣を行いました。

　保健室に来所する人を待つのではなく、本人の自覚がないまま持病が悪化している人や、健康に不安をもっている人を見つけ出す作業が重要との見解から、派遣看護師が避難者全員のデータベースを作成することになりました。そこで、派遣要員を1日6人に増員し、1,400人に及ぶ避難者の問診・健康チェックを行いました（写真2）。たとえば、ギプス固定をしているため入浴ができていない人、トイレ移動が困難で水分摂取を制限している高齢者、洗濯ができない単身高齢者等への生活支援の必要性は、巡回をして時間をかけて話を聴くことで見えてくる問題でした。

　また、避難されている方々は福島原発警戒区域からの避難であることから、帰郷への希望と、それがかなわぬ現実とのジレンマに苦悩する想いを傾聴することに努めました。さらに、避難者との会話の中から、女性のための更衣室の設置や、高齢者には使い勝手がよくない和式便座の改善、子どものためのプレイルームの必要性などの声を町の担当者に提言するなど、看護職として生活者の視点で避難所の環境改善にも目を向

けました。

　4月12日に活動を行っていた看護職から、インフルエンザ罹患者の増加に関する情報が入り、13日に感染管理認定看護師へ避難所のアセスメントを依頼しました。手洗いやマスクの適切な使用、住環境等に関する細かなアドバイスをいただき、それをもとに避難者への感染予防の知識の普及・啓発に努めた結果、25日にはインフルエンザは終息しました。

　制約の多い避難所生活で、避難者の居室を巡回し、言葉を交わしながら、体調把握や基礎疾患の増悪予防、感染予防、さらに避難所の環境整備などの看護活動を行うことは、まさに看護の原点といえるものでした。

＊

　旧騎西高校の避難所には、5月末までに延べ120人ほどの会員に活動に応じていただきました。7月に入っても原発事故は終息の目途が立っておらず、避難者の方々の数は少なくなりましたが、まだ旧騎西高校で不自由な生活をおくっておられます。こころのケアを含め、今後もできる範囲での支援を継続していく予定です。

File 109

東京里帰りプロジェクトの取り組み

宗 祥子 東京里帰りプロジェクト 代表、東京都助産師会 専務理事、松が丘助産院 院長

プロジェクトの立ち上げ

　3月11日に東日本大震災が起こったとき、「寒い被災地にいる妊産婦さんや赤ちゃんに、一刻も早く安心できる環境や、暖かいお部屋と食事を提供したい」と考え、東京助産師会では、被災され、避難を希望する妊産婦さんが東京に避難し（既に自主的に東京に避難されている方を含む）、安心して産前産後の生活を助産院でおくれるようにと、「東京里帰りプロジェクト」（図1）を始めました。このプロジェクトは、助産師が出産および産前産後の生活をボランティア家庭と協力してお手伝いすることで、被災地の妊産婦さんが実家に「里帰り」するような気持ちで安心して過ごせる環境を提供するものです。東京都内にある25か所の有床助産院で、産前産後の方、約50人の受け入れが可能です。

　被災地では、震災後1か月以上雪が降るほど寒い中、避難所や車の中、暖房のない壊れた自宅で連日寝泊まりしている妊産婦さんもいらっしゃいました。産後すぐのお母さんが、ストレスと食料不足のため母乳がう

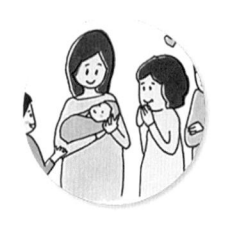

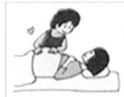

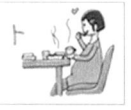

▲図1：東京里帰りプロジェクトのロゴとイメージイラスト
公式ホームページ　http://www.satogaeri.org/
公式ツイッター　https://twitter.com/#!/satogaeri

まく出ず、ミルクも十分に与えられない環境下では、赤ちゃんの発育、発達に支障を来たす可能性が高いと考えられました。また、プライバシーが守れない集団の中で生活することは、感染の確率も格段に上がります。妊婦さんに関しては、プライバシーの守れない空間で十分な睡眠もとれず、体が冷え、栄養状態も悪いという状況では、様々なトラブルを引き起こす危険性があり、流早産や出産時のリスクも非常に高くなると予想されました。これらのリスクを少しでも軽減したいと考え、このプロジェクトを立ち上げました。

　助産院には助産師が24時間滞在しており、妊娠中および出産直後のお母さんが約1か月間、母乳育児を確立したり、赤ちゃんの育児に慣れるまで温かい雰囲気の中で心身ともにリラックスして過ごすことができます。病院で出産後の方も受け入れています。各助産院は連携の医療機関をもち、また東京都の主要な病院も被災妊産婦さんの受け入れの表明をしているので、病院への紹介もスムーズに行うことができます。

　一定期間滞在後は、助産院と提携を結んだ一般協力家庭でホームステイをしたり、一般の方から申し出があった無料の住居や、賃貸住宅エイブルの申し出による6か月間必要経費のみで滞在できるアパートで生活します。その間は助産師が定期的に訪問し、ケアを行います。

対象者と支援内容

❶対象者

　妊娠中～産後1年までの被災者の方。家族（夫、子ども、実母）が一緒に来たいという場合も対応します。

❷料金

　1日2,000円、3食付きで、助産師によるケアがつきます。支払いが困難な場合は、基金による充当も可能です。

　出産費は健康保険の範囲内の42万円で、退院後のホームステイ滞在費は無料です。これには一般の方からのご寄付、東京都助産師会の会員が主体となって集める基金、各団体からの寄付や助成金を充てています。本プロジェクトは、多くの方々からのご寄付、ボランティア家庭のお申

し出、住居の提供、多くの支援物資などのご好意で成り立っています。被災者の方からの問い合わせよりも、協力の申し出のほうが多いのが現状です。

現在までの取り組みと課題

2011年8月4日までに、47組の母子をお世話することができました。プロジェクトが始まってからお生まれになった赤ちゃんは10人、現在妊娠中の方は9人になり、これからご出産される予定です。産後の滞在は10人（既に退院）で、支援の内容は住居を紹介した方、産後訪問に伺っている方などが含まれます。

しかし、何度も問い合わせていただいたにもかかわらず、家族の反対にあって来ることができなかった方も何人もいらっしゃいます。また、検討中の方も数多く、お問い合わせは約100件に上っています。東京に来るまでに多くの悩みや迷いが生じ、決定するまでに何度も何度も、お問い合わせがあります。

利用された方からは、「自分だけこのように恵まれて産後を過ごすことができて申し訳ない」といった声も聞かれます。東京での滞在後に地元に帰る方は、近隣の方のお気持ちを考慮される傾向にあります。

当初は、被災地からいらした妊産婦さんが、産後に元気になって被災地に帰り、ご家族と一緒に地元の復興に取り組んでいただく予定でした。しかし、現在東京に避難されている方の9割が福島県の方であり、地元へ帰省することが困難になっています。産後に地元に帰ることも心配であり、その後の住居のことや、他の家族と離れた生活が長期化することへの不安を訴えています。

本プロジェクトの期間は2012年3月までを予定していますが、福島県の原発の問題が収束しなければ問題は長期化していく可能性があり、今後の支援のあり方を検討しなければなりません。東京都助産師会では、政府や自治体にも被災者支援を長期的に行っていただけるよう要請しています。

File 110

震災直後の南相馬市・
介護施設利用者の受け入れ

松村 政子 愛優会 老健リハビリよこはま 看・介護部長

親交のあった被災地の介護施設利用者の受け入れを決める

　当施設は2002年に開設された介護老人保健施設で、入所定員は130人、通所定員は63人です。3月11日の震災では、大きな揺れを感じましたが、幸いなことに建物に大きな被害はありませんでした。

　3月14日の幹部会で、理事長から「福島県南相馬市にある介護施設の利用者を受け入れたい」との話がありました。以前から、福島県の南相馬福祉会の理事長と私どもの理事長とは親交があり、震災後に「原発事故の計画的避難区域内にある特別養護老人ホーム 福寿園の利用者を受け入れてもらえないか」と理事長に直接電話があったのです。

　当法人は通所介護施設やグループホーム、訪問看護ステーションなどももっており、17日に各施設のグループリーダーが集められ、「福寿園の利用者77人全員と、職員は20人のうち希望者を受け入れる」ことになりました。「100人程度ならばなんとかなるだろう」ということで、バス6台をチャーターし、19日夜に福島へ向かうことに決まりました。利用者さんの受け入れ場所は、計画的避難区域外にある南相馬福祉会と同法人の特別養護老人ホーム 万葉園になりました。

　それから19日までは、移送にかかわる職員も施設に残る職員も、準備にかかりきりとなりました。先方から「利用者は水分も満足に摂れず、かなり衰弱している。胃瘻の人も10人ほどいる」との情報があり、ペットボトルの水、ゼリー状の飲み物、経口補水液を準備しました。また、

セコム株式会社や神奈川県がAEDを貸与してくださり、バス1台につき1台のAEDも用意できました。被災地への緊急通行車両確認標章の許可がなかなか下りずやきもきしましたが、神奈川県警のパトカーが移送車の先導についてくれることになり、無事許可も下りました。

施設組は、居宅介護支援事業所を通じてベッドや車椅子のレンタルを急ぐとともに、食事やお風呂の準備を整えておくことになりました。

移送を待っていたのは200人を超える利用者だった

当施設を出発したのは3月20日の0時です。勤務明けにもかかわらず同行を志願してくれた職員もいました。理事長・事務長以下、バス1台につき看護職1人、介護職3～4人を配置し、「亡くなる方を1人も出さずに、がんばって移送しよう」を目標に、私も看護職の責任者としてバスに乗り込みました。バスは夜通し走り、朝に福島県に入りました。福島県は津波の被害というよりも、原発事故の影響による避難を余儀なくされた地域です。先方からの情報では「1か所路肩が崩れている場所があるから、気をつけてください」と聞きましたが、見たところ、道路にも家にもそれほど大きな被害はないようでした。しかし福島県に入ると、それまでとは打って変わって車の行き来がなくなり、たまにすれ違うのは自衛隊のジープだけでした。

万葉園に到着したのは朝8時でした。ところがそこには、私たちの予想を超えた大勢の人が溢れていました。私たちは「避難区域内にある福寿園の利用者・職員の受け入れ」と聞いていましたが、移送を待っていたのは福寿園の利用者さんだけでなく、同法人の万葉園・梅の香、グループホームたんぽぽ・小高、ケアハウスさくら荘の利用者さんたちでした。さらに、「横浜から避難のためのバスが来る」と聞いた職員の家族や近隣の人たちも集まっていました。政府からの情報が十分ではなく、詳しい原発事故の状況も、それによる影響もわからないまま、不安な気持ちで「なんとか県外に出たい」と考えてのことだったのでしょう。

私たちはまず、要介護4・5の人を優先してバスへの乗車介助を進めました。しかし、車椅子ではバスに乗れません。車椅子の方を何人かで

抱え上げてバスに乗せると、そこにはお腹の大きな妊婦さんや小さいお子さんを連れた若いお母さんが座っています。「申し訳ありません。介護施設の高齢者の方を優先させてください」と事情を話して降りていただく、そんなことを何度も繰り返しました。

　福島県警から滞在が許された時間は2時間。決められた出発時間の午前10時が刻々と迫ってきます。重症者の見極めも必要でした。重症者として10人が選別されて寝かされていましたので、バイタルサインをとり、サチュレーションを測った結果、そのうちの3人は長時間の車による移送は難しいのではないかと思われました。けれども、ご家族は「なんとか連れていってほしい」と言われました。移送を待たずに具合が悪くなった1人は救急車で病院に搬送しましたが、残りの2人は移送することに決めました。その間も、バスへの乗車を続けました。利用者の方は、この町で生まれ、この町でずっと過ごされてきた方がほとんどです。「横浜に行くのですよ」と言っても、その"横浜"がピンときません。「東京の先ですよ」と言うと「そんな遠くに……」と言います。また、認知症のある方は「どこに行くの？　どこに行くの？」と、何度も繰り返して非常に不安そうな様子でした。

　予想外の状況で混乱したものの、予定どおりバスは10時に出発しました。震災から1週間余り、南相馬市の職員は自分たちも被災者でありながら、ほとんど寝ずの介護を続けてきていました。バスに乗って安心されたのでしょう。席に着くなり倒れるように眠り込んでいました。落ち着かないのか、認知症の方がひっきりなしにバスのカーテンを開け閉めする「ジャッ、ジャッ」という音だけが車内に響いていました。

1人も死者を出すことなく、移送を終えた

　6台のバスはそれぞれ携帯電話で連絡をとりながら、横浜を目指しました。長い道中、具合の悪くなる人も出てきました。私が乗ったバスでは、意識状態が低下した人がいました。利用者の方の名前は、ガムテープにマジックで書いて服に貼られていたのですが、同じバスにカルテを積んではいないので、名前はわかっても既往まではわからないのです。

たまたまその方がいた施設の栄養士さんが同じバスに乗っていて、この方は糖尿病による低血糖だとわかり、胃瘻の方でしたので、少しずつスポーツドリンクやオレンジジュースを経管で注入しました。意識があり話すこともできましたが、横浜までは距離が長いので、念のため救急車で病院に搬送しました。別のバスでは心停止を起こした方がいました。すぐにAEDで心肺蘇生処置を行い、救急車で病院に運ばれました。ところが途中で状態が快復したそうで、当施設へ搬送され、私たちが帰り着いたのとほぼ同時に到着し、当施設で再会となりました。

　バスが施設に到着したのは夜7時頃です。9時間と長時間にわたったにもかかわらず、当初の目標どおり、移送中に誰1人亡くなることなく受け入れることができました。受け入れた利用者数は最終的に229人に上りました。先方の職員の方は到着後に出入りがあったので、明確な人数は把握できないままでしたが、30〜50人ほどだったと思います。

　一方、施設に残った職員たちは受け入れの準備を進めていました。予定人数を大幅に超過したことは知らせてありましたが、当日になってのことですから大変だったと思います。用意できたベッドは50台、布団は250組で、かろうじて間に合ったというところでした。

　到着後は、すぐに利用者さん全員に水分補給を行い、温かいおじやを提供するとともに入浴介助にとりかかりました。みんな震災から1週間以上お風呂に入っていないのです。けれども人数が多いため、真夜中になっても終わらず、介助をする職員たちにも疲れが見えてきました。入浴は午前1時までと決め、入浴できない方のために清拭の準備を進めました。それでも、ほとんどの方に入浴していただけたと思います。ケアが一段落したのは、日付も変わった21日の午前3時過ぎでした。

ボランティアとともに避難者の生活支援に奮闘

　翌日から本格的なケアが始まりました。廊下の床にまでベッドパッドを敷いてその上に布団を敷きました。日中は布団をあげておきました。
　胃瘻の方は60人で、通所介護のスペースの一角にシーツをカーテン代わりにして区切り、ベッドを並べました。人数分の点滴台はとてもあ

りませんが、物がないところでは代わりに知恵が生まれるものです。天井からロープを横に渡し、S字フックをかけて点滴台の代わりにしました。作業は通所リハビリテーションの運転手さんが担当してくれました。

　普段飲んでいた薬も全員分はなく、カルテも全員分揃っていないような状態ですから、既往歴がわかりません。1週間ほどは対症療法で薬を処方しました。その間に、元の施設の看護師さんが各利用者さんのカルテの整理、薬の手配、介護保険の整理などをしてくださいました。

　夜勤帯が始まる前には、日勤帯勤務の介護職員が食事介助と口腔ケア、布団敷きまで済ませました。これらはすべて職員が自主的に行いました。布団の数の多さに「旅館の布団敷き係みたい」と笑いながら、誰も「大変だ」とは一言も言いませんでした。今後また、いつ同様の地震が起こるかもしれず、自分たちが被災者になるかもしれないのです。みんなの胸の内には「お互いさま」という思いがありました。

　当施設で南相馬市からの避難者を受け入れたことがメディアで報道されると、ボランティアが殺到し、多くの物資が届き始めました。避難者の受け入れが決まったとき、そのために当施設にいる利用者の方に迷惑をかけてはいけないと、私は通常のケア体制を変えることはせず、避難者のケアは当法人関連施設からの応援で対応することにしていました。

　しかし当初の予定人数を大幅に超えたため、ボランティアの方の助けがなければとても無理だったでしょう。横浜市立大学附属市民総合医療センターから毎日3人と、東京消防庁や個人ボランティアの看護師、また退職後の方や中高生も来てくれて、ボランティア総数は50人ほどにもなりました。近隣の男性は毎日通ってくださり、介護の経験がない中高生や主婦のリーダーとなって、物資として届けられた衣服を整理してくれました。移送の際、できるだけ多くの方をバスに乗せるために荷物はすべて置いてきてもらったので、避難者の方は着のみ着のままでした。衣服はとてもありがたかったのですが、男性用・女性用、シャツ・ズボンなど種類ごとに整理しなければ、お配りできません。ボランティアの方が衣類の整理をしてくださったおかげで、すぐに使えるようになり、多くの方から寄せられた善意を役立てることができました。

二次避難を進め、それぞれが新たな生活を開始

　避難者の受け入れを決めた時点で、二次避難場所が必要なことは明らかでしたから、理事長は二次避難先の手配を進めていました。しかし、人数が予定していた3倍近くにもなったため、多くの避難先が必要でした。こちらから新たにお願いした事業所もありますが、受け入れを申し出てくださったところもたくさんありました。新たな受け入れ先は、病院、有料老人ホーム、グループホーム、ケアハウスなどで、症状別に受け入れ先の条件に合う人をピックアップして申し入れると、どこも快く引き受けてくれました。中には、遠く山形県の施設や、話がまとまった当日に迎えのバスを出してくださった施設もありました。

　受け入れから2週間ほど経った4月4日には、当施設に残っている避難者は100人ほどになり、落ち着いた生活をおくられていました。すべての方の二次避難受け入れが終了したのは、ゴールデンウィーク前のことでした。15人の方は当施設に残ることが決まりました。

　5月10日、お世話になった事業者や南相馬福祉会理事長にも参加いただいて会議を開き、避難者の今後について話し合いました。施設再建の話もあり、福島に帰ることを願っている避難者の方にとって、何よりもうれしいことだと思います。

＊

　受け入れからの日々は、一気に盛り上がった中で過ぎた1か月でした。職員に大きな負担をかけることになったかもしれません。様々な工夫で乗りきったものの、行き届かないこともあったかもしれません。それでも誰もが自分のできることを考えて自主的に動きました。ボランティアの方や物資を送ってくださった方、企業、二次避難受け入れ先の事業所など、多くの方にお世話になり、非常時に助け合う"人の温かさ"を感じました。私の人生の中で、このような体験をすることはもうないと思います。長い看護師経験の中で、60人もの経管栄養の方を看たのもはじめてのことでした。今回のことを通して、職員の団結力、そして"地域の力"を改めて感じました。

（取材：青木 茂美）

File 111

被災地から透析患者を受け入れて

中村 久美子、北村 裕貴 がん・感染症センター都立駒込病院

患者搬送における透析療法指導看護師としてのかかわり

　東京都庁から「気仙沼から透析患者をバス搬送するための付き添い看護師の依頼」を受けたのは、東日本大震災から8日目の夜（3月19日）でした。突然の依頼に驚き、多くの不安がありましたが、その中で「行きます」と返事をしたのは、日本中の人が抱いていたであろう「いま、自分に何ができるのだろう」という思いと、透析療法指導看護師の資格をもっている自分がやらなければ、私は何のために資格を取ったのだろうという決意だったと思います。

　医療用具は必要ないと言われましたが、病棟スタッフの助言を受け、手袋、マスク、予防衣、紙オムツ、ガーゼなどを病院で準備し、自宅では2日分の食料と飲料、防寒着などの準備をしました。病院からの連絡はすべて電話かメールでの対応でした。派遣に際しての事前情報は、以下の内容でした。

　①気仙沼市立病院の透析患者10人（車椅子使用）を、千葉県松戸市の医療法人に収容するための医師および看護師を派遣する。
　②派遣人員：私と現地で医療救護活動を行っている東京都保健医療公社 荏原病院の医療救護班（医師1人、看護師1人、事務1人）が帰路に同乗し、透析患者の対応にあたる。なお、ボランティアの方々数名が東京から同乗していく。
　③移送手段：バス（民間借上げ31人乗り）

④収容先：広域医療法人社団39会メディカルクリニックマリア松戸

　3月22日19時頃、自宅を出発し、集合場所の都庁に19時30分に到着。その後、医療物資（目薬等の薬剤）を乗せ、定刻どおり20時に出発しました。バスはリフト付きで、中央の座席を取り外し車椅子が5台付けられるようになっていました。ボランティアの方は5人で、大学生3人とラグビー協会の方が2人同乗しました。ボランティアの方は移送を手伝ってくれるということでした。

　簡単に自己紹介をした後、私から透析患者の特徴、シャントについて、注意点などの説明を行いました。そして、事務の方からスケジュールの確認があり、その後は体力温存のためにバスの中で眠るよう努力しました。気仙沼市には翌23日3時頃到着し、道の駅で6時まで休憩をとり、7時に気仙沼市立病院近くの駐車場にバスを止め、患者搬送に向かいました。時間がないため、患者情報は搬送につく医師に情報用紙が渡されただけでした。

　患者さんは70〜80代の高齢の方10人で、独歩可能は1人のみ、ほかは車椅子使用で介助の必要な方でした。長時間のバス移動のため車椅子は使用せず、バスの座席に座っていただきました。座席間が狭いので、移動が大変でした。8時30分頃、気仙沼市を出発しました。患者さんが持参していた食事は、朝食はカロリーメイトとバナナ1本、昼食はおにぎり2個と500 mLのペットボトルの水1本のみでした。バナナは高カリウムで透析患者にはよくないのですが、昨日透析をしているという情報と、高カリウムの食事を摂れていないのだろうと判断し、普通に食べてもらいました。

　高速道路に入るまではガソリンスタンド待ちの車が道の片側で渋滞していて、バスもなかなか進みませんでした。認知症の患者さんがおり、「怖い、暑い、寝たい、起きる」を繰り返し、落ち着かない状況だったため、上着を脱がせたり、後部座席に横になってもらったりして過ごしていただきました。湿性咳嗽があり、痰の自力喀出ができない方には、酸素濃度チェックを適宜行いました。医療用具は、帰路に同乗した荏原病院の

スタッフが持っている血圧計と酸素飽和度測定器があるのみでした。高速道路に入ってからは順調に走り出しましたが、道路が補修されているためとても大きくバスが揺れ、それが震災を連想させるのか、患者さんはバスの手すりを決して離さず、握り締めて過ごされていました。適宜休憩所に寄り、トイレ休憩を行いました。全員車椅子なので、バスの乗り降りだけで時間がかかりましたが、ボランティアの方が移動を手伝ってくれたのでとても助かりました。休憩中には血栓予防の運動を一緒に行いました。

途中、埼玉県の羽生サービスエリアで突然、認知症の患者さんの呼吸状態が悪くなり、人工呼吸・心マッサージをしながら救急車で医師の付き添いのもと病院に搬送されましたが、残念ながら亡くなられたということでした。ほかの患者さんは終始無言でいましたが、状況を落ち着いて受け止めてくださっているように思いました。

その後は、医師が不在になったため何事もないことを祈りながら目的地の病院に向かい、18時頃に到着し、患者さんを送り出しました。

今回、患者さんが移送中に急変したことは私には衝撃で、準備不足を痛感しました。被災地からの患者情報が全くない中、被災され透析も十分に受けていないであろう患者さんが長時間移動しなくてはならない事態に伴うリスクを想定し、何が起こっても対応できる準備をしておくべきでした。また、安全な移送手段についても、今後検討していくべきだと感じました。

（透析療法指導看護師　中村　久美子）

被災された透析患者を受け入れて

当院では、今回の震災で被災された北茨城市在住の2人の透析患者を受け入れました。当初の予定では3月17日に入院ということでしたが、現地避難所から18日に都内に移られ、クリニックで透析を受けた後、19日に当院への入院となりました。ここではじめて、患者さんはお2人とも男性で、お1人は2年ほど前から維持透析を行っている70代の方、もうお1人は40代の視力障害のある方で、10数年にわたり維持透析を

受けているということがわかりました。「入院できて本当によかったです。ありがとうございました。命が助かりました」と、2人の患者さんとご家族は看護師に話しておられました。透析を受けている患者さんやそのご家族にとって、被災して透析ができなくなることが、どれほど不安であったかと感じさせられた一言でした。入院時に付き添ってこられたご家族は、自宅に問題がないとのことですぐに地元に戻られ、患者さんは本当に着のみ着のままでのご入院でした。

　入院当初は、患者さんが病院食以外に間食やコーヒーなどの嗜好品を口にする姿が見られ、腎不全で透析を受ける患者さんにとって必要不可欠である食事療法などの自己管理ができていないと感じました。しかし、長年の習慣を変えることは入院生活をおくる患者さんにとってはストレスであると考え、いままでの生活習慣や食事療法などの情報収集を行い、主治医と間食や嗜好品などの摂取量を相談し、家庭での生活をなるべく変えることなく入院生活をおくれるように配慮しました。

　また入院当初、お2人は別々の病棟に入院されましたが、数日後には同じ病棟に移ることになりました。同じクリニックで透析を受けていたことや被災者であることで、お互い励まし合い入院生活をされていたようです。4月11日には地元のクリニックでの診療が再開されるとのことで、帰られました。

　今回は、震災後1週間余りの混乱の中で、患者さんの情報がなく、入院生活をおくるうえで必要な物品手配を慌ただしく行いながらの被災者受け入れでした。そのため、患者さんから訴えがあるたびに対応方法を決めることになりました。この経験を、今後の被災者受け入れのノウハウの整備につなげること、そして災害時の対応マニュアルを常に整備しておくことが必要だと感じました。

　この震災で被災されたすべての患者さんが、1日も早く安心して治療や闘病生活ができるように、今後とも継続した支援を行っていくことが大切であると思います。

（看護師長　北村　裕貴）

File 112 被災地から精神科疾患をもつ患者を受け入れて

佐藤 ふみえ 東京都立松沢病院 医療安全対策推進室

　3月11日に発生した東日本大震災から1週間後の3月18日、東京都立松沢病院では、福島第一原子力発電所から20km圏内にある南相馬市の小高赤坂病院（精神科）より、会津に避難中であった56人の患者さんの受け入れを行いました。その経験から得た「災害時における精神科患者の受け入れ」の事前準備や体制の確保、当日の状況等について報告いたします。

院内情報連絡会議の設置

　松沢病院では、震災発生直後より、「地震災害にかかる院内情報連絡会議」を発足し、計画停電の実施に伴う診療体制の確保や災害に関する課題の対応について、院内における情報の共有化をはかりました。そのような中、3月15日、厚生労働省精神・障害保健課を介して、避難所に避難している精神科病院の患者さんの受け入れ要請がありました。当院では情報連絡会議を中心に、一度に56人というかつて経験したことのない人数の受け入れについて検討をしました。危急時ということや、これだけの大人数の受け入れは当院だからこそ協力できるという考えのもと、受け入れを決定し、かかる様々な課題の解決に精力的に取り組みました。

　最終的な目標は、「被災地からの患者さんたちを、事故なく、温かく、受け入れを行う」ことでした。

患者情報の整理と名簿作成

　受け入れにあたっては、事前に患者さんの氏名・年齢、病名、食事の形態やADL等を可能な限り把握し、そのうえで名簿を作成することとしました。これは、それぞれの患者さんに適した病棟の選択や、到着時の搬送のためのストレッチャーや車椅子の準備、入院後の食事の準備などを予めしておくことで、受け入れ時の患者さんの負担をできるだけ軽減し、受け入れをスムーズに進めるためでした。

　しかし、現地では突然の避難命令により、十分な情報を持ち出せていなかったようでした。また電話等の通信状態も悪く、こちらが希望する情報を速やかに入手できる状況ではありませんでした。そのような厳しい状況の中でも、小高赤坂病院の院長先生は、こちらの要求に沿った手書きの患者情報一覧を作成し、FAXで送付してくださいました。また、不足する情報については、当院に向かうバスの中からも携帯電話で連絡をいただくなど、最後の最後までやり取りを行い、必要な情報を盛り込んだ名簿を作成することができました。

　患者さんの総数は56人（男性16人、女性40人）で、認知症の方が40人、統合失調症などの精神科治療を要する方が16人でした。ADLに関しては、自立19人、車椅子使用26人、ベッド上11人でした。年齢分布は、最高齢100歳、最年少39歳、平均77歳でした。

コミュニティを考えた病棟編成と各部門の役割分担

　震災と原発事故による被ばくリスクからの避難や急激な環境変化により、すべての患者さんに移転によるストレス状態が予測されました。そこでリスクを最小限にするため、受け入れ病棟を7か所のみと決定しました。最も多く受け入れを行った病棟は一般科病棟で18人でした。

　受け入れにあたっては、院内全部門による協力体制の下、行うことを確認したうえで、役割分担の明確化を行いました。各部門の役割を表1に示します。

表1 | 患者受け入れにあたっての各部門の役割

部門	役割
医局	到着後の一般科部長、精神科部長の緊急診察、病棟での診察
看護部	患者到着から入院までの搬送、受け入れ書類準備等
PSW・支援室、コメディカル、事務等	福祉関係書類および搬送応援
薬剤科	持参薬鑑別、受け入れ患者の内服薬一覧作成 準備として、避難患者リストから患者別に「避難患者服用薬剤鑑別票」を作成し、持参薬の鑑別作業の実施
栄養科、検査科、放射線科、支援室、医療安全推進室等	伝票事前準備等の実施
庶務課	被災病院との情報連絡担当
医事課	カルテ等の書類準備

看護部の取り組み──患者の心の負担軽減のために

❶事前準備

　事故なく、温かく、受け入れを行うためにも、バス到着直後から、初診診察、検査、病棟移動、入院時ベッド臥床、入院時看護計画立案まで一連の流れを同じ看護師が責任をもって行えるよう、1患者1看護師体制を前提として各準備に取りかかりました。

　受け入れ前日の3月17日に、入院時必要書類を入れる手提げ袋を患者さんごとに準備し、以下のものをセットしました。20人近くで作業し、終わったのは21時を過ぎていました。

- 誤認事故防止のため：①リストバンド、②フルネーム入り白のガムテープ（胸部貼付用）
- 入院時書類：①カルテ一式（医師診療録、看護記録全般）、②クリニカルパス短期入院用、③入院診療計画書、④褥瘡診療計画書、⑤栄養管理計画書、⑥肺血栓塞栓症予防シート、⑦転倒アセスメントシート
- 入院時検査用紙（各検査部門が準備）：①採血検査用紙、②採血用スピッツ、③心電図検査用紙、④胸部X線検査用紙

❷受け入れ当日

　3月18日10時、90人の看護師と関係者に受け入れ手順について説

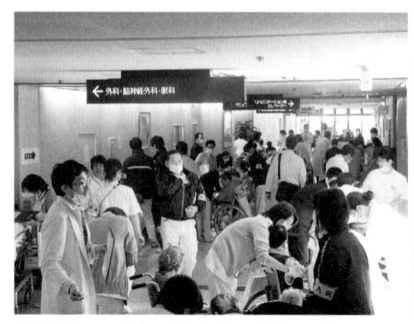

○写真1：患者到着直後の外来風景

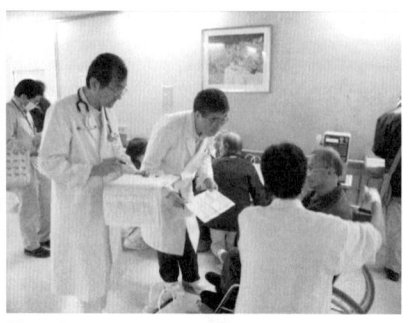

○写真2：内科部長・精神科部長による初診診察

明し、最終確認を行いました。当日は受け入れ側も皆、緊張している様子でした。

11時、3台の大型バスに分乗した56人の患者さんと付き添い職員22人が到着しました（写真1）。会津を朝6時に出発された患者さんたちの表情は硬く、憔悴していました。バスから降りてくる患者さんの名前をご本人もしくは付き添い職員に確認し、待機している担当看護師の名前を呼び出し、受け持ち患者さんをお迎えしました。寝たきりの方や車椅子の方がバスから降りてくるときには、担当看護師や病院職員が駆け寄り、皆で体を支えるなどして、患者さんの安全を第一に考えながら受け入れを行い、1患者1看護師体制や入念な準備の結果、到着から病棟の入院まで1時間30分という短時間で56人の患者さんを受け入れることができました。当日の流れを表2に示します。

認定看護師による評価および現場指導

❶皮膚・排泄ケア

皮膚・排泄ケア認定看護師が受け持ち看護師2人とともに、寝たきりの患者さんの皮膚状態の観察を行い、褥瘡や皮膚障害がある方には主治医と相談し、処理を行いました。

入院時に褥瘡のある患者さんは11人でしたが、小高赤坂病院の職員情報では褥瘡はないとのことでしたので、震災後に発生したと考えられます。

| 表2 | 受け入れ当日の流れ

流れ

1. 事前に入院エリアごとに区画した外来ホールに患者を誘導
   この頃には、看護師やスタッフとのかかわりで患者さんに微笑みが見え始めた。
2. 名前の確認、ネームバンドの装着
   本人確認のため付き添ってきた看護師と当院看護師でカルテを確認しながら行った。
3. 対応・搬送方法の判断・決定
   患者の状況にあわせて担当看護師が行った。
4. 「看護記録基礎情報・クリニカルパス短期入院用」記録用紙の記録、バイタルサインの測定・記録
5. 内科医師・精神科医師による初診診察（写真2）および予定した入院病棟の妥当性の再評価
   合併症医療を担う当院ならではの対応。結果として、肺炎症状のあった1人を精神科病棟から内科病棟へ、ベッド上臥床の1人を精神科病棟から一般科病棟へ変更することとなった。
6. 採血、心電図、胸部X線検査
7. 各病棟へ移動
8. 医師と担当看護師による皮膚損傷のチェック
   高齢者は皮膚が脆弱であるため、手背や前腕に皮膚剥離や損傷のある方がいたが、ほとんどの方は皮膚がきれいで、病院関係者の細やかな愛情を感じた。また足の裏が汚れていたことから、避難生活の大変さがうかがえた。
9. ベッド臥床
   車中に5時間いたことを考え、診察を終えた方はできるだけ早くベッド臥床していただいた。
10. 入院時基礎情報および転倒アセスメントシート、肺血栓塞栓症予防シートなどのリスク評価の記載
11. 「私物預かり品リスト」の記載
    患者の荷物すべてを記載し、預かり品を明確にした。
12. 入院時データベース記載終了後、問題リスト作成および看護計画の立案
    受け持ち病棟の看護師が患者のケアポイントがわかるように計画を立てた。
13. 小高赤坂病院の医師・看護師による病棟ラウンド
    情報提供のため、各病棟をラウンドしていただいた。職員自身も避難生活で疲労していたにもかかわらず、当日中に全病棟を回っていただき、すべて終了したのは20時を過ぎていた。患者さんに対する想いを痛感した。

❷認知症

　受け入れた被災地の患者さんは、アルコール依存症と認知症の方が多く、受け入れ病棟側から大人数の入院および認知症ケアに対するとまどい、不安の声があがりました。そこで、3月18日から認知症看護認定看護師による巡視と現場指導を開始しました。環境不適応やせん妄を起こす可能性が高い患者さんは、主治医と相談し、認知症病棟へ移動する

などの配慮をしました。このことは患者さんのみでなく、病棟看護師の不安軽減にもつながりました。

肺血栓塞栓症予防への取り組み

　入院時検査とともに、静脈血栓症の評価指標でもあるDダイマー測定を行ったところ、陽性者が18人（32％）いました。陽性者全員にポータブル超音波検査を実施し、深部静脈血栓陽性者が3人いたため、すぐに予防的治療を開始しました。現在、肺血栓塞栓症の合併症は見られていません。

受け入れを振り返って

　今回、被災地からの患者さんの受け入れを経験し、震災被害の深刻さを改めて感じました。仮に今回と同様の震災が東京で起きた場合、平時には予想もできないような事態が起こることが容易に想定されます。一度に56人の患者さんを受け入れた今回の経験は、1人でも多くの都民の生命を守るという使命を担う都立病院として、大変有意義だったと思います。

　受け入れ終了後、近隣住民、スーパー、洋品店、そして当院職員など様々な方より、被災者の皆さんへ必要な被服やオムツ、日用品など多くの支援をいただきました。この支援は被災者の方のみならず、当院職員への大きな励みとなりました。

　現在、福島から来られた患者さんたちは、リハビリで福島相馬盆唄を一緒に踊り、歌い、少しずつ環境に適応され、元気に笑顔で過ごされています。患者さんを想う小高赤坂病院の職員の皆さまの心痛をお察し致します。皆さまに注いでいただいた愛情のバトンはしっかりとお受けしました。ご安心ください。

File 113
東京都の被災者緊急受け入れにおける看護支援

又木 満理 東京北社会保険病院 副院長/看護部長、認定看護管理者

東京都の被災者受け入れ活動

　東日本大震災により被災した地域に対する支援活動には、「人的支援」「物的支援」のほかに「被災者の受け入れ」があります。東京都は、3月17日〜5月22日までの期間、東京武道館、味の素スタジアム（調布庁舎）、東京ビッグサイトの3か所で、1万人規模の被災者受け入れを行いました。そして東京都から東京都看護協会には、これに関連した医療活動として「被災者の緊急受け入れ」支援の要請がありました。被

表1｜東京都の被災者緊急受け入れ支援内容

1. 受け入れ対象者
　①福島第一原子力発電所の事故による避難者
　②地震による被災者
2. 業務内容
　①来室した避難者に対し、健康相談を実施する。
　②医療機関受診が必要と思われる場合は受診を勧め、紹介を依頼された場合は、直接医療機関と連絡をとり、紹介する。
　③救急対応の必要な場合は本部と連絡をとり、救急車手配や応援を依頼する。
　④その他、対応に困った場合または他の関係機関との調整が必要な場合（避難所内での感染症発生、精神・心理相談の専門家の関与が必要な場合等）は、東京都の担当係と調整する。
3. 業務の流れ
　9時までに総合受付で受付を済ませ、「健康相談室」の解錠をする。
　〔9〜10時：準備〕
　①東京都の災害用ベストを着用し、職種がわかるようにカードを携帯する。
　②前日までの日報、引き継ぎノート、情報ファイルの確認をする。
　〔10〜16時：健康相談実施〕
　③10時、13時、16時に避難者住所、総人数、男女別、世帯数を確認し、日報の「避難者の様子」欄に記入する。
　④来室された避難者の健康相談を実施する。
　〔16〜17時：後片づけ、業務終了〕

災者緊急受け入れの支援内容を表1に示します。

　この要請に協力するために、当院看護部から、4月1日〜14日まで看護師を2人体制で東京ビッグサイトに派遣しました。支援活動としては健康相談・健康チェックを行いました。当院では被災地・宮城県女川町へのダイレクトな人的支援・物的支援と並行した活動であり、人員配置には多少なりとも工夫が必要ではありましたが、看護職員をはじめとして全職員からの理解と協力を得ることができ、無事に使命を果たすことができました。

支援時の状況と今後の課題

　東京都の被災者緊急受け入れの状況を表2にまとめました。
　東京ビッグサイトには自主的に避難して来られた方が多く、またほとんどの方が健康で自立されていました。東京都からは、3食の食事代として1日2,000円のプリペイドカードと大江戸温泉無料入浴券、ゆりかもめフリーパスが支給されていたため、これらを利用し積極的に外出される傾向でしたので、そのためか健康相談は1日数件と少なかったのが現状です。また医療機関の受診に関しては、診察を受けたいというよりも、持参薬がなくなったための処方希望が多くありました。近隣の病院では協力的な支援体制ができあがっていて、受診もスムーズに行われました。

　私たちは被災された方が健康相談室に来室された場合のみの対応でしたので、東京ビッグサイトの中にあった避難生活の場に立ち入ることはありませんでした。避難スペースには、避難受付を済ませた後に配布されるIDホルダー(名札)着用の人のみが入ることを許可されていました。

表2 | 東京都の被災者緊急受け入れ状況

施設	最大受け入れ数
東京武道館（3月17日〜4月24日）	282人（3月30日）
味の素スタジアム（3月17日〜5月22日）	181人（3月30日）
東京ビッグサイト（3月22日〜4月24日）	150人（3月30日）
	合計　613人

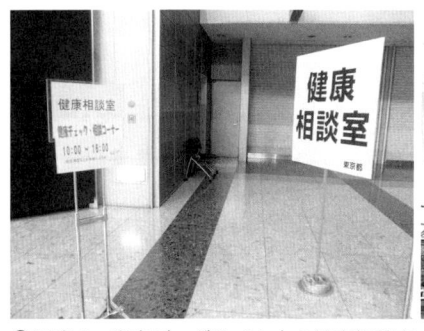

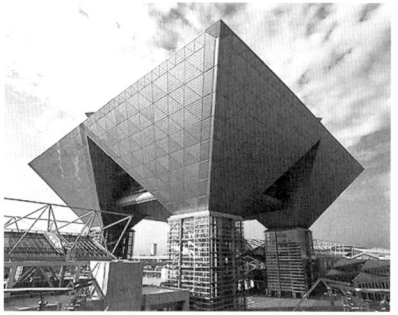

●写真1：東京ビッグサイト内の健康相談室

　プライバシーや静かな環境を守るためには、このような配慮は必要だったとは思います。しかし一方、健康相談室のスタッフが時間を決めて避難スペースを巡回し、よろずの相談をお受けするような体制も必要ではなかったかと考えました。

　また、シートを敷いて子どもたちがレゴブロックで遊んだりビデオを鑑賞するスペースは確保されていましたが、個々の子どもが交わらずに遊んでいたり、毎日決まって健康相談室を訪れる子どもがいたことなど、見知らぬ土地に連れて来られた子どものこころのケアや遊びの提供なども、支援活動の中にあればよかったと感じました。

　これほどの大きな震災に際しては、誰もが「自分にできることは何か」を考えたことと思います。被災地に出向いて直接的な医療支援を行う、あるいは被災地へ救援物資を送るなど、医療者として迅速に対応できることがありました。当院は震災後3日目より、被災した関係施設である2病院に対して人的・物的支援を始め、いまも継続しています。

　一方、できれば被災地に出向き医療支援を行いたいと考えていても、家庭や職場の事情により、何日も現地に滞在することができない人が多くいました。このような中で、今回の東京ビッグサイトでの看護支援には、通常短い時間帯や曜日限定で勤務している多くの非常勤看護職員が自主的に参加を希望してくれました。希望者の中でも東北出身者や親戚が東北に住んでいるというスタッフを主に選出し、ほとんどの支援スケジュールが調整できました。何日間も家を空けての支援はできないけれ

ども、何かできることはないかと考えてくれていた職員が多く存在したということです。

　震災直後に大きく混乱していた首都圏は、日常を取り戻してきました。しかし、いろいろな形での支援はまだまだ長く必要です。誰もがこの大震災を忘れずに、形を変えながら、しかし支援を継続していくことが大切であると考えています。そして、今後の課題として、自分たちの身近で大震災が起きてしまったときのためにも、具体的な準備が必要だと実感しました。

計画停電の影響

PART 8

File 114 計画停電の影響と対応

佐藤 久美子 石心会 川崎幸病院 看護部長

　東日本大震災直後の3月14日から、東京電力管内では計画停電が行われました。4月以降は現在までのところ見送りとなっています。計画停電を経験してわかったことは、「十分な電力なくして十分な医療は提供できない」という現実でした。当院は結果的に4日（3月17・18・22・23日）にわたり計画停電の影響を受けることとなりましたが、それ以外でも直前まで実施・中止が不透明だったため、停電を予測した業務運用を強いられました。

　自院に自家発電装置があっても、実際にはそれはあくまでも「臨時の発電装置」であり、フル稼働すると電圧が不安定になってしまいます。自家発電装置は長時間の継続使用を想定していないため、多くがコンピューター制御されている医療機器に対して、かなりのリスクを覚悟しなければなりません。

　当院は循環器・脳神経外科など、緊急性が高く、検査・手術にかかわる時間が比較的長い診療科が主体のため、自家発電の状況下での医療は不安定で、リスクが高くなります。そのため、計画停電の時期には手術等を延期せざるを得なくなりました。入院をお断りする結果となってしまったケースもありました。これは、予定入院・治療のみならず、患者さんの予後にも大きな影響を及ぼすことになり、さらに救急車の受け入れにも影響が出ました。当院が受けた計画停電の影響と、その対応について報告いたします。

実施された計画停電の影響と対応

　計画停電の実施が発表された後すぐに管理職を臨時招集し、停電時に想定される問題点の打ち合わせを行いました。計画停電実施予定の初日は、電車が全線運休となったため、電車通勤の職員はそれぞれタクシーや車を利用して出勤したのですが、結果的に当日の計画停電実施は見送りとなりました。これを教訓に、計画停電期間は各部署職員のフレックス勤務体制をとることとしました。特に看護部では、入院患者への医療が安全に滞りなく提供される体制を敷いておかなければなりません。計画停電に対する各部署の対応を表1に示します。

長期化する計画停電による課題

❶診療に関する問題

　本来受けられるはずの医療が受けられなくなることがいちばんの問題です。予定されている治療だけでなく、緊急検査・手術などは生命にかかわることとなります。

表1 | 計画停電に対する各部署の対応

部署	対応
手術室	●短時間で完結する手術は、予定時間を調整し実施 ●心臓外科・脳外科など長時間に及ぶ手術は、計画停電時間帯すべてにかかわるため、延期・中止
透析室	●計画停電時間を避け、透析開始時間を調整（早朝、夜間等） ●通常の透析時間を短縮し、週3回を4回に増やして対応
CE科 （臨床工学技士科）	●停電開始前に、人工呼吸器等機器類装着患者のベッドサイドで待機 ●停電開始後と停電終了後に、機器に異常がないか確認
放射線科	●CT・MRIは停電開始前30分にシャットダウン（停電終了後、再起動に30分を要する）
栄養科	●配膳用エレベーターが使用不可能のため、職員による手配膳（階段にスタッフが並び、手渡しで患者へ提供）
検査科	●計画停電1時間前より検体検査（病理含む）、生理検査、内視鏡検査は実施しない。停電終了後30～60分で検査再開
電子カルテ	●非常用電源に接続しているPC以外はシャットダウン
施設	●自家発電装置の確認、スタンバイ

また、長期化する計画停電で、自家発電への切り替えを頻回に繰り返すことや、空調調整ができないことによる温度・湿度上昇により、医療機器への影響が懸念されます。検査・透析に関しては、計画停電の影響を避けて、早朝・夕・夜間に実施することもありましたが、患者負担・職員負担が大きく、長期間続けられる解決策ではないと考えます。
　停電対応に気を遣う反面、通常業務への配慮がおろそかになり、医療安全を脅かすということも考慮しておく必要があります。

❷患者・家族等の日常生活にかかわる問題
　当院はスタッフステーションに照明が多く、病室や廊下、洗面所が暗い構造のため、計画停電中は、処置等が夕方以降に及んだ場合は、懐中電灯や無影灯で対応しました。また、夕方以降に患者さんや家族、面会者等が移動する場合には、懐中電灯を持った職員が必ず付き添うなど、行動にも制限がかかりました。夕方の食事時間に停電となった場合は、エレベーターが停止するため、配下膳時間帯に人員確保が必要です。また、患者さんが真っ暗な中で食事をすることには危険が伴うため、安全面への配慮から、食事時間を変更することもありました。トイレ・浴室などには職員を配置し、利用時間帯をずらすなどして、影響を最小限にするよう協力を求めました。
　また、当院は法人内に訪問看護ステーションをもっています。在宅医療を受けている方の中には、在宅呼吸器、酸素、吸引や輸液ポンプなどの医療機器を使用している方もおり、機器作動の不安を訴える問い合わせもありました。計画停電実施が発表された後、その期間中は入院を選択した方もいます。
　今回の計画停電は実施・中止の連絡が直前だったため、透析室では日々の外来連絡（通院手段、ヘルパーや介護タクシーの手配など）や毎日変わる治療時間に、患者さんだけでなく、送迎する家族、ヘルパー、給食業者までもが巻き込まれる状況となりました。今後また同じ方法で計画停電が実施された場合、同様の問題と混乱が生じることとなります。

❸院内防災体制にかかわる問題
　緊急連絡手段の確保は、今後検討すべき最重要課題の１つです。当

院では、計画停電中に緊急連絡網が一部機能しませんでした。電話がつながらず、メールは30分以上遅れて届くという状況を考慮し、職員への周知が徹底される方法を考案しなければなりません。

また、計画停電により業務開始時間が早朝・夜間となる部署があり、通常と違う環境での安全管理に注意が必要となります。

さらにこの夏は、政府から節電が求められています。医療機関は対象から除外されましたが、医療機関でも、照明、パソコン、空調などの節電を心がける必要があります。震災後、節電のため当院では照明を部分的に落としていましたが、患者さんにとっては足下が暗くなり、危険が伴います。電力消費の大きな医療機器やCT・MRIなどを止めると、救急医療をはじめ実質的に医療機能をストップさせてしまうことになります。電力需要が供給限度を超えて大停電になったときのことを想定して、日常から対策を立てておかなければなりません。長期化する計画停電に備えて、自家発電の燃料を確保しておく（近隣のガソリンスタンドに依頼済）ことも重要です。

今後、医療機関は大災害にどう備えるべきか

今回、計画停電が実行される前までは、「停電はあってもすぐに復旧するだろう」と比較的楽観的に考えていました。人工呼吸器や手術室機器など最低限必要な機器に関しては、電力供給が途絶えないように自家発電装置に常時つないでありましたが、CTやMRIはつないでいませんでした。停電が長期間に及ぶことは想定してこなかったからです。

また、今回の計画停電では、コンビニをはじめ店舗から食品等が消えました。現在、多くの店舗では、在庫をもたずに物を供給できる体制が敷かれているためです。病院も在庫をなるべく抱えないようにしていたため、物品の一部に不足が出ました。これは、災害時に深刻な問題となる場合も考えられます。備蓄を病院単体で考えると大変ですが、地域の医療機関と連携して災害のために共同で在庫をもつ、診療機能を分担する、という地域連携も、今後必要になると考えています。

File 115

手術室における計画停電の影響

渡辺 亜希子[*1]、藤原 恵美[*1]、金沢 千恵子[*2]
自治医科大学附属さいたま医療センター [*1]中央手術部主任看護師、[*2]看護師長

　東北地方太平洋沖地震の本震が3月11日14時46分に発生しました。埼玉県は震度5強で、いままでに体験したことのない規模の地震でした。自治医科大学附属さいたま医療センターは災害拠点病院であるため、計画停電の回避を要望しましたが、受け入れてもらえず、計画停電は容赦なく実施されました。そのため、手術室の運営はかなりの困難を要しました。特に、計画停電の停電開始と終了時間が不明確なため、突然の停電と復電による医療機器やパソコンの故障を防ぐために、事前に電源を切っておかなければなりませんでした。そのような非常事態でしたが、地域の中隔医療を担う病院として、手術待機患者に効率よく手術を実施するため、計画停電に伴う手術部の運営方針や、病院全体での手術患者の受け入れ態勢および手術室看護師の勤務体制を検討し、実施しました。

震災当日の手術状況（中央手術部・日帰り手術センター）

　当センターの震災当日の手術状況は予定手術が23件（緊急手術6件を含む）あり、災害発生時に手術中だったのは、予定手術4件、緊急手術2件でした。本震発生直後は全手術室でいったん手術操作を中止し、自動扉を全開とし、自然災害による緊急避難対策をとりつつ、被害状況の確認を行いました。当施設のあるさいたま市大宮区は震度5強でしたが、停電、断水、手術関連設備・機器・資材の予期せぬ移動や転倒、清潔区域への異物の落下等は認められませんでした。

直接被害がないことを確認した後、余震に備えて細心の注意を払いながら、施行中の手術再開を決定しました。看護スタッフが手術中の部屋の見回り点検を実施し、休憩中だったスタッフも手術部内に戻り、倉庫など全体の見回りを行いました。センター本館のエレベーターが停止したため、術後患者1人を担架搬送しました。

震災後の手術予定と看護師の勤務体制の検討

　地震発生の翌々日、3月13日深夜に、センター長を長とする災害対策本部が発足し、緊急対策会議が開催されました。ここで、東京電力より出された輪番停電の影響を考慮して、翌月曜日14日の手術運営に関しては、すべての予定手術を中止とし、緊急手術にのみ対応することが決定されました。これを受けて、14日午後に第1回臨時手術部運営委員会を開催し、今後の対応と運営方針を検討しました。以後17日、23日、30日に開催しました。会議の決定内容を表1に示します。

　また、計画停電に伴う手術予定計画を立て、術者の検討と看護師オリエンテーションの一時中止を決めました。震災当日3月11日〜24日までの計画停電中の手術の実施状況を表2にまとめました。

　看護師の勤務体制については、看護部長を長とする看護部の会議（看護部長・副部長、外科系師長、集中治療部師長、手術部師長）で検討しました。その結果、夜間の定時手術時の看護師の勤務体制については、①安全性を考慮し、夜間定時手術は1例とする（緊急を含め2例）、②21〜22時までに終了する手術とする、③夜間の定時手術は患者・家族に十分に説明し、了承を得られた患者のみとする、④手術後にICU、CCUに入室する患者に厳選する、ことを決めました。以上のことを踏まえ、手術室看護師の勤務体制を次のように変更しました。

　●当直体制を平日3人から2人追加し、合計5人体制にする。
　●平日日勤にフレックス勤務（11〜19時45分）を導入する。

　計画停電の実施の有無は前日の21〜22時頃に決定されるため、師長が確認し、最終決定を宿直看護師に連絡することにしました。

| 表1 | 臨時手術部運営委員会会議での決定内容

第1回会議（3月14日）
①計画停電中の予定手術は中止
②緊急手術のみ（院内・院外を含め）
③電力供給時は緊急・準緊急手術を実施
④手術は前日までに麻酔科責任者に申し込む
⑤予定手術の実施については、2～3日様子を見て検討

第2回会議（3月17日）
　計画停電を考慮すると予定手術が実施できないため、計画停電中は下記のように運営する。
①自家発電はフル稼働すると2日間しかもたず、重油の補充の見込みが明確でないため、手術室で独占することはできない。
②計画停電中は安全性を考慮し、緊急手術を除いて、予定手術を実施しない。
③計画停電が1日2回あった場合、2回目は非常用電源を使用して、手術を実施する。
④無停電電源と自家発電電源の使い分けを実施する。
⑤9時20分～13時の停電時は、予定手術を19時まで可能とする。また、1列は21時までとし、長時間の手術も受ける。
　6時20分～10時、9時20分～13時の停電時は、停電が繰り上げて復電されることがあるため、その場合は繰り上げて手術を開始する。そのため、患者・家族に手術時間の変更があることを十分に説明しておく。

看護師の勤務状況

　震災当日は公共交通機関が麻痺したため、手術室看護師では帰宅困難者が6人いました。センター内で支給された夜食を食べて一夜を過ごし、翌日の昼過ぎまで帰宅できないスタッフもいました。翌月曜日14日は出勤できないスタッフもいましたが、緊急手術の対応のみだったため、大きな問題にはなりませんでした。自家用車で出勤可能な職員用に臨時無料駐車場が準備されました。14日は空いた時間を活用し、災害リンクナースを中心に、担架の使用方法と災害発生時の各自の動きを確認しました。また、手術室看護師の中から、DMAT隊員1人と岩手県の大船渡避難所に1人をボランティアとして派遣しました。

計画停電で困ったこと

　計画停電の実施決定が前日の22時くらいだったため、翌日の手術入室時間の調整や、病棟および主治医への連絡調整を麻酔科医と看護師で手分けして実施し、最短の時間で入室できるような調整が必要でした。
　また、電力会社の電力から非常用電源に切り替わるときと、非常用電

表2 | 計画停電中の実施手術

	計画停電		予定手術（件）	中止手術（件）	実施手術（件）		その他
	予定時間	実施時間			定時	緊急	
3/11（金）			23	7	16	6	
3/12（土）							
3/13（日）							
3/14（月）			30	30	0	1	会議①
3/15（火）	6:20〜10:00 13:50〜17:30	停電なし	26	26	0	13	
3/16（水）	18:20〜22:00	19:04〜20:51	29	17	12	2	
3/17（木）	15:20〜19:00	15:59〜18:33				13	会議②
3/18（金）	12:20〜16:00	12:53〜15:24				10	看護部会議
3/19（土）							
3/20（日）							
3/21（月）							
3/22（火）	15:20〜19:00	15:41〜18:36				11	
3/23（水）	12:20〜16:00	停電なし				14	会議③ ※看護師勤務体制：宿直2人追加にて5人体制とする
3/24（木）	9:20〜13:00 16:50〜20:30	停電なし				16	※残り番3人をフレックスタイムに変更（11:00〜19:45）

源から電力会社の電力に復電するときに停電が発生したのですが、計画停電の開始時間と復電時間が明確でなかったため、その都度パソコンや光源をもつ医療機器の電源を切っておく作業が必要でした。

今後の課題

　手術部では、新潟県中越地震のときに、災害マニュアルの改定と手術室内の避難物品の完備、訓練を実施しましたが、今回は経験したことのない規模の震災であったため、マニュアルどおりに行動できなかったことが反省点としてあげられます。ライフラインの途絶はなかったため大混乱には至りませんでしたが、今後は災害リンクナースを中心とした定期的な訓練の実施が課題と考えます。

File 116

突然の計画停電
看護部と手術室の対応を振り返って

中田 悦世[*1]、齋藤 由利子[*2]
JAかみつが厚生連 上都賀総合病院 [*1]中央手術室看護師、[*2]看護部長

　上都賀総合病院は栃木県県西地区唯一の災害拠点病院です。県西地区は農山村に位置し、人口密度は低く、へき地医療拠点病院にも指定されています。当院の設立は1935年で、22科403床の総合病院です。

突然の計画停電の知らせ

　2011年3月11日、誰もが予測できなかった三陸沖を震源とするマグニチュード9.0の大地震が発生しました。そして、3月13日日曜日の夜間、被害全容もつかめない混乱状況と現実を受け止めきれない心理状態の中、突然計画停電の発表がありました。「計画停電？ どうして？ 生活できるの？ 病院の機能もストップしてしまうの？」と不安に苛まれた記憶が残っています。そこではじめて、福島第一原子力発電所の機能が喪失していたことが報道されたのです。

　「計画停電」という体験は、現在生存している人々にとって、おそらく人生はじめての貴重な出来事でしょう。その計画停電を余儀なくされた理由は、地震後の津波により原発の非常用発電機、制御盤などが破損し、全電源が喪失、冷却機能が失われてメルトダウンの状況に陥ったためであったことを、しばらく経過してから知りました。

　専門家による震災原因の究明も非常に重要ですが、私たちにとっては目の前にある事象に対応していくことが最優先です。特に病院という役割と、そして専門職である以上、患者・地域住民を守り支えていくこと

が使命です。「計画」された停電であるからこそ、失敗は許されません。そこで当院がどのように計画停電に臨んだか、患者さんへの影響はなかったかを振り返り、今後に活かすべきことを整理し、報告します。

計画停電の実施

　計画停電の実施日時は、3月16日（18時35分〜20時35分）、3月17日（15時30分〜18時30分）、3月18日（12時35分〜15時34分）、3月22日（15時38分〜18時27分）と計4回ありました。

　当院の電力は契約電力1,000kWで、非常用電源は非常用発電機5台（合計出力500kW余り）により低圧発電をし、生命維持装置などの医療装置や防災設備、衛生設備、給食設備等に送電され、入院機能を最低限維持はできますが、大型医療機器の電力消費には対応ができず、診療機能は一部ストップせざるを得ない状況にありました。

　病院長指示にて3月13日から朝夕2回、各部門役職者と施設管理職員による震災緊急連絡会議を開催し、以下のことを決めました。

　①参加者との協議で自家発電の電力供給部署を決定
　②計画停電1回目は、安全確保のため原則予定手術は中止し、その後は再度検討
　③外来機能、入院機能の確認
　④それぞれの部門における計画停電時の態勢と役割の確認
　⑤各部門において問題となること、予測されることの洗い出し
　⑥本部、連絡方法の確認

　これを受けて、看護部門および中央手術室においては表1、2のような計画停電時の対応を決定しました。計画停電で患者さんに及んだ影響を表3に示します。

今後に活かしたいこと

　今回の計画停電では、私たち職員がいかに自分の病院設備の情報を熟知していないかを思い知らされました。自家電源の供給場所、許容量等を改めて調査して対応したことは、それまで危機管理ができていなかっ

| 表1 | 看護部門における計画停電時の対応

①人工呼吸器、輸液ポンプ等、生命に影響する医療機器の電源確認、切り替え（写真1）
②停電時のナースコールの動作確認
③節電対策、使用していない電源コンセントを抜く作業
④計画停電時を避けてケアを集中して実施
⑤患者の夕食時に計画停電が重なる際には、栄養課と調整して配膳時間を変更
⑥各部署、連絡体制の確認と強化
⑦計画停電時の問題点等を毎回記録に残し、看護部長に報告
⑧リスクマネージャーと看護部による計画停電時のラウンド
⑨災害現場から搬送される患者の受け入れ態勢の整備
⑩休日の計画停電時の対応の整備

原則、病院長の指示に従い、師長会議で詳細を決定し、各部署に伝達・実践

| 表2 | 中央手術室における計画停電時の対応

●震災緊急連絡会議決定事項を受け、麻酔科医師を中心に詳細を決定
●計画停電1回目は、安全確保のため原則予定手術は中止
●計画停電が長期にわたることを予測し、以下の項目を実践

【手術前準備】
①一般非常用電源と無停電電源に接続する機器類の再確認
②透視装置や電気メス、顕微鏡など緊急手術に備えての手術補助装置出力量を把握
③計画停電実施時間帯に予定の手術を避け、実施時間を調整
　⇒　外科系医師、麻酔科医師、電気設備職員間の協議にて、全身麻酔並列3件までとした
④患者、家族に停電中の手術のリスクを十分に説明し、同意を得たうえで、手術実施の意思決定
⑤無停電電源トラブル時のための呼吸管理目的にて、ジャクソンリースの追加準備
⑥看護師、臨床工学士による生命維持装置、手術補助装置の非常用電源切り替えの確認と作動状況確認
⑦節電対策、使用していない電源コンセントを抜く、照明の間引き点灯
⑧中央材料室において器械供給のために職員の時差出勤

【計画停電時の実践内容】
①計画停電による電源切り替え時の手術患者の状態確認と安全確保の徹底
②空調システムの停止により、清浄度維持のため必要最低限の出入りを徹底
③計画停電時中にあった緊急手術に対して、麻酔科、主治医にて協議。計画停電実施予定時間終了後まで待機可能な症例だったため、計画停電終了後の入室とした
④計画停電終了後に毎回麻酔科を中心とした振り返りを実施し、スタッフ間で共通認識をはかる

たということです。
　この震災が及ぼした「計画停電」を通して、看護師である私たちは、災害・防災に対してどう向き合い対処するべきか、職員1人ひとりが災害・防災に対して危機意識を保ち、「いつ災害が起きても対応できる」

表3｜計画停電で患者に及んだ影響

分類	影響
外来患者	●外来診療に関しては特に影響はなかった ●計画停電のお知らせと職員のアナウンスにより、特に患者の苦情はなかった ●環境として外来トイレのスポット電気がつかなかったこと、センサー式水道が稼働しなかったことが不便であった
入院患者	●停電時間は管理者が病棟の安全管理を強化し、患者サイドに立てるよう人の配置を厚くしたことにより、大きなトラブルはなかった ●計画停電の時間を避けてケアにあたり、排泄介助も停電前に済ませる等の対処をしたため、転倒等のトラブルはなかった ●18時以降にかかる計画停電時の配膳時間をずらしたものの、17時過ぎは日が落ちて薄暗い中での夕食であった
手術患者	●「手術中に機械が止まったら私は大丈夫だろうか？」という患者の不安を緩和できるよう、手術室看護師による術前訪問で精神的なケアにあたり、トラブルはなかった ●手術後、帰室時刻が停電時間と重なった際に、薄暗い中での患者の観察やケアとなってしまった。多少なりとも患者や家族に不安感を与えた

体制を整え、主体的に活動できるように、以下の課題に早急に取り組み、今後に活かしていきたいと思います。

①危機管理体制の確立（行政や地域住民を巻き込み、地域社会全体としての危機管理体制を整備）

②情報管理の徹底（職員間の協力体制の整備、情報収集・発信・共有の体制確立）

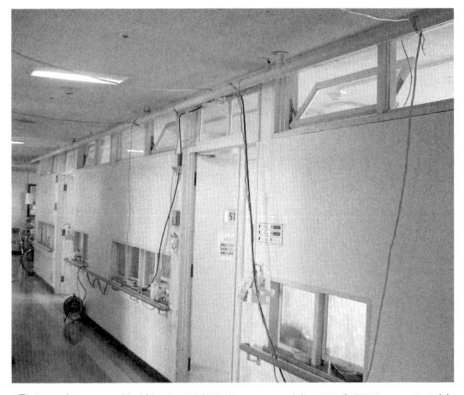

▲写真1：非常用電源をコードで延長し、天井や壁に沿わせている病棟の様子

③職員教育（実体験訓練やシミュレーション訓練、知識の獲得のための研修会の実施）

患者・地域住民を守り支えていけるように、専門職として職員1人ひとりが危機管理能力を養うとともに、患者・地域住民と向き合うことで、より安全な社会が構築できるよう努めていきたいと思います。

救援者のこころのケア

PART 9

File 117

救援者にもこころのケアを

山﨑 達枝 災害看護支援機構 理事長

　2011年3月11日14時46分に発生した東日本大震災は、我が国がこれまでに体験したことのない未曾有の広域大災害となりました。

　この災害発生に際し、超急性期から現在まで、被災地外から多くのボランティアが被災地に駆けつけ、被災地域や被災者のための医療支援活動を行っています。あまりに非現実的な状況にさらされたからなのでしょうか、救援者が救援後に精神的ストレスを抱えるケースが多いようです。私も被災地に何度も行っていますが、いままでに経験したことがないような状況でした。被災地外から被災地域に入ると、突然眼前に津波後のがれきの山々が広がり、本当に街が丸のみされたのだという現実に驚愕します。津波後に火災が発生した地域の焦げくさいようなにおいと、その恐怖の爪痕の光景は、言葉に変えられない、適切な表現ができない、浮かばないほど強烈な体験でした。

看護職にはストレスが強く現れる

　災害発生後は、被災者はもちろんのこと、救護する側も大きな精神的ストレス・ダメージを受け、多くの人は心が深く傷つき、つらい思いや経験をされます。特に被災者をケアする職種である看護職は、被災者のいちばん身近にいるため、ストレスも強く表れるようです。「看護職として私には何ができるのか」と考え、「被災者のこころをケアする」という使命を抱いて被災地へ赴いたものの、現実に直面し、「何もできない」

と無力感に苛まれ、自分自身も傷つき、ストレスが高まり、精神的に大きな傷を受けて燃え尽きのようになるケースも多々聞かれます。

このような救援者のストレスは、「惨事ストレス」といわれています。看護職は職業意識から、つらい気持ちを表には出せなかったり、社会の期待に応えたいという思いが強かったりします。一方、他者から「その道の訓練を受けている専門職が弱音を吐いてどうする」というような根性論をいわれることもあります。その結果、大きなストレスを感じることになるのです。これまで惨事ストレスはあまり注目されていませんでしたが、私たち看護職はスーパーマンでもロボットでもありません。自分自身の心の健康を保つようにしましょう。

被災地に支援に行って戻ってきた看護職の抱える思い

私は、今回被災地に支援に行かれた多くの看護職の方々から電話やメールをいただきました。彼／彼女らは、帰宅した後の思いを語ったり、書いたりしていました。その一部を紹介します。

Aさん：「ご賢察のとおり、現地での活動は支援提供者においても過酷であると認識しております。4月7日にM7の余震がありましたが、私の現地活動グループのメンバーの中には、恐怖を感じて帰られた方もいらっしゃいました。私自身、現地に入り最初の3日ほどは、自分の感情が不安定状態にあることを自覚しておりました。壊滅の街を見た折には声も出なくなり、幾多の悲惨な局面をくぐり抜け、なお苦境にある目の前の被災者のことを想うと、もうダメでしたね。私の息子は今年からランドセルの小学1年生になったものですから、特に子どもたちのこと、泥のついたランドセルを思い出すことは、いまも苦しすぎる生々しい現実です」。

Bさん：「今回の大震災に対して私は、DMAT隊員として、発災2日目に仙台入りし、現場救護所担当として3日間活動しました。大変な状況下のミッションでした。しかし、DMATとして行ったのにもかかわらず、救命するような人はなく、ほとんど緑タッグの人の対応でした。1人でも多くの人を助ける気持ちで行ったのに、軽傷の人ばか

りで役割が果たせませんでした」。

Cさん:「何もかも根こそぎなくなった町の姿も、五感で感じれば、あまりにも痛々しくて……。帰宅して、暖かく当たり前になんでもある暮らしに戻ると、ふいに避難所のことがフラッシュバックしてきます。まだ2か月しか経っていないのに、医療を含めいろいろな支援が打ち切られようとしている。私にできることはなんなのだろうと、不安定に落ち込んだ頭で考えています」。

Dさん:「被災者の方から聞いた話が頭から離れずに、いまでもつらい日々をおくっています。私は地元に戻り、不自由なく生活しています。元気がなかった私に、"自分から行きたいと言ったのだから、そのくらいは覚悟して行ったのではないのか"と師長は言いました。私は救援者ファンタジーに酔っていたのだろうか、と反省しきりです」。

　私はお電話をいただいたときは、時間があるときにはお話を聞かせていただき、時間がないときには正直に伝え、後ほどこちらからかけ直すようにしています。またメールには、即日に返事を送ることができないときもありますが、できる限り早く、必ずお返事を差し上げるようにしています。私が行う返信トリアージでは、このような方の電話やメールの返信は、緊急度の高い人からという優先順位を考えています。

　まず、Aさんのケースですが、ランドセルの思いはつらいですね。救援者のストレスがさらに強くなる要因として6項目があげられていますが、その中に「これまでに経験したことがない状況、子どもの遺体を扱う(特に自分の子どもと同じ年齢の場合)」があります。また、セカンダリートラウマと言って、トラウマ的なことを聞き続けたり、自分自身がそのような体験をしなくても、そのような体験を目撃したり聞いたりすることで、トラウマとなることもあるようです。

　Bさんのケースは、今回の災害ではDMATが活動する場がなく、その役割を果たせなかった、任務を全うできなかったということです。DMAT研修では、現場で被災者を1人でも多く救うことを目的にした訓練が多いと思われます。阪神・淡路大震災では、死者500人のうち

の370人（74％）がクラッシュ症候群であったことから、現場での救援に力を入れているのです。しかし今回の災害は、阪神・淡路大震災とは性質が異なります。トリアージタッグの緑の方は、本来はDMATの支援の対象外であるのかもしれません。でも、あのような状況下で瞬時に現場に駆けつけ、健康面で適切なアドバイスをしたということは、すばらしい仕事をされてきたのだと思います。必ずしも超急性期に行う救命処置のみが災害医療・看護ではありません。看護職は、気づかず知らずのうちに、すばらしい看護の提供をしてきているのです。

Dさんのケースは、施設として、被災地へ派遣した方に対して報告会や思いを語る場などを設定されているのか、気になりました。人は何かにすがりたいと思うときがあります。誰かに聴いてほしい、伝えたい、分かち合いたいと思うことは、人間の基本的要求だと思います。管理職には、救護者にもストレスがあることを理解していただきたいです。

心の不調は正常な反応

救援者にも被災者と同じような症状が現れることがあります。それは異常な状況下に置かれた後の正常な反応であり、その人が精神的に弱いということではないのです。症状が出ることが当たり前の反応であることを、労いながら伝えることが大切です。このようなつらい体験を自分の胸に押し込まずに話してくださったことにお礼を伝え、活動の労をねぎらうようにしています。私も災害現場に出向き、同じような気持ちになったことがありますので、その気持ちは私なりに理解できます。お話を聴き、時には私の経験も話させていただきます。そして最後に、「また何か話したくなったことがありましたら、連絡をくださいね。よくがんばってきたことに、自分自身にご褒美をあげてください。無事に元気に帰ってきてくれてありがとう。それが何よりです」とお伝えしています。

人間は強いようで、弱いものです。過酷な現場ではさらに弱くなります。救急医療と違って、災害現場ではできないことも多々あります。でもそのような環境内でも、できることはあるはずです。そのできることを見つけ、できる範囲で行うことが大切なのだと思います。

解説

救援者のストレスとこころのケア

重村 淳　防衛医科大学校精神科学講座 講師

救援者のストレス：惨事ストレスとは

　災害で救援活動にあたる者のストレスは膨大である。本来の救援業務にあたる以前に、混沌とした中で情報が入らずに指揮系統が混乱しがちである。圧倒的な現場を目前にして、業務の範疇が不明確となる一方で、迅速な決断を求められる。一般被災者ならば目をそむければよい状況であっても、救援者は業務としてその現場にかかわることが求められる。その現場とは、言葉では表現できない惨状であったり、悲嘆に暮れるご遺族であったり、痛ましいご遺体であったりする。時には、救援者自身の安全にかかわるような二次災害も起こりうる。

　他方、救援活動に向けての社会的期待は多大であり、これは救援者にとって大きなプレッシャーとなる。その結果、救援者は休むことへの抵抗や遠慮が生じ、混沌とした現場もあわさって過重労働に陥りやすく、また無力感や罪責感を感じやすい。救援者自身が被災している場合は、自分の家族の安否確認もままならず活動に入る場合があり、そのストレスはより大きくなる。

　このように、救援者が業務を通じて体験するストレスは、極めて強いものである。これは「惨事ストレス」と呼ばれ、以前から自衛官、警察官、消防官、海上保安官などの職業救援者における課題となってきた。このたびの東日本大震災では、未曾有の被害に対して、膨大な数の災害救援者・支援者が被災地で救援活動を行った（表1）。医療者だけでも、震災後1か月間で約1万5,000人が被災地入りをした（読売新聞2011年4月16日）。

　以下に、惨事ストレスによる救援者のメンタルヘルス、惨事ストレス対策について列挙する。

救援者のメンタルヘルス

　人は誰でもストレスからの回復力を備えていて、過酷な体験を通じて成長することも知られている（外傷後成長；posttraumatic growth）[1]。よって、惨事ストレスを経験したからといって、それが即座に精神障害に結びつくわけではない。

表1	東日本大震災にかかわっている災害救援者・支援者
●自衛官	●行政職員
●警察官	●教育職員
●消防官	●葬儀関係者
●海上保安官	●建築関係者
●原子力発電所業務従事者	●ボランティアなど
●医療・歯科医療・福祉関係者	

表3	惨事ストレスに対するセルフケア
●誇りをもちながらも身分相応にする
●自分の状態を把握する
●日常のペースを守る
●日常の趣味・娯楽・運動を心がける
●同僚・家族・友人を大切にする
●気持ちを溜め込まない

表2	救援者に起こりうる心身のストレス反応		
心の変化	●気分の高ぶり ●いらいら ●怒り ●憤り ●不安 ●無念さ ●無力感 ●自分を責める ●憂うつになる	心の変化（強度）	●きっかけとなった出来事を繰り返し思い出してしまう ●きっかけとなった出来事を思い出す状況を避ける ●感情が麻痺する ●他人とかかわりたくなくなる ●現実感がなくなる ●時間の感覚がなくなる
体の変化	●不眠、悪夢 ●動悸 ●立ちくらみ ●発汗 ●呼吸困難 ●消化器症状 ●些細な刺激（音など）に過剰に驚く	業務への影響	●業務に過度に没頭する ●思考力の低下 ●集中力の低下 ●作業能率の低下
行動への影響	●酒が増える ●タバコが増える ●危険を顧みなくなる		

救援活動の直後より起こりうる心身の反応を表2にまとめたが、これは多くの場合一時的なもので、自然に回復していく。

　もっとも、一部の救援者においては、惨事ストレスが心的外傷（トラウマ；trauma）となり、長期的に様々な障害へと発展しうる。1か月以上も強いストレス反応が持続するPTSD（［心的］外傷後ストレス障害；posttraumatic stress disorder）は起こりうる代表的な精神障害だが、それ以外にもうつ病やアルコール依存症など多岐にわたる。その割合は一般被災者のそれよりも高いこと、その影響は年単位で続く可能性もあることも知られている。たとえば、2001年9月11日のニューヨーク世界貿易センタービル・テロで救援作業に従事した者は、テロから2～3年経った後でも、対象となった救援者（2万8,962人）のうちの12.4％にPTSD症状がみられた。また、救援業務が通常業務と離れていた人ほどPTSDになる危険性が高いと報告された[2]。

　救援業務の中でも、遺体関連業務は最も過酷なものの1つである[3]。その過酷さは容易に想像可能であろう。とりわけ遺体に感情移入を引き起こすような場面は、心への影響が特に大きいことが知られている。具体的には、子ども、知っている人、自分の身の回りの人を連想させる遺体の引き起こす反応が著しい[4]。

　救援業務の中では二次災害の危険性が伴う。その際、自分自身や同僚が負傷した場合、あるいは同僚が殉職した場合に、その反応が著しい[5]。殉職事例が救援者個人、そして組織に与える影響で特徴的なのは、殉職者を救えなかったこと、生き残ったことへの罪責感（サバイバーズ・ギルト；survivor's guilt）で、その苦悩に対して答えの出ない自問自答を繰り返すことがある。

救援者のケア

　救援者には、自分自身が惨事ストレスを経験しうるという基本的心構えがまず求められる。救援業務の使命・重要性を誇りにして、心の拠り所にすることが強く求められるが、一方で、できることとできないことを見極めて、身分相応の活動をすることが過重労働の防止になる。

　救援者は惨事ストレス反応が出ているかどうか、各自で理解することが大切である。反応が出ている場合、それを和らげるためにセルフケアを行い、多くの場合は一時的である惨事ストレスからの回復を目指す。セルフケアの方法は人それぞれだが、代表的なものを表3にまとめた。負担の大きい管理職は、セルフケ

アをより徹底し、部下がセルフケアしやすいように実践することが望まれる。

救援者は業務の中で惨事ストレスに遭遇しているのであるから、職場としての惨事ストレス対策が求められる（表4）。すなわち「仕事で受けた傷は職場で癒す」ことが求められるのである。日頃から、研修などを通じて惨事ストレスの知識を共有することによって、組織としての取り組みを形にすることから始める。

表4	組織としての惨事ストレス対策
活動前	●事前研修 ●惨事ストレスに対する心構え
活動中	●過労対策の徹底 ●お互いへの労り、声かけ 〔管理職の場合〕 ●惨事ストレス反応が出ている部下の把握 ●（必要に応じて）配置転換などの調整
活動後	●情報の共有 〔管理職の場合〕 ●職場として職員を守る姿勢 ●敬意と労り ●不調が長く続く者への専門的ケアの提供 ●報告会・慰霊祭などの儀式

活動中には、十分な食事、水分、休息がとれるよう、過労対策を講じる必要がある。お互いの声かけ、労りが重要なのはいうまでもない。管理職は、惨事ストレス反応が出ているかどうか部下の状態を観察し、反応が出ている者には必要に応じて配置転換、休養などの工夫を行う。

活動後は、部署内の報告を通じて情報を共有し、各自がストレスを溜め込まないような工夫を施す。そして、惨事ストレスの影響を受けた者に対しては、職場が職員を守る体制を目に見える形で表すことが求められる。労いの言葉、活動の重要性を繰り返し強調することも有用であろう。

もし不幸にも殉職者が生じた場合、悲嘆への想いは顕著となりうる。その想いは個人それぞれであるが、救援組織においては、組織としての弔いを行うことで、組織内でその想いを共有することが癒しにつながる。具体的には、団体葬、黙祷の時間、記念碑の設置などの儀式が重要となる。

＊

救援者は人々にとって極めて重要な存在である。惨事ストレスを受けながらも人々のために働くすべての救援者に、最大限の敬意を払いたい。そして、読者の皆さまのまわりに救援者がいらっしゃったら、ぜひとも労いと感謝の言葉をかけていただきたい。

引用文献

1) Newby J.H., et al.：Positive and negative consequences of a military deployment. Mil Med, 170 (10)：815-819, 2005.
2) Perrin M.A., et al.：Differences in PTSD prevalence and associated risk factors among World Trade Center disaster rescue and recovery workers. Am J Psychiatry, 164 (9)：1385-1394, 2007.
3) 重村 淳ほか：遺体関連業務における災害救援者の心理的反応と対処方法の原則．防衛衛生, 55 (10)：163-168，2008.
4) Fullerton C.S., et al.：Psychological responses of rescue workers：fire fighters and trauma. Am J Orthopsychiatry, 62 (3)：371-378, 1992.
5) 加藤 寛：消防士を救え！災害救援者のための惨事ストレス対策講座，東京法令出版，2009.

コラム

東京都看護協会
「災害派遣ナース交流会」レポート

　東京都看護協会では、日本看護協会と連携して、3月22日〜4月30日まで、東京都災害支援ナース（東京都看護協会の災害支援ナース研修を受講し、登録されている人）36人とボランティアナース（研修を受講していないが、被災地での活動を申し出た人）27人の計63人の看護師を被災地に派遣しました。全員無事に活動を終え、派遣終了後はそれぞれの職場に戻っています。ところが、被災地から戻って以来、元気がない看護師がいるということや、派遣後のケアまでは行き届いていないという職場もあることを聞き、東京都看護協会では派遣ナースたちに対してのフォローが必要ではないだろうか、という思いがあったそうです。

　そこで、派遣ナースたちの活動の労をねぎらうとともに、活動された方々が一堂に集まり、活動中に思ったこと、つらかったこと、不満、今後の課題など、1人ひとりが抱いている思いを語り合うことでストレスを発散するとともに、自分の体験の整理ができるような場をもとうと考え、5月28日（土）に「災害派遣ナース交流会」を開催しました。案内から開催日まで約1か月という短い期間だったにもかかわらず、26人の派遣ナースが参加されました。

　嶋森会長の挨拶に続き、廣岡常務理事より東日本大震災における東京都看護協会の取り組みについてのお話がありました。その後、参加者は4班（災害支援ナース2班とボランティアナース2班をそれぞれ派遣地域ごとに2つに分けた編成）に分かれてグループワークを行いました。グループワークでは、「活動内容の情報交換」「活動で感じたこと」「今後の課題と考えたこと」について自由に語り合い、昼食後、各グループの代表者が発表を行いました。

　各グループは6〜7人構成で、ほとんどの方は初対面とのことでした。まず各自が自己紹介をしましたが、勤務先も所属部署も経験年数も年齢もばらばらで、はじめのうちはなんとなく皆さん遠慮がちに話をされていました。ところが、順

番に派遣時期と派遣場所を話し始めると、同じ地域や避難所に異なった時期に派遣された人が班内にいることがわかってきて、「随分ひどい状況だったのに、あの後、かなり改善されたんですね。よかったです」などと一気に話がはずみ、親しい雰囲気に変わっていきました。ほとんどの方が、「自分が活動を終えた後、その避難所はどうなったのだろうとずっと気になっていた」ということでした。自分が引き継いでいったことがその後の派遣ナースたちにきちんと伝わっていたこと、また自分が読んだ引き継ぎノートをつくったのが、いま一緒にいる人だったこと、同じ避難所でも派遣された時期によって環境が全く異なっていたことなど、思わぬ情報を得ることができ、安心されたようでした。

　グループワークの様子を取材させていただいた班の皆さんは若い方が多く、全員が被災地で活動するのははじめてとのことでした。救急領域の経験がないという方もいて、「ライフラインも復旧していないような急性期に、被災地に入ることに怖さはなかったのですか」と尋ねたところ、「怖くないと言えば嘘になりますが、とにかく何かの役に立ちたいという一心でした」と話されました。全員が施設からの指示で派遣ナースに応募したのではなく、自ら志願したということでした。若いナースの方たちが、不安もたくさんあったことと思いますが、「看護職として被災地の役に立ちたい」という強い思いを抱いて活動されたことに心を打たれたのと同時に、たくましさを感じました。

　グループワークの後、山﨑災害対策委員長より、講義「こころのケア」がありました。主に救援者自身のこころのケアについての内容でしたが、自らの体験を交えて語られた話に、涙ぐむ参加者の方もいらっしゃいました。

　東京都看護協会では、出発前に派遣ナース1人ひとりに「この1粒が支援の活力になりますように。気をつけて行ってらしてください」と帯に書き添えられたチョコレートの小箱を手渡したそうです。派遣ナースは厳しい被災地での活動中、つらくなったときにこのチョコレートに癒された、と話していました。交流会でも、お昼にはおいしい食事が提供され、帰りにはお土産（明治神宮ご提供のお守りなど）が配られるなど、東京都看護協会職員の皆さまの派遣ナースを大切にされている思いが伝わってきました。（東京都看護協会の災害派遣ナース交流会については、File 61 [p.386] もご覧ください）

（編集部）

特別寄稿

震災の記録
医療を維持するか、患者を移すか――
原発事故に翻弄された南相馬市立総合病院の10日間

太田 圭祐 南相馬市立総合病院(現・名古屋大学大学院医学系研究科細胞情報医学脳神経病態制御学)

[3月11日]

　通常の外来、病棟管理を行っていた。今日は上司が東京に出張で、病院にいる相双地区の脳神経外科医は自分1人。しかし、患者は落ち着いており、外来も通常どおりでほぼ終了し、書類の整理をしていた。

　突然、ゴゴゴ……という低い機械音がしたかと思うと、地面が揺れ出した。はじめは弱い地震かと思ったが、急激に横揺れが大きくなる。揺れの大きさにも驚いたが、むしろ時間の長さに驚いた。揺れはなかなかおさまらない。物は落ちるが電気も落ち、周囲から悲鳴が聞こえた。様子を見に行きたいが、物につかまってやっと立つことができる程度。

　揺れが落ち着いたのでICUに走り、人工呼吸器のバックアップを確認。患者の状況を把握し、大きな被害はないことを確認した。電気は自家発電でバックアップされたのか、ライフラインは生きているのか……。幸い、院内での停電はなかった。その後、走って救急室へ。外来受け入れ準備を開始し、スタッフを招集。院内は散乱し、壁の一部にひびが入り、少し煙が舞っている。病棟の水道管が破裂したのだろうか、一部水浸しだが、それ以外の大きな損傷、スタッフの重篤なけが等の報告はなく、患者受け入れ準備の指示を出した。地震の影響でCT、MRIは使用不可、検査は血液ガスのみ可能という状態であった。救急外来のスタッフは身構えていたが、なかなか患者が来ない。「患者は意外に少ないのか……むしろ災害は小さい？」と思っていると、津波がそこまで迫っていると報告があり、町中に消防車、救急車のサイレンが鳴り響いた。そのときですらERへ救急搬送受け入れの要請電話はない。後で知ったのだが、そのときには電話を含め、通信手段はほぼ遮断されていたのだ。消防の人が顔面蒼白で来院し、「市街地ではスーパーが倒壊している。火災も起こっている。通信手段がなく、今後は連絡なしに搬送する」とのこと。当院は重症患者すべてを受け入れると伝達した。

　海側の老人保健施設が津波で倒壊したとの知らせの直後、地震発生約1時

間後から患者が怒涛のように搬送され出した。「老人保健施設倒壊？ 海岸から2kmはあるぞ」とスタッフが話していたが、考える暇もなく、事前連絡なしに救急車が次々と患者を搬送してくる。家屋の下敷き、落下物による打撲などもいるが、津波による溺水、全身打撲、心肺停止など断続的に5～6人が運び込まれた。自家用車で家族が救出した人も続々とやってきたが、後部座席で心肺停止になっていた人もいた。この状態が4～5時間続いた。

　トリアージタッグを使用し、エントランスに簡易ベッド（床にマットレス）を15台ほど運び出し、仮設ICU、仮設救護室とした。 運び込まれる人のほとんどは、波にさらわれ泥だらけで、地震より津波の影響が大きいのだろう。黒タッグはそのまま霊安室へ、赤タッグと黄タッグは診療に入り、緑タッグは海から離れた内陸の他病院にそのまま搬送した。自分だけでも黒タッグを7～8人はつけたと思う。その中にはこの状況でなければ生かせた患者も正直いたと思う。

　その後も次々に患者（と多くのご遺体）が搬送され、すぐに霊安室はいっぱいになったと報告があった。詳細はあまり記憶にないが、急性硬膜下血腫、開放性骨折、血気胸、骨盤骨折がいたと思う。圧倒的に多かったのは津波の泥水を飲んで窒息状態の患者で、片っ端から挿管した。挿管すると噴水のように泥水が噴き出し、胸部X線写真は当然真っ白であった。仮設ICUは泥まみれの重症患者で溢れ、地獄絵図と化していた。

　重症患者の人工呼吸管理、全身管理を麻酔科の先生にお願いし、ERを駆け回った。同じ喉頭鏡で一気に挿管することもあった。人工呼吸器も3～4台しかなく、どの患者に人工呼吸器をつけるか迷う。そこでもトリアージする必要があった。途中、病院まであと数百mまで津波が来ていると報告があり、このまま1階で診療を続けるか悩んだが、まわりのスタッフと相談し、「やれるところまでやろう」「救急医療を維持しよう」と意見は一致した。スタッフの士気が高かったことをおぼえている。

　よくわからないうちに時間が過ぎていき、夜中遅くに一段落ついた。ライフラインの状態は、水は出ており、電気も問題ないが、ガスは使用不可、いちばんの問題点は外部との通信が全くできないことで、気づくと孤立無援状態に陥っていた。夜間帯に入り、放射線技師の努力によりCTが復帰したのが救いであった。CTを撮る患者を次々と運んだ。

　身元がわからない患者が多く、遺体も多数あり、病院入口に事務部を設立

するように指示して、白板に患者の名前と特徴を提示した。時間が経つにつれて家族も少しずつ来院する。

通信手段の遮断により連絡のつかないスタッフが多くいた。準夜勤に出てくる看護師が波にさらわれているとの噂も耳に入ってきた。家族が被災して、連絡がとれず、動揺を隠せずに泣きながら処置にあたるスタッフも少なくなかった。

夜間に連絡なしで日赤の医療チームが来てくれた。チームのリーダーは脳神経外科の先輩であり、お会いできたのが大変うれしかった。その後DMATが1チーム来院し、急性硬膜下血腫の患者と、泥水でARDSを発症していた重篤な患者を搬送してもらえたのは非常に助かった。

[3月12日]
看護師長よりスタッフに仮眠、休息を促してもらい、翌日の業務に入った。日が昇ってから救出された患者はほとんど溺水、低体温状態であった。救出までかなり時間が経過しており、直腸温24℃の低体温という患者もいた。現状と私の医療スキルではあきらめるしかなかった。何度も思うが、自分に余裕がなく、高齢者をしっかり診療しなかったのかもしれない。また、見捨てざるを得なかったのは事実である。

上司が不在だったので、自分が相双地区にいる唯一の脳神経外科医と思っていたが、福島県立医大の脳神経外科の先輩が助けに来てくれた。先輩も近くの病院にアルバイトに来て、たまたま被災したのだが、名古屋の先輩でもあり、本当に心強かった。

病院自体は落ち着いてきており、少しずつ普段の会話も出てきた。テレビ等で放映される状況を見ると深刻さを感じたが、このときはなんともいえない達成感と、「なんとかなる」と少し楽観的に考えていた。スタッフも積極的に救急医療に参加した。みんなアドレナリンが出ていたのだろうか。疲れ知らずで士気は高かった。

その後、DMATが3隊応援に来て、重症患者と多発外傷、脊髄損傷、低体温、横紋筋融解の患者を搬送してくれたため、仮設ICUと院内ICUの患者が減ってきた。この時点で「さらにいける」という自信がもて、もっと救急患者に対応できると確信していた。

しかし、原子力発電所の放射能漏れ、爆発で状況は一変した。「原子力発電

所って爆発するの？　嘘だろ？」と周囲がざわめいた。当院が、普段全く意識しない原発から20kmぐらいの距離であることもわかり、スタッフや患者のいままでにない動揺が伝わってきた。

　事態は、地震、津波から放射能災害に一変した。また、目に見えない恐怖、知識のない恐怖に、スタッフの士気は一気に下がった。こんなにも地震、津波のことを置き去りにし、状況を一変させた原発、放射能はある意味すごい。避難区域は3kmから5km、10km、20kmへと広がり、さらに不安が増す。はっきりいって救急医療どころではなくなった。

　当院は避難勧告の3km外側であり、待避すべきか、このまま滞在して医療をすべきか意見が分かれた。そのときの判断は、現状では安全区域であり、200人程度の患者が当院におり、簡単に放棄する訳にもいかないが、動ける患者、若い患者、小児患者は半強制的に退院とした。この判断は、何かあったときに当院が少しでも身軽に動けるようにという意図であった。

　夜中に上司の脳神経外科医が戻ってきてくれた。避難方向に向けて患者を動かしていたが、一時的にストップがかかり、全体ミーティングにて今後の方針が冷静に話し合われた。外部の放射線モニタリング、搬入患者のモニタリングの徹底と、救急患者をこの地区で積極的に受け入れるなどの方針が決まっていった。しかしこの時点で、幹部は病院機能を維持し、患者も保持し、籠城する方針であったが、若手医師やスタッフの多くは「患者を外へ出したほうがいい」と意見が分かれていた。

[3月13日]

　朝いちばんに病院の屋上に出た。病院から1km先の海側に、津波の影響でがれきと化しているラインがはっきりと見えた。余震で再度津波が来ることが予測されるため、救助隊が救援に行っても、すぐに津波警報が発令され、早々に待避してくるということを繰り返していた。救助が進まない、また遺体が引き揚げられない状況だった。

　救急外来の患者は比較的落ち着き出した。36時間以上経過したいまでも、家族等に自力で救出される患者が意外に多く、また避難所で体調不良となる人も多くなっていた。

　避難勧告が原発から20km圏内に拡大された。その範囲内のA市民病院から、患者とスタッフを全員受け入れてほしいと連絡があり、幹部は受け入れ

を決める。ベッドだけでなく医療資源をはじめ物資も不足しているのに、無理だという気持ちは私にもあった。その意見を上司に伝えると、怒りに震えていた。「救援を求めている仲間の病院を助けるのは当然であり、まだここは安全区域だから医療を維持すべき」との考え方であろうか。しかし、スタッフにとっては安全区域とはとても考えられる状況でなく、不安や反発は強まった。

　最終的に逃げることを考えて常に行動していたから、少しでも身軽でいたいと思っていた。結局、寝たきり患者が大量に搬送され、最後に人工呼吸器患者が搬送され、完了したときには日が暮れていた。大気中の放射線は屋内定点観測を行っており、最大で10 μSv 程度、院内はその 1/5〜1/10 程度であった。いま思えば大した放射能レベルではないが、数 μSv の上下で一喜一憂していた。病院の出入りを厳しくし、放射線カウンターで来院者をチェックした。しかし、原子力発電所近くの患者が来院し始め、玄関でメーターが振り切れる人が出てきた。いまは地震よりも、圧倒的に原発の影響で振り回されていた。

　夜間に双葉町から被ばく患者が来院し、測定器の針が振り切れたのに、チェックせず院内に入ってしまった。院内は再度騒然となり、南方面からの患者に対する重点的なチェックが必要であると認識させられた。

[3月14日]

　休日から明け、朝から通常より多いスタッフが集まってきた。疲れきっていたが、やはりたくさんスタッフがいるとうれしく、少し活気も取り戻していた。改めて再出発の意欲が感じられた瞬間だった。

　病院の状況を立て直すため、上司が対外的な外回り、私は病棟と外来を担当した。外来には薬を求める人がとめどなく現れた。また、縫合処置患者も多数来たが、創部に感染兆候がある人があまりにも多いので驚いた。傷を開き再度洗浄したが、予想以上に創部が泥水に汚染されていた。

　朝から重症患者の転院搬送が始まり、福島県中通りに搬送予定だった。重篤な開放骨折、腎機能障害、貧血の患者はドクターヘリによる搬送を求めたが、放射能のため飛行できず（30 km圏内の上空は飛べないらしい）、医師同乗の防災消防ヘリが使用されることになった。重症患者の搬送に希望がもてるようになり、搬送準備をして病院出入口に患者を待機させた。いよいよヘリ到着1時間前というとき、ボンという音がし、テレビから「津波警報発令」と

の声。病院内でははじめ「余震か？」という解釈であったが、画面には福島第一原発3号機が爆発で黒煙を上げる映像が映し出された。「水素爆発じゃないぞ」「核爆発？」と、かなりの動揺がうかがえた。その後、搬送部隊との連絡は一切とれなくなり、搬送の話は立ち消えとなった。

　この爆発で、院長、幹部より通達があり、スタッフも含め自主避難指示となる。一斉に避難の準備が始まり、病院内は騒然となった。逃げようか迷っているスタッフ、悔しくて泣いているスタッフもいる。「今生の別れになるかも」とスタッフが次々と挨拶に来てくれた。「先生、ごめんね」と謝るスタッフに、「私も逃げるかもしれないが、そっちも気をつけてがんばって逃げろ」と送り出した。病院に残ったのは1/4〜1/5程度で、病院機能の維持は不可能と思われた。

　スタッフの負担を減らし、少しでも病院機能を維持するために、救急外来の縮小化、歩ける人の半強制退院を推進するしかなかった。とりあえず院内患者の人数を減らすことに努めた。幹部ははじめ、病院の機能をできる限り維持し、籠城する意向もあったが、これをきっかけに患者退避を進めることが自然に方針となった。

　残ったスタッフが1つの場所に集められ、最低限の医療を提供し、分担することが決まった。この時点で残ったスタッフは今後帰宅は難しく、病院に泊まり込む覚悟をすることとなった。私も非常に悩んだ。名古屋にいる妻、家族のことを考えると、帰るべきなのかと思った。しかし、将来胸を張って、このときのことを言えるだろうか。何より医師として、逃げたら自分がずっと負い目を感じたまま生きていくことになるのではないだろうか。まあ、帰るにもガソリン不足で、福島から先へも行けるかどうかわからなかった。上司には名古屋へ帰るよう何度も言われたが、「ある程度決着がつくまでいます」と答えた。いま思えば、その時点で先が見えないのに決着とはなんだろうと思う。たぶん患者やスタッフのためでなく、自己満足のために残ったのではないだろうか。

　残ったスタッフによるはじめての夜間全体会議では、いろいろな意見、不安、怒りが出た。

- ●相変わらず通信手段が断絶に近い状態。情報の共有も難しい。
- ●医薬品はまだ1週間もつが、今後搬入の予定なし。問屋がこの地区に入れないとのこと。搬入方法を考えなければならない。

- 食料の配給はおにぎりと水以外全くなく、患者にも食形態の変化ができない。お粥、とろみは難しい。また、3回の食事でないとインスリン、血糖降下剤使用中の患者への対応が難しくなる。
- 24時間泊まり込みはローテーションを組めるが、結局は有志による泊まり込みとなる。
- 基本的にかかりつけ患者以外は、北に向かって搬送してもらうことにする。
- 災害拠点病院の役割をどこまで果たすか。災害拠点病院なのにスタッフを退避させるとはどういうことだと、対応に反発があった。
- 放射能がどれくらいの値になったら退避するか。モニタリングで外部が13 μSv になったら考慮するという独自の基準を作成するも、それは正しいのか疑問。
- 酸素はいつまで耐えられるか。未知だが搬送依頼を業者に打診。酸素がなければ人工呼吸器は機能しない、すなわち患者は死亡する。
- 病院として記録を開始。カメラ、ビデオ係を設置した。
- 食料担当として医師、看護師から1名ずつ責任者を任命し、徹底管理した。
- 重油は自衛隊に搬送してもらう。ガソリンの補給は不明であり、入れてもらうのは難しい。
- 最終的にどれくらいの期間がんばり続けるのか。答えは出なかった。
- 精神的不安で不眠のスタッフが多く、処方箋なしで睡眠剤の使用を許可した。

　かなりの怒り、不安が渦巻く会議であった。何か近未来の目標は大切であり、それに向かってスタッフの士気を高めることが重要であった。特に当院に受け入れた他院スタッフとの連携が思った以上に悪く、協力は不可能であり、自然と早期にすみ分けという方針になっていき、よかったと思った。

[3月15日]

　スタッフは約5分の1程度であり、病院機能としては低下、ほぼ停止している。有志のスタッフが寝る時間を削ってがんばってくれていた。放射線量を24時間モニタリングするスタッフ、食事の用意、配膳をする看護師、コメディカル、ごみ集め当番など、普段にない生活維持のための仕事をこなしてくれていた。感謝したい。

福島第一原発2号機の爆発、放射能漏れ、4号機の火災もあり、仕事の合間にテレビにかじりついて見ていたが、不安が募り、再度スタッフの自主退避が目立った。心の中では無事に早く逃げてほしかった。若いスタッフ、特に子どものいる家庭は早期に逃げるべきだと思った。

　私もどんどん不安になったが、周囲から励ましのメールが送られてきた。「死んでない？」「生きてる？」というメールに、なるべく自分の健在を発信するよう努めた。普段あまり話さない父親からのメールに「少しがんばってみる」と返すと、「誇りに思う」と返信があり、思わず涙が出た。

　原発20〜30km圏内にも屋内待避の指示が出て、不安が増大した。これは本当につらい指示となった。不安を加速させるだけにとどまらず、がんばって診療を続けてくれていた開業医の閉院、近隣の私立総合病院の閉鎖、薬局の閉鎖で、南相馬市の医療の崩壊が加速した。市内では当院での薬剤処方のみとなり、薬剤、物品の目減りが一段と激しくなった。

　また、この指示によって南相馬市が被ばく地区だと世間に認識されてしまい、救援物資、特に医薬品の搬送遅延が加速した。薬剤の卸業者が入ってこなくなった。近くには薬剤があるのに、病院まで運び込めない状況が続いた。物がないこと、情報がないことは、これほど人を不安に、貧しくさせるのかと痛感した。

　市の保健所に設置された除染施設が、屋内退避指示を機に30km圏外へ撤退したと連絡があり、ショックを受けた。危ないから撤退したのだろうか。国、県はこの地域をどうしたいのか。撤退したいのか、保持し続けたいのか。医療を維持するべきなのか、患者を完全に逃がしたほうがいいのか。救援物資は今後届くのだろうか。全員が不安に思っていた。

　相馬市でガソリン10Lを得ることができた。いつでも名古屋に逃げられるようにとの上司の配慮はとてもうれしかったが、ほかのスタッフに内緒で給油してもらうのは罪悪感が強かった。しかし、15km離れたスタンドで約1時間半待って10Lだったので、あまり意味がなかったかもしれない。

[3月16日]

　朝のニュースでいきなり福島第一原発4号機の再度の火災。放射線レベルが上昇し、打つ手がなさそうで、作業員は安全が確保されず、一時撤退したとのことだった。絶望もするが、現地で働いている作業員は私たちよりつら

い仕事だし、まさに命がけだ。全国より有志を募って原子力関係者が駆けつけているという情報を見つけた。これだけ私たちは恐怖におびえているのに、この状況に乗り込んでいくとは信じられないが、彼らを尊敬した。

　当院スタッフの家族にも東京電力の関係者が多数おり、気が気でない様子だ。原子力関連の仕事をしている家族と会うことも可能であったため、情報を得ることができた。自分の無知さが非常に怖いため、いろいろな文献、意見等を見て情報収集した。

　土砂に突っ込んだ交通事故の被害者が搬送され、外傷性の SAH であった。その患者は精神的に耐えられなくなり、ガソリンもほとんどないのに北へ逃げる途中であった。「殺してくれ」と叫びながら救急外来に搬送されてきた。放射線の恐怖に耐えられなくなった人が精神的に病み出したようだ。正直、入院患者はもう受け入れたくない。

　米はあるが、ほかの食料が全くない。米以外はあと3日程度もつとの報告であった。酸素は大気から酸素を取り出す機械を送ってもらう目途が立ったが、酸素自体は来ない。重油も難しい。あまり状態の好転が見られないため、ついに暖房は極力ストップとなった。

　スタッフの家族を積極的に受け入れ、ボランティアとして働いてもらい、病院力の向上をはかった。これ以上の労働力の喪失を防ぐ目的だった。

　この時期より、院長、市長ともにメディアに出始める。いままで宮城県を中心に地震、津波の報道、また原発の近隣20 km圏内の都市を中心に報道されていたが、20〜30 km圏内の屋内退避地区の悲惨さに焦点が当てられ始め、一気に南相馬市の知名度が上昇し、注目されるようになってきた。メジャーな番組で南相馬市の現状が広く発信されると、報道後より神戸などからボランティア団体の申し込みがあり、県からの情報提示なども始まった。メディアの力のすごさを思い知らされ、外へ情報を発信する重要さを感じた。

　原発へのヘリコプターによる給水作戦は撤退と報道された。脳神経外科病棟で残ったスタッフとテレビを見ていたが、落胆の色は隠せなかった。半ばやけくそで家に帰り、風呂に入った。病院はお湯が出ないが、自宅はお湯が出た。このときの風呂はいままででいちばん気持ちを穏やかにした。そのまま家で寝ようかと思ったが、1時間ごとに余震で目が覚め、1人で寝ているのは危険と思い、やはり病院に戻って寝ることにした。朝4時、自衛隊が重油を輸送してくれたようだ。

[3月17日]

　郡山市の南東北病院20人、福島市の福島赤十字病院20人、済生会福島病院8人など、転院受け入れ可能との連絡が来た。当院のピンチに手を差し伸べてくれた。しかし、朝方、残っていた脳神経外科有志のスタッフ2人も「ごめんね、先生」と、家族とともに避難していった。全然悪くないし、むしろ若いスタッフなので逃げてほしかった。ここまで残ってがんばってくれたことに感謝の気持ちであった。

　南東北病院へ8人、往復4時間かけて搬送した。道路はところどころ陥没していたが、意外に主要道路は保持されていた。交通もスムーズで、なぜ助けが来ないのだろう……。ガソリンを運ぶにも問題はなさそうだ。やはり被ばく地区と思われているからだろう。

　放射線濃度が高い飯舘村を通ることから、外気の放射能が入るのを避けるため、暖房はかけずに寒い雪道を搬送した。郡山市もガソリンスタンドは全く機能が停止しており、開いている店もほとんどなかった。もう1つの使命として、なんとか帰りに食料を得たいと考えていたが、難しいかもしれないと暗い気持ちになった。

　無事に搬送終了し、その病院で当院の救急車にガソリンが補充された。これでまた搬送できる。非常に助かった。帰宅途中、川俣町のスーパーが開いており、閉店間際に寄った。「病院が物資不足で困っているので、商品を売ってほしい」と話すと、快く店を開けてくれ、たくさんの野菜、卵、お菓子等を得ることができた。また、買った物を救急車まで運んでくれ、放射能の被ばくのおそれもある中、店員の皆さんで手を振り見送ってくれた。

　帰り道で南相馬市のバスとすれ違う。住民の移動が始まっている様子であった。帰る途中に7台の大型バスとすれ違った。夜、南相馬市内を通ると、街が大きく破壊されている訳でもないのに、中心街でも全く人通りがなく、明かりのつく家もほとんどない"死の街"と化しており、信じられなかった。名古屋に戻るまでには、少しは明かりがつくのだろうか。人々が捨ててしまっているこの街で、医療をする意味があるのだろうか……。

　南相馬市より他県への移送が本格化し、3万人が県外へというニュースを見た。避難指示は出ていないが、市が中心となって市民を避難させているようだ。当院も患者を外へ搬送する方向へと、準備を整えていた。できる限り全員の患者を安全な所へ移すよう方向づけられたとき、スタッフにも目標が

でき、士気も上がった。「患者を安全な環境へ移す」という大義とはすごいなと実感した。

　原発は自衛隊の放水が始まり、一喜一憂している。隣村の飯舘村の放射線濃度が著しく上昇し、20 μSv ということで動揺した。

　市内近隣の救急指定病院の渡辺病院、雀ヶ丘病院の完全撤退が終了したと報告がある一方で、大町病院は 140 人の患者に 12 人のスタッフのみで対応しているという悲惨な状況が報告された。病院によって動きが異なり、出遅れると大変なことになると感じた。

　夜間は寝る時間を惜しんで、全部の患者の紹介状を作成した。いつ、どこでもすぐに行けるように、体制を万全にしていった。書類を書いてくれる秘書のありがたさを実感した。

　死体検案の依頼があった。検案する医師も避難してしまったようで、遺体を家族に返せないとのことであった。これは一大事と、上司には内緒で死体安置所に行ってきたが、ちょうど山口県から応援の検案医師が 5 人ほど来ており、仕事が進んでいたので撤退してきた。

　原町高校体育館には信じられないほど多くの遺体が並んでいた。写真を見ると、原形をとどめているきれいな遺体は少なく、医療関係者の私にもつらい環境だった。しかし、避難区域の南相馬、双葉、浪江、富岡の遺体は、屋外にそのまま放置されていた。せめて一緒に働いたスタッフは見つけてやりたい。死の宣告は医師として最も重要な仕事の 1 つだと考える。今後はできる限り検案を手伝いたいと思う。

[3 月 18 日]

　人工呼吸器患者 3 人が郡山に転院となり、非常に負担が減った。酸素の消費が少なくなったというのもあるが、患者が搬送されるたびに気が少しずつ軽くなるのは確かだ。

　双葉病院に残った（残してしまった？）患者が数十名死亡というニュースを聞いた（後に、職員が患者を置き去りにしたというのは誤報と判明）。医師の責任を問うためか、警察が事情聴取に入るらしい。捜査？　被ばくのところから最後まで逃げてはいけないのだろうか……。双葉病院は原発から 3.5 km くらいだそうだから、普通は逃げたくなると思う。医師は逃げてはいけないのが当たり前？　いま、私がここにいるのは義務？　結局は選択する権利はない

のか、と葛藤した。後で知るのだが、双葉病院まで爆発の細かいコンクリートが飛んできたらしい。それは逃げたくなるだろう。

　上司より内密に、市から正式に病院患者の避難命令指示が出たとの知らせを受けた。混乱が起こらないよう、転院搬送の準備をよりいっそう進めていった。また、午後より災害防災担当大臣と市長が視察に来られ、その後、正式に退避命令が出たようだ。市や県からではなく国からの命令になり、自衛隊の派遣による移送が決定し、全患者を県外へ移送することが決まった。明日1日で作戦は完了するらしい。政治家や責任者のトップが動くと、これほどまでに話が早く進むのか……。1人の医師では何もできず、状況も改善できない非力さと、政治家の力の大きさを少し口惜しく感じた。

[3月19日]

　朝からいままでにない数の自衛隊車両や救急車両が集まり、次々転院搬送となる。今日で新潟まで搬送が完了する予定だったが、結局全員の搬送はできず、40人程度が残存となったものの、あと1日で確実に院内患者がゼロとなることが見えた。

　患者搬送は大変な労力だが、スタッフの気持ちは明らかに楽になったようで、前向きな発言が聞かれるようになった。「患者をゼロにする」という目標に邁進している。上司も「国、県、市がはっきりと患者退去命令を出してくれてホッとした」と言っていた。立てこもるつらさや限界を感じていたのであろうか。「患者を県外に逃がす」、つまり、これ以上病院の機能を無理して維持しなくてもよいのだ。

　牛乳、ホウレンソウから微量の放射線が検出された。今後この地区の野菜、畜産はどうなるのだろう、また当院は復興までどれくらいの時間がかかるのだろう、という不安が話に出てきた。しかし、これは現状の困難だけでなく、未来に向けての展望（不安）に対する意見であり、ある意味スタッフに余裕が出てきて、先を見据えてきたのではないだろうか。原発もいろいろな放水車が出現しているが、好転しているのかわからない。放射線量は浪江町で120 µSvとかなりの高値である。明日は南風だとかなり不安であるが、放射線にも慣れ始めていた。

　阪神・淡路大震災のときのボランティアが救援物資を届けてくれた。ジュースやお菓子などの嗜好品や、その他の支援物資も多量に運ばれる。

[3月20日]

　朝から搬送作戦が開始された（自衛隊、海上保安庁、ドクターヘリ）。自衛隊の搬送車に乗り込み、前後を先導され、完全に守られて相馬港に向かった。相馬港までの道のりは険しく、歩道はがれきだらけ、船は田んぼや歩道に浮かんでいるという信じられない光景が広がっていた。相馬港もがれきや岩だらけで、一部液状化が進んでいる状態であった。

　港に着くと海上保安庁の巡視艇が待機しており、ヘリポートに災害搬送用のヘリコプターが止まっていた。沖合の巡視艇にも搬送用のヘリコプターが待機しており、1機が飛び立つと、空いたスペースのヘリポートに降りてくる作戦のようだ。船内付近まで搬送するとDMATの医師が待機しており、八戸市立市民病院の有名な今先生のグループであった。それを見てホッとした。ミーハーだがコラムなどを読ませていただいている今先生にお会いできたこと、がっちり握手できたことをうれしく思った。患者を2～4人ずつヘリコプターで搬送し、それが完了するのを見届け下船した。

　病院に帰ると全患者の搬送が終わっており、スタッフに安堵の表情が見られた。車両搬送の別働隊も帰ってきて、このうえない達成感があった。これで私の役割は終わったと実感した。ここがある程度の目途だなと。

　全体ミーティングが行われ、今後の方針（外来維持、当直体制）などが話し合われた。また、この地区の教育の問題、給料の問題などもあげられた。現状を打開する短期的な意見だけでなく、長期的な展望を見込んだ質問も出始め、一時的にいる私はあと少し力添えして役目は終わりだ、と再度確信した。今日が最後の全体ミーティングと考え、お礼を言わせてもらった。何を言ったかはっきりとはおぼえていないが「皆さん、震災が起きた最初の日のことをおぼえていますか？ 10日間ですが、非常に長い時間に感じられます。ここまで患者を守り、目標を達成し、これだけの人数が病院に残ってくれたことは奇跡だと思います」というようなことを話すと、涙を流してくれる人もいた。

[3月21日]

　スタッフに挨拶をし、諏訪中央病院から応援スタッフが到着後、病院を出た。最後まで見送ってくれたスタッフに感謝した。でも、彼らは外来機能を維持すべく、引き続き病院を守っていくのだ。

南相馬市からの避難ということもあり、二本松インターチェンジから高速に無料で乗ることができた。比較的道路の損傷はなく、渋滞もないため、スムーズに移動が可能であった。郡山を過ぎてサービスエリアに入ると、ちゃんと物を売っており、缶コーヒーが買えたことに感動した。栃木に入り、外気を入れても大丈夫だろうと、暖房をつけた。みぞれが降ってきたが、このみぞれに放射能が含まれていることを気にしなくていいのだ。少し離れただけでこれだけ気が楽になるものだろうかと、不思議に思った。

　東京に入ったとき「東京の電力のせいでどれだけ苦しんだか」という気持ちは意外とわかなかったが、一度も風景を見ることなく、必死に運転して通り過ぎた。埼玉で再度サービスエリアに入ると物が溢れており、なんでも買え、食事も好きなものを食べることができた。ボーッとサービスエリア内を歩いて、いままでの生活とのギャップを取り戻そうとした。肉を食べた。なんと、ガソリンもやや高めだが、自由に入れられることに感動をおぼえた。話す言葉は同じだが、価値観があまりにも違いすぎてとまどった。私はまたこの生活に戻っていくのか。これでいいのか。震災関連の話も、トーンに感覚の違いがある。テレビ番組も全然違う。慣れるのに時間がかかりそうだなと、静岡に1泊することにした。

太田 圭祐（おおた けいすけ）

〔経歴〕1979年7月2日生まれ。愛媛大学医学部医学科を2006年に卒業。2006年4月より刈谷豊田総合病院研修医、社会保険中京病院救命救急科・脳神経外科レジデントを経て、2010年7月より南相馬市立総合病院脳神経外科医として勤務（〜2011年3月）。2011年4月より、名古屋大学医学部大学院大学院生・医員。

◎読後の感想をお寄せください。
　太田圭祐　keisukekousuke0702@yahoo.co.jp

あとがき

　2011年3月11日14時46分、東京でも震度5弱〜強の激しい揺れを感じました。首都圏は建物倒壊などの被害はさほど大きくはなかったものの、液状化や計画停電の影響でしばらくは混乱状態が続きました。

　1995年の阪神・淡路大震災後、弊社では『阪神・淡路大震災 そのとき看護は』（南 裕子 編）という書籍を出版しました。その序文に「医療班や救護班のことはニュースで取り上げられることが多かったのですが、看護のことはあまり報道されなかったように思います」という文章があります。阪神・淡路大震災から16年経っていても、残念ながら今回の大震災でも、マスメディアで看護が取り上げられることはやはり少ないようです。しかし今回は、津波被害と原発事故による放射能問題が大きかったこともあり、従来の災害と比較しても看護職が活躍する機会がずっと多く、実際あらゆる場面で看護職が活躍しています。

　本書では、できるだけ多くの看護職の活動を紹介したいと思い、被災地の方はもちろん、全国から（海外からも）支援に駆けつけた方、被災地から避難されてきた患者さんや住民の受け入れにかかわった方、はじめて経験する計画停電の影響を受けて苦労された方まで、幅広く執筆のお声をかけさせていただきました。その分、ボリュームも増えてしまいましたが、183人もの看護職・看護学生の「看護の使命を全うしたい」という想いが詰まった貴重な体験談となりました。書いた方の想いを感じながら、じっくりと読み進めていただければ幸いです。

　本書の制作にあたり、多くの方にお力添えをいただきました。この場を借りてお礼申し上げます。また、被災されて多くのものを失い、悲しみの癒えない時期に、「記録に残すことが大切」と言って、本書のために筆を執ってくださった被災地の皆さまに、心から感謝申し上げます。被災地の1日も早い復興を祈念しております。　（日本看護協会出版会編集部）

表紙

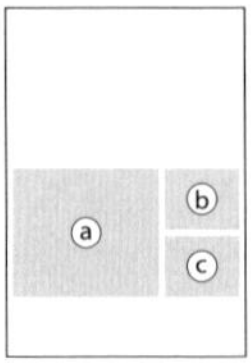

表
- ⓐ：菅原よしえ
- ⓑ：佐藤和美
- ⓒ：放射線医学総合研究所 重粒子医科学センター病院

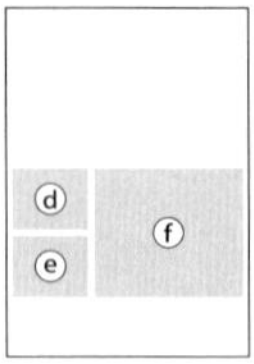

裏
- ⓓ：青森県看護協会
- ⓔ：山﨑達枝
- ⓕ：小齋誠進

巻頭グラビア

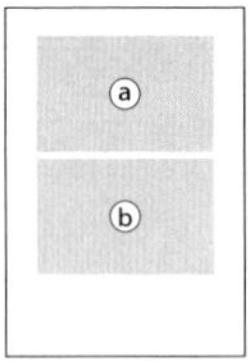

i
- ⓐⓑ：小齋誠進

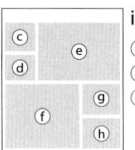

ii
- ⓒⓔⓕⓗ：小齋誠進
- ⓓ：編集部
- ⓖ：坂元 永

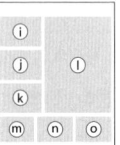

iii
- ⓘⓙⓛⓞ：小齋誠進
- ⓚⓝ：坂元 永

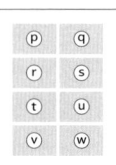

iv
- ⓟ〜ⓦ：坂元 永

ルポ・そのとき看護は
ナース発 東日本大震災レポート

2011年 9月10日　第1版第1刷発行　　　　　　　〈検印省略〉
2025年 4月20日　第1版第4刷発行

編　集 >>> 日本看護協会出版会編集部

発　行 >>> 株式会社 日本看護協会出版会
　　　　　〒150-0001 東京都渋谷区神宮前5-8-2　日本看護協会ビル4階
　　　　　〈注文・問合せ／書店窓口〉TEL／0436-23-3271　FAX／0436-23-3272
　　　　　〈編集〉TEL／03-5319-7171
　　　　　https://www.jnapc.co.jp

装　丁 >>> 齋藤久美子

印　刷 >>> 株式会社 教文堂

●本著作物（デジタルデータ等含む）の複写・複製・転載・翻訳・データベースへの取り込み、および送信（送信可能化権を含む）・上映・譲渡に関する許諾権は、株式会社日本看護協会出版会が保有しています。
●本著作物に掲載のURLやQRコードなどのリンク先は、予告なしに変更・削除される場合があります。

〈出版者著作権管理機構 委託出版物〉
本著作物の無断複製は著作権法上での例外を除き禁じられています。複製される場合は、その都度事前に一般社団法人出版者著作権管理機構（電話 03-5244-5088、FAX 03-5244-5089、e-mail: info@jcopy.or.jp）の許諾を得てください。

ⓒ2011 Printed in Japan　ISBN978-4-8180-1611-8